책 발간에 즈음하여

최근 표적항암제, 면역항암제, 줄기세포치료제 그리고 유전자치료제 등이 소개되면서 세간에 큰 관심을 끌고 있습니다. 이는 합성화학의약품 시대를 지나 바이오의약품 시대라는 점과 약물치료 패턴도 크게 변화되고 있다는 점을 의미합니다.

이제 우리는 지금까지 가지고 있었던 약에 대한 지식을 완전 리모델링 할 시점에 와 있습니다. 만약 이 시점에서 새로운 지식을 재충전하지 않으면 날마다 새롭게 소개되는 약 그리고 치료지침 등 다양한 정보에서 소외될 수 있습니다.

이러한 수많은 신약들의 등장으로 인해 약물치료 패턴이 달라지고 이에 맞추어 약물치료지침도 빠르게 개정되고 있습니다. 과거에 비해 치료약제의 선택의 폭이 넓어지면서 그만큼 많은 약에 대한 지식이 요구되고 있습니다. 또한 나날이 변모하는 신약에 대한 환자들의 관심도 매우 높아지고 있습니다. 따라서 약리학을 기반으로 하여 약에 관한 다양한 정보를 정리하고 전달할 필요가 있다고 저는 생각합니다.

이 책은 2010년 이후 소개된 국내 및 해외 신약들을 위주로 하여 질병과 관련된 약에 대한 설명을 실었습니다. 책의 내용은 크게 전반적인 질병에 대한 이해, 약물치료 및 치료약제로 구성하고 그림 및 도표를 통해 내용에 대한 이해를 도우려 노력하였습니다. 특집으로 치료용 항체와 소분자 표적치료제를 선정하여 별도로 약제별로 정리하였습니다.

아울러 부록인 포켓 의약품 인덱스는 현재 국내에 소개되어 있는 약제들을 21개 계통별로 분류하고 다시 기전별로 분류하여 해당약제를 선정하였습니다. 해당약제는 단일성분과 복합성분으로 구분하고 제품명, 제형, 제약사 순으로 기재하였습니다. 각 제약회사별 해당제품은 지면이 적은 관계로 국내에 소개된 약제 중 브랜드를 위주로 하였고 그러하지 않은 경우에는 저자가 임의로 선정하였음을 말씀드립니다. 특히 포켓 의약품 인덱스는 소지할 수 있도록 별도 소책자로 제작하였습니다.

이 책이 나올 때까지 묵묵히 물심양면으로 후원해 주신 정동명 사장님, 편집과 그림 및 도표를 위해 수고하신 정지은 기자님과 박수진 선생님 등 관계자 분들에게 감사드립니다. 또한 이 책의 부족한 부분을 채워 주신 심평원 강신정 박사님과 김명철 박사님께도 감사를 드립니다.

마지막으로 혹시 책 내용이 잘못된 부분이 있으면 언제라도 주저하시 마시고 지적해 주시면 다음 개정판에서 수정·보완하도록 하겠습니다. 앞으로도 계속 소개되는 신약들을 정리하여 개정판을 제작할 수 있도록 많은 관심과 독려를 부탁드리는 바입니다.

감사합니다.

2017년 11월

저자 **최 병 철** 드림

추천사

의약학의 발전은 질병의 발생기전을 점차로 유전자 레벨까지 명확하게 밝혀가고 있고, 의료기기를 통한 영상검사와 임상 및 병리 검사의 발전은 지금까지 바라보던 질병에 대한 근본적인 시야를 넓혀 주고 있으며, 치료의 판단을 도와서 많은 경우 환자의 생명 연장과 기대하던 결과를 이루어 주고 있습니다. 현재 비관혈적 시술, 내시경 사용, 인공장기의 이용 등의 발전은 환자의 입원기간도 줄이고 120세 건강수명을 바라보는 세대에 이르렀습니다.

특히 약물의 발전은 눈이 부실정도로 면역항암제, 표적항암제, 줄기세포치료제, 유전자치료제 등이 소개되면서 드디어 환자 개개인의 맞춤형 치료가 눈앞에 다가왔다는 것을 느끼고 있습니다.

약물은 종류에 따라 수십년 이상 사용되는 약품부터 급작스럽게 찾아 왔다가 사라지는 약물도 있습니다. 하루가 다르게 쏟아지는 약물을 질병의 원인 기전에 맞추고 환자 개인의 맞추어서 사용하려면 약물에 대한 충분한 지식이 요구됩니다.

많은 의료인들이 쉽게 접근하고 판단할 지식에 목말라 하고 있으며, 소비자들의 부정확한 지식에 대처할 만한 간단하면서도 유익한 자료를 필요로 하는 것을 보고, 저자 최병철 박사는 최근의 출시된 약물을 자세히 소개하면서 질병의 발생기전에 맞추고, 우리나라에서 가용한 악물들을 선택하는데 도움을 주려고 정리하였다고 생각됩니다.

바쁜 건강보험심사평가원 심사위원 생활에서도 초심을 잃지 않으시고, 많은 의료인에게 도움을 줄 수 있도록 정리하신 것에 존경과 감사를 보냅니다.

2017년 11월

이 규 덕
건강보험심사평가원
진료심사평가위원장

추천사

임상약리의 최신판을 발간하는 최병철 박사의 각고의 노고에 경의를 표한다. 이 책을 처음부터 끝까지 정독한 결과 이 임상약리의 최신판은 실제 임상에 접하는 의·약인에게 좋은 길잡이가 될 것 같다. 각 질환의 처음에는 최근 이슈가 되는 병태생리학을 새로운 정보로 시작하여 근래에 언급되는 병태생리학적 약리기전으로 해석하면서, 특히 최신 회자되는 약물들을 상호 비교, 우위를 통하여 비교하여 정리하였다. 또한 핫 이슈로 떠오르는 유전체요법을 근간으로 하는 항암제들의 정리가 새롭게 망라 되었다.

우리나라에서 발병율이 증가되는 전이성 유방암 및 전립선암, 비소세포폐암 부분에서는 암의 기본적인 병리학적 이해와 그 원인에서 개발된 최신의 항암제들을 각 유발 병태생리학적 관점에서 정리하고 각 기전에 연결된 약물들을 상호연계 시켜 종합적인 이해도를 통하여 설명함으로써 보다 빨리 약물요법을 습득할 수 있게 서술하였다.

유방암의 저술부분에서는 유방암의 진행과 연관된 혈관성 및 호르몬성, 효소, 수용체 약리작용 등을 항암제의 효능과 이상반응측면에서 고찰하였고, 또 임상시험 단계별로 정리하여 책의 최신 정보성과 흥미성도 부가하였다.

전립선암은 국소성 및 전이성, 저항성 전립선암에 따라 치료약제를 분류하였고 이에 따른 선택성 있게 전립선암을 정리하였다.

비소세포폐암의 최신 약물요법에서는 전이성과 조직학적 암세포의 크기와 형태에 따라 치료와 임상적 경과를 고찰하였으며, 비소세포암의 최신약물치료학 자료를 정리하여 비교하였다.

특히 근래에 떠오르는 치료용 항체 즉 암세포에서의 항원과 치료적 항체간의 세포독성, 치료, 저항성에 대해 정리하고 약물기전별 최근 약물들을 도식화하였다.

끝으로 최신의 약물들을 총정리한 임상약리 책으로 많은 의약인들의 참고잡이가 되길 기대하는 바이다.

2017년 11월

신 완 균

서울대 약학대학 명예교수

건강보험심사평가원 상근심사위원

CONTENTS

01 고혈압(Hypertension) ········· 1

02 심부전(Heart Failure) ········· 10

03 이상지질혈증(Dyslipidemia) ········· 16

04 혈전증(Thrombosis) ········· 32

05 혈우병(Hemophilia) ········· 45

06 천식(Asthma) ········· 50

07 만성폐쇄성폐질환(Chronic Obstructive Pulmonary Disease) ········· 58

08 독감(Influenza) ········· 67

09 폐동맥 고혈압(Pulmonary Arterial Hypertension) ········· 73

10 변비(Constipation) ········· 78

11 만성 B형 간염(Chronic Hepatitis B) ········· 84

12 만성 C형 간염(Chronic Hepatitis C) ········· 94

13 원발성 담즙성 담관염(Primary Biliary Cholangitis) ········· 100

14 염증성 장질환(Inflammatory Bowel Disease) ········· 106

15 당뇨병(Diabetes Mellitus) ········· 115

16 조현병(Schizophrenia) ········· 123

17 주요우울장애(Major Depressive Disorder) ········· 132

18 뇌전증(Epilepsy) ········· 141

19 다발성 경화증(Multiple Sclerosis) ······ 147
20 류마티스관절염(Rheumatoid Arthritis) ······ 155
21 건선(Psoriasis)·건선성 관절염(Psoriatic Arthritis)·
강직성 척추염(Ankylosing Spondylitis) ······ 163
22 골다공증(Osteoporosis) ······ 171
23 통풍(Gout) ······ 178
24 아토피피부염(Atopic Dermatitis) ······ 186
25 과민성 방광(Overactive Bladder) ······ 194
26 안구건조증(Dry Eye Disease) ······ 200
27 MRSA 감염(Methicillin-Resistant Staphylococcus Aureus Infection) 206
28 전이성 유방암(Metastatic Breast Cancer) ······ 214
29 전립선암(Prostate Cancer) ······ 220
30 비소세포폐암(Non Small Cell Lung Cancer) ······ 225
31 자궁경부암 예방백신(Cervical Cancer Preventive Vaccine) ······ 230
S1 치료용 항체(Therapeutic Antibody) ······ 235
S2 소분자 표적치료제(Small Molecule Targeted Agent) ······ 269
색인(index) ······ 303

Figures & Tables

01 고혈압(Hypertension)

Figure 1-1. Renin-Angiotensin-Aldosterone System(RAAS) Ⅰ / 1
Figure 1-2. Effects of Angiotensin Ⅱ / 2
Figure 1-3. Antihypertensives / 4
Figure 1-4. ACE Inhibitors and ARBs / 5
Figure 1-5. Heart Muscle Contraction / 6

02 심부전(Heart Failure)

Figure 2-1. Renin Angiotensin Aldosterone System(RAAS) Ⅱ / 10
Figure 2-2. Natriuretic Peptide System(NPS) / 11
Figure 2-3 Treatment of Heart Failure / 12
Figure 2-4. Angiotensin Receptor Neprilysin Inhibitor / 15

03 이상지질혈증(Dyslipidemia)

Figure 3-1. Lipoproein and Apolipoprotein / 19
Figure 3-2. HDL Metabolism / 21
Figure 3-3. LDL Receptor and PCSK9 / 22
Figure 3-4. Statins / 26
Figure 3-5. Statins and Ezetimibe / 29
Figure 3-6. Statins and Ffibrates / 30
Table 3-1. 한국인의 이상지질혈증 진단 기준 / 23
Table 3-2. 위험도 분류에 따른 LDL 콜레스테롤 및 non-HDL / 24
Table 3-3. LDL 콜레스테롤을 제외한 주요 위험인자 / 24

04 혈전증(Thrombosis)
Figure 4-1. Coagulation and Fibrinolysis / 34
Figure 4-2. Anticoagulants and Antiplatelets / 37
Figure 4-3 Anticoagulants / 38
Figure 4-4. Activation of Platelet / 41

05 혈우병(Hemophilia)
Figure 5. Blood Coagulation Cascade / 47

06 천식(Asthma)
Figure 6. Bronchial Hyperesponsiveness and Airway Obstruction/ 50
Table 6-1. 국내 천식 진료지침 / 53
Table 6-2. 국내 천식 및 COPD 흡입제 현황 / 57

07 만성폐쇄성폐질환(Chronic Obstructive Pulmonary Disease)
Figure 7-1. Treatment of COPD / 63
Figure 7-2. Bronchodilation / 64
Table 7-1. COPD 종합평가 / 59
Table 7-2. 약물치료 계획 / 60
Table 7-3. 호흡곤란 평가 / 61
Table 7-4. 삶의 질 평가 / 62
Table 7-5. 국내 COPD 흡입제 현황 / 66

08 독감(Influenza)
Figure 8. Neuraminidase Inhibitors / 70
Table 8. 국내 인플루엔자 백신 / 72

09 폐동맥 고혈압(Pulmonary Arterial Hypertension)
Figure 9. Pulmonary Artery's Vasoconstriction, Vasodilation and Proliferation / 74
Table 9. PAH Evidence-based Treatment Algorithm / 75

10 변비(Constipation)
Figure 10. Guanylate Cyclase-C / 80

11 만성 B형 간염(Chronic Hepatitis B)
Figure 11-1. Hepatitis B Virus / 84
Figure 11-2. Life Style of HBV / 85
Figure 11-3. Tenofovir Alafenamide Fumarate(TAF) / 93

12. 만성 C형 간염(Chronic Hepatitis C)
Figure 12. Direct Acting Agents / 97

13. 원발성 담즙성 담관염(Primary Biliary Cholangitis)

Figure 13-1. Synthesis and Metabolism of Bile Acid / 102
Figure 13-2. FXR(Farnesoid X Receptor) / 104

14. 염증성 장질환(Inflammatory Bowel Disease)

Figure 14-1. Cell Adhesion Molecule / 109
Figure 14-2. Current and Emerging Therapies for Inflammatory Bowel Disease / 111
Figure 14-3. Intestinal Inflammation and TNF-α Inhibitors / 113
Table 14-1. Truelove and Witts' Score for Clinical Severity of Ulcerative Colitis / 106
Table 14-2. Active Ulcerative Colitis's Algorithm / 110
Table 14-3. Active Crohn's Disease's Algorithm / 111

15. 당뇨병(Diabetes Mellitus)

Figure 15-1. Action of GLP-1 / 116
Figure 15-2. Antidiabetic Agents / 119
Figure 15-3. Incretin Based Therapy / 120
Figure 15-4. SGLT2 Inhibitors / 121

16. 조현병(Schizophrenia)

Figure 16. Receptor Binding Properties of SGAs / 127
Table 16-1. SGA 결합 수용체와 그 강도 / 128
Table 16-2. Relative Incidence of Antipsychotic Drug Adverse Effects / 130

17. 주요우울장애(Major Depressive Disorder)

Figure 17-1. SSRIs(Selective Serotonin Reuptake Inhibitors) / 137
Figure 17-2. SNRIs(Serotonin-Norepinephrine Reuptake Inhibitors) / 138
Table 17. 항우울제 비교 / 139

18. 뇌전증(Epilepsy)

Figure 18. Antiepileptic Drugs / 144

19. 다발성 경화증(Multiple Sclerosis)

Figure 19-1. Types of Multiple Sclerosis / 149
Figure 19-2. Treatment of Multiple Sclerosis / 151

20. 류마티스관절염(Rheumatoid Arthritis)

Figure 20-1. Bone Destruction / 156
Figure 20-2. JAK-STAT Pathway / 157
Figure 20-3. Synthetic DMARDs / 159
Figure 20-4. Biologic DMARDs / 160

Figure 20–5. Targeted RA Therapy / 162

21. 건선(Psoriasis)·건선성 관절염(Psoriatic Arthritis)·강직성 척추염(Ankylosing Spondylitis)

Figure 21–1. Pathogenesis of Psoriasis / 163
Figure 21–2. Schematic of Psoriasis Treatment Ladder / 165
Figure 21–3. Management of Psoriatic Arthritis / 166
Figure 21–4. Pathogenesis–based Approach to Treatment of Psoriasis, Psoriatic Arthritis / 169
Table 21. PASI(Psoriasis Area and Severity Index) / 165

22. 골다공증(Osteoporosis)

Figure 22–1. Bone Resorption–Bone Formation Balance / 171
Figure 22–2. RANKL–RANK–OPG Regulatory Pathway and Osteoclastic Bone Resorption / 173

23. 통풍(Gout)

Figure 23–1. Synthesis and Elimination of Uric Acid / 179
Figure 23–2. Acute Gout Flare / 180
Figure 23–3. Antigout Drugs / 182
Figure 23–4. Uricosurics / 184

24. 아토피피부염(Atopic Dermatitis)

Figure 24–1. Immune Reaction of Atopic Dermatitis / 188
Figure 24–2. PDE Inhibitors / 190

25. 과민성 방광(Overactive Bladder)

Figure 25. Treatment of Overactive Bladder / 196

26. 안구건조증(Dry Eye Disease)

Figure 26–1. Transendothelial Migration of T cells / 201
Figure 26–2. LFA–1 and ICAM–1 / 202

27. MRSA 감염(Methicillin–Resistant Staphylococcus Aureus Infection)

Figure 27–1. Antibiotic Resistance / 207
Figure 27–2. Mechanism of Antibiotics / 209
Table 27. MRSA 감염의 항생제 치료 권고 / 212

28. 전이성 유방암(Metastatic Breast Cancer)

Figure 28–1. Cyclin–Cdk Complex and Cell Cycle / 216
Figure 28–2. Palbociclib / 219
Table 28. 유방암 진행 단계 및 단계별 특징 / 214

29. 전립선암(Prostate Cancer)

Figure 29–1. Androgen Deprivation Therapy(ADT) / 222

Figure 29-2. Abiraterone / 223
Figure 29-3. Enzalutamide / 224

30. 비소세포폐암(Non Small Cell Lung Cancer)

Figure 30. EGFR Inhibitors / 227

31. 자궁경부암 예방백신(Cervical Cancer Preventive Vaccine)

Figure 31. VLP vaccine / 232
Table 31. Gardasil®과 Cervarix® / 234

S1. 치료용 항체(Therapeutic Antibody)

Figure S1-1. Structure of Antibody / 235
Figure S1-2. ADCC and CDC / 236
Figure S1-3. Mouse Monoclonal Antibody / 237
Figure S1-4. Therapeutic Antibodies / 238
Figure S1-5. Antibody Fragment / 240
Figure S1-6. Antibody-Drug Conjugate / 240
Figure S1-7. Iummunoconjugate / 241
Figure S1-8. Trastuzumab and Pertuzumab / 242
Figure S1-9. Cetuximab / 243
Figure S1-10. Bevacizumab / 244
Figure S1-11. Rituximab / 245
Figure S1-12. Brentuximab-vedotin / 247
Figure S1-13. Denosumab / 247
Figure S1-14. Iplimumab / 248
Figure S1-15. PD-1 Inhibitors(Nivolumab and Pembrolizumab) / 249
Figure S1-16. TNF Inhibitors / 250
Figure S1-17. Tocilizumab / 252
Figure S1-18. Abatacept / 253
Figure S-19. Ustekinumab / 254
Figure S1-20. Secukinumab / 255
Figure S1-21. Basiliximab / 256
Figure S1-22. Belimumab / 257
Figure S1-23. Vedolizumab / 258
Figure S1-24. Omalizumab / 259
Figure S1-25. Mepolizumab / 260
Figure S1-26. Ranibizumab and Aflibercept / 261
Figure S1-27. Abciximab / 262

Figure S1–28. Eculizumab / 263
Figure S1–29. Natalizumab / 264
Figure S1–30. Alemtuzumab / 265
Figure S1–31. Idarucizumab / 266

S2. 소분자 표적치료제(Small Molecule Targeted Agent)

Figure S2–1. Protein Kinase / 270
Figure S2–2. Receptor Tyrosine Kinase(RTK) / 270
Figure S2–3. Non–Receptor Tyrosine Kinase(nRTK) / 271
Figure S2–4. Epidermal Growth Factor Receptor(EGFR) / 272
Figure S2–5. Vascular Endothelial Growth Factor Receptor(VEGFR) / 273
Figure S2–6. Signal Transduction / 274
Figure S2–7. Signal Transduction Pathway / 274
Figure S2–8. JAK/STAT Pathway / 275
Figure S2–9. MAPK/ERK Pathway / 276
Figure S2–10. PI3K/AKT/mTOR Pathway / 277
Figure S2–11. Tyrosine Kinase Inhibitor(TKI) / 278
Figure S2–12. Single–Targeted TKI and Multiple–Targeted TKI / 279
Figure S2–13. Angiogenesis Inhibitors / 280
Figure S2–14. BCR–ABL / 282
Figure S2–15. Gefitinib and Erlotinib / 283
Figure S2–16. Afatinib / 285
Figure S2–17. Ceritinib / 285
Figure S2–18. Lafatinib / 286
Figure S2–19. Tofacitinib and Ruxolitinib / 287
Figure S2–20. Dasatinib / 289
Figure S2–21. Vemurafenib / 290
Figure S2–22. Sorafenib / 291
Figure S2–23. Axitinib / 292
Figure S2–24. Vandetanib / 293
Figure S2–25. Sunitinib / 294
Figure S2–26. Treatment Algorithm of Non–Small Cell Lung Cancer / 295
Figure S2–27. Pazotinib / 296
Figure S2–28. Regorafenib / 297
Figure S2–29. Sirolimus / 298
Figure S2–30. Bortezomib / 300
Figure S2–31. Vorinostat / 301

최신 임상약리학과 치료학

Up-to-date Clinical Pharmacology & Therapeutics

01 고혈압
Hypertension

■ 질병에 대한 전반적인 이해

▣ 레닌-안지오텐신-알도스테론계(Renin-Angiotensin-Aldosterone System, RAAS)

1. Renin

Renin은 신장의 방사구체장치(旁絲球體裝置, juxtaglomerular apparatus)에서 생산되는 14개 아미노산으로 구성된 단백질 분해효소로서 RAAS의 가장 상위 단계에서 작용하고, renin에 의해 생성된 angiotensin은 혈압을 상승시킨다. 동맥 혈압이 낮거나 체내 Na^+ 이온이 부족하게 되면 renin의 분비가 증가된다. RAAS는 완전히 활성화될 때까지 약 20분 정도가 걸린다.

Renin은 혈중에서 angiotensinogen을 angiotensinⅠ으로 전환시키며 angiotensinⅠ은 폐에 존재하는 dipeptidyl carboxypeptidase인 angiotensin converting enzyme(ACE)에 의해 생물학적 활성을 갖는 angiotensinⅡ로 전환된다. AngiotensinⅡ는 말초동맥에 작용하여 직접 동맥을 수축시켜 혈압을 상승시키며 정맥에도 작용하여 정맥 환류량을 증가시킨다. 또한 angiotensinⅡ는 신세뇨관(renal tubular)에서 직접 수분과 염분의 재흡수를 촉진하고 부신 피질에서 aldosterone을 분비시켜 신세뇨관에서 수분과 염분 재흡수를 촉진한다.

이와 같은 기전으로 angiotensinⅡ는 직접적으로 혈관을 수축시키고 간접적으로 나트륨 재흡수를 증가시켜 혈액량을 증가시킴으로써 혈압을 상승시키게 된다.

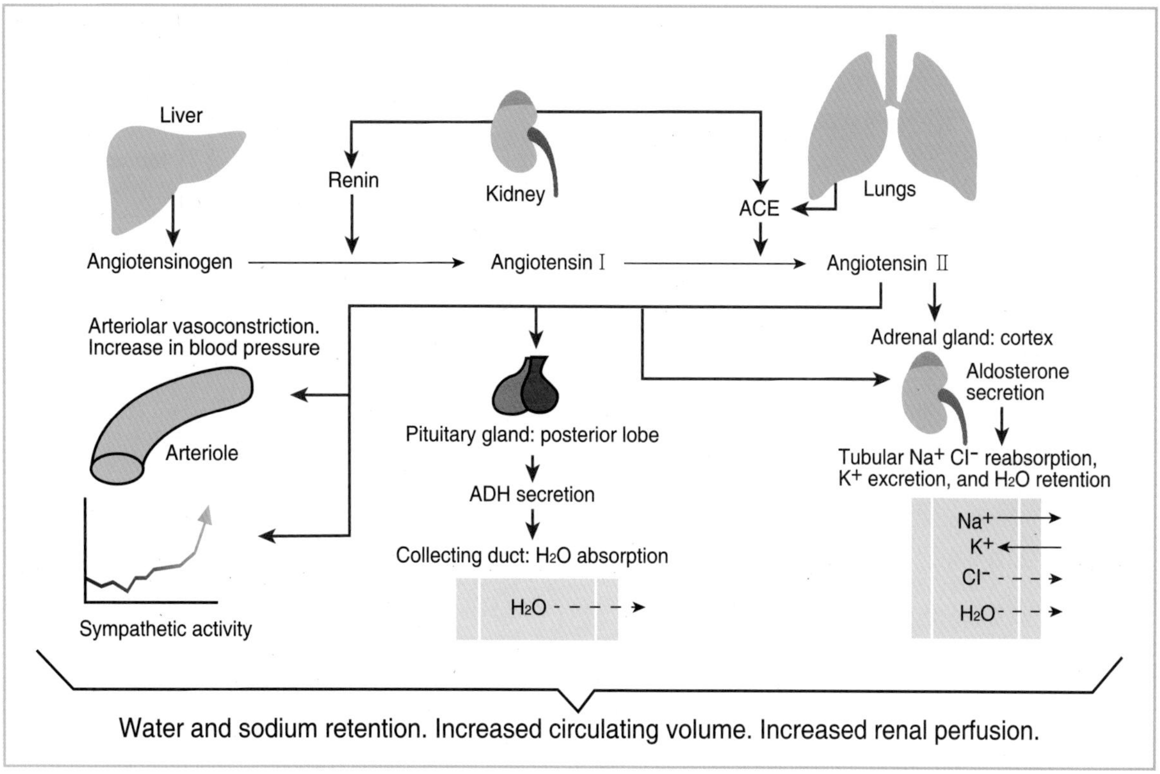

Figure 1-1. Renin-Angiotensin-Aldosterone System(RAAS) Ⅰ

2. Angiotensin II(AT) 수용체

활성형 angiotensinⅡ(AT)는 세포 표면의 angiotensinⅡ 수용체와 결합하여 생리작용을 나타낸다. AT 수용체는 현재까지 4가지(AT1, AT2, AT3, AT4)가 알려져 있고, 이중 AT1 및 AT2 수용체가 비교적 잘 연구되어 있다. AT1 수용체에는 AT1A와 AT1B가 있고 이들은 조직 분포가 다르며 서로 다른 유전자에 의하여 만들어지지만 95% 이상의 아미노산이 동일하며 작용은 같다.

AT는 AT1(angiotensinⅡ type 1) 수용체와 결합하게 되면 phospholipase C(PLC)가 활성화되어 세포내 신호전달 물질을 생성시킨다. 이에 따라 혈관평활근세포의 내형질 세망(endoplasmic reticulum) 내에 저장되어 있던 Ca^{2+}을 세포내로 유리하여 세포내의 Ca^{2+} 농도를 증가시켜 혈관수축 작용을 나타낸다. AT2 수용체의 신호전달 체계 및 생리작용은 많이 알려져 있지 않다.

AT는 AT1 수용체와 결합하여, 첫째 혈관수축과 혈관 평활근세포의 비대, 세포외 기질 합성을 통하여 말초저항을 증가시키며, 둘째 심근세포의 비대, 심장 섬유아세포의 증식과 세포외기질 합성을 통하여 심근비대를 일으키며, 셋째 부신피질에서 aldosterone과 catecholamine의 분비를 촉진하고, 넷째 신장에서 수출 소동맥(efferent arteriole)을 수축시켜 사구체압을 증가시키고 염분과 수분의 재흡수를 촉진하며, 다섯째 중추신경의 catecholamine의 분비와 갈증 중추(thirst center)를 자극한다.

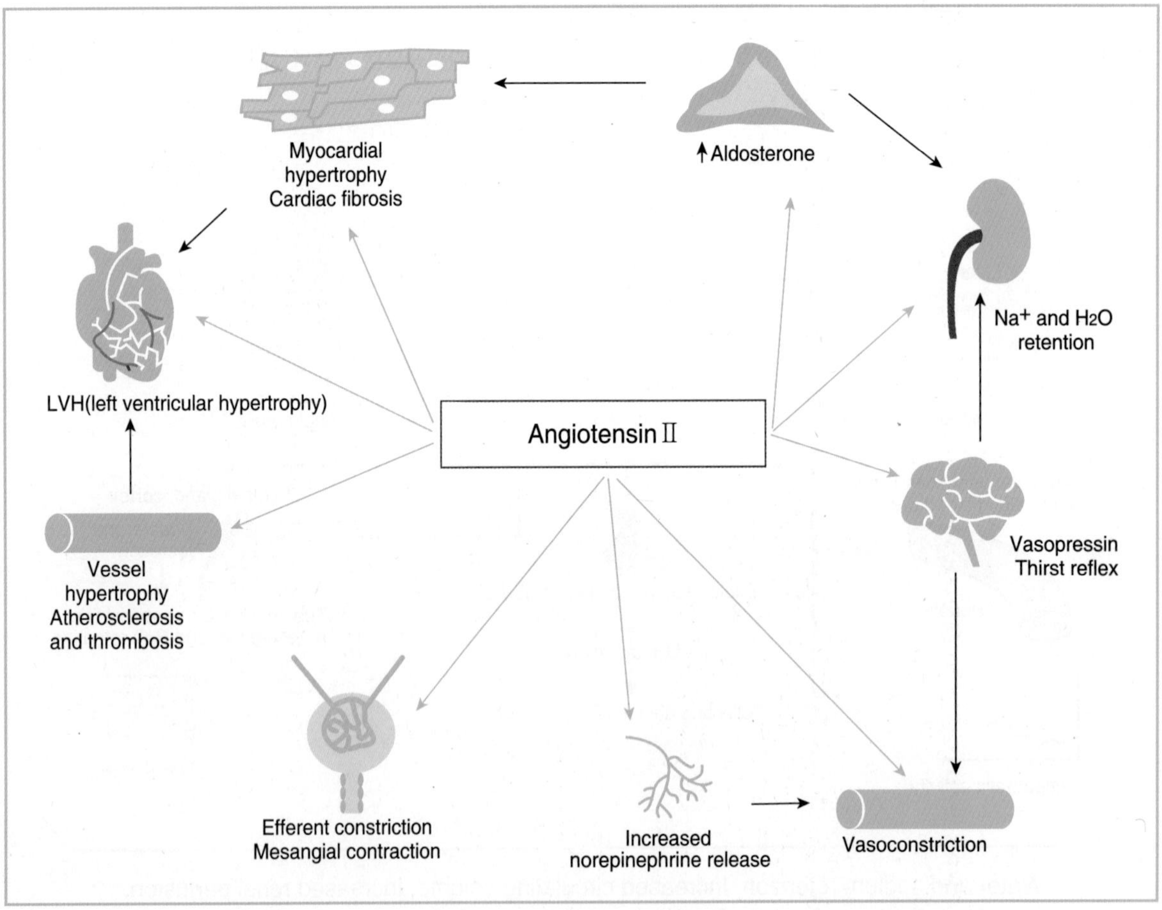

Figure 1-2. Effects of Angiotensin Ⅱ

▣ 칼슘이온채널(Calcium Ion Channel)

칼슘이온채널은 칼슘을 선택적으로 통과시키는 이온채널로 세포막에 걸쳐 있는 단백질로 구성 되어 있다. 칼슘이온채널에는 크게 전압에 의해 개폐되는 전압의존성 칼슘채널(voltage-gated dependent calcium channel, VDCC)과 리간드(ligand)에 의해 개폐되는 칼슘이온채널(voltage-gated calcium channel, VGCC) 등이 있다.

VDCC는 신경, 근육, 내분비 세포 등 모든 흥분성 세포에 존재할 뿐 아니라 섬유세포 같은 비 흥분성 세포에도 존재한다. VDCC는 많은 흥분성 세포에서 활동 전위(action potential)의 전기적 신호를 세포 내 신호인 칼슘 증가로 바꾸거나 전기 신호 자체로 칼슘이온의 유입이 세포막 전위(membrane potential를 탈분극(depolarization)시키는 중요한 역할을 한다.

VGCC는 전압의존도(voltage dependence), 운동학(kinetics), 다양한 차단제(blocker)에 대한 예민도에 따라 그 종류를 나눌 수 있는데 크게 채널을 열기 위한 탈분극의 양에 따라 적은 양을 요하는 low-voltage activated(LVA) 채널과 많은 양을 요하는 high-voltage activated(HVA) 채널로 나눌 수 있다. 또한 VGCC는 유전자에 의해서도 HVA와 LVA로 나누고 HVA 채널의 유전자는 Caν1와 Caν2로 나눈다.

칼슘채널차단제(Calcium channel blocker)와 관련되는 주요 이온채널 type은 L-type을 비롯하여 T-type 및 N-type이 있다. L-type 채널은 Caν1 유전자에 의해 발현되는 채널로 'L'은 오래 지속(long lasting)되고 큰 단위 채널 전류를 갖고 있기 때문에 주어진 이름이며, 다시 Caν1.1, Caν1.2, Caν1.3, Caν1.4의 4개 아형(subtype)으로 나눈다. 이 채널들은 신경, 심장, 골격근, 평활근 등 다양한 조직에 존재하고 nifedipine 등의 dihydropyridine(DHP) 약제에 의해 차단된다. 심근과 평활근에 주로 있는 채널로는 Caν1.2 채널이 있는데 심근에 이 채널을 통해 칼슘이 유입되면 세포 내 저장소에 있던 칼슘이 다량 유리된다. 이 채널은 고혈압 및 부정맥 약제의 반응 기전에 중요 목표가 된다.

T-type 채널은 LVA 채널로 'T'는 지속적인 탈분극 전위 하에서 채널이 불활성화 되어 전류가 일시적(transient)이기 때문에 주어진 이름이며 3개의 아형으로 나눈다. 이 채널은 신경, 심장, 신장, 평활근, 정자, 내분비 장기 등에 존재하고 각 아형들은 유사하나 약간씩 다른 특징을 갖고 있으며 DHP계열 약제들에 의해 비교적 차단되지 않는다.

N-type 채널은 주로 신경종말(nerve terminal)에 작용하며 사구체압을 감소시키는 효과가 있고 norepinephrine 방출을 억제해 스트레스로 인한 혈압 증가를 억제시키고 심박수 증가를 억제하는 작용으로 반사성 빈맥을 감소시킨다. 또한 인슐린 저항성, 베타 반응성 감소, 호르몬 분비 효과, 혈압, 교감신경 활성화 등에 작용한다.

■ 약물요법

1947년 말라리아치료제 pentaquine이 혈압을 낮추는 약으로 처음 도입되었다. 그 후 1953년 인도사목(印度蛇木, Rauwolfia serpentina)의 활성 성분 reserpine이 처음 고혈압치료제로 등장하였고 hydralazine, methyldopa, guanethidine 등도 가세하였다. 이렇게 등장한 약제들은 많은 부작용과 순응도가 문제가 되었다.

1958년 thiazide계 이뇨제를 시작으로 베타차단제(β-blocker)는 1965년 propranolol이 협심증치료제 개발되면서 최초로 임상에 적용된 비선택적 베타차단제(non-selective β-blocker)이며, 1976년 atenolol은 최초의 선택적 베타 1 차단제(selective β1-blocker)로 개발되었다. 이러한 베타차단제의 개발은 심장의 베타 1형 수용체(cardiac β1-receptor)만을 비교적 선택적으로 차단하는 metoprolol과 atenolol, 부분적 아드레날린 작용(partial adrenergic agonist activity)을 갖는 pindolol, 알파 아드레날린 차단 작용(α-adrenergic blocking activity)도 동시에 가지고 있는 labetalol 및 carvedilol과 같은 약제, 부수적으로 직접 혈관 확장 작용(direct vasodilator activity) 이 있는 nebivolol이 근래에 소개되고 있다. 더 나아가 초 속효성과 더 장기간으로 작용하는 다양한 약제도 임상적 사용이 가능하게 되었다.

1960년대 말 verapamil을 선두로 nifedipine, diltiazem 등 칼슘채널차단제가 등장하여 1970년대에서 1980년대까지 고혈압 치료약물 개발의 주류를 차지하였다. 이후 인체의 혈압 조절 시스템인 RAAS에서 angiotensinⅠ이 angiotensin Ⅱ로 전환하는데 작용하는 효소인 angiotensin converting enzyme(ACE)의 작용을 억제하는 브라질 독사(Bothrops jararaca)의 독을 발견하였다. 이 독을 합성하여 1975년 captopril이 개발되면서 최초의 angiotensin converting enzyme inhibitor(ACEI)가 되었으며, 그 후 좀 더 개량된 약제 losartan이 1986년 개발되면서 angiotensin receptor blocker(ARB)의 시대가 열리게 되었다.

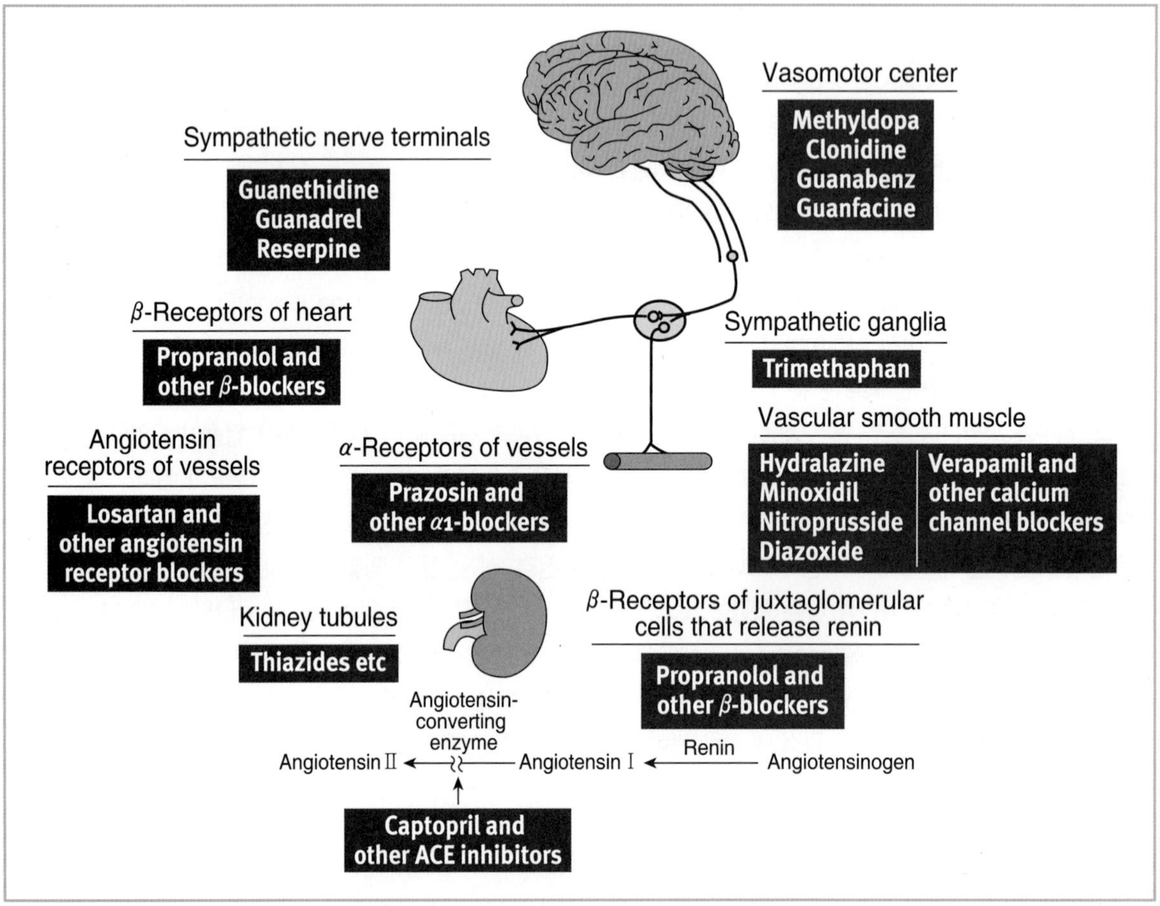

Figure 1-3. Antihypertensives

▣ Angiotensin 관련약제

고혈압 병인의 가장 중요한 인자인 RAAS에 관련되는 약제는 ACEI(angiotensin converting enzyme inhibitor), ARB(angiotensin receptor blocker), aldosterone receptor antagonist, direct renin inhibitor, Neutral endopeptidase(NEP) inhibitor 등이 있다.

RAAS는 체내(주로 심장, 신장, 혈관 등)에 존재하는 angiotensinⅡ의 작용을 통해 심, 뇌혈관 질환의 합병증 발생에 중요한 역할을 하는 것으로 알려졌다. 따라서 angiotensinⅡ의 생성을 억제하는 약제(ACEI), 수용체와 결합하는 것을 차단하는 약제(ARB)는 심뇌혈관 질환의 합병증 발생을 효과적으로 예방할 수 있으며 실제 많은 임상연구에서 이들 약제의 유용성이 증명되고 있다.

직접 레닌 차단제(Direct renin inhibitor)는 renin의 효소 작용을 차단함으로써 angiotensinⅠ의 생성을 억제하여 RAAS의 초기 단계를 차단할 수 있는데 현재 aliskiren이 고혈압 치료제로 개발되었다.

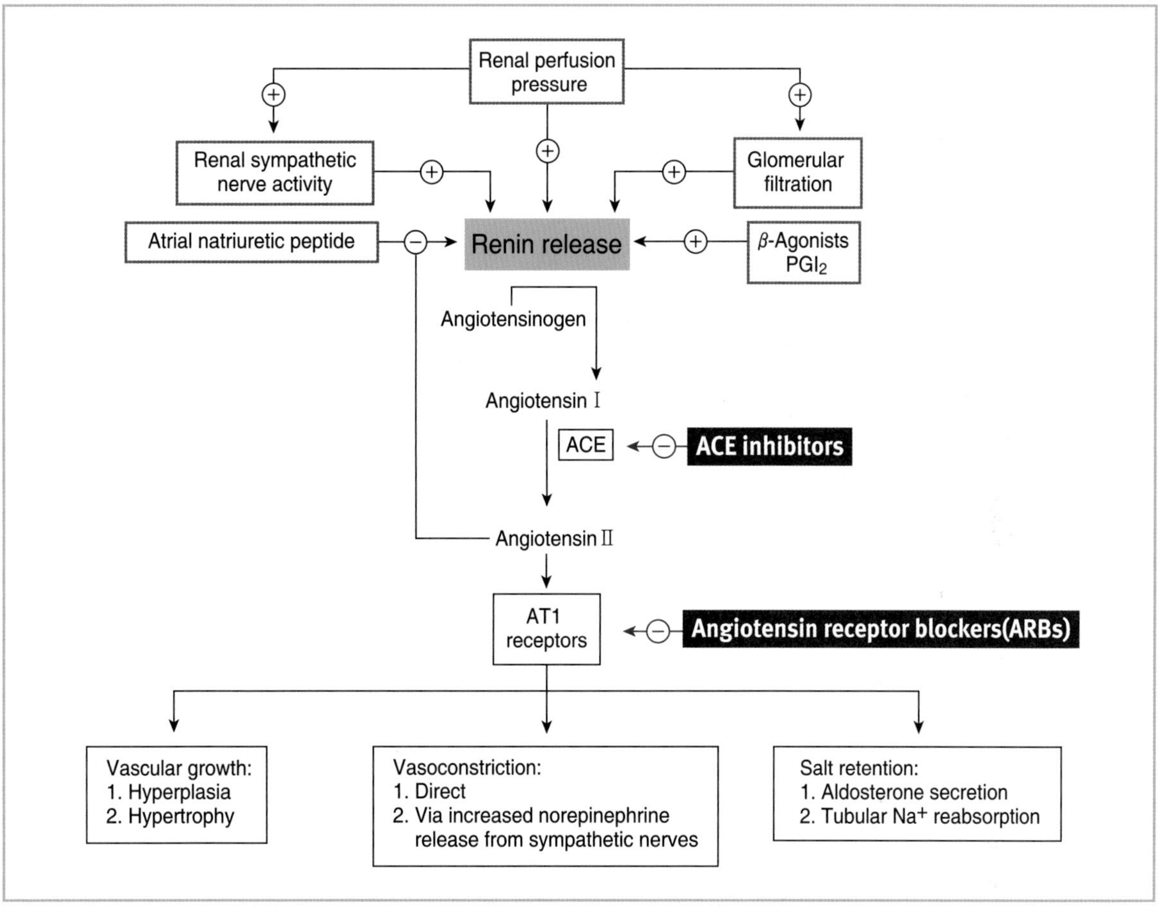

Figure 1-4. ACE Inhibitors and ARBs

1. Angiotensin converting enzyme inhibitors(ACEIs)

ACEIs는 ACE를 직접 저해하여 angiotensin I이 angiotensinⅡ로 전환되는 것을 차단한다. 이 작용은 angiotensinⅡ로 인한 혈관수축을 감소시키고 aldosterone 분비를 감소시켜서 궁극적으로 혈압을 저하시킨다. 하지만 angiotensinⅡ의 생성을 완벽하게 차단하지는 못한다. 또한 bradykinin의 분해과정을 억제하여 bradykinin에 의한 기침이나 혈관부종 등을 유발하기도 한다.

2. Angiotensin receptor blockers(ARBs)

ARBs는 angiotensinⅡ가 angiotensin 수용체에 결합하는 것을 선택적으로 차단하여 angiotensinⅡ에 의한 작용을 억제하여 효과를 나타낸다. Angiotensin 수용체는 angiotensinⅡ type 1(AT1) 수용체와 angiotensinⅡ type 2(AT2) 수용체로 구분된다. AT1 수용체는 angiotensinⅡ와 결합하여 혈관수축, 알도스테론의 분비, 수분 및 염분의 저류, 염증유발, 세포증식 등 angiotensinⅡ의 주요한 생리적 효과를 매개하는 수용체이다.

따라서 혈관수축, 신세뇨관에서 나트륨 흡수 증가, 수분 저류, 내피세포 기능 저하, 산화적 스트레스 증가, 조직의 섬유화 및 콜라젠 침착 증가 등의 효과를 통해 심혈관 질환 연속체(cardiovascular disease continuum)의 다양한 시점에서 심혈관 질환의 발생이나 진행에 중심적인 역할을 하는 매개체로 알려져 있다. 반면 AT2 수용체는 AT1 수용체에 의한 효과와 반대의 효과를 매개하며, angiotensinⅡ와 결합하여 혈관확장, 산화질소 및 조직 키닌 분비, 항증식효과 등을 나타낸다.

ARBs는 이러한 angiotensinⅡ 수용체 중에서 주로 AT1 수용체에 결합하여 angiotensinⅡ의 악영향을 차단한다. 또한 ARBs가 AT1 수용체를 차단하게 되면 음성 되먹임(negative feedback) 기전에 의해 angiotensinⅡ의 생성이 증가하게 되는데, AT1 수용체는 이미 차단이 되어 있는 상태이므로 angiotensinⅡ가 AT2 수용체에 더 많이 결합되도록 하여 AT2 수용체에 의해 매개되는 혈관확장 및 항증식효과 등을 강화시켜 유리한 효과를 나타내도록 한다.

ARBs는 혈압 강하 효과 이외에도 항동맥경화 효과, 내피세포 기능 개선, 항산화 효과, 섬유화 억제, 항염증효과 등 다양한 다른 효과들(pleiotropic effects)을 통해 심부전, 심근경색(myocardial infarction), 심방세동 등 다양한 심혈관 질환의 치료와 치매 등에서도 좋은 임상 결과들이 보고되고 있다.

▣ 칼슘채널차단제(Calcium Channel Blockers, CCBs)

세포막의 칼슘채널을 차단하여 심장 근육세포 및 혈관 평활근 세포 내로의 칼슘 유입을 억제하는 작용을 통해 혈관을 이완시키고 말초 저항을 감소시키며 심근 수축력을 감소시키는 약제를 칼슘채널차단제(CCB) 또는 칼슘차단제라고 한다.

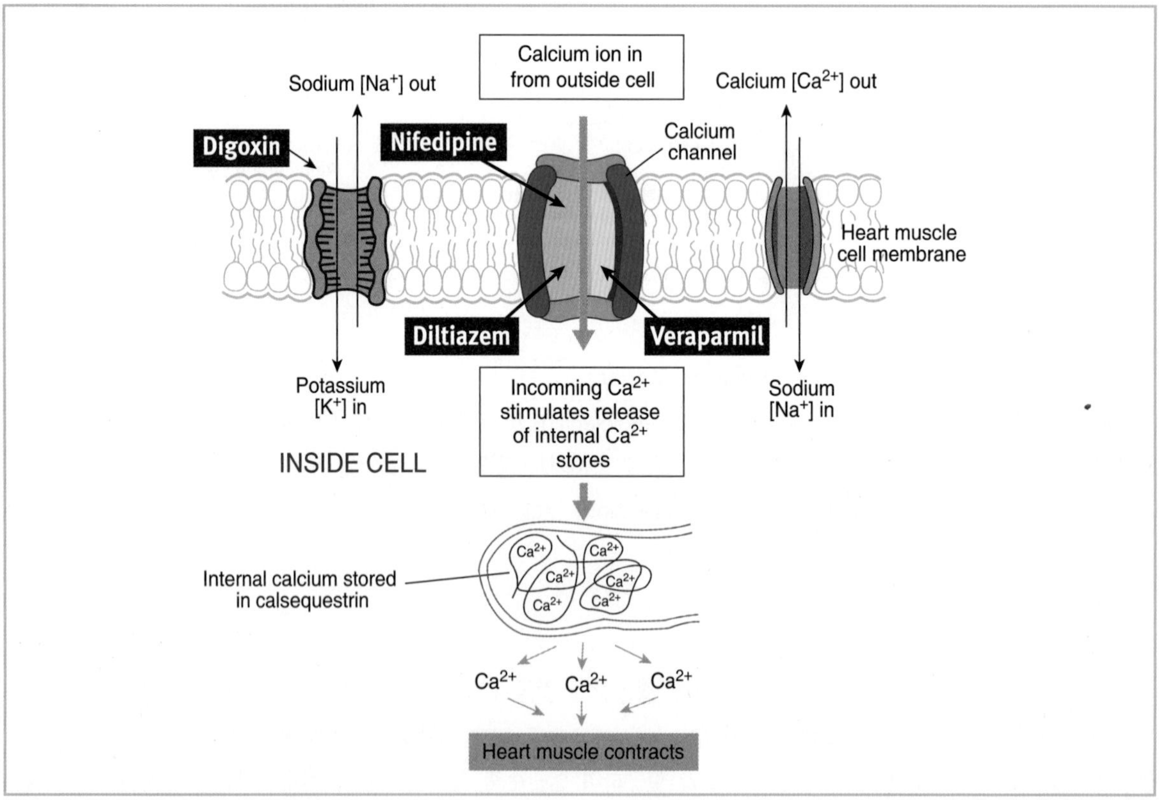

Figure 1-5. Heart Muscle Contraction

CCBs는 기본적으로 모두 칼슘채널을 차단하는 효과가 있지만 약제에 따라 화학구조가 다를 뿐 아니라 작용하는 부위 및 적응증도 다르다. 주요 적응증은 협심증과 심부정맥, 고혈압 등과 같은 심혈관계 질환이다. 또한 비후성 심근병증, 편두통, 레이노증후군(Raynaud' s syndrome)과 죽상동맥경화증 등도 있다.

1. 혈관 평활근 및 심근에 작용

세포 외로부터 유입되는 칼슘은 혈관 평활근이나 심근의 수축에 중요한 역할을 한다.

칼슘차단제는 이들 근육의 세포막에 있는 칼슘채널과 결합하여 칼슘의 이동을 현저하게 감소시켜 혈관 평활근을 지속적으로 이완시키고 심근의 수축력이 전반적으로 감소시켜 동방 결절(SA node)의 심박수와 방실결절(AV node)에서의 자극 전도 속도도 감소시킨다.

2. 혈관 내피에 작용

혈관 내피세포는 혈관내강과 혈관벽의 평활근 사이에 단일층으로 구성되어 있고 여러 물질들을 분비하여 혈관의 항상성을 유지한다. 내피세포에서 분비되는 혈관이완인자로 NO(nitric oxide), prostacyclin(prostaglandin I_2), EDHF(endothelium-derived hyperpolarization factor), CNP(C-type natriuretic factor) 등이 있고, 혈관수축인자로 endothelin, PGH2(prostaglandin H2), thromboxane A2, EDCF(endothelium-derived contracting factor) 등이 있다.

이 물질들은 균형 있게 혈관의 긴장도를 유지시키고 혈관확장작용, 혈관 평활근세포의 항증식작용, 항혈전작용, 항염증작용 등의 중요한 역할을 한다. 특히 NO는 혈관 평활근 세포의 수축 및 증식, 혈소판의 응집, LDL 콜레스테롤의 산화, 단핵세포와 혈소판의 유착, 그리고 여러 가지 싸이토카인 등의 생성을 억제하여 항죽상경화 작용을 나타낸다. 일부 칼슘차단제는 혈관 내피세포 기능을 개선하여 항고혈압 효과 외에 죽상경화를 안정화시키고 죽상경화증의 진행 속도를 지연시키는 효과를 가지고 있다.

3. 혈관벽에 작용

혈관벽의 비후는 혈관평활근세포(vascular smooth muscle cell, VSMC) 용적의 증가와 세포외 기질의 형성에 따른 결과이다. 평활근세포 용적의 증가는 세포의 크기만 증가하는 세포비대(hypertrophy)와 세포의 분열에 의하여 세포의 수가 증가하는 세포증식(hyperplasia) 두 가지가 있다.

혈관벽 비후의 유발인자는 기계적 요인과 체액성 요인이 있는데, 혈액의 흐름에 의하여 생기는 내피세포의 신장(stretch)이나 전단응력(shear stress) 등과 혈관성형술 시에 발생하는 물리적 압박, 파열 등에 의한 기계적인 요인과 혈관벽에 영향을 주는 모든 세포 성장인자와 싸이토카인에 의한 체액성 요인이 있다. 일부 칼슘차단제는 혈관평활근세포 작용을 억제하여 혈관내피세포의 성장과 증식을 억제하는 작용을 가지고 있다.

■ 치료약제

▣ ACEIs

ACEIs에는 captopril을 바롯하여 alacepril, cilazapril. enalapril, imidapril, fosinopril, lisinopril, perindopril, ramipril, zofenopril 등이 있다. ACE는 아연(zinc)을 함유한 효소로 angiotensinⅡ를 이 부분과 결합되어 2개의 아미노산을 분리한다. 이 약제들은 ACE의 아연 부분과 결합하여 ACE 작용을 차단하여 angiotensinⅡ 생성을 억제한다.

1. 화학구조에 따른 분류

ACEIs는 아연 부분과 결합하는 부분의 화학적 성상에 따라 sulfhydryl 군, carboxyl 군, phosphoryl 군으로 분류한다. 대표적으로 captopril, alacepril은 sulfahydryl(SH)군, fosinopril은 phosphoryl 군, 나머지는 carboxyl 군에 해당한다.

2. 대사경로에 따른 분류

ACEIs는 체내에서 대사경로에 따라 신장으로 배설되는 약제로 captopril이 있고, 간에서 대사되어 활동성 형태로 전환되는 prodrug 형태의 약제로 대부분의 약제가 여기에 속하는데 enalapril, fosinopril, ramipril, perindopril 등이 있다. 대사되지 않고 신장으로 배설되는 약제는 lisinopril 등이 있다.

▣ ARBs

ARBs에는 candesartan, eprosartan, fimasartan, irbesartan, losartan, telmisartan, valsartan 등이 있다. 이 약제들을 angiotensinⅡ의 AT1 수용체와 결합함으로써 혈전평활근 수축, 알도스테론 생성, 증가를 차단하고 강압 효과 및 심혈관계 합병증을 줄이는 효과를 나타낸다.

1. Angiotensin II type 1(AT1) 수용체 차단 형태에 따른 분류

AT1 수용체를 경쟁적으로 차단하는 약제는 losartan, eprosartan 등이 있고 angiotensinⅡ의 농도가 증가되면 약효가 감소될 수 있다. AT1 수용체를 비경쟁적으로 차단하는 약제로 candesartan, telmisartan, irbesartan, valsartan 등이 있고 AT1 수용체에 강한 친화력으로 결합하여 작용을 억제하기 때문에 약효가 강하다. AT1 수용체에 강한 친화력은 olmersartan, candesartan, telmisartan, irbesartan, valsartan, losartan, eprosartan 순으로 알려져 있는데 개인적 특성에 따라 약효는 다소 다르게 나타난다.

2. 화학구조에 따른 분류

ARBs는 peptide 합성물이 아니며 대체로 tetrazolo-biphenyl 구조들을 가지고 있다. Irbesartan을 제외하고 모든 ARBs는 carboxyl acid기를 가지고 있다.

※ ACEIs와 ARBs와의 차이

ACEIs는 ACE를 차단하더라도 chymase 등의 non-ACE 경로를 통해 시간경과에 따라 angiotensinⅡ가 다시 형성되어 불안전한 angiotensinⅡ 차단효과를 나타낸다. 그러나 ARBs는 AT1 수용체에 직접 작용하여 angiotensinⅡ가 세포단위에서 작용을 나타내지 못하게 완전 차단시킨다. 그 결과 혈관수축과 세포증식을 촉진하는 AT1 수용체의 작용을 억제하여 혈압상승을 막는 반면 이차적인 angiotensinⅡ의 상승으로 인해 역으로 AT2 수용체를 활성화시켜 혈관확장과 세포증식 억제효과로 강압작용과 항동맥경화작용을 나타낸다.

ACEIs는 angiotensinⅡ의 생성을 억제하는 동시에 bradykinin 의 분해를 억제하여 혈중 농도 상승을 초래함으로써 기침, 혈관부종 등의 부작용 발생을 증가시킨다. 그러나 ARBs는 혈중 bradykinin이나 prostaglandin 등의 혈관확장물질의 증가가 관찰되지 않는다. 그러므로 ARBs는 ACEIs에 의한 기침 등 부작용이 적어 임상적으로 환자의 순응도를 향상시킬 수 있다.

▣ CCBs

1. Dihydropyridine(DHP)계와 비 DHP계

CCBs에는 DHP계로 nifedipine을 비롯하여 amlodipine, barnidipine, benidipine, efonidipine, felodipine, isradipine, cilnidipine, lacidipine, lercardipine, manidipine, nicardipine 등이 있고, 비 DHP계로는 verapamil와 diltiazem 등이 있다.

DHP계는 말초혈관확장 효과로 인하여 신속한 감압효과를 나타내지만, 반사적 교감신경 흥분작용에 의하여 심근경색증에서 오히려 심근산소 요구량을 증가시키고, 사망률을 증가시킬 수 있고 협심증에서는 증상을 악화시킬 수 있다.

비 DHP계는 심박동수를 감소시키고 심근 수축력을 억제하여 심근산소요구량을 감소시킴으로써 허혈성 심질환에서 유리하다. 특히 좌심실기능이 보존된 비Q파심근경색증에서 사망률을 감소시킬 수 있다는 연구결과가 있다. 그러므로 verapamil이나 diltiazem은 천식, 말초혈관질환 등 베타차단제에 금기증을 가진 허혈성 심질환 환자나 고혈압 환자에서 베타차단제 대신 사용할 수 있다.

2. 세대별 분류

1세대 CCBs에는 초기에 개발된 DHP계(nifedipine, nicardipine 등), 비 DHP계(verapamil 및 diltiazem)가 있다. 이 약제들은 대체적으로 그 작용 시간이 짧아 빠른 시간 내 감압 효과를 보이는 장점은 있으나 하루 여러 번 복용해야하는 단점이 있다. 특히 DHP계들은 강한 혈관 확장 작용으로 심장에 반사적 빈맥을 초래하고 결과적으로 심근 산소 요구량을 증가시켜 오히려 협심증의 증상을 악화시키거나, 심근경색증의 발병을 증가시키므로 주의하여야 한다.

2세대 CCBs에는 1세대 CCBs의 작용 시간을 연장한 약제로 benidipine, isradipine, manidipine 등이 있다. 3세대 CCBs는 2세대에 비하여 조직 결합력이 강하여 지속적인 약리 작용을 나타내고 L-type 채널 이외에도 T- 또는 N-type 채널에도 약리 작용을 가지고 있다고 알려져 있으며 amlodipine, lacidipine, lercanidipine, cilnidipine 등이 있다.

3. 채널 type에 의한 기능별 분류

CCBs는 대부분 L-type을 차단함으로써 대표적인 약리작용을 나타내지만, T-type을 차단 효과를 부수적으로 가지고 있느냐는 점이 그 특성을 구분하는데 중요하다. 따라서 통상적으로 CCBs를 1~3세대로 구분하는 것과 별개로, T-type의 차단 효과에 따라 분류할 수 있다.

Group 1은 순수 L-type 채널 차단제로 nifedipine, amlodipine, lercanidipine 등이 해당되고, group 2는 L-type 채널 차단과 동시에 중등도의 T-type 채널 차단 효과를 가지는 약제로 manidipine, benidipine, nivaldipine 등이 있으며, group 3은 L-type 채널 차단과 동시에 비교적 강한 T-type 채널 차단 효과를 가지고 있는 약제로 efonidipine 등이 해당된다. 아울러 T-, N-type 채널 차단하는 약제는 verapamil이며 교감신경계에 억제 작용을 하여 심박수를 감소시키는 것으로 알려져 있다.

02 심부전
Heart Failure

■ 질병에 대한 전반적인 이해

▣ 심부전(Heart Failure, HF)

심부전(HF)은 심장의 구조적 혹은 기능적 이상으로 말초 기관에 필요한 산소를 충분히 전달하지 못하는 상태이며 심실의 혈액 충만 혹은 박출에 이상이 울혈 혹은 피로 등으로 발현되는 임상증후군이다.

HF에서 급성(acute)은 갑자기 발생하여 입원 등이 발생할 경우, 만성(chronic)은 일정 기간 증상과 징후를 보이는 경우, 안정형(stable)은 적어도 한 달 이상 증상과 징후가 잘 조절되는 경우, 대상성(compensated)은 일정 기간 증상이 없거나 호전된 경우, 비대상성(decompensated)은 만성 안정형 심부전이 악화되는 경우, 새로 진단된(de novo)은 심근경색, 심근염 등의 이유로 처음 심부전 증상이 발생한 경우이다.

과거에는 HF를 수축기(systolic) 또는 이완기(diastolic) 부전(failure)으로 구분하였지만, 최근에는 좌심실 구혈률이 40% 미만의 '박출률 저하심부전(heart failure with reduced ejection fraction, HFrEF)' 과 40% 이상의 '박축률 보존 심부전(heart failure with preserved ejection fraction, HFpEF)' 으로 분류한다.

▣ 신경호르몬 system

정상적으로 순환계는 서로 다른 두 신경호르몬 system에 의하여 균형을 이루고 있다. 즉 혈관 수축과 수분과 염분 저류를 일으키는 renin angiotensin aldosterone system(RAAS)과 반대로 혈관이완과 나트륨이뇨(natriuresis)를 일으키는 natriuretic peptide system(NPS) 등이 있다.

심부전(HF)은 이 두 system 균형의 부조화로 부터 시작된다. HF에 의한 좌심실의 기능 저하는 심박출량 감소, 주요 장기 혈류량 감소, 심근 변형(strech 증가) 등을 초래하게 되고, 이로 인하여 RAAS를 비롯하여 sympathetic system, anginine vasopressin, endothelin 등이 활성화 되어 심박출량을 증가시키고, 주요 장기로 혈류량을 증가시킨다.

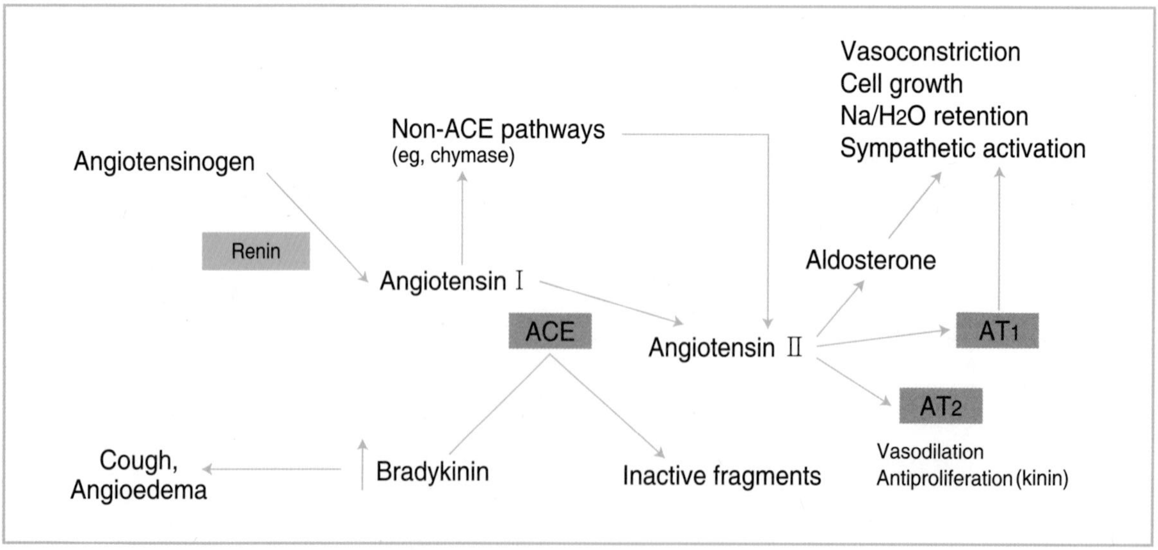

Figure 2-1. Renin Angiotensin Aldosterone System(RAAS) Ⅱ

한편 심방과 심실 내압의 증가는 NPS를 증가시켜 수분과 염분의 체내 축적을 막고 혈관저항을 감소시킨다. 하지만 심박출량 증가와 주요 장기 혈류량 증가가 더 우선하게 되므로 혈관저항이 증가하고 RAAS, sympathetic system, endothelin의 활성화로 인하여 심근의 손상과 HF이 악화된다.

HF에서 RAAS를 억제하는 약제를 사용 시 HF의 진행이 억제되고 사망률이 감소됨은 여러 연구에서 증명되었다. 이는 RAAS가 활성화되고 이로 인한 angiotensinⅡ, aldosterone 등의 증가가 HF에 나쁜 영향을 미친다는 의미이다. 즉 HF 초기 renin은 정상이거나 억제되어 있지만 HF이 진행하면 renin이 활성화되어 혈중 angiotensinⅡ와 aldosterone치의 상승을 초래한다. 이처럼 증가된 angiotensinⅡ는 HF의 진행에 관계하게 된다.

AngiotensinⅡ를 생성하는데 관여하는 ACE(angiotensin converting enzyme)은 bradykinin의 대사에도 관계한다. 따라서 ACE 억제제(ACEI)를 사용하게 되면 angiotensinⅡ의 형성이 억제되고 bradykinin의 파괴가 억제되어 bradykinin의 혈관확장, 항비대 및 항증식효과 등이 증가한다. 이러한 효과로 인해 ACEI는 HF의 진행을 억제하고 사망률을 감소하는데 기여한다.

AngiotensinⅡ의 형성에 ACE 외에 다른 enzyme들이 관여하고 있고, 이들 non-ACE pathway가 HF에 더 중요하다는 연구들도 있다. 이러한 문제를 해결하기 위하여 개발된 약제가 ARB(angiotensin receptor blocker)이다.

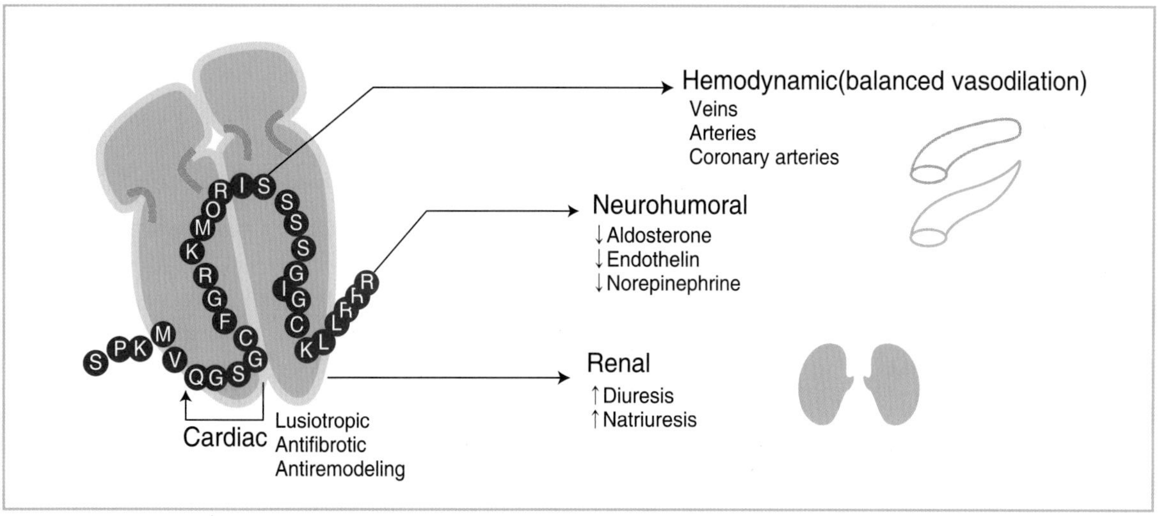

Figure 2-2. Natriuretic Peptide System(NPS)

NPS는 나트륨과 수분 조절에 영향을 미치고 혈압의 평형유지와 심근의 구조와 기능에도 영향을 미친다. Natriuretic peptide(NP)에는 atrial NP(ANP), brain NP(BNP) 등이 있는데, 이들 중 ANP와 BNP는 HF에서 심실의 충만압이 증가하면서 심근세포로 부터 분비된다. ANP는 심방과 때로는 심실의 심근세포에서 분비되는 호르몬이고, BNP는 ANP와 상당히 유사한 구조를 가지며 처음에는 뇌에서 발견되었으나 주로 심장 특히 심실에서 분비되는 호르몬이다. 정상에서 혈중 BNP 농도가 ANP의 20% 정도밖에 되지 않으나 HF이 생기면 ANP보다 더 많아지게 된다.

BNP는 prohormone인 proBNP로부터 분해되어 NT-proBNP(N-terminal proBNP)와 같이 생성된다. BNP와 NT-proBNP의 혈중 농도는 나이가 많아짐에 따라 증가하고 남자에서 보다 여자에서 높다. 그리고 비만한 경우에는 비만하지 않은 사람에서 보다 낮은 혈중농도를 보인다. 신장기능이 나쁜 경우에는 이들 모두가 상승하는데 특히 NT-proBNP가 더 상승한다.

HF 환자에서 BNP는 심실에서 분비가 증가되면서 혈관(정맥, 동맥, 관상동맥)을 확장시키고 신경호르몬(aldosterone, endothelin 및 norepinephrine)의 분비를 저하시킨다. 또한 신장에서 이뇨와 나트륨이뇨 작용을 하고 심장에서 심근이완, 항증식작용 및 항리모델링(anti-remodeling)작용을 한다.

HF이 진행되면 혈중 ANP, BNP 농도가 증가하는 것에 비하여 이들의 효과는 감소된다. 그러나 외부에서 인위적으로 고농도의 NP를 투여하면 나트륨이뇨가 증가하고 심박출량이 증가된다. 따라서 이러한 목적으로 NEP 억제제가 개발되었다.

Neprilysin은 NEP로 NP, bradykinin 및 adrenomedullin 등 여러 내인성 혈관 활성 펩타이드(endogenous vasoactive peptide)를 분해시키는 작용을 한다. Neprilysin 억제제인 sacubitril은 이들 물질의 농도를 증가시켜 혈관확장, 나트륨이뇨 작용을 가지며 기존의 이뇨제에 비하여 효과는 떨어지지만 GFR의 감소, renin과 aldosterone의 활성화 등이 적은 장점을 가지고 있다.

■ 약물요법

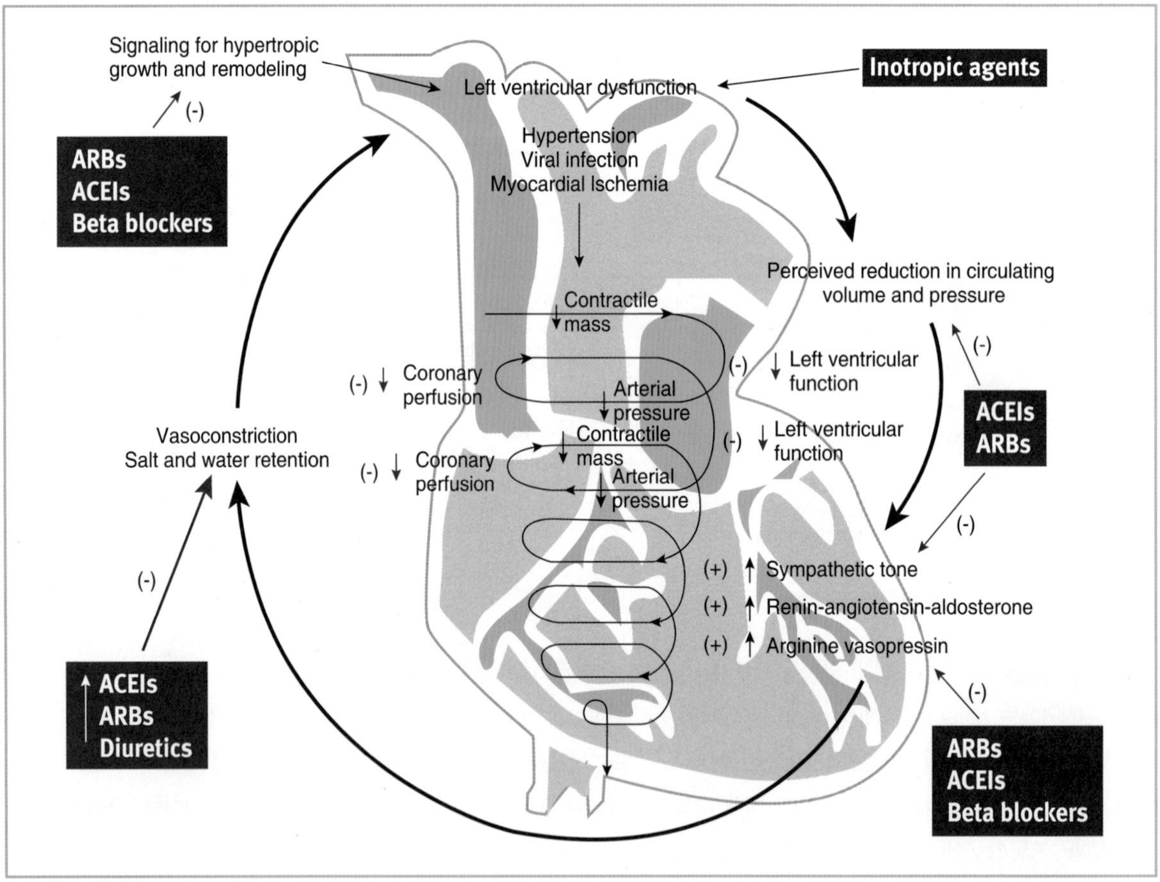

Figure 2-3 Treatment of Heart Failure

심부전(HF)의 주요 증상은 전신 부종 및 폐울혈로 인한 호흡곤란 등이므로 치료목표는 증상 개선과 예후 개선이다. 증상 개선에는 심실 충만압을 적정 수준으로 유지시키고 환자의 울혈 증상을 완화시키는 이뇨제의 적극적인 사용이 기본이며, 급성 심부전(acute heart failure)에는 주사제를, 만성 안정성심부전(chronic stable heart failure)에는 경구제를 사용하는 것이 원칙이다. 이뇨제만으로 울혈에 의한 증상이나 징후가 호전되지 않는 경우에 후부하 및 전부하를 감소시키기 위해 혈관 확장제나 심근수축력을 증대시킬 수 있는 digoxin 또는 카테콜라민 계열의 강심제를 사용할 수 있다.

예후 개선으로 효과가 입증된 약제에는 ACEIs 및 ARBs, 베타 차단제(beta blocker), aldosterone 길항제 및 ivabradine 등이 있다. 따라서 약물요법은 치료 목적에 따라 증상 개선을 위한 약제와 예후 개선(생존율 개선)을 위한 약제로 구분하고 있다.

■ 치료약제

▣ 증상 개선을 위한 약제

■ 이뇨제

이뇨제에는 thiazide 이뇨제, loop 이뇨제, 칼륨보습이뇨제 등이 있다. 이 약제들은 HF에서 체액 저류를 적절하게 조절할 수 있는 유일한 약제로 일상적으로 환자에서 울혈 증상 및 체액 저류 징후를 완화시키기 위해 사용한다.

이뇨제는 환자가 정상 체내 수분량을 보일 때까지 사용하고 재발을 막기 위해 유지용량으로 계속 치료할 수 있다. 이뇨제에 반응하더라도 ACEIs 및 베타 차단제를 사용하고 있는 경우 계속 유지하여야 한다. 또한 이뇨제는 경증의 HF 증상을 보이는 환자에서 RAAS가 활성화될 수 있기 때문에 ACEIs와 병용 투여가 필요하다.

Thiazide 이뇨제는 경증의 HF 환자에게 사용하고 부종이 잘 소실되지 않을 때에는 loop 이뇨제와 병용하여 사용 가능하다. Loop 이뇨제는 일반적으로 HF이 악화될 때 필요하고 HF이 진행할수록 고용량이 필요하다. 칼륨보습이뇨제는 ACEIs와 무관하게 저칼륨혈증을 보일 때 사용이 가능하다.

Loop 이뇨제 중 furosemide 경구제가 가장 많이 사용되는데, furosemide는 생체 이용률이 낮은 편이고 환자의 상태에 따라 생체 이용률의 변화도 심하기 때문에 이뇨 효과가 불충분한 경우 용량을 증량하거나 정맥주사로 전환하는 방법을 고려해야 한다.

또한 고용량의 경구 이뇨제를 투여하여도 폐울혈이나 부종이 개선되지 않는 경우에는 염분과 수분의 섭취량을 정확하게 파악하여 염분 섭취를 제한하는 것이 필요하다. 특히 과도한 이뇨제 사용으로 인하여 저칼륨혈증, 저마그네슘증, 저나트륨혈증 등과 같은 전해질 불균형이 초래될 수 있으며 혈중 크레아티닌 2.5mg 이상 또는 사구체여과율 예측치 30mL/min/1.73m2 이하의 환자에서는 신장기능이 더 저하될 수 있으므로 주의를 기울여야 한다.

■ 강심제

Digoxin은 Na-K ATPase를 억제하여 좌심실 박축률을 증가시키고 교감신경계의 활성도를 저하시켜 심부전의 증상을 완화시킨다. 이 약제는 좌심실 수축기 또는 이완기 기능 장애에 관계없이 심부전과 심방세동 환자에게 사용할 수 있다. 또한 동방결절 박동이 있는 환자에서 그 상태를 호전시키고 이뇨제, ACEIs 및 베타 차단제로 완화되지 않을 경우 증상 완화를 위해서도 사용할 수 있다.

■ 주사용 강심제

주사용 강심제에는 dobutamine과 phosphodiesterase(PDE) 길항제인 milrinone 등이 있다. 불응성 말기 심부전은 급성 악화 요인에 의해 심인성 쇼크가 발생하여 전신 조직 관류를 저하시킬 수 있는데, 이때 이 약제들을 일시적으로 사용하여 불안정한 혈역학적 상태를 개선시켜 급성 악화 요인을 해결하고 다른 근본적인 치료를 시행할 때까지 환자의 혈액 순환을 유지시킨다.

Milrinone은 dobutamine보다 강력한 혈관 확장 효과가 있어 폐동맥 압력이나 전신 혈관저항의 감소를 유발할 수 있으며 맥박수와 심근산소 소비량의 증가가 적은 장점이 있으나 저혈압의 발생 빈도가 높다.

▣ 예후 개선을 위한 약제

■ ACEIs

ACEIs는 HF 환자의 예후를 개선하는 첫 번째 약제로 혈액 내 및 국소조직에서 ACE를 억제하여 angiotensinⅡ의 생성을 저하시키고 kininaseⅡ를 억제하여 혈중 bradykinin의 농도를 높여서 혈관을 확장시킨다. 또한 교감신경계의 활성을 저하시키고 염분 배설을 촉진시키는 작용을 한다. 아울러 장기적으로 조직의 증식, 섬유화, 혈관 내피세포의 기능 조절, 혈전의 형성 및 죽상 경화증의 진행 예방에도 관여한다.

ACEIs는 이미 여러 대규모 임상연구에서 HF 증상을 개선시키고 사망 및 재입원율을 감소시켰을 뿐만 아니라 무증상의 좌심실 기능 저하 환자들에서도 HF의 진행을 막고 사망률을 낮추는 것으로 알려져 있다. 저용량에서 고용량으로 증량시 ACEIs의 부작용인 기침의 유무, 혈압, 혈청 크레아티닌, 혈청 칼륨 수치 등을 확인하여야 한다.

■ ARBs

ARBs는 angiotensinⅡ type1(AT1) 수용체를 직접 차단하고 bradykinin을 증가시키지 않아 ACEIs에 비해 부작용이 적으며 환자들의 순응도가 높다. ARBs는 박축률 저하 HF 환자에서 ACEIs와 동등한 심혈관 질환 억제 효과가 있다. 따라서 ACEIs를 부작용 때문에 투여할 수 없는 경우 ARBs를 사용해야 한다. ARBs는 신장 기능 이상 및 고칼륨혈증, 저혈압 등에 대해 ACEIs와 같은 주의가 필요하다.

또한 HF 환자에서 ACEI와 ARB 병합 요법의 임상적 이득이 명확하지 않고 부작용만 증가시키는 상황에서 이들 병용 요법은 신중하게 접근해야 한다.

■ 베타차단제

베타차단제는 HF 환자의 예후를 개선시키는 두 번째 약제로 bisoprolol, sustained-release metoprolol, cavedilol, nebivolol 등 4가지 약제만이 박축률 저하 HF에서 예후 개선 효과를 입증하였으며 HF 환자에서 사용이 가능하다. ACEIs와 달리 베타차단제는 class effect가 없다.

베타차단제를 시작하기 전 ACEIs를 먼저 사용하는 것을 추천한다. 하지만 ACEIs를 투여 중인 환자에서 베타차단제를 추가하는 최적의 시점은 알려져 있지 않다. 베타차단제를 시작하기 위해서 반드시 고용량의 ACEIs나 ARBs를 사용하고 있어야 할 필요가 없으며 저용량의 ACEIs를 사용하고 있다고 해도 가능한 빨리 베타차단제를 추가하는 것이 좋다.

베타차단제는 아주 낮은 용량으로부터 시작하고 조금씩 증량하는데, 증량하는 동안 울혈이 발생하는지 확인해야 하며, 울혈이 발생하는 경우 우선 이뇨제를 추가하거나 이미 이뇨제를 사용하고 있는 경우에는 이뇨제를 증량해야 한다. 만약 베타차단제 복용 중 HF이 악화되는 경우에도 가능하면 베타차단제를 유지하고 먼저 이뇨제를 추가 또는 증량한다. 하지만 낮은 심박출량이 HF 악화의 원인인 경우에는 베타차단제를 감량하거나 일시적으로 중단하고 강심제를 투여한다.

■ Aldosterone 길항제

Aldosterone 길항제에는 spironolactone이 있다. Aldosterone은 RAAS의 마지막 단계에서 방출되는 염류코르티코이드로 나트륨 저류, 마그네슘 및 칼슘 소실, 교감신경계 항진, 섬유화의 증가, 부교감신경계 억제 및 압수용체 기능부전 등의 기전으로 HF의 병태생리에 중요한 역할을 한다. 이 약제는 aldosterone 수용체를 직접 차단하는 작용을 하며, ACEIs 또는 ARBs와 병용해서 사용 시 치명적인 고칼륨혈증을 유발할 수 있다.

▣ 신약

■ 안지오텐신 수용체 네프릴리신 억제제(Angiotensin Receptor Neprilysin Inhibitor, ARNI)

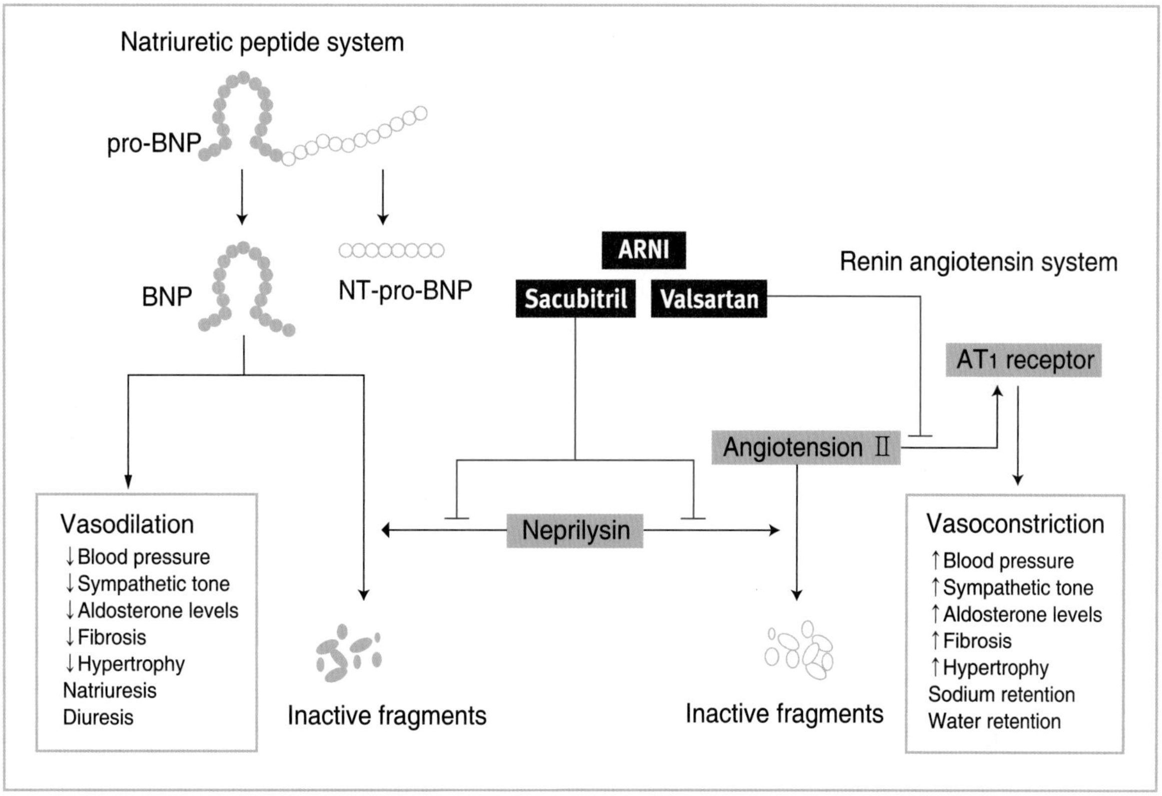

Figure 2-4. Angiotensin Receptor Neprilysin Inhibitor

Sacubitril/valsartan(사쿠비트릴/발사르탄, 제품명: 엔트레스토 필름코팅 정, Entresto®)

Sacubitril/valsartan은 2015년 미 FDA와 2016년 국내에서 '좌심실 수축기능이 저하된 만성 심부위 환자(NYHA classⅡ-Ⅳ)에서 심혈관 질환으로 인한 사망 및 심부전으로 인한 입원 위험성 감소'에 1일 2회 복용하는 약제로 승인된 최초의 ARNI 약제이다.

이 약제는 과도 활성된 RAAS에 의한 ACE를 차단할 뿐 아니라 NPS에서 BNP의 절단을 차단하는 이중 기전을 가지고 있어 혈관확장을 비롯하여 혈압저하, 교감신경 긴장저하, 알도스테론 저하, 섬유증 저하, 과다비대 저하. 나트륨이뇨, 이뇨작용을 유도하여 심부전증상을 개선한다. 따라서 이 약제의 NPS와 RAAS의 이중 차단은 어느 단독 방법보다 우수한 효과를 가질 수 있지만 반대로 심각한 혈관 부종 등이 연관될 수도 있다.

03 이상지질혈증
Dyslipidemia

■ 질병에 대한 전반적인 이해

▣ 이상지질혈증(Dyslipidemia)

이상지질혈증은 지단백(lipoprotein)의 대사 이상에 의해 발생하는데, 혈액 중에 지질 또는 지방성분이 과다하게 많이 함유되어 있는 상태를 말한다. 이는 콜레스테롤과 중성지방(triglyceride)을 운반하는 지단백의 생합성 증가 또는 분해 감소에 의해 고콜레스테롤혈증, 고중성지방혈증, 낮은 HDL 콜레스테롤혈증 등의 형태로 나타나게 된다.

이상지질혈증의 원인은 크게 두 가지로 1차성(원발성) 또는 가족성(primary 또는 familial)과 2차성(속발성) 또는 후천성(secondary 또는 acquired)으로 나눌 수 있다. 1차성은 지방 위주의 식생활, 운동 부족, 유전적인 요인 등에 의해 발생하며, 2차성은 갑상선기능저하증, 만성간질환, 신증후군 등의 기저 질환 또는 임신, 약물 복용 등 속발성(어떤 병으로 인해 다른 병이 그 병에 이어서 생기는 특성)에 의해 발생한다.

1차성은 1967년 Fredrickson에 의해 5가지 표현형(phenotype)이 보고된 바 있으며 이후 다시 1970년 WHO에 의해 수정 보완되어 WHO 분류로 소개된 바 있다. 즉 WHO 분류는 각 지단백이 상승된 양상에 따라 type I(chylomicron), type IIa(LDL), type IIb(LDL과 VLDL). type III(beta-VLDL), type IV(VLDL) 및 type V 형(chylomicron과 VLDL)의 6가지 표현형으로 나누고 있다. 그러나 현재 이러한 분류는 거의 사용되지 않고 있다. 이는 실제 임상에서 이 분류를 사용하는 경우 고지혈증의 진단과 치료에 잘못된 오해와 혼선을 초래하는 경우가 많기 때문인데, 이는 동일한 질환에서도 그 표현형이 다르게 나타나는 경우가 있고 같은 환자에서도 그 시기에 따라 변할 수 있을 뿐 아니라 또 원발성과 속발성의 감별도 되지 않고 치료 전후에 따라서도 표현형이 변할 수 있기 때문이다.

2차성 고지혈증은 어떤 질환으로 인해서 생기는 특성을 가지고 있으며 대표적인 원인질환에는 당뇨병, 만성신부전증, 신증후군, 갑상선기능저하증이 해당된다. 다른 원인으로는 알코올, 담관성 간경화, 간외 담관폐쇄, 이뇨제, 베타차단제, 에스트로젠 등이 알려지고 있다. 그중 고콜레스테롤혈증은 신증후군, 갑상선기능저하증, 급성 간헐성 포르피린증 등이 원인이 되고, 고중성지방혈증은 당뇨병, 만성신부전증, 비만, 전신홍반루프스, 지방이상증 등이 원인이 되며, 복합성 고지혈증은 신증후군, 갑상선기능저하증, 쿠싱증후군, 당뇨병 등이 원인이 된다.

■ 가족성 고콜레스테롤혈증(Familial hypercholesterolemia, FH)

가족성 고콜레스테롤혈증(FH)은 원발성 고지혈증의 일종으로 상염색체 우성 유전 질환으로 대개의 환자들에서 저밀도 지단백수용체(low-density lipoprotein receptor, LDLR) 유전자의 돌연변이에 의해 발생하는 것으로 알려져 있으며, 드물게 apoB나 PCSK9(proprotein convertase subtilisin/kexin type 9) 유전자 돌연변이에 의해 생긴다. FH는 혈중 LDL 콜레스테롤(LDL-C)의 증가와 정상 중성지방, 건 황색종(tendon xanthoma), 조발성 관상동맥경화증 등을 특징으로 한다.

FH는 다시 한 부모에서 비정상 유전자를 물려받은 이형접합 가족성 고콜레스테롤혈증(heterozygous familial hypercholesterolemia, HeFH)과 양쪽 부모에서 유전된 비정상 동일한 형질의 유전자를 물려받은 동형접합 가족성 고콜레스테롤혈증(homozygous familial hypercholesterolemia, HoFH)으로 구분할 수 있다.

1. 동형접합 가족성 고콜레스테롤혈증(Homozygous familial hypercholesterolemia, HoFH)

HoFH는 전 세계에서 백만 명당 1명으로 남아프리카 백인, 그리스도계 레바논인, 프랑스계 캐나다인에서 많이 발생하며 국내에서도 희귀질환으로 분류되어 있다. HoFH는 소아에서 부터 발견되며, 피부 황색종(xanthoma)이 5세경이면 손, 팔목, 팔꿈치, 무릎, 발뒤꿈치, 엉덩이 등에 나타난다. 총 콜레스테롤이 보통 500mg/dl 이상이고 때로 1,000mg/dl 이상이 된다.

가속화된 동맥경화증은 HoFH에서 가장 치명적인 합병증이며 소아의 장애나 사망의 원인이 된다. 죽상경화증은 처음에 대동맥 기저에서 시작하여 대동맥판이나 대동맥판 상부 협착증을 일으키고 관상동맥 입구까지 확장된다. HoFH에서 소아는 사춘기 전에 혈관질환의 증상을 나타내내지만 증상이 비전형적이어서 급사하는 경우가 많다.

HoFH는 이형접합과 달리 보통 4~8배 이상 LDL-C 농도가 증가되는데, LDLR 유전자 변이에 의해 발생한다. LDL-C의 증가는 주로 LDL-C 및 그 전구체의 혈중 제거 지연 및 IDL의 LDL 수용체에 의한 세포내 탐식의 지연에 의한다. 유전자 용량 효과에 의해 LDLR 유전자가 하나인 개체(이형접합)에 비해 2개인 개체(동형접합)에서 더 중증으로 발현된다.

2. 이형접합 가족성 고콜레스테롤혈증(Heterozygous familial hypercholesterolemia, HeFH)

HeFH의 발생빈도는 약 500명당 1명 정도로 알려져 있으며 정상인에 비해 약 2-4배(200-400 mg/dL) 증가된 LDL-C 농도를 보여 20-30대의 비교적 이른 시기에 관상동맥경화증을 나타낸다. 한편, 중성지방은 정상이지만 올라가는 경우도 있다. 만약 치료하지 않으면 60세경에 남자의 반, 여자의 15%에서 사망할 수 있으므로 조기에 치료를 시작하여야 한다.

현재 진단은 임상 양상에 의존하고 있는데, 증가된 LDL-C, 정상 중성지방 농도를 보이는 type IIa 고지단백혈증(hyperlipoproteinemia)에서 건 황색종, 가족력상 유사한 양상을 보이는 사람이 있는 경우에 의심할 수 있다. 그러나 type IIa 고지단백혈증을 보이는 경우는 FH 외에도 다유전인자성 고콜레스테롤혈증(polygenic hypercholesterolemia) 등이 있으며 갑상선 기능저하증, 신증후군 등의 기타 대사 장애도 있어 감별을 요한다.

하지만 HeFH 환자의 약 75%에서만이 황색종를 나타내며 10%정도에서는 중성지방이 증가된 경우가 있는 것으로 알려져 있기 때문에 임상 양상에만 의존하여 진단하는 것에는 한계가 있다. 따라서 FH의 확진을 위해서는 LDLR 유전자 돌연변이에 대한 직접적 또는 간접적 유전자 진단이 필요하다.

▣ 죽상경화증(Atherosclerosis)

죽상경화증(Atherosclerosis)는 athero(gruel, 먹는 죽같은)와 sclerosis(梗, 단단하게 됨)의 합성어이다. 이는 동맥벽이 융기되어 동맥 경화반(altherom)을 형성하고, 경화반은 핵(core) 부위와 이를 싸고 있는 모자(cap) 부분으로 되어있다. 핵 내부에는 죽과 같은 걸죽한 물질로 차있다. 죽상경화증은 동맥 경화반에 의해 동맥의 협착이 되므로 동맥경화증(arteriosclerosis)이라고도 한다.

동맥경화증의 발생은 염증반응이 관여한다는데, 경화반에 단핵구(monocytes)를 비롯하여 대식세포(macrophages)와 T 세포 등 많은 염증세포들의 침윤되어 있기 때문이다. 동맥벽은 생물학적 활성이 매우 강한 산화된 지단백(oxidized LDL)에 의해 단핵구와 T 세포를 끌어 들여 혈관벽을 침투한다. 침투한 단핵구는 동맥벽에서 대식세포가 되고 이것이 거품세포(foaming cell)로 변화한다. 이들 거품세포가 모여 노란 줄무늬(지방 선조, fatty streak)를 형성한다. 동맥경화증은 상행 대동맥의 대동맥 판막 부위, 복부 대동맥, 하지 동맥, 경동맥에 흔히 발생하며, 상지 동맥이나 내유 동맥에는 거의 발생하지 않는다.

거품세포에서 분비한 cytokines에 의해 혈관 중간층(media) 평활 근육세포가 증식하여 혈관 내층(intima)으로 이동하면서 혈관 벽이 두꺼워지고 융기된다. 이어 이들 탐식세포나 거품세포들이 죽으면 죽은 세포 내용물, 지질 등이 모여 경화반의 핵(core)을 형성하고 이 핵은 모자(cap)를 쓰게 된다.

병변이 진행되면서 지질 량이 증가하면 핵(core)내 압력이 증가한다. 모자 부위에는 건강한 평활근 대신 탐식세포, 거품세포, 비만세포(mast cell)로 대치된다. 이들 세포에서 분비된 cytokines에 의해 collagen이 용해되면서 경화반이 파열되거나 균열이 생긴다. 균열 또는 파열 부위를 통해 핵 내부 죽상물질이 혈관 내강으로 분출하여 혈전을 형성한다. 또한 노출된 collagen에 혈소판이 접착하고 이 혈소판이 혈전을 형성한다. 아울러 혈소판 응집 시에 분비되는 여러 요소들(platelet activating factors, serotonin, platelet derived growth factors: PDGF)에 의해 혈관이 수축된다.

비후된 혈관벽이 혈관 내강을 20-40% 좁히기 위해서는 10-20년이 걸린다. 30% 협착 병변이 동맥 경화반의 파열에 의해 100%로 막히는데는 불과 30분 미만에 이루어진다. 혈관이 완전히 막혀 혈액 흐름이 차단되면 급성 심근경색증이 발생하고, 부분적으로 막히면 불안정성 협심증이 된다

▣ 지질(Lipid)

■ 지질 대사

인체내 지질 중 콜레스테롤 저장형인 콜레스테롤 에스테르(cholesterol ester)와 중성지방(triglyceride)은 물에 잘 녹지 않는 물질이다. 그러므로 이들 물질이 혈액 내에서 이동하기 위해서는 수송체(transporter)가 필요한 데, 지단백(lipoprotein)은 표면이 수용성이고 내부가 지용성인 특징이 있어 이들 지질을 수송하는 역할이 가능해진다.

지단백(Lipoprotein)은 혈중 콜레스테롤과 중성지방의 운반이 그 주 역할이며 그 모양은 구형의 입자로 표면은 인지질과 유리 콜레스테롤 및 아포지단백(apolipoprotein)으로 구성되어 있고 내부는 중성지방과 에스테르화 콜레스테롤(cholesterol ester)로 구성되어 있다. 이중 지단백 표면을 구성하고 있는 아포지단백은 지단백의 구조를 안정화시키는 역할과 함께 지질을 용해시키고 지단백을 해당 세포 수용체에 결합시키며 또 지질대사에 관련되는 효소를 활성화 혹은 비활성화 시키는 작용을 하고 있다.

1. 콜레스테롤(Cholesterol)

콜레스테롤은 세포막의 주요 구성 성분으로 부신 등에서 생성되는 호르몬의 원료 및 지방 흡수를 돕기 위한 담즙의 원료로도 사용된다. 콜레스테롤은 하루 1kg정도 필요한데 700mg 정도는 대부분 간에서 생성되지만 장에서도 일부 생성되며, 나머지 300mg은 음식 등으로 섭취하여 보충된다.

콜레스테롤은 중성지방과 같이 두 경로(외부 및 내부)를 통해 체내에서 이동한다. 외부 경로(extrinsic pathway)는 음식 등 외부로부터 섭취한 콜레스테롤과 중성지방이 간으로 운반하는 경로이며, 이 과정에서 중성지방은 근육 등 장기에 흡수되어 에너지원으로 공급되는 반면 콜레스테롤은 일부 중성지방과 함께 간으로 흡수된다. 내부 경로(intrinsic pathway)는 간에서 말초로 운반하는 경로이며, 외부로부터 음식 섭취 후 일정시간이 지나 에너지원이 고갈되면 말초 장기에 에너지원을 공급하기 위해 간에서 중성지방을 합성하여 콜레스테롤과 함께 말초 장기로 방출한다.

콜레스테롤은 중성지방과는 달리 에너지원으로서의 역할이 없으므로 콜레스테롤의 대사가 종결되기 위해서는 콜레스테롤 대사물질이 반드시 간으로 회수되어야 하고, 이 경로에 문제가 있으면 혈관과 같은 장기에 콜레스테롤 대사물질이 축적될 수 있다. 이들 중간대사 물질 중 혈관내 침투가 적절한 크기의 LDL 콜레스테롤이 축적되면 죽상동맥경화증을 일으킬 수 있다.

2. 중성지방(Triglyceride)

중성지방은 전하를 띄지 않으며(uncharged) 물에 녹지 않는(hydrophobic) 물질이다. 중성지방은 인체에 필요한 3대 영양소 중의 하나이며 가장 효율적인 에너지원으로 뇌, 적혈구 등 일부 장기를 제외하고는 대부분의 장기가 공복시 에

너지원으로 사용하고 있고 근육 등의 말초 장기에서 이산화탄소와 물로 완전 분해된다.

중성지방중 에너지원으로 사용되는 지방산은 대부분 3개의 지방산이 합쳐진 중성지방의 형태로 존재하여 중성지방 한 분자의 1개의 지방산은 대개 포도당 분자 6개 이상의 에너지를 내므로 포도당 보다 훨씬 연비가 좋다. 중성지방은 간에서 생성하여 전 장기로 공급되는데 중성지방의 80%이상은 VLDL에 존재한다.

3. 지단백(Lipoprotein)

지단백은 밀도와 구성성분 및 전기영동 양상에 따라 카일로마이크론(chylomicron), 초저밀도지단백(very low density lipoprotein, VLDL), 중간밀도지단백(intermediate density lipoprotein, IDL), 저밀도지단백(low density lipoprotein, LDL), 고밀도지단백(high density lipoprotein, HDL) 및 Lp(a)로 구분한다.

지단백은 혈액을 초원심분리할 때 비중에 따라 위에서 아래까지 분리된다. 비중이 제일 낮은 VLDL은 제일 위 층에 위치하고, LDL은 중간 층에 위치하며, 비중이 가장 높은 HDL은 아래 층에 위치한다. 이들 지단백은 단계적으로 대사되면서 지질의 이동과 대사 등에서 서로 다른 역할을 한다.

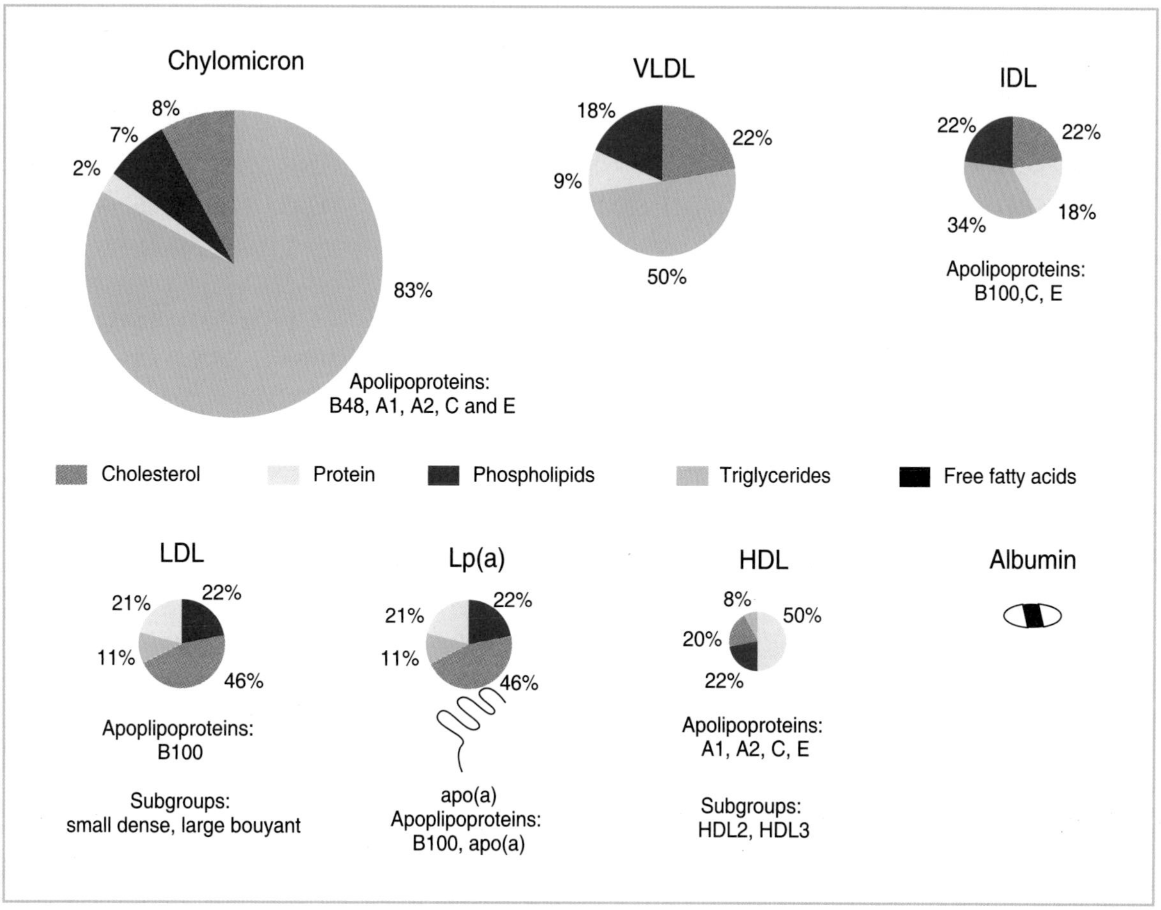

Figure 3-1. Lipoproein and Apolipoprotein

1) Chylomicron(CM)

Chylomicron(CM)은 장관에서 생성되는 가장 큰 지단백으로 음식 등으로 섭취한 중성지방과 콜레스테롤을 간으로 운반시킨다. CM의 가장 주요 구성성분은 중성지방이고, 아포지단백으로 B48, A1, A2, C 및 E 등이 존재한다.

CM은 식후 3~6시간에 가장 높고 점차 감소하는데, 근육이나 지방 조직의 말초 혈관을 지날 때 lipoprotein lipase(LPL)에 의해 지방산과 글리세롤로 분해되면서 말초 조직에 에너지원을 공급한다. LPL 중 extrahepatic lipase는 주로 지방 조직이나 골격근에 존재하고 apoC-II에 의해 활성화되며, hepatic lipase는 간의 내피세포에 존재한다. LPL 또는 apoC-II가 모자라는 경우 CM이나 VLDL 내의 중성지방이 처리가 되지 않아 혈장내 콜레스테롤과 중성지방의 수치가 매우 상승한다. 하지만 지단백의 크기가 워낙 커서 혈관으로 침투가 되지 않아 죽상경화증은 일어나지 않는다.

2) VLDL(Very low density lipoprotein)

VLDL은 간으로 유리 지방산(free fatty acid)의 유입이 증가되거나 고탄수화물 상태가 오래 지속되면 간에서 지방산의 합성이 증가하면서 VLDL의 생성이 촉진된다. VLDL은 chylomicron과 구조가 비슷하나 크기가 좀 더 작고 중성지방의 비율이 더 낮으며 콜레스테롤, 인지질, 단백의 비율이 더 높다. 아포지단백은 B100, C, E 등이 존재하는데 B100의 역할이 중요하다.

CM은 식후 12시간이 지나면 없어지므로 12시간 이상의 공복시에는 외부에서 흡수한 중성지방을 더 이상 에너지원으로 사용할 수 없다. 이 때 간에서 그 동안 저장해 놓은 에너지를 중성지방의 형태로 만들어 말초 장기에 제공하기 위해 중성지방과 콜레스테롤을 적당한 비율로 하여 말초 혈액으로 방출할 때 VLDL이 사용된다. 따라서 VLDL은 간에서 합성한 중성지방을 운반시키는 역할을 하며 일부 VLDL은 장관에서 합성되어 담즙내 콜레스테롤과 지방산을 재흡수하는 매개체 역할도 한다.

3) IDL(Intermediate density lipoprotein)

IDL은 VLDL이 지방분해에 의해 더 작아지면서 생성된 VLDL remnant로 VLDL이 LDL로 변환되는 중간물질이다. 크기가 작은 VLDL은 IDL을 거쳐 LDL로 변환되나 크기가 큰 것은 IDL로 변환된 후 혈장에서 제거된다.

4) LDL(Low density lipoprotein)

LDL은 VLDL의 중성지방이 말초장기로 거의 빠져나간 상태로 지단백내에 거의 콜레스테롤만 남아 있다. LDL의 중성지방은 VLDL보다 훨씬 적고 아포단백은 B100만을 갖고 있다. 좌종적으로 콜레스테롤이 필요한 장기는 지단백 중에 가장 콜레스테롤의 농도가 높은 LDL을 이용하게 되고 남은 콜레스테롤은 대부분 간으로 다시 흡수된다.

LDL은 입자 크기와 구성 성분이 다양하여 small dense LDL과 large bouyant LDL로 나누는데, 이중 small dense LDL은 작지만 밀도가 높은 LDL로 죽상경화증의 주범이 된다. 이 small dense LDL은 중성지방이 높을수록 많이 만들어 죽상경화증을 더욱 악화시킨다.

이는 콜레스테롤이 낮아도 중성지방이 높으면 죽상동맥경화증이 잘 발생하며 콜레스테롤 농도가 같아도 small dense LDL이 많으면 심혈관 질환의 위험도가 훨씬 높다. 따라서 죽상동맥경화증의 치료는 콜레스테로을 낮추는 것 뿐만 아니라 중성지방을 낮추는 방법이 병행되어야 한다.

LDL 수용체는 세포막 합성에 필요한 콜레스테롤을 공급하고, 담즙이나 성호르몬 또는 스테로이드 호르몬을 합성하는 장기에 콜레스테롤을 공급하는 역할을 한다. 세포막 LDL 수용체의 합성 속도는 콜레스테롤이 필요한 말초 조직 세포나 간세포 내 콜레스테롤 양과 관련되어 되먹임 기전에 의해서 조절된다.

가족성 고콜레스테롤혈증(FH)은 LDL 수용체의 유전자에 돌연변이가 일어나 LDL을 세포내로 받아들일 수 없는 질환으로 세포내 콜레스테롤이 고갈되면 이를 보상하기 위해 계속적으로 간에서 많은 양의 콜레스테롤을 만들어 낸다. 하지만 말초 장기 세포에서 이를 이용할 수 없으므로 이러한 현상이 악순환되어 혈액내에는 다량의 불필요한 콜레스테롤이 축적하게 된다.

5) HDL(High density lipoprotein)

HDL은 세포 내 과잉 콜레스테롤을 간세포로 보내 제거하여 죽상경화증을 예방하는 지단백이다. HDL의 아포지단백은 90% 이상이 A이며 소량의 C가 존재하며, 간과 소장에서 합성되는 HDL은 E, C, 인지질로 구성되어 있다. 또한 HDL은 HDL_2와 HDL_3로 나누어지는데, HDL_2는 HDL3보다 단백 함량이 더 적고 혈장 내에도 더 적게 존재한다.

원판형의 신생 HDL은 유리 콜레스테롤(free cholesterol, FC)을 제한된 양만 받을 수 있지만 LCAT(lecithin:cholesterol acyltransferase)에 의하여 FC이 콜레스테롤 에스테르(cholesterol ester, EC)로 되면 구형의 성숙된 HDL_3와 HDL_2로 전환되면서 세포 내 콜레스테롤을 HDL 내로 더 많이 받을 수 있게 된다. 즉 LCAT는 FC을 CE로 변화시켜 콜레스테롤 대사 및 지단백 대사 과정에 중요한 역할을 하게 된다.

성숙된 HDL은 이어 VLDL, LDL 등으로 분해되고, 이들은 세포 내로 콜레스테롤을 분비하고 HDL이 그 콜레스테롤을 간 또는 신장으로 보내 대사되도록 한다. HDL에서 VLDL으로 CE가 이동되고 반대 방향으로 중성지방이 이동되는 것은 cholesterol ester transfer protein(CETP)에 의해 HDL_2를 HDL_3로 변환시키기도 하는데 CETP가 부족시 HDL에 CE가 축적된다.

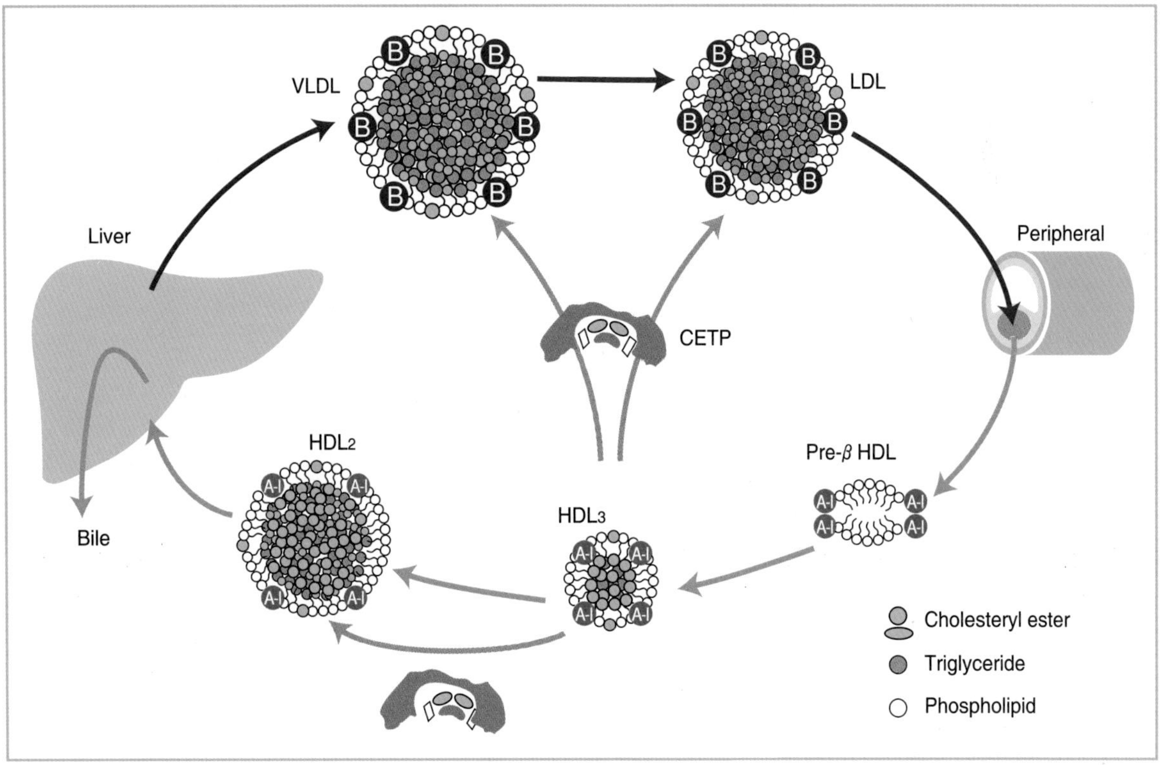

Figure 3-2. HDL Metabolism

4. 아포지단백(Apolipoprotein)

이상지질혈증의 특징은 apoB의 농도 상승과 apoA-1의 농도 저하이다. ApoB는 VLDL과 IDL, LDL에 분포하는 아포지단백으로 apoB 농도가 상승했다는 것은 이들 지단백이 많이 생성되었거나 분해가 저하됐다는 것을 의미한다. 반면 apoA-1은 HDL에 존재하는 아포지단백으로 apoA-1의 농도가 낮다는 것은 HDL이 적게 생성됐거나 많이 분해되었다는 것을 의미한다.

▣ Proprotein Convertase Subtilisin/Kexin Type 9(PCSK9, 전구단백질 전환효소 서브틸리신/켁신 9형)

정상적으로 간세포(hepatocyte) 표면에 있는 LDL 수용체(LDLR)는 혈중에서 순환하고 있는 LDL-C와 결합하여 endosome에 의해 세포 안으로 들어와 세포내로 혼입시키고 자체는 재사용(recycling)된다.

비정상적으로 PCK9은 Golgi에서 생성되어 세포 밖으로 나와 간세포 표면에 있는 LDLR의 EGF-A domain(epidermal growth factor-like domain A) 부분과 결합하여 LDLR-PCSK9 complex를 형성한다. 그러면 LDLR는 혈중 LDL-C의 제거하는 역할을 수행하지 못하게 되어 혈중 콜레스테롤의 수치가 증가된다. 이후 endosome에 의해 세포 안으로 들어와 lysosome에서 분해(degradation)된다. 결국 혈증에 콜레스테롤 만 남게되어 혈중 콜레스테롤 수치가 증가하게 된다. 특히 FH는 PCSK9 유전자에 의해 발현되는 PCSK9 단백질에 의해 LDL-C 수치가 높게 나타나는 유전질환이다.

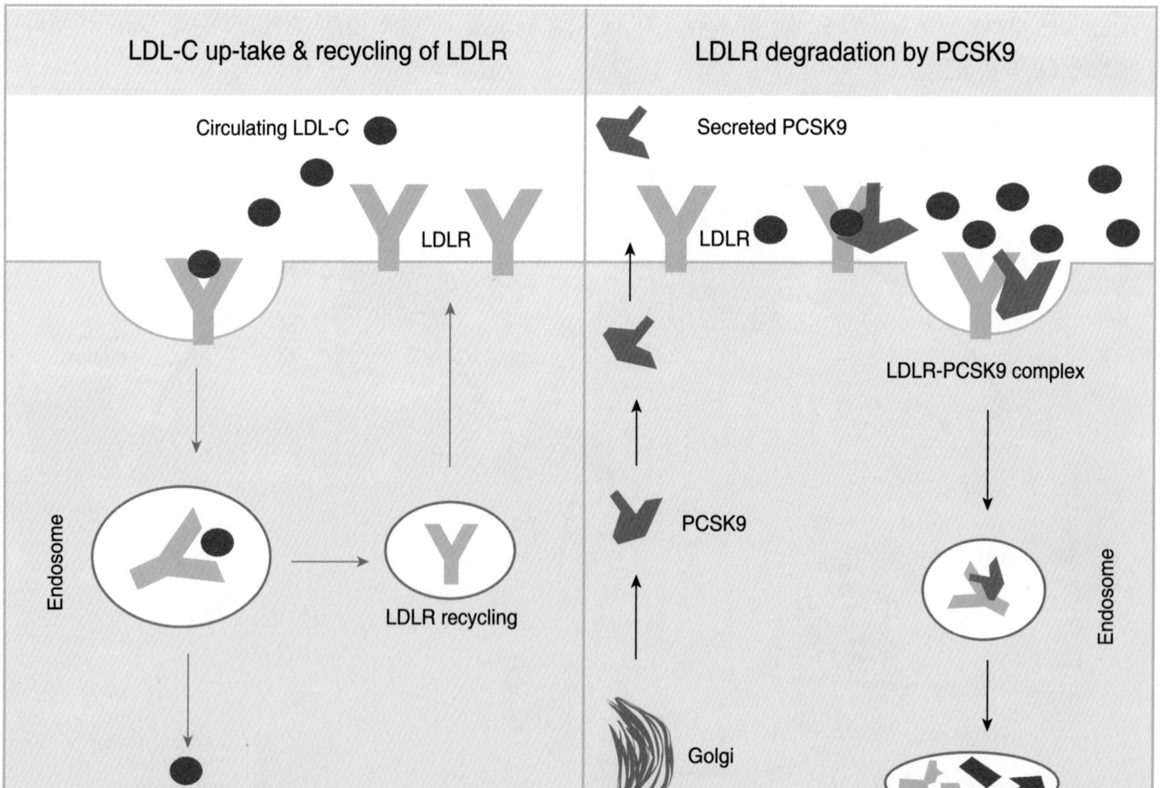

Figure 3-3. LDL Receptor and PCSK9

■ 약물요법

◉ 2015 이상지질혈증 치료지침

■ 한국인에서의 진단 기준

이상지질혈증 진단을 위한 선별검사는 20세 이상의 성인의 경우에 매 4–6년마다 공복 후 지질 검사(총콜레스테롤, 중성지방, HDL 콜레스테롤, LDL 콜레스테롤)를 시행하는 것을 권장한다. 이중 LDL 콜레스테롤 농도 값은 일반적으로 공복 후 총콜레스테롤, 중성지방, HDL 콜레스테롤 농도 값으로부터 추정할 수 있다. 검사 대상자의 중성지방 농도가 400 mg/dL 이하인 경우, 중성지방 농도 값을 5로 나누어 VLDL 콜레스테롤 농도 값을 추정할 수 있다. 총콜레스테롤은 LDL 콜레스테롤, HDL 콜레스테롤, VLDL 콜레스테롤의 총합이므로, LDL 콜레스테롤 농도 값은 다음의 Friedewald 공식으로 계산할 수 있다.

LDL 콜레스테롤 = 총콜레스테롤 – HDL 콜레스테롤 – 중성지방/5
(각 검사 항목 농도 값의 단위, mg/dL)

하지만 검사 대상자의 중성지방 농도 값이 400 mg/dL을 넘는 경우에는, 상기 공식에 의한 LDL 콜레스테롤 농도 값이 참값보다 유의하게 낮게 추정되며, 이러한 경우 LDL 콜레스테롤 직접 측정법(LDL cholesterol direct assay)을 사용할 수 있다.

Table 3-1. 한국인의 이상지질혈증 진단 기준

LD콜레스테롤[a]	(mg/dL)
매우 높음	≥190
높음	160–189
경계	130–159
정상	100–129
적정	<100
총콜레스테롤	(mg/dL)
높음	≥240
경계	200–239
적정	<200
HDL 콜레스테롤	(mg/dL)
낮음	≤40
높음	≥60
중성지방	(mg/dL)
매우 높음	≥500
높음	200–499
경계	150–199
적정	<150

a이상지질혈증 진단의 LDL 콜레스테롤 '높음' 기준의 경우 치료지침의 저위험군(주요 심혈관계 위험요인 1개 이하) 환자에서 약물치료 시작 권장기준으로 사용할 수 있음. 중등도 위험군의 경우 LDL 콜레스테롤 '경계' 기준을 약물치료 시작 권장기준으로 사용할 수 있음. 고위험군 환자의 경우 LDL 콜레스테롤 '정상' 기준을 약물치료 시작 권장기준으로 사용할 수 있음. 초고위험군의 경우 LDL 콜레스테롤 값에 관계없이 약물치료 시작을 권장함.

이상지질혈증의 치료 방침을 결정하기 위해서는 서로 다른 시점에 최소 2회 이상의 지질 검사가 필요하며, 만약 두 번째 지질 검사 결과와 첫 번째 검사 결과 간에 현저한 차이가 있을 경우에는 세 번째 지질 검사를 시행하여 최종 확인한 지질 검사 결과 값에 따라 치료 방침을 정해야 한다.

■ 한국인에서의 치료 기준

1. 초고위험군

심혈관질환이 있는 환자(관상동맥질환, 허혈성 뇌졸중, 일과성 뇌허혈발작, 말초혈관질환)를 초고위험군 환자로 따로 분류하여, 이 경우 이차 예방을 위해 LDL 콜레스테롤 70 mg/dL미만 혹은 기저치보다 50% 이상 감소를 목표로 하는 것을 권고한다(권고수준 I, 근거수준 A). 급성심근경색이 발생한 경우에는 기저 LDL 콜레스테롤 농도와 관계없이 즉각 스타틴을 투여하는 것이 추천된다(I, A).

2. 고위험군

관상동맥질환에 상당하는 위험인자인 경동맥질환(50%가 넘는 경동맥협착)이나 복부동맥류, 당뇨병이 있는 환자는 일차 예방을 위해 LDL 콜레스테롤 농도가 100 mg/dL 이상인 경우 치료가 권장된다(I, A). 고위험군에 해당되는 환자들에게는 적극적으로 스타틴을 투약하는 것이 필요할 수 있다.

3. 중등도 위험군

LDL 콜레스테롤을 제외한 주요 위험인자(표 2-4)가 2개 이상인 경우 중등도 위험군으로 분류되며, 수주 혹은 수개월간 생활습관 개선을 시행한 뒤에도 LDL 콜레스테롤 농도 130 mg/dL 이상인 경우 스타틴을 투약한다(II, B).

4. 저위험군

LDL 콜레스테롤을 제외한 주요 위험인자(표 2-4)가 1개 이하인 경우 저위험군으로 분류되며 이전 치료지침과 같이 수주 혹은 수개월 간 생활습관 개선을 시행한 뒤에도 LDL 콜레스테롤 농도 160 mg/dL 이상인 경우 스타틴을 투약한다(II, B).

Table 3-2. 위험도 분류에 따른 LDL 콜레스테롤 및 non-HDL 콜레스테롤의 목표치

위험도	LDL 콜레스테롤 목표 (mg/dL)	non-HDL 콜레스테롤 목표 (mg/dL)
초고위험군 관상동맥질환 허혈성 뇌졸중 일과성 뇌허혈발작 말초혈관질환	<70	<100
고위험군 경동맥질환* 복부동맥류 당뇨병	<100	<130
중등도 위험군 주요위험인자 2개 이상	<130	<160
저위험군 주요위험인자 1개 이하	<160	<190

*50%가 넘는 경동맥 협착이 확인된 경우

Table 3-3. LDL 콜레스테롤을 제외한 주요 위험인자*

흡연
고혈압 수축기혈압 140 mmHg 이상 또는 이완기혈압 90 mmHg 이상 또는 항고혈압제 복용
저HDL 콜레스테롤(< 40 mg/dℓ)
연령 남자 45세 이상 여자 55세 이상
관상동맥질환 조기 발병의 가족력 부모, 형제자매 중 남자 55세 미만, 여자 65세 미만에서 관상동맥 질환이 발병한 경우

*고HDL 콜레스테롤(60mg/dL 이상)은 보호인자로 간주하여 총 위험인자 수에서 하나를 감하게 된다.

▣ 약물치료

약물치료는 심혈관질환 위험도와 LDL-C의 지질 수치를 종합적으로 판단하여 결정한다. 또한 약물치료 전 먼저 LDL-C이나 중성지방을 높일 수 있는 이차성 원인을 점검하여 교정하는 것이 중요하다.

■ 고콜레스테롤혈증

고콜레스테롤혈증의 경우 statins으로 시작하고 혈중 중성지방 농도가 200mg/dL 이상의 고중성지방혈증의 경우 fibrates, nicotinic acid, omega-3 fatty acid 등으로 시작하며 혼합형인 경우 statin과 다른 약제를 병용할 수 있다.

■ 가족성 고콜레스테롤혈증(FH)

유럽죽상동맥학회(European atherosclerosis society, EAS)에 따르면, FH는 가족 구성원 중 FH로 진단받은 사람이 있는 경우, 성인 혈장 콜레스테롤 수치 310mg/dL 이상, 소아 혈장 LDL-C 수치 230mg/dL 이상, 초기 관상동맥 심질환, 건 황색종, 가족구성원 중 급성 조기 심장사망한 사람이 있는 경우 등에 해당된다고 정의했다.

또한 치료 목표는 8~10세 소아의 경우 LDL-C 135mg/dL 미만, 성인의 경우 FH가 없는 환자와 마찬가지로 100mg/dL 미만이다. 단 관상동맥 심질환이나 당뇨병이 있는 성인의 경우 70mg/dL로 조절하도로 권고하고 있다. 소아의 경우 식습관 및 생활습관 개선이 가장 중요히고, 약물치료가 필요할 경우 저용량 statins를 사용하도록 했다. 반면 성인의 경우 시작부터 고용량 statins으로 엄격하게 콜레스테롤을 관리할 것을 강조했다. 따라서, 일차적으로는 statins를 사용하며, statins 단독 사용으로 목표치에 도달하지 못하거나 부작용이 생기면 ezetimibe를 사용할 수 있다.

■ 치료약제

▣ Statins계 약제

■ Natural statins과 synthetic statins

1924년 penicillin이 곰팡이로 부터 처음 분리되어 세균의 세포벽 합성을 저해하는 기전의 항균작용이 확인되면서 항생물질의 역사가 시작되었다. Statins도 곰팡이에서 새로운 항생물질을 분리하려는 노력의 우연치 않은 부산물이다. 즉 세균은 sterol을 이용해 세포막을 유지하는데 sterol 합성을 억제하게 되면 항균작용을 나타낼 것이라 예상한 것이다.

이에 sterol 합성에 중요한 역할을 하는 효소인 HMG-CoA(hydroxymethyl glutaryl coenzyme A) 환원효소를 찾게 된다. 실제적으로 1971년 일본의 Akira Endo 등은 어떤 미생물이 다른 생물체에 대해 자신을 방어하기 위한 효소 저해제를 만들 것이라는 점에 착안하여 콜레스테롤 합성에 필요한 효소인 HMG-CoA 환원효소를 미생물로부터 찾고자 하였고, 연구 중에 mevalonate가 미생물 세포벽에 있는 ergosterol 혹은 cytoskeleton에 있는 isoprenoid의 유지에 필수적으로 요구되는 전구체라는 것을 발견하게 된다.

그후 HMG-CoA 환원효소를 차단하면 인체의 콜레스테롤 수치가 저하된다는 연구에 따라 Penicillium citrinum로부터 첫 번째 natural statins인 mevastatin이 개발되었다. 그러나 동물(개)실험에서 개의 장관에 부작용을 일으킴에 따라 퇴출되었다.

1987년 미 FDA로부터 세계 최초의 콜레스테롤 저하제로 Aspergillus terreus로 부터 생산된 lovastatin이 승인되었다. 이후 lovastatin을 변형함으로써 효과가 더 강한 Aspergillus terreus의 발효물의 합성 유도체 simvastatin을 개발하였다. 이어 퇴출된 mevastatin을 변형하여 semi-synthetic statins인 pravastatin이 개발되었다. Statins의 기능적 구조가 밝혀짐에 따라 synthetic statins인 fluvastatin, atorvastatin이 개발되었으며 rosuvastatin은 HMG-CoA 환원효소의 활성부위에 3차원 구조가 밝혀진 후 만들어졌다.

■ 작용기전

HMG-CoA 환원효소는 당단백으로 콜레스테롤을 합성하는 모든 세포의 소포체 중 특히 간, 소장, 부신, 성선에서 발견되며, HMG-CoA를 mevalonic acid로 변환시킨다. 또한 LDL 수용체의 조절과 세포(특히 간세포)에 콜레스테롤을 적절히 공급하기 위한 항상성을 제공한다.

말초 장기에서 세포내 흡수된 콜레스테롤 에스테르는 가수분해되어 유리 콜레스테롤이 되고, 간세포의 유리 콜레스테롤은 세포내에서의 콜레스테롤 합성 속도를 조절하며, 이는 HMG-CoA 환원효소에 의해 하향조절을 받는다. 과다한 유리 콜레스테롤은 간 세포내에서 acyl cholesterol acyltransferase(ACAT)에 의해서 다시 에스테르화 된다.

Statins는 HMG-CoA 환원효소 억제제로 콜레스테롤 합성의 속도조절 단계인 HMG-CoA에서 mevalonic acid으로 전환시키는 과정(mevalonate pathway)에 작용하는 HMG-CoA 환원효소를 억제한다. 따라서 간세포에서 콜레스테롤의 생성이 감소하면 세포 내의 콜레스테롤 양이 감소하고 그 결과로 간세포 표면에 LDL 수용체의 발현이 증가하여 혈액 내 콜레스테롤을 제거함으로써 혈청 콜레스테롤 농도를 감소시킨다.

또한 간에서 VLDL의 합성을 감소시키고 LDL 수용체를 통해 VLDL을 제거되면 중성지방의 농도를 감소시키고, 아포지단백 B-100의 합성을 억제한다. 이어 콜레스테롤 합성의 중간 대사산물인 farnesyl PP와 염증을 폭발적으로 일으키는 isoprenoids 등의 합성도 억제해 치료 상 이익을 나타낸다.

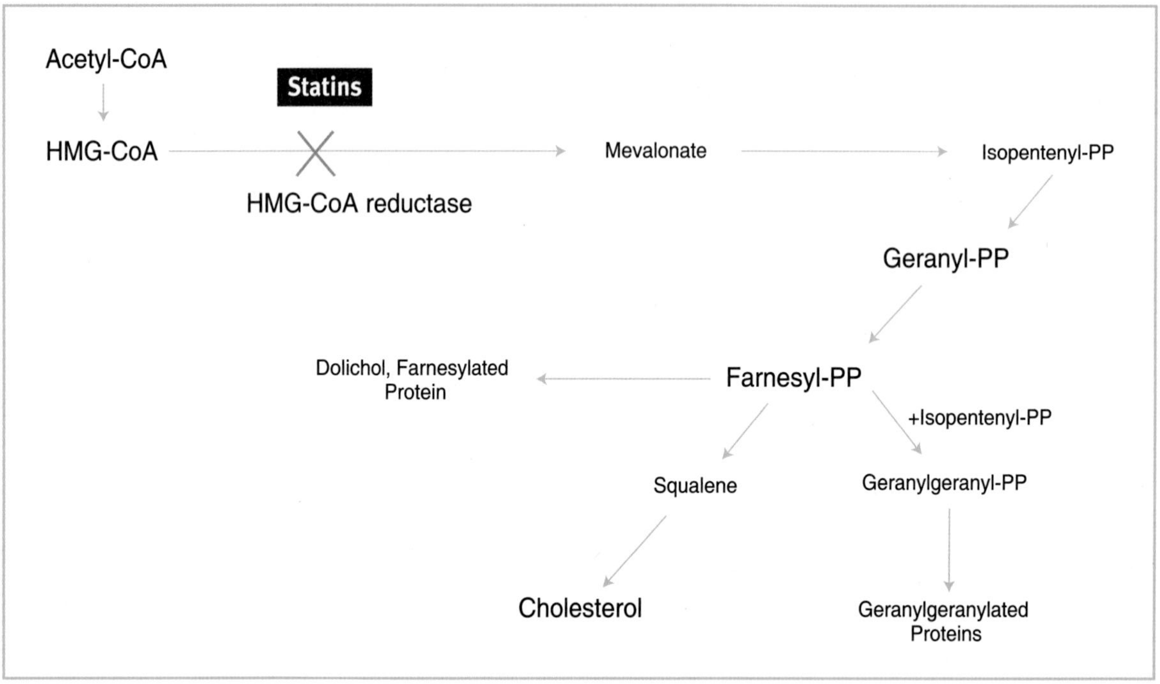

Figure 3-4. Statins

Statins는 혈관내피세포의 기능을 개선시키고 죽상경화 진행 과정에 관여하는 세포의 증식을 억제하며 혈전형성 인자, 염증매개 인자를 억제하는 다면발현성 효과(pleiotropic effect)를 통해 추가적인 항죽상경화 효과를 나타낸다.

1. 지질 저하 효과

Statins는 LDL-C를 낮추는데 가장 효과적이며(20~60%) 중성지방을 7~30% 감소시키고 HDL-C를 5~15% 증가시키는 효과도 가지고 있다. 현재 사용되고 있는 statins는 종류에 따라 용량대비 지질조절 능력에는 조금씩 차이가 있다.

죽상경화증의 예방과 치료에 중요한 목표는 LDL-C의 저하인데, 이 농도가 높을수록 죽상경화증의 위험이 증가한다. 따라서 LDL-C를 낮출수록 관상동맥질환의 발병률이 저하되는데, 병적인 지질대사는 대개 과다생성에 있는 것이 아니라 제거 단계의 결함에서 기인한다.

중성지방 감소효과는 statins에 의해 발현된 LDLR는 콜레스테롤이 많은 LDL 뿐만 아니라 중성지방이 많은 VLDL2와 IDL 까지 흡수함으로써 두 가지 지질에 대한 감소효과를 발휘한다. 따라서 고콜레스테롤혈증과 고중성지방혈증이 동반된 경우 고중성지방혈증이 심하지 않으면 statins의 단독 사용도 가능하다.

HDL의 경우 cholesteryl ester transfer protein(CETP)에 의해 VLDL 또는 LDL 수용체로 흡수되는 간접 경로와 HDL이 직접 간의 SR-1B(scavenger receptor-B1) 수용체와 결합하는 직접 경로를 통해 대사된다. Statins는 LDLR

의 발현을 촉진시켜 간으로의 콜레스테롤 운반을 증가시키는 작용을 하는데, 간은 콜레스테롤 균형을 맞추기 위해 hepatic lipase의 활성을 감소시켜 HDL의 직접 경로를 억제하여 HDL-C은 증가시킨다.

2. 다면발현성 효과(Pleiotropic effect)

Statins는 콜레스테롤 수치를 저하시키는 작용 외에도 여러 다른 다면발현성 효과들이 밝혀지면서 많은 연구가 진행되었다. 항죽상경화, 항염증(염증반응 조절), 혈관내피기능 개선, 내항산화, 면역조절 및 항혈전작용, 항부정맥작용이 있는 것으로 추가적으로 알려져 있다. 특히 혈관내피세포의 기능을 개선시키고 죽상경화 진행과정에 관여하는 세포의 증식을 억제하며, 혈전형성 인자, 염증매개 인자를 억제하는 항죽상경화 효과를 보이고 있다.

■ 약제별 차이

1. 동등 용량(Equivalent dose)

Statins는 보통 혈중 LDL-C을 20-60% 정도 감소시키지만 약제별로 그 역가가 다르다. LDL-C 저하 효과를 위한 동등 용량은 rosuvatatin 5mg을 기준으로 하여 atorvastatin 10mg, simvastatin 20mg 및 pravastatin과 lovastatin 40mg이다.

2. IC 50(Half maximal inhibitory concentration)

HMG-CoA reductase를 50% 억제하는데 필요한 IC50는 rosuvastatin이 5nM, atorvastatin이 8nM, simvastatin이 11nM로 비슷한 정도의 차이가 있고, 죽상 플라크 억제 효과도 rosuvastatin > atorvastatin > simvastatin > pravastatin 순이다.

3. 지용성(Lipophilic) statin과 수용성(hydrophilic) statin

지용성 statins(lovastatin과 simvastatin 등)는 혈액-뇌장벽(blood-brainbarrier, BBB)를 잘 통과하지만 수용성 statins(pravastatin, fluvastatin, rosuvastatin 등)는 BBB를 잘 통과하지 않으므로 불면증 등 중추계 부작용이 적다.

지용성 statins는 90%가 cytochrome P450을 통해 대사되며 수용성 statins는 이 경로를 통하지 않고 대사된다. 따라서 간에서 대사되는 여러가지 약제들과 병용하는 경우에는 수용성 statins가 유리하다고 볼 수 있다.

일반적으로 statins는 간으로 흡수될 때 능동수송(active transport)의 경로로 흡수되기 때문에 지용성과 수용성의 차이는 없지만, 간에서 말초로 이동할 때는 수동확산(passive diffusion)의 경로로 되기 때문에 일반적으로 세포막 통과가 용이한 지용성 statins는 혈액과 말초장기에 비교적 높은 농도로 존재한다.

지용성 성향이 가장 높았던 cerivastatin(현재 허가 취소)은 치명적인 rhabdomyolysis가 다른 statin의 10배 이상 발생한 것과 이런 현상과 관련이 있다고 보고 있다.

4. 반감기

혈중 반감기는 lovastatin, simvastatin, pravastatin, fluvastatin은 모두 2시간 이내로 짧지만 atorvastatin은 14시간, rosuvastatin은 18~20 시간으로 길다. 대부분 콜레스테롤의 합성은 야간에 이루어지므로 반감기가 짧은 약제들은 취침전에 투여하는 것이 바람직하다. 그러나 atorvastatin, rosuvastatin, pitavastatin과 같이 반감기가 긴 일부 약제는 아침에 투여하기도 한다.

5. HMG-CoA reductase와 결합 친화력(binding affinity)

HMG-CoA 환원효소에 대한 결합 친화력은 약제의 역가와 비례하는데 rosuvastatin이 가장 높고 그 다음이 atorvastatin>simvastatin>pravastatin 순이다. 제일 약한 pravastatin은 결합시간이 2시간인 반면 역가가 가장 강한 rosuvastatin은 20시간의 결합시간을 가지고 있다.

6. 간 대사

Statins는 간내 cytochrome P-450(CYP-450) 효소에 의해 불활성화되는데, lovastatin, simvastatin과 atorvastatin은 cytochrome P-450 3A4 효소에 의해 매우 큰 분자로 대사되며 fluvastatin과 rosuvastatin은 cytochrome P-450 2C9 효소에 의해 매우 작은 분자로 대사되고 pravastatin은 간에서 sulfation에 의해 대사된다.

Pravastatin을 제외한 모든 statins는 cytochrome P450 enzymatic pathway를 통해 대사되기 때문에 같은 경로를 통해 대사되는 다른 약제를 병용할 때에는 약물 상호 작용이 발생할 수 있으므로 주의를 필요로 한다.

7. 배설

Pravastatin의 상당 부분이 신장을 통해 제거되므로 중등도 이상의 신기능 장애를 갖는 환자에서는 용량의 감소가 바람직하다. 그러나 atorvastatin이나 fluvastatin은 신기는 장애를 갖는 환자에서도 용량 조절이 필요하지 않다.

8. 음식 상호작용

자몽 쥬스는 atorvastatin, lovastatin 및 simvastatin의 농도를 증가시킨다. 대부분 음식은 lovastatin, simvastatin의 생체이용률을 증가시키기 때문에 음식과 함께 복용하는 것이가 좋다. 반면, pravastatin 및 fluvastatin 등은 음식물에 의해 생체이용률이 저하되므로 공복에 복용해야 좋지만 지질 강하 효과를 크게 변화시키지 않는다. Atorvastatin과 rosuvastatin도 식사여부가 약물의 흡수에 크게 영향을 주지 않는다.

※ Statins에 의한 근독성(myotoxicity) 기전

근독성은 가벼운 근병변(myopathy)에서 가장 심한 횡문근융해증(rhabdomyolysis)까지를 포함하는데 부작용 기전에 대해서는 아직 명확하지 않다. Pravastatin과 rosuvastatin을 제외한 대부분의 statin계 약제는 CYP 3A4에서 대사되는데 3A4는 전체 CYP 효소의 50%를 차지하는 주요 효소이다. 다른 약물도 이 경로를 통해 대사되는 경우가 많은데 특히 cyclosporine, itraconazole, erythormycin 등의 효소억제제와 병용하면 statin계 약제의 혈중농도가 상승하여 근육독성을 일으킨다고 보고있다. 그러나 CYP 효소에서 대사되지 않는 pravastatin의 근독성의 빈도나 CYP효소에서 대사되는 simvastatins의 근독성의 빈도가 동일하다고 보고되었기 때문에 반론도 만만치 않다.

▣ 기타 약제

1. Ezetimibe

Ezetimibe는 소장 융모의 NPC1L1 단백(membrane protein Niemann-Pick C1-Like 1)에 작용하여, 음식물이나 담즙 내에 존재하는 콜레스테롤이 소장을 통해 흡수되는 것을 선택적으로 억제한다. 또한 장간 재순환을 거쳐 오랜 시간 동안 약물작용이 지속될 수 있는 긴 반감기 (22시간)를 가지므로, 하루 중 오전, 오후에 상관없이 1일 1회 복용으로 충분한 효과를 기대할 수 있다.

이 약제의 지질개선 효과는 단독 치료로 LDL-C를 18~20% 감소시키는 정도의 효과를 보여 statins의 지질 개선 효과에 비해서는 약한 편이지만, statins와 작용기전이 달라 statins와 병용요법으로 시너지 효과를 기대할 수 있다.

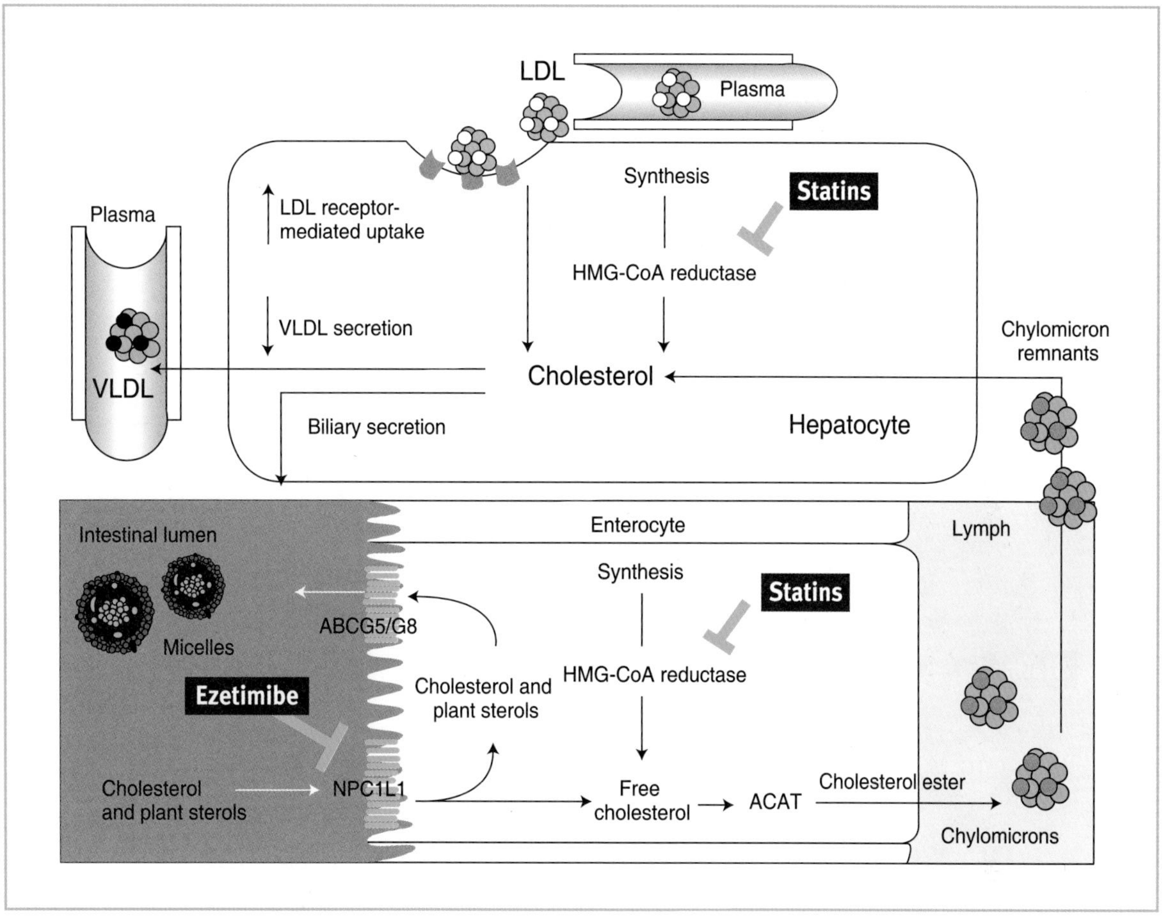

Figure 3-5. Statins and Ezetimibe

2. Omega-3 fatty acid(오메가-3 지방산)

Omega-3 fatty acid는 주로 중성지방을 감소시키고 혈전형성을 억제하며 항염증작용, prostacyclin과 산화질소(nitric oxide)를 증가시켜 동맥경화의 발생을 예방하는데 도움이 된다.

이 약제는 oleic acid와 경쟁하여 더 우선적으로 세포에서 섭취되어 중성지방 합성 효소의 약한 기질로서 작용하고 간 지방산의 β-oxiation을 증가시켜 중성지방 합성에 필요한 유리지방산을 감소시킨다. 또한 CoA 전이효소의 활동도를 낮춤으로써 중성지방 합성을 감소시키고 인지질의 합성으로 대체하도록 하며 VLDL의 분비를 억제한다.

이 약제의 지질개선 효과는 LDL-C과 HDL-C에는 별다른 영향이 없고 중성지방은 8~30% 감소시킨다.

3. 담즙산 결합제(Bile acid sequestrant, BAS)

담즙산 결합제는 장내에서 담즙산과 결합하여 재흡수를 방해함으로써 콜레스테롤을 장으로 배출하게 한다. 따라서 간세포에서 담즙산을 만들기 위한 콜레스테롤이 감소하면 간세포 표면의 LDLR가 증가한다. 간세포는 이 수용체를 통하여 혈중 LDL-C를 많이 섭취하므로 혈청 콜레스테롤이 감소하게 된다. 또한 간에서 VLDL의 생산을 증가시켜 혈청 중성지방의 농도를 증가시킨다.

이 약제의 지질개선 효과는 LDL-C를 15~30% 감소시키고 HDL-C를 3~5% 증가시키며 중성지방은 변화 없거나 증가한다.

4. Fibrates(Fibric acid 유도체)

Fibrates는 주로 간에서 단백질 유전자의 전사과정을 조절하는 PPARα (peroxisome proliferator-activated receptor-alpha)의 활성화를 통하여 작용한다. 이 기전을 통하여 중성지방을 많이 가지고 있는 지단백의 지방분해가 증가되는데, 이는 지단백지질분해효소(lipoprotein lipase, LPL)를 증가시키고 지방분해를 억제하는 아포지단백 CIII를 감소시킨다. 또한 지방산 수송 단백 및 acyl-CoA synthetase 유전자 표현과 활성을 유도하여 간의 지방산(fatty acid, FA) 섭취 및 산화를 촉진하여 중성지방 생합성에 이용되는 지방산을 줄임으로써 간에서 VLDL의 생산을 억제한다.

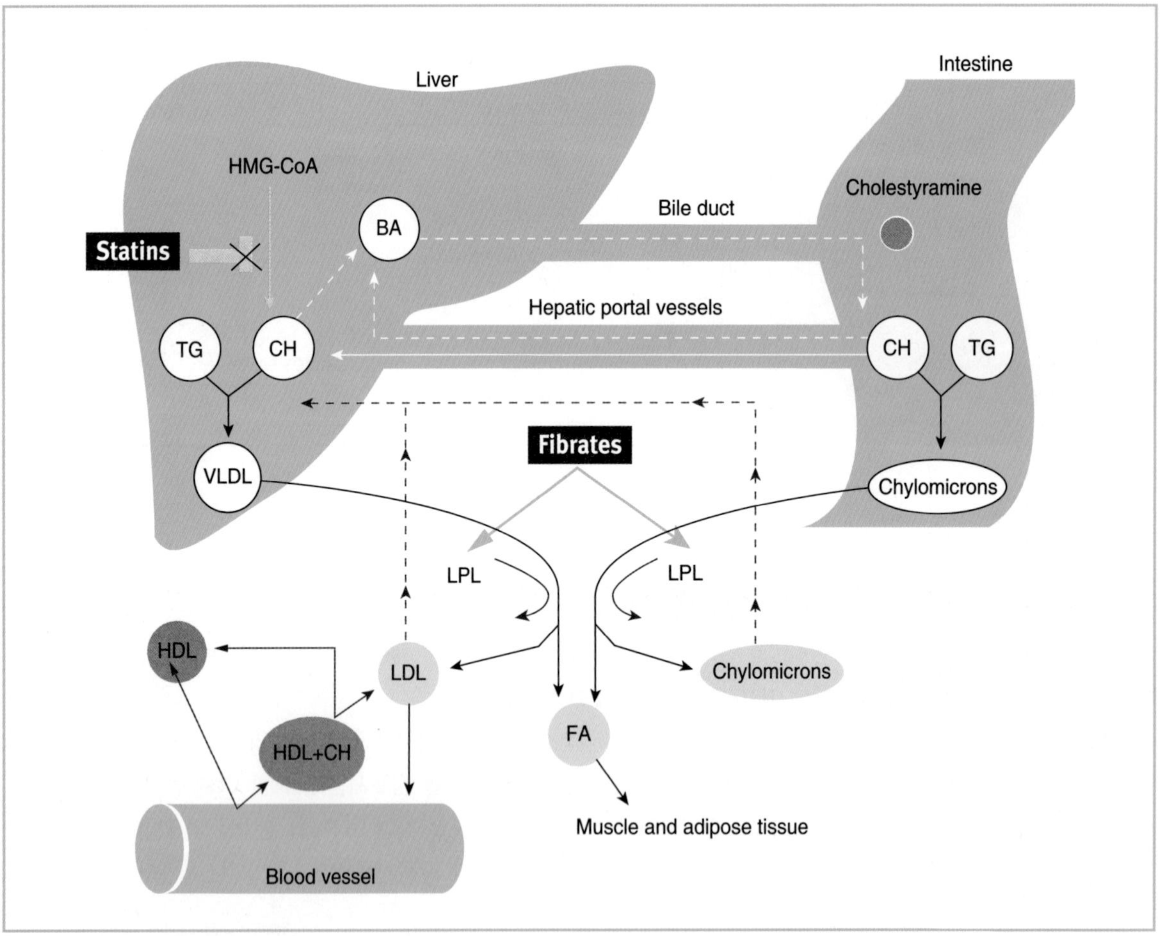

Figure 3-6. Statins and Ffibrates

Fibrates의 지질개선 효과는 LDL-C를 5~20% 감소시키고 HDL-C를 10~15% 증가시키며 중성지방은 25~50% 감소시킨다.

5. Nicotinic acid

Nicotinic acid는 nicotinamide(또는 niacinamide)의 일종으로 LDL-C과 중성지방을 감소시키며 HDL-C를 증가시키는 효과가 가장 강하며 lipoprotein(a)도 감소시킨다. 고콜레스테롤혈증 뿐만 아니라 혼합형 이상지질혈증에도 효과적이다.

이 약제는 지방조직에서 지방의 분해를 억제하여 혈청 지방산 농도를 감소시키고, 간에서 VLDL의 생성을 억제하여 중성지방 농도를 감소시키며 VLDL에서 변환되는 LDL 농도도 감소시킨다. 또한 콜레스테롤이 HDL에서 VLDL로 이동하는 것을 억제하며 아포지단백 AI과 HDL 농도를 증가시킨다. 그리고 간세포의 콜레스테롤 대사에 관여하여 HDL을 분해를 억제한다.

이 약제의 지질개선 효과는 LDL-C를 5~25% 감소시키고 HDL-C를 15~35% 증가시키며 중성지방은 20~50% 감소시킨다.

신약

■ PCSK9 억제제

LDL-C 저하 효과가 statins의 투여 용량에 비례하여 증가하지 않는 이유는 LDL 수용체(LDLR)를 감소시키는 PCSK9의 발현이 증가되기 때문이라는 사실이 보고되었다. 아울러 statins로 LDL-C 수치를 70-100mg/dL 이하로 저하시켜도 여전히 심근경색증 등 심혈관계질환을 40% 정도 밖에 예방하지 못하는 점도 그 이유가 궁금한 사실이다.

현재 FH의 치료는 고용량 statins와 ezetimibe와의 병합요법이 유일한 치료 방법이지만 심혈관계 질환의 위험도를 낮출 만큼 LDL-C의 수치가 조절되지 않는 경우가 대부분이어서 치료에 어려움이 있어 왔다.

PCSK9 억제제는 PCSK9 단백질을 표적으로 작용하는 단클론 항체로 미리 PCSK9와 결합하여 LDLR-PCSK9 complex의 형성을 차단한다. 그 결과 LDLR은 혈중 LDL-C과의 결합하여 제거함으로써 혈중 LDL-C 수치를 감소시킨다.

PCSK9 억제제는 lovastatin이 처음 승인된 1987년 이후 가장 콜레스테롤 수치 변화에 영향력이 큰 약제로 statins 불내성이거나 statins으로 LDL-C 저하효과를 충분히 얻을 수 없는 환자에 매우 효과적인 약제라 할 수 있다.

Alirocumab(알리루쿠맙, 제품명: 프랄런트 주, Praluent®)와 Evolocumab(에볼로쿠맙, 제품명: 레파타 주, Repatha®)

Alirocumab와 Evolocumab는 PCSK9저해제로 2015년 7월과 8월 각각 미 FDA로부터 승인되었고, 2016년 국내에서도 모두 승인되었으며 evolocumab은 희귀의약품으로 지정되었다.

Alirocumab은 '원발성 고콜레스트롤혈증(이종접합 가족형 및 비가족형) 또는 혼합형 이상지질혈증을 가진 성인 활자의 치료를 위하여 식이요법에 대한 보조요법으로써 사용한다. 최대 내약 용량의 스타틴으로 충분히 LDL-콜레스테롤이 조절되지 않는 환자에서, 스타틴 또는 스타틴 및 다른 지질 저하 치료제와 병용하여 사용한다. 스타틴 불내성 환자(statin intolerance)에서 단독으로 또는 다른 지질 저하 치료와 병용하여 사용한다.'

한편 evolocumab은 '12세 이상의 소아 및 성인의 동형접합 가족성 고콜레스테롤혈증 환자에서 다른 지질저하제(스타틴, 에제티미브, 지질분리반출법 등)와 병용' 에도 승인되었다.

두 약제는 피하주사제 타입 콜레스테롤 저하제로 기존의 statins로 LDL-C 수치를 조절할 수 없는 환자에게 사용할 수 있지만, 두 약제 모두 심혈관계 이환률 및 사망률에 효과는 아직 확인되지 않았다.

04 혈전증
Thrombosis

■ 질병에 대한 전반적인 이해

▣ 혈전증(Thromosis)

혈전증은 혈관벽에 혈전(blood clot, thrombus)이 형성되어 혈액의 흐름을 방해하여 나타나는 증상이고, 색전증(embolism)은 혈전이 떨어져 나와 이동하다가 다른 장소의 혈관을 막아 혈액의 흐름이 중단되어 나타나는 증상이다. 또한 혈전·색전증(thromboembolism)은 혈전증과 색전증이 함께 발생하여 나타나는 증상이다. 주로 혈전증은 혈액조성(고응집성), 혈관벽 문제(내피세포 손상), 선천적 혈류문제(울혈)에 의해 발생하며 외상, 혈관벽 손상, 감염 및 혈관분기의 거친 혈류 등에 의해서도 발생한다.

1. 비판막성 심방세동(Non valvular atrial fibrillation, NVAF)과 뇌졸중(stroke) 및 전신색전증(systemic embolism)

심방세동은 심방에 발생하는 빈맥성 부정맥으로 심장박동이 빠르면서 박동간격이 매우 불규칙하다. 심방세동은 심방 내 비정상적인 전기신호가 심방 내로 전도되거나 심방 자체에서 비정상적인 전기신호를 일으켜 발생하는데, 분당 300회 이상(600회~800회)의 빠르기로 박동하기 때문에 심방은 제대로 수축을 하지 못한다.

심방세동으로 좌심방이 제대로 수축이 되지 않으면 심방 내 혈액의 흐름이 정체되어 그 내면에 혈액이 굳어지면서 혈전을 형성하는데, 이 혈전이 떨어져나가 좌심실과 대동맥혈관을 통해 뇌혈관이나 다른 장기의 혈관을 막게 된다. 이어 갑자기 혈액의 흐름이 중단되면 그 아래 부위 장기에 허혈성 손상을 초래하며 손상되는 혈관부위에 따라 뇌졸중이나 전신 색전증이 발생한다.

심방세동은 비판막성 심방세동(NVAF)과 판막성 심방세동(valvular atrial fibrillation, VAF)으로 나누는데, NVAF는 흔히 고령화의 진행으로 발생하며, VAF는 판막 자체의 문제(류마티스성, 퇴행성, 선천성, 감염선 등)가 있는 경우에 발생한다. NVAF는 혈전·색전증에 의한 뇌졸중의 빈도를 약 5배 증가시키고, 심방세동의 약 20%가 혈전·색전증에 의한 뇌졸중의 원인으로 보고되고 있다.

특히 심방세동에 의한 뇌졸중(뇌경색)은 다른 원인에 의한 경우보다 뇌손상의 범위가 크고 신경학적 장애가 심하기 때문에 사망이나 중증 장애로 이어질 위험이 높아 항혈전 치료를 통한 예방이 매우 중요하다.

2. 심재성 정맥혈전증(Deep vein thrombosis, DVT)과 폐색전증(pulmonary embolism, PE)

심재성 정맥혈전증(DVT)은 유전적인 또는 후천적인 위험인자가가 있지만 주로 혈류속도가 느린 부위인 장딴지정맥(심부정맥)에서 형성된 혈전이 떨어져 나와 이동하다가 폐동맥을 막으면서 폐색전증(PE)을 일으킨다. DVT의 50~60%는 PE을 일으키는데 폐동맥이 막히면 그 이하 부위에서 산소와 이산화탄소의 가스교환에 장애를 초래하여 산소결핍을 일으킨다. 아울러 심장에 과도한 부하가 걸려 심장의 기능이 저하되면 갑작스런 호흡곤란, 흉통, 저혈압, 청색증, 객혈, 기침 등을 일으킨다.

3. 급성 관상동맥증후군(Acute cronary syndrome, ACS)

관상동맥증후군(ACS)은 관상동맥에 형성된 동맥경화반(plaque)이 파열(rupture)되면서 발생한 급성심근허혈(myocardial ischemia)과 관련된 임상증상을 일컫는데 ST분절 상승 심근경색증(ST elevation myocardial infarction,

STEMI), ST분절 비상승 심근경색증(non ST elevation myocardial infarction, NSTEMI), 불안정성 협심증(unstable angina, UA)이 해당된다. 한편 만성 안정성 협심증(chronic stable angina)는 관상동맥의 혈류장애로 인해 심근의 산소 요구와 공급의 불균형이 생겨 발생한다.

동맥경화반(Plaque)은 지질과 탐식세포, 임파구, 평활근 세포 등으로 구성되어 있어 한 염증세포가 다른 염증세포의 침윤을 유도하면서 각종 단백분해 효소 및 싸이토카인(cytokine) 등을 분비한다. 이 물질들은 평활근세포에서 합성되는 결체조직의 양을 줄이고 기존의 결체 조직을 용해시켜 결국 plaque을 파열에 이르게 한다.

STEMI는 plaque 파열로 생성된 혈전이 관상동맥 혈류를 완전히 차단하는 상태로서 심근은 괴사에 빠지며 치명적인 부정맥이 발생 하고 치료 후에도 심부전 증상이 생길 수 있다.

NSTEMI도 plaque 파열로 생성된 혈전이 있으나 혈류가 완전히 차단되지 않은 상태로서 심근은 괴사되어 심근효소 검사수치가 상승되어 있다. 이때는 혈전을 용해시키는 시술보다는 혈전이 진행하여 관상동맥을 완전 폐색시키지 않도록 하는 항혈전치료가 중심이 된다.

UA도 plaque 파열로 생성된 혈전이 있으나 혈류가 완전히 차단되지 않은 상태로서 심근이 괴사되지 않아 심근효소 수치가 상승되지 않는다는 것이 MI와의 차이점이다.

UA의 치료는 크게 급성기 초기치료와 후기치료로 나누어 초기치료는 흉통의 조절(nitrates, β-blockers, calcium channel blockers 등), 혈전형성 억제(aspirin, heparin, GP IIb/IIIa 억제제 등) 등 약물치료 외에 필요한 경우에는 혈관조영술에 이은 경피적 관동맥 성형술이나 관동맥 우회수술 등이 있다. 후기치료는 급성기가 지난 후에 죽상종 붕괴가 일어나지 않도록 하는 죽상종 안정화와 이와 함께 동맥경화 위험인자의 조절 및 동맥경화 진행과정을 억제하는 statin 등의 약물치료가 있다.

ACS의 치료의 중심은 혈전을 제거하거나 진행을 억제하는 것이며, 이중 STEMI는 혈전이 관상동맥 내강을 막고 있는 상황이므로 혈전을 신속히 제거하거나 재관류 시키는 것이 심근손실을 줄여 기능을 보존하고 사망률을 줄이는 방법이다.

재관류를 위한 방법으로 fibirinolysis와 경피적 관상동맥 중재시술(percutaneous coronary intervention, PCI) 또는 관상동맥 우회술(coronary artery bypass graft, CABG)이 있으며, 이들은 심근으로의 혈행을 회복시켜 심근의 손상을 줄인다.

4. 말초동맥질환(Peripheral artery disease)

말초동맥질환은 관상동맥질환에 대응되는 용어로 관상동맥과 대동맥을 제외한 전신의 말초동맥 폐색질환(peripheral arterial occlusive disease, PAOD)을 의미하지만, 실제로는 하지의 혈관질환, 특히 동맥경화성 하지동맥 폐색질환을 의미한다. PAOD는 동맥성 말초순환장애의 한 종류로 여러 원인에 의해 말초혈관벽이 좁아지고 손, 발 등의 혈류가 악화되어 냉감, 저린감, 간헐성파행 등의 증상을 보이며 심한 경우 사지를 절단하는 등 심각할 수 있는 질환이다.

또한 말초혈관질환(peripheral vascular disease, PVD)는 동맥결화(죽상경화)에 의한 폐색성 동맥경화증(arteriosclerosis obliterans, ASO), 혈관벽의 염증성변화(원인불명)의 폐색성 혈전 혈관염(thromboangitis obliterans, TAO), 당뇨병성 족부궤양(diabetic foot ulcer) 등이 있다.

▣ 혈액응고(Coagulation)와 섬유소 용해(Fibrinolysis)

외상 또는 어떤 인자에 의해 혈관벽에 손상을 받아 출혈이 생기면 혈관수축, 1차 지혈과정, 2차 지혈과정을 통해 지혈된다. 이어 혈관벽 손상이 회복되면 지혈과정 중에 형성된 섬유소가 용해되면서 혈액의 흐름이 정상화 된다. 따라서 지혈과정은 혈관, 혈소판, 응고인자, 응고억제인자, 섬유소 용해인자 등이 관여하는 일련의 복잡한 과정이다.

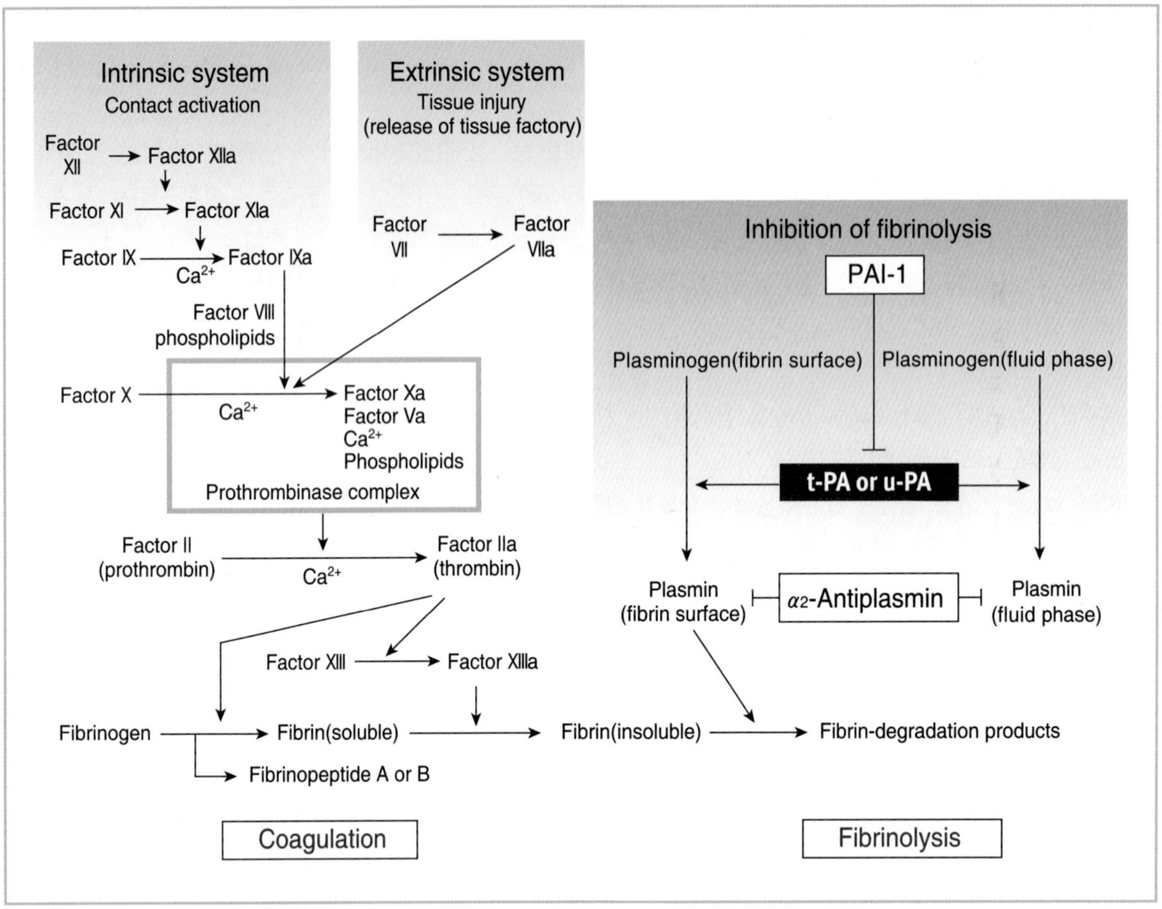

Figure 4-1. Coagulation and Fibrinolysis

1. 혈관수축

혈관의 안쪽을 덮고 있는 내피세포는 혈관수축에 중요한 역할을 한다. 내피세포는 순환 혈액과 주위 조직 사이에 경계를 이루고 있는 세포이지만, 혈액 내에 혈소판 등 여러 세포들의 부착과및 응집을 방지하고 혈관벽을 매끄럽게 유지한다.

반면 내피세포는 혈소판 부착과 응집을 촉진시키고 혈관을 수축하는 물질을 분비하기도 한다. 혈청 중 von Willebrand factor(vWF)는 평소에는 내피세포로부터 분비되어 혈장에 존재하지만, thrombin 등으로 자극되면 칼슘을 동원(mobilization) 하면서 혈소판 부착을 유도한다.

2. 1차 지혈과정

1차 지혈과정은 혈소판 활성화가 혈액응고를 가속화시키는 과정이다. 혈관벽이 손상 받으면 내피 밑층이 노출되고 혈소판의 GPIb/IX 복합체와 내피밑층의 vWF가 결합하여 혈소판이 혈관의 collagen에 부착한다.

혈관에 부착한 혈소판이 활성화되면 ADP(adenosine diphosphate), 세로토닌, 칼슘, vWF, 섬유결합소(fibrinonectin) 등이 분비된다. 분비된 ADP가 주변의 혈소판들과 결합하면 혈소판의 GPIIb/IIIa의 구조적 변화가 생겨 섬유소원(fibrinogen)을 매개로 혈소판 부착과 응집이 일어나 혈소판마개(platelet plug)을 형성한다.

3. 2차 지혈과정

1차 지혈과정에서 혈소판마개가 형성됨과 동시에 내인성 경로(intrinsic pathway)와 외인성 경로(extrinsic pathway)에서 응고인자들이 활성화되고, 이어 fibrin이 생성되고 지혈마개(hemostatic plug)를 형성한다.

내인성 경로는 접촉인자(contact factor)에 의해 XII인자의 활성화가 이루어져 순차적으로 XI인자, IX인자, VIII인자, X인자가 활성화되어 thrombin을 생성한다. 외인성 경로는 혈관내 피하 세포막 단백인 조직인자(tissue factor, TF)와 VII인자가 결합하여 IX인자, X인자를 활성화한다. 두 경로를 통하여 thrombin을 생성하여 thrombin이 fibrinogen에 작용하여 fibrin polymer(중합체)를 생성하고 여기에 XIII인자가 작용하여 견고한 fibrin를 형성하여 혈액을 응고시킨다.

진단검사에서 혈액응고와 관련되어 기본적으로 시행하고 있는 activated partial thromboplastin time(aPTT) 검사는 내인성 경로의 이상 유무를 알아보는 검사이고, prothrombin time(PT) 검사는 외인성 경로의 이상 유무를 확인하는 검사이다.

4. 섬유소 용해

지혈과정에서 과량의 섬유소(fibrin)가 축적되면, plasminogen이 섬유소용해계에 작용하는 기본물질로 되어 두 종류의 활성인자(activators)와 세 종류의 활성억제인자(antiactivators)에 의해 조절된다. 활성인자에는 tissue-type plasminogen activator(t-PA)와 urokinase-type plasminogen activator(u-PA)가 있다. 이들은 내피세포에서 분비되며 성장인자, 호르몬이나 cytokines에 의하여 활성화되어 혈관 내에 생긴 혈전을 용해시킨다.

활성억제인자에는 PAI(plasminogen activator inhibitor)-1, PAI-2, alpha2-antiplasmin가 있는데, 이중 PAI-1과 PAI-2는 생리적인 plasminogen activator인 t-PA와 u-PA를 억제하고 alpha2-antiplasmin은 plasmin을 억제하여 fibrin의 침착 뿐만 아니라 동맥경화를 일으키는 전초작용을 유도하기도 한다.

섬유소 용해는 혈장내 효소원으로 존재하는 혈장단백질인 plasminogen이 serine 단백분해효소에 의해 특정부위가 절단되면 활성형이 된다. 그 외 혈장에 존재하는 혈소판, 조직, 다른 혈액세포 등이 섬유소 용해를 조절하기도 한다.

이와 같이 인체 내에 원래부터 있었던 항응고와 혈전용해기전이 보다 효율적으로 활성화되어 필요 없는 혈전형성을 예방한다. 그러나 필요 없는 혈전이 관상동맥 내에 생기면 불안정 협심증이나 심근경색을 유발한다. 이런 경우 치료목적을 달성하기 위하여 혈소판억제제, 항응고제나 혈전용해제를 사용하게 된다.

▣ 혈액응고인자(Coagulation Factors)

1954년 국제혈액응고인자 명명위원회에서 로마숫자로 표시하기로 제안하였다. 응고인자는 I인자부터 XIII인자까지 12개가 있으며 VI인자는 없다, 또한 IX인자가 크리스마스 인자(Christmas factor), X인자가 Stuart-Prower 인자, XII인자가 Hageman인자라고 불리는 것은 처음 발견된 응고인자결핍 환자의 이름이지만 현재는 잘 사용하지 않는다.

조직에 존재하는 트롬보플라스틴(thromboplastin)을 제외한 모든 응고인자는 혈액 내에 있다. 대부분의 응고인자는 간에서 생성되어 혈장 내에 비활성 효소원(zymogen)으로 존재하며 순차적으로 활성화되어 세린 단백분해효소(serine protease)로서 다음 단계의 응고인자를 활성화시킨다.

활성화된 응고인자는 로마숫자 뒤에 a를 표시한다(예: Xa인자). 일부 응고인자는 다른 응고인자의 보조인자(cofactor)로 작용을 한다(예: Va인자는 Xa인자의 보조인자, VIIIa인자는 IXa인자의 보조인자, TF는 VIIa인자의 보조인자). II인자, VII인자, IX인자, X인자가 카복실화하는데 비타민 K를 필요로 하며, 이러한 응고인자를 비타민 K 의존인자(vitamin K dependent factor)라고 한다.

◙ 혈소판(Platelet)

1. 혈소판의 역할 및 작용

혈소판은 혈전에도 결정적인 역할을 하지만 상처치유, 염증, 미생물에 대한 방어기전, 혈관신생, 종양의 성장 및 전이에도 중요한 역할을 한다. 혈소판은 크기가 작고 디스크 형태의 구조 때문에 적혈구 또는 백혈구와 같은 거대 물질이나 혈류에 의하여 혈관 가장자리로 밀리게 된다. 혈소판은 내피세포의 표면 가까이에 위치하여 혈관의 손상을 빨리 감지하고 반응하기에 적합하다. 혈소판이 콜라겐 등과 결합한 vWF 와 같은 활성화 인자에 의해 활성화하면 서로 또는 fibrin과 작용하여 상처부위에 마개를 형성한다.

형성된 마개는 혈소판이 디스크 형태에서 납작한 형태로 모양이 바뀌도록 활성화시키고 또 다른 혈소판이 상처 부위에서 작용하도록 한다. 내피세포는 혈소판과 내피 밑의 콜라겐 사이에 barrier가 있어 과도한 혈소판의 활성화를 조절하고, nitric oxide, eicosanoid prostaglandin, ecto-nuclease CD39 등도 이 negative regulation 기전에 관여한다.

2. 혈소판 활성화(Activation)

혈관 내피세포의 표면에는 혈전이 형성되기 어렵지만, 일단 내피세포가 손상을 입으면 내피세포 밑의 혈관 벽을 구성하고 있는 콜라겐과 fibronectin 등의 성분이 혈액에 노출되어 혈전형성을 촉진하게 된다. 즉 혈액내에서 순환하고 있던 혈소판이 노출부위에 달라붙게 되는데, 이러한 흡착의 매개는 vWF에 의하여 이루어지고, 이것은 혈소판 glycoprotein I b수용체에 vWF가 결합함으로써 시작한다

이어 다른 여러 자극물질(collagen, thrombin, epinephrine, serotonin 등)이 혈소판 수용체에 결합하면 혈소판은 활성화 된다. 활성화된 혈소판은 세포내 과립으로부터 방출된 물질(ADP, thromboxane A2)들이 혈소판 수용체에 결합하면 혈소판은 더욱 활성화된다.

활성화된 혈소판막에는 glycoprotein IIb/IIIa수용체가 존재하는데, 여기에 fibrinogen혹은 vWF가 결합함으로써 혈소판 응집이 일어나게 된다. 이 결합에는 세 개의 아미노산 서열인 RGD(arginine-glycine-aspartic acid)가 매개하며 이러한 일련의 과정의 결과로 혈전이 형성된다

또한 활성화된 혈소판은 phospholipase A2의 작용으로 세포막의 phospholipid로부터 arachidnic acid를 생성한다. 이 arachidonic acid는 cyclooxygenase의 작용으로 단계적으로 prostaglandin endoperoxide인 PGG2와 PGH2로 되며, 여기에 thromboxane synthase이 작용하여 thromboxaneA2가 비로소 만들어진다. Thromboxane A2는 강력한 혈관 수축작용이 있을 뿐아니라, thromboxane A2/PGH2 는 ADP와 같이 혈소판 수용체에 결합하여 혈소판의 활성화를 촉진한다

혈소판의 수명은 평균 10일 정도이므로 aspirin을 약 7일간 중단하면 혈액응고를 억제하는 효과는 거의 없어진다. 그리고 3일간 aspirin을 중단하면 혈액응고의 위험성은 감소할 수 있다. 그러므로 발치 같은 간단한 수술을 위해서는 aspirin을 3일에서 5일간 중단하는 것이 바람직하며 큰 수술을 위해서는 약 7일간만 중단하는 것이 추천된다.

■ 약물요법

혈류 속도가 느린 정맥이나 심방에서의 혈전 발생은 울혈이 주된 기전으로 응고경로(coagulation pathway)가 활성화되어 병적 혈전(fibrin)이 형성된다. 이러한 경우 주로 항응고제(anticoagulants)로써 heparin 또는 warfarin 등을 사용한다.

반면, 혈류 속도가 빠른 동맥에서는 죽상경화증의 미란(erosion)이나 죽상 플라그(plaque)의 파열(rupture) 등으로 혈관벽에 손상이 일어나면 혈소판이 활성화되어 빠른 속도로 혈전(platelet aggregation)이 형성된다. 이러한 경우 항혈소판제(antiplatelets)로써 aspirin 또는 clopidogrel 등을 사용한다.

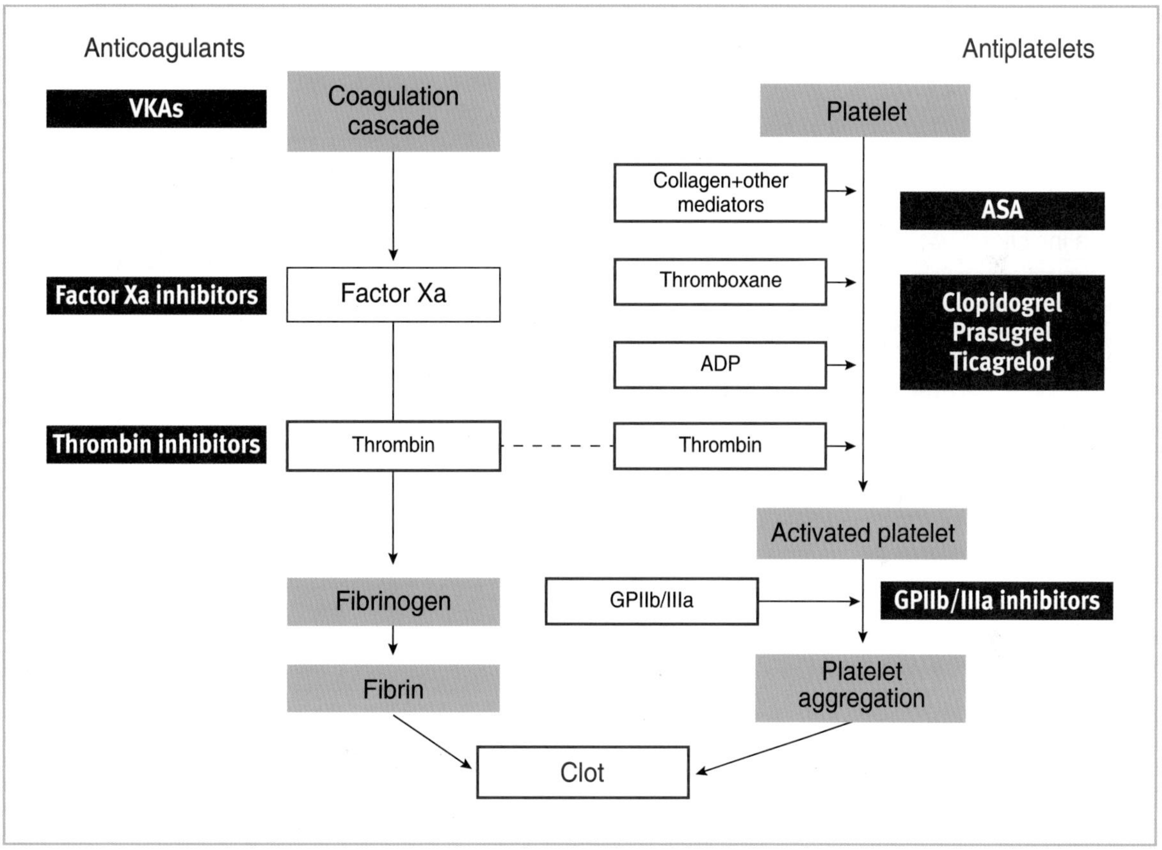

Figure 4-2. Anticoagulants and Antiplatelets

인체는 항응고와 혈전용해 기전이 효율적으로 활성화되어 필요 없는 혈전(thrombus) 형성을 예방하는데, 만약 혈전이 축적되면 혈관 내피세포에서 plasminogen activator가 분비되면서 혈전 용해를 유도한다. 이 작용을 촉진시키는 약제가 혈전용해제(thrombolytics)이며 urokinase 또는 t-PA(alteplase) 등이 사용된다.

■ 치료약제

▣ 항응고제

혈전·색전증의 예방과 치료에 사용하는 약제는 warfarin, heparin 또는 저분자량 heparin, 직접 또는 간접 Xa 인자 억제제, 직접 thrombin 억제제 등이 있다. 이중 주사제로서 heparin 또는 저분자량 heparin, 간접적 Xa 인자 억제제(fondaparinux), 직접 thrombin 억제제(argatroban)가 있고 경구제로서 warfarin과 NOACs(new oral anticoagulants)가 있다.

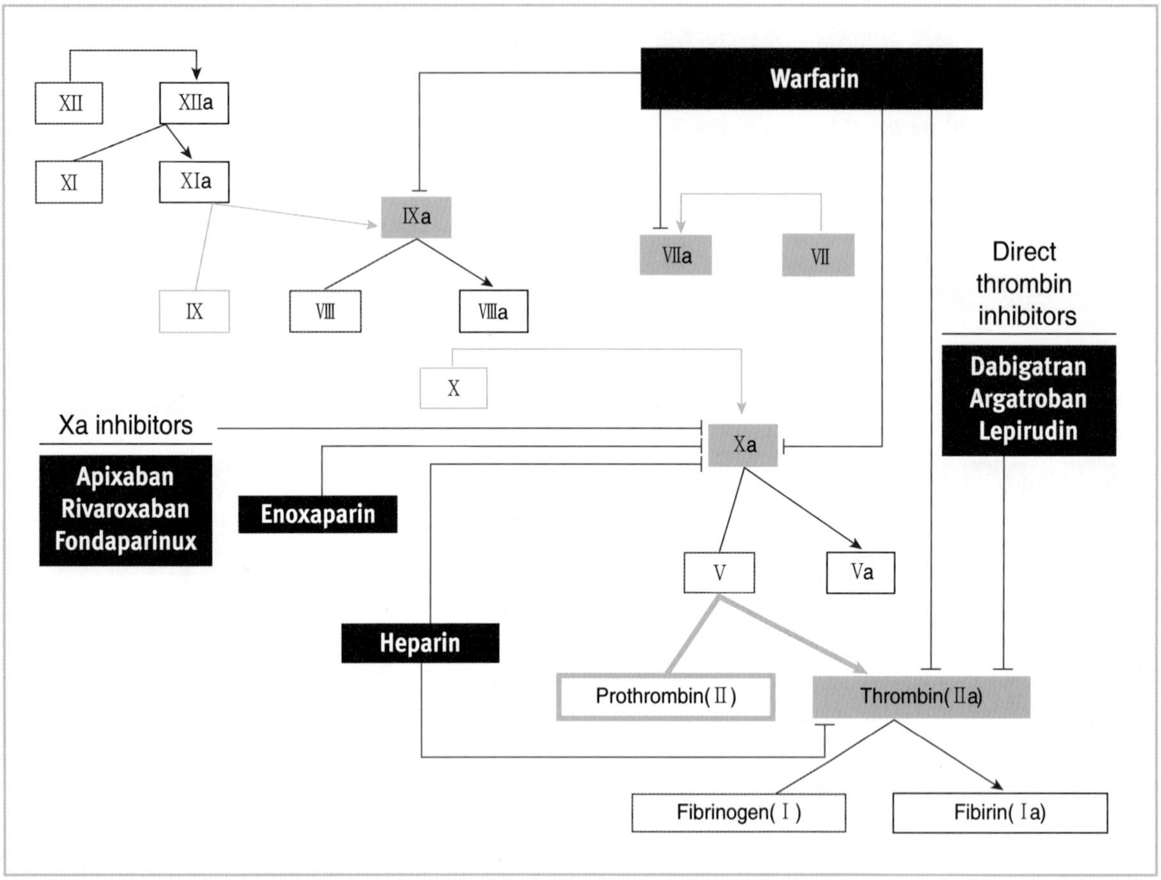

Figure 4-3 Anticoagulants

■ 경구용 항응고제

Warfarin

Warfarin은 1948년 처음 쥐약(rodenticide)으로 사용되었으나 위스콘신 대학교 동문 연구재단(Wisconsin Alumni Reserch Foundation)에서 콩으로 만드는 항응고제인 쿠마린(coumARIN)을 변형시켜 만든 물질이기 때문에 머릿글자를 따서 'WARFARIN' 이라 하였다. 그 후 1850년대 임상적으로 사용하였다. Warfarin은 간에서 합성되는 혈액응고인자 II, VII, IX, X을 모두 억제하여 혈액응고과정(coagulation cascade)의 내인성 및 외인성 경로(intrinsic and extrinsic pathway)를 비특이적으로 억제하는 기전을 가진다.

Warfarin은 작용이 나타날 때까지 걸리는 시간이 길어 빠른 시간 내에 항응고 효과를 보는 것이 필요한 환자의 경우는 heparin과 같은 약제를 가교요법(bridging therapy)으로 사용해야 한다. 또한 반감기가 길어 약효가 느리게 발현되므로 빠른 약제의 작용을 원할 때 사용이 어렵고 약제를 중단해도 효과가 느리게 소실되므로 출혈 합병증이나 응급수술 등의 상황에서 어려운 점이 많다.

특히 warfarin은 혈청단백과의 결합 및 cytochrome P450 2C9에 의해 대사되고, 약물대사와 관련된 유전자 다형성에 영향을 받는다. 약물대사와 관련된 CYP2C9과 비타민 K 대사와 관련된 VKORC1 유전자의 다형성이 존재하며, 이에 따라 요구되는 개인별 warfarin 용량이 차이가 난다. 아울러 약물농도의 예측이 어렵고 안전역이 좁아 잦은 모니터링이 필요하며, 필요시 약물 농도를 조절해 주어야 한다. 또한 다양한 식품들이 그 대사나 작용에 영향을 미치므로 주의를 요한다.

■ 주사용 항응고제

Heparin

Heparin은 1916년 발견한 후 1936년 임상적으로 사용하였는데 항응고작용을 가진 뮤코다당류로써 고등동물의 간, 폐, 신장, 근육 등 모세혈관이 많은 장기나 혈액 속에 분포되어 있다. 이중 돼지의 장점막과 소의 폐에 존재하는 뮤코단백질을 추출하여 단백질을 효소로 제거하고 정제하여 제품화하였다. Heparin은 내피세포의 표면에 결합하여 thromboplastin의 생성을 막고 antithrombin III와 복합체를 형성하여 혈액응고를 억제한다. 또한 혈청의 리포단백(lipoprotein)을 분해하는 리파아제를 유도·합성하여 혈액을 청소한다.

Heparin은 제조방법 및 분자량에 따라 미분획 heparin(unfractionated heparin, UFH)과 저분자량 heparin(low-molecular weight heparin, LMWH)으로 나눈다. LMWH은 1976년 발견되었으며, UFH의 화학적 또는 효소적 중합체 해체반응(depolymerization)을 통해 얻어진다. UFH의 분자량이 3,000~30,000 daltons인데 비해, LMWH의 분자량은 약 4,000~6,500 daltons이다.

■ 저분자량 heparin(low-molecular weight heparin, LMWH)

UFH(Heparin)의 항응고 효과는 antithrombin III(AT III)와의 상호 작용에 의하여 구조적으로 변화된 AT III가 응고효소(factor IIa, Xa, XIa, XIIa, IXa)를 불활성화시키는 작용을 가속화하여 나타난다. 이때 heparin과 AT III 복합체에 의해 thrombin(factor IIa)이 가장 민감하게 작용 받는다. LMWH 또한 AT III와 연관되어 항응고 효과를 나타낸다. 항응고 효과의 모니터링에는 활성화 부분 트롬보플라스틴시간(aPTT)이 사용된다. 부작용으로는 헤파린 유도성 혈소판감소증(heparin-induced thrombocytopenia, HIT), 골다공증, 피부괴사, 탈모, 과민반응이 있으며, heparin의 효과를 반전시킬 필요가 있을 경우 해독제 protamine sulfate를 사용한다.

LMWH에는 dalteparin, enoxaparin, nadroparin, parnaparin 등이 있다. 이 약제들은 UFH에 비해 부작용이 적어 항응고제 치료가 필요한 대부분의 적응증에 있어 안전하고 효과적으로 기존의 UFH를 대체할 수 있다. LMWH은 신장을 통해 배설되므로 신기능장애가 있는 경우 특별한 주의를 요한다.

UFH와 LMWH는 '혈전·폐색전증의 예방 및 치료, 색전성 심방세동의 예방 및 치료, 혈관 및 심장수술시 혈액응고 예방, 뇌일혈로 인한 뇌혈전증의 예방, 수혈, 체외순환, 투석시 또는 실험실에서의 혈액응고 방지, 관상동맥폐색증(급성 심근경색 수반시) 등' 치료에 승인되었으며 주로 정맥 혈전·색전 질환의 예방 및 치료와 불안정성 협심증 및 비Q파 심근경색 등 급성 관상동맥 증후군 치료에 사용한다.

■ 직접 또는 간접 Xa 인자 억제제(Factor Xa inhibitor)

Factor Xa(FXa)는 trypsin 유사 serine protease로 혈액응고 기전에서 중요한 역할을 하며 최종 공통적 응고경로에 내인적 및 외인적 경로를 연결하는 중심에서 prothrombin zymogen을 thrombin으로 활성화시킨다.

직접 Xa 인자 억제제에는 rivaroxaban, apixaban, edoxaban 등이 있으며, 이 약제들은 활성화된 인자 X(Xa)를 억제(ban)하므로 'XABAN' 계 약제라 하며 성분명 뒤에 -xaban이 붙어 있다. 이 약제들은 FXa에 직접적이고 매우 선택적 가역적인 억제제로써 혈액응고 기전에서 thrombin 생성을 감소시키고 응고 시간을 지연시켜 혈전(fibrin) 형성을 감소시킨다. 따라서 이 약제들은 간접 Xa 인자 억제제에 비하여 유리된 형태의 Xa 인자는 물론 이미 혈소판과 결합된 Xa의 작용도 차단할 수 있으며, 경구 복용이 가능하다는 장점이 있다. 이 약제들은 공통적으로 비판막성 심방세동 환자의 뇌졸중 및 전신색전증 예방을 비롯해 심재성 정맥혈전증 및 폐색전증 치료·재발 예방에 사용할 수 있다.

간접 Xa 인자 억제제에는 fondaparinux가 대표적인 약제이다. 이 약제는 Xa에 대한 antithrombin의 작용을 증강시킨다. 이 약제는 각종 혈전·색전증의 예방 및 치료에 사용하며 피하투여로 흡수율이 높고 헤파린 유도성 혈소판감소증 위험성이 없다는 장점이 있다. 이 약제는 고관절 골절수술, 슬관절 수술 또는 고관절 대체수술 후 정맥혈전색전증의 예방, 급성 질환으로 거동이 제한되는 환자에서의 정맥혈전색전증의 예방, 불안정형 협심증 또는 비-ST분절상승 심근경색 치료 등에 사용할 수 있다.

■ 직접 thrombin 억제제(Direct thrombin inhibitor, DTI)

직접 thrombin 억제제(DTI)는 혈전 생성 과정의 핵심 효소인 thrombin(유리형 및 혈전결합형 모두)에 직접 부착하여 thrombin의 활성을 특이적으로 차단함으로써 강력한 항응고작용을 나타낸다. Heparin에 비하여 이미 fibrin과 결합하였거나 액체 상태의 thrombin의 작용도 차단할 수 있다는 장점이 있으나 해독제가 없다는 것이 중요한 단점이다.

주사용 DTI로써 argatroban이 있으며 만성 동맥폐색증(폐쇄혈전혈관염(버거병), 폐쇄동맥경화증)에서의 사지궤양, 안정시 통증 및 냉감의 개선 등에 사용할 수 있다. 경구용 DTI로써 dabigatran이 있다.

■ 새로운경구용항응고제(New oral anticoagulants, NOACs)

2009년 rivaroxaban(리바록사반, 제품명: 자렐토 정, Xarelto®)이 새로운경구용항응고제(NOAC)로 최초 개발되면서 2011년 apixaban(아픽사반, 제품명: 엘리퀴스 정, Eliquis®), dabigatran(다비가트란, 제품명: 프라닥사 캡슐, Pradaxa®) 및 edoxaban(에독사반, 제품명: 릭시아나 정, Lixiana®) 등이 개발되었다.

이 약제들은 지금까지 널리 사용되어 온 warfarin의 INR(international normalized ratio) 수치 유지를 위한 정기적인 혈액검사, 용량조절, 출혈 위험도, 음식이나 약제와의 상호작용 등과 같은 많은 문제점을 해결할 수 있다.

이러한 문제를 해결하기 위해서, 이 약제들이 가 가져야 할 특성은 부작용이 적고 특별히 모니터링이 필요 없으며, 치료역이 넓고 투여량에 따른 효과가 예측 가능하며 다른 음식이나 약제와 상호 작용이 없어야 한다는 점이다.

따라서 이 약제들은 예측 가능한 약역동학을 보이므로 혈액 검사를 통하여 혈중농도를 확인할 필요가 없고 투여 후 빠른 작용을 보이며 약제를 중단하면 비교적 빠른 시간 내에 약물 효과가 사라진다. 또한 대규모 임상연구에서 세 약제 모두 warfarin과 유사한 효과를 보이고, 뇌출혈 위험도 면에서는 오히려 더 우수한 결과를 보이고 있다.

▣ 항혈소판제(Antiplatelets)

대표적인 항혈소판제인 aspirin은 1980년대 심혈관질환의 예방에 미 FDA 승인을 받았고 임상에서 가장 많이 사용하는 약제가 되었지만 약물에 대한 저항성이 생기면서 단독으로 사용할 때 심혈관질환의 발생률을 낮추는 데에는 한계가 있다.

이후 1991년 ticlopidine, 1997년 clopidogrel, 2009년 prasugrel 개발되었고, 이 약제들은 혈소판의 adenosine diphosphate(ADP) 수용체인 P2Y12와 결합하여 혈소판의 활성화와 응집을 억제하는 thienopyridine계 P2Y12 수용체

차단제이다. 2011년 개발된 ticagrelor는 triazolopyrimidine계 P2Y12 수용체 차단제이다.

항혈소판제 주사용인 GPIIb/IIIa 억제제에는 abciximab, tirofiban 등이 있으며 혈소판 활성화의 마지막 경로인 fibrinogen과 혈소판의 cross-linking 및 혈소판응집을 억제한다. 그 외에도 phosphodiesterase 억제제제 cilostazol은 세포내 cyclic AMP 농도를 증가시켜 혈소판 기능을 억제한다.

항혈소판제는 주로 동맥 내 혈전 예방에 사용하는데, 동맥 내 혈전 발생은 죽상경화증의 합병증으로 발생하므로 고혈압, 이상지질혈증, 흡연 등을 포함한 위험인자를 조절이 혈전 예방에 더 근본적인 접근 방법이다. 따라서 죽상경화증의 합병증으로 죽상혈전증(atherothrombosis)이 발생해 임상 증상이 발생한 급성 심근경색증(acute myocardial infarction, AMI)을 포함한 급성 관상동맥증후군(acute coronary syndrome, ACS)이나 뇌졸중이 발생한 환자의 치료나 재발 예방(secondary prevention)을 위해서 항혈소판제 사용을 권장하고 있다.

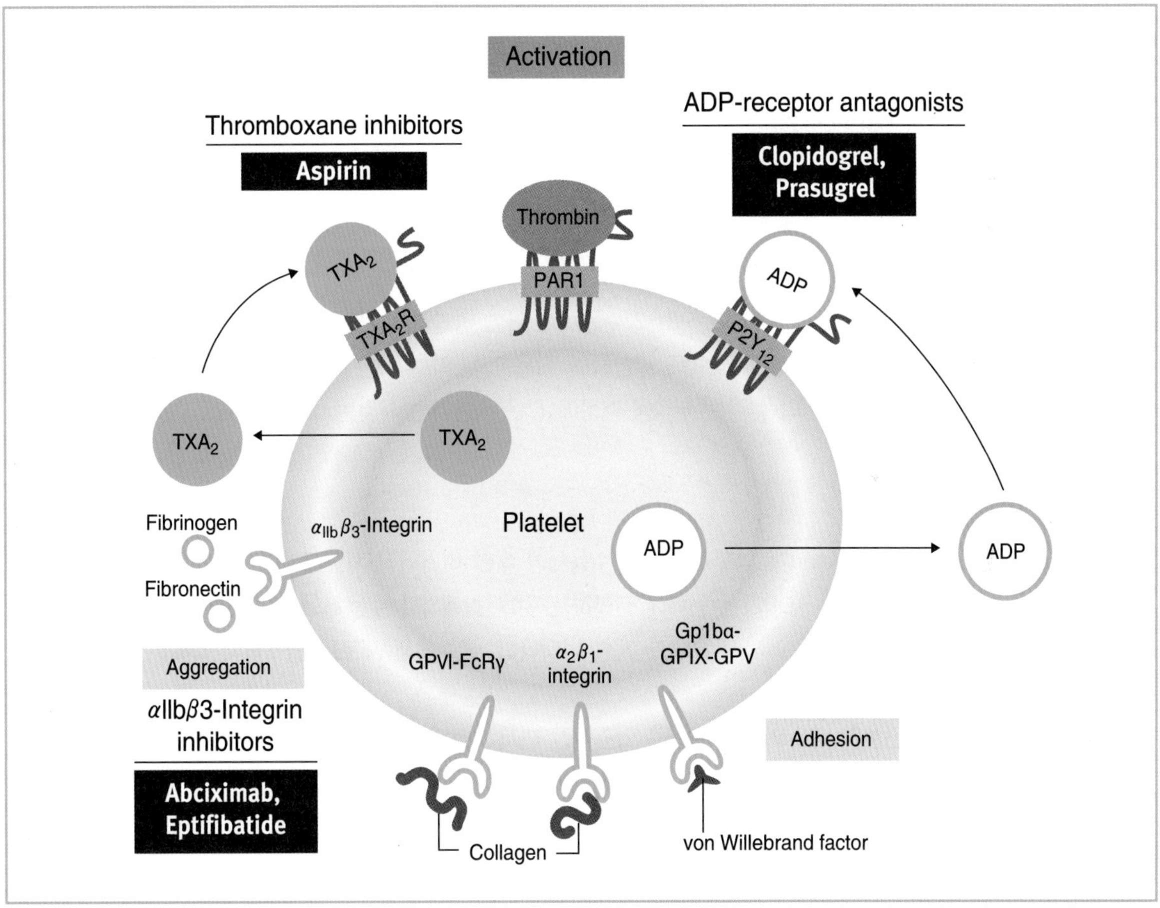

Figure 4-4. Activation of Platelet

■ Salicylates류

Aspirin

Aspirin은 혈소판내의 cyclooxygenase-1를 영구적으로 차단시킴으로써 혈소판 응집에 필요한 thromboxane A_2 (TXA_2)의 생성을 차단한다. Aspirin은 관상동맥질환, 뇌혈관질환, 말초혈액질환 환자에서의 이차예방을 목표로 사용되고 있으며 약 25% 정도의 심혈관사고 위험을 줄인다. 적절한 용량은 75~325mg이며 고용량이 저용량보다 효과적이라는 근거는 없다.

Aspirin은 과거 위장 출혈, 소화성 궤양이 있고, 출혈 위험을 증가시키는 약물인 비스테로이드성 소염제나 warfarin을 복용하는 경우 주의를 요한다.

■ P2Y12수용체 차단제

혈소판 활성화에는 약 90개 이상의 수용체가 관여되는데, 이중 혈소판 응집 반응을 시작하는 핵심 역할은 P2Y12 수용체가 한다. 따라서 혈소판 P2Y12 수용체에 어떤 자극이 가해지면 혈소판 안의 내용물들이 방출되어 폭발적으로 혈소판 응집반응이 일어나게 된다.

P2Y12수용체 차단제는 혈소판에 존재하는 P2Y12 수용체를 변형시킴으로써 ADP에 의해 유도되는 혈소판응집을 비가역적으로 억제한다. 일단 혈소판에 작용하게 되면 비가역적인 억제효과로 인해 혈소판의 수명이 다할 때까지(약 7일) 응집억제효과를 나타낸다.

Ticlopidine, clopidogrel, prasugrel과 같은 thienopyridine계 약제는 투여 후 간에서의 대사과정을 거쳐 활성 대사체로 전환되어야 약리작용을 나타낼 수 있다는 한계가 있다.

1. Ticlopidine

Ticlopidine은 1세대 thienopyridine계 약제로 P2Y12 수용체에 대한 비가역적 차단제이다. 즉 간장에서 대사된 후 그 활성대사물이 ADP수용체, P2Y12에 비가역적으로 결합하여 작용한다. 이 약제는 간장애, 조혈장애, TTP(thrombotic thrombocytopenic purpura) 발증 등의 심각한 부작용 때문에 같은 작용기전을 갖는 clopidogrel로 대체되고 있다.

2. Clopidogrel

Clopidogrel은 2세대 thienopyridine계 약제로 P2Y12 수용체에 대한 비가역적 차단제이다. 이 약제는 P2Y12 수용체와 단단한 공유결합을 하기 때문에 ADP가 수용체에 결합하는 것을 방해하고 수용체와 비가역적으로 결합해 있기 때문에 혈소판의 수명이 다해서 파괴될 때까지 효과가 계속 나타나며, 골수에서 새로운 혈소판이 나와야 비로소 그 작용이 역전된다.

이 약제는 체내에서 두 단계의 cytochrome P450 의존적인 대사 과정을 거쳐 활성형 대사체로 변화되어야 약물효과가 나타나기 때문에 CYP2C19과 같은 유전자의 다형성(polymorphism)에 영향을 받아 약물·약물 상호작용을 일으킬 가능성이 있다. 또한 효과가 중등도이고 개인 간 효과가 매우 다양하게 나타나며 작용이 늦게 시작된다는 한계가 있다.

3. Prasugrel(프라수그렐, 제품명: 에피언트 정, Effient®)

Prasugrel은 3세대 thienopyridine계 약제로 P2Y12 수용체에 대한 비가역적 차단제이다. 이 약제는 clopidogrel과 마찬가지로 간의 CYP450을 통해 대사되어 활성을 나타내지만 clopidogrel과는 달리 복잡한 대사 과정을 거치지 않고 한 단계의 CYP 의존적인 대사과정을 거치기 때문에 상대적으로 빠르고 강력한 혈소판 억제 효과가 나타난다. 혈소판의 50%가 억제되는 시간을 약효가 나타나는 기준으로 했을 때 clopidogrel은 복용 후 2시간 후에 약효가 나타나는 반면 prasugrel은 30분 정도면 약효가 나타난다.

또한 이 약제는 CYP2C19에 의한 대사 과정을 거치지 않아 CYP2C19 유전자 변이에 의한 약물 저항성도 낮은 것으로 알려져 있다. 하지만 P2Y12 ADP 수용체와 비가역적으로 결합하므로 약물을 중단하더라도 혈소판 응집능이 회복되기까지 7일 정도가 지나야 하는 단점이 있다.

4. Ticagrelor(티카그렐로, 제품명: 브릴린타 정, Brilinta®)

Ticagrelor는 triazolopyrimidine계의 약제로 가역적 경구용 P2Y12 수용체 차단제이다. 따라서 P2Y12 수용체에 결합하면 수용체가 활성화되어 단백질 모양이 변하고, 혈소판 안으로 신호가 전해지면 혈소판 안의 내용물이 방출되어 혈소판이 활성화된다. P2Y12 수용체의 억제 정도는 clopidogrel 50%, prasugrel 70%, ticagrelor는 95% 이상이다. 이 약제는 복용 후 하루가 지나면 P2Y12 수용체를 차단하여 효과를 나타낸다.

이 약제는 체내 대사 후 효과를 나타내는 prodrug이 아니며, 혈소판의 P2Y12 수용체에 직접 결합하여 혈소판 응집을 억제하므로 항혈소판 효과가 강력하고 개인 간 반응 차이가 적으며 효과가 30분 정도로 매우 빠르다. 또한 P2Y12 수용체와 가역적인 결합을 하므로 약제 투여 중단 후 혈소판 응집능이 회복될 때까지 필요한 시간이 상대적으로 짧은(72시간) 것이 특징이다.

■ PDE3 억제제

Cilostazole

Cilostazole은 phosphodiesterase3(PDE3)의 선택적 저해작용에 의해 혈소판 내 cyclic AMP를 증가시켜 혈소판응집 억제작용을 나타낸다. 이 약제는 혈소판에 대한 작용 이외에 혈관확장작용, 혈관평활근세포 증식억제작용, 중성지방 저하작용 등이 있다.

이 약제는 일본에서 개발되어 1988년에 만성동맥폐색증의 허혈증상 개선에 대한 승인을 받았으며 이후 일본에서 행해진 뇌경색의 재발예방효과를 평가하는 대규모 임상시험에서 그 유용성이 증명됨에 따라 2003년에 뇌경색 재발 방지에도 추가 승인 받았다.

■ GPⅡb/Ⅲa 억제제

GPIIb/IIIa 억제제에는 인체 GPIIb/IIIa에 대한 키메라 단클론항체인 abciximab, 비펩티드성 저분자 저해제인 tirofiban 등이 있다.

혈소판막 당단백 GPIIb/IIIa 복합체(α IIbβ3 integrin)는 혈소판응집에 필요한 막당단백으로, 각종 자극에 의한 혈소판의 활성화에 의하여 입체 구조의 변화를 일으켜 fibrinogen, vWF 등의 점착성단백이 결합되어 혈소판을 응집시킨다. GPIIb/IIIa 억제제는 GPIIb/IIIa 수용체를 억제하여 혈소판응집을 억제한다.

▣ 혈전용해제(Thrombolytics)

혈전용해제는 1980년대부터 동맥 내 혈전용해 치료에 사용하였고 1995년 뇌경색 발생 후 3시간 이내에 recombinant tissue plasminogen activator(rTPA, alteplase)를 정맥 투여하여 임상적으로 효과가 입증되었다. 현재 급성 심근경색증과 심부정맥혈전증, 폐동맥 혈전·색전증 등에 사용하고 있다.

혈전용해제의 한계는 많은 수의 환자에서 치료가 가능한 시간 내에 치료를 받아야 하고, 또한 적절한 시간 내에 혈전용해 치료를 시행하여도 모든 환자에서 성공적인 재관류가 가능하지 않다는 점과 혈전용해제에 의한 출혈성 합병증의 발생 위험이 있다는 점이다.

1. Streptokinase

Streptokinase는 1933년 발견된 이래 임상에 처음 사용된 혈전용해제로서 plasminogen과 결합하여 활성화인자 복합체를 형성한 후 plasminogen을 plasmin으로 활성화시킨다. 이 반응은 비특이적이어서 혈전에 있는 plasminogen 뿐만 아니라 전신의 plasminogen을 활성화 시켜 전신적 fibrinolysis를 일으킬 수 있다. 현재 급성 심근경색증, 급성 기저정맥혈전증, 급성 폐색전증, 급성 동맥폐색증, 동정맥 단락의 응괴 용해에 사용하고 있다.

2. Urokinase

Urokinase는 1974년 국내 최초로 생산하였는데, 이 약제는 신장 세뇨관 세포에서 생성되는 효소로 plasminogen을 직접 활성화시켜 plasmin이 되게 하며, 전신적 fibrinolysis를 일으킬 수 있는 비면역원성 혈전용해제이다. 현재 뇌혈전증·뇌경색(증상 발현후 5일 이내로서 컴퓨터단층촬영 결과 출혈이 나타나지 않을 때), 말초동·정맥폐색증, 급성 심근경색 및 폐색전증에 의한 혈전용해에 사용하고 있다.

3. Alteplase(recombinant tissue–type plasminogen activtor, rt–PA)

Alteplase는 혈관내피세포에서 분비되어 생체 내에서 혈전 형성을 방지하는 조직형 plasminogen 활성제(tissue–type plasminogen activtor, t–PA)를 유전자 재조합한 생물학적 혈전용해제이다. 즉 이 약제는 fibrin을 용해하는 plasmin을 만들기 위해 필요한 plasminogen을 활성화시키는 인체에서 자연적으로 생성되는 효소로 유전공학을 이용한 DNA 기술을 활용, 대량생산한다.

이 약제는 1982년 개발된 후 1987년 급성 심근경증 치료용으로 최초 승인되었다. 이후 급성 폐색전증 및 급성 허혈성 뇌졸중 치료제로 승인되었다. 현재 급성 심근경색증, 급성 폐색전증 및 급성 허혈뇌졸중(증상 발현 후 4.5 시간 이내)에 의한 혈전용해에 사용하고 있다.

4. Tenecteplase(TNK–tPA)

Tenecteplase는 1999년 미 FDA에서 '급성 심근경색에 의한 혈전용해'에 승인되었다. 이 약제는 t–PA의 아미노산 중 5개가 다른 것으로 치환된 3중 조합 돌연변이체로 fibrin에 매우 특이적이고 plasminogen activator inhibitor–1(PAI–1)에 저항력이 강하며 반감기가 20분으로 증가되었다.

이 약제는 t–PA의 유전자 아미노산 염기 서열 중 T, N, K 위치에 각각 다른 아미노산 기로 치환·재조합 되었기 때문에 TNK–tPA라고 부른다.

05 혈우병 Hemophilia

■ 질병에 대한 전반적인 이해

▣ 혈우병(Hemophilia)

혈우병(Hemophilia)은 히랍어로 '피(hemo)를 사랑한다(philia)' 라는 뜻이며, 1828년 Shönlein에 의해 Hämophilie(love of blood)라고 불러지게 되었다. 혈우병은 역사적으로 19세기 말 유럽 왕가의 결혼으로 인하여 영국, 스페인, 독일, 러시아 등 왕실에서 발생하였기 때문에 '왕실병(The royal disease)' 이라고도 한다.

인체 내 혈액응고인자 중 응고인자 VIII(factor VIII, FVIII)가 부족한 경우 혈우병 A, 응고인자 IX(factor IX, FIX)가 부족한 경우 혈우병 B라 하며, 응고인자 XI(factor XI, FXI)이 부족한 경우 혈우병 C라 한다. 이중 혈우병 A는 '고전적 혈우병' 이라고도 하며 전체 혈우병 환자의 80~85%를 차지한다. 또한 혈우병 B는 약 15%를 차지하는데, 처음으로 혈우병 B로 진단을 받은 환자 이름에서 유래하여 '크리스마스병(Christmas's disease)' 이라고도 한다.

혈우병은 대부분 선천성 유전성이지만 일부의 경우 가족력 없이 자연적으로 유전자 변이가 일어났을 때 발생하기도 한다. 혈우병 A와 B의 유전자는 열성 유전이며 X 염색체에 존재하므로 남성에게서 많이 발병하며, 여성의 경우는 보인자가 되거나 태아 상태에 사망하는 경우가 많다. 하지만 혈우병 C는 4번 염색체의 이상이므로 성별과 관계없이 발생한다.

혈우병 외에 폰 빌레블란트병(von Willebrand disease, vWD)은 응고인자 Ⅷ와 결합하는 폰 빌레브란트인자(von Willebrand factor, vWF)가 부족한 경우로 혈우병과 유사한 부분이 있고, 그 외에 응고인자 결핍으로 prothrombin(응고인자 II) 결핍, fibrinogen(응고인자 I) 결핍 그리고 응고인자 V, VII, X, XII, XIII의 결핍도 있으나, 이들은 선천성 응고장애 질환으로 분류되며 혈우병에는 포함시키지 않는다.

▣ 혈우병의 임상적 분류

1. 응고인자 활성도에 따라

혈우병 A와 B는 혈액 중에 포함되어 있는 응고인자의 수준에 따라 중증도를 구분한다. 즉 응고인자 VIII 또는 IX 정상치는 1unit/mL 또는 100%로 나타내는데, 그 수준(활성도)이 1% 이하이면 '중증', 1.1~5% 사이이면 '중등증', 5.1% 이상이면 '경증' 이다.

중증은 외상이나 외부의 충격이 없이도 출혈을 일으킬 수 있는데, 이를 '자연출혈' 이라고 한다. 중증에서는 관절 또는 연조직의 심한 출혈이 저절로 반복하여 발생하고 손상 후 또는 수술 후 심한 출혈이 발생한다. 중등증은 중간 정도의 출혈 경향을 보이며 출혈이 수술 또는 경미한 손상 후 발생한다. 경증은 정상 생활중 저절로 출혈이 발생하는 경우는 드물지만 심한 손상이나 수술 후에는 과도한 출혈이 생길 수 있으며 때로는 평생 출혈 경향을 느끼지 못하는 경우도 있다.

2. 출혈정도에 따라

혈우병에서 출혈은 크게 위중한 출혈과 경미한 출혈로 구분한다. 위중한 출혈(major bleeding)은 중추신경계 외상 또는 출혈(요추천자, 경막외 마취 등 포함), 수술, 복막뒤 공간 출혈, 마취를 포함한 발치, 심한 위장관 출혈, 상기도 및 호흡기관 출혈, 진행된 관절강내 출혈 및 근육 출혈, 기타 임상적으로 위중한 출혈을 총칭한다. 경미한 출혈(minor bleeding)은 경한 관절강내 출혈(대부분 자연 발생한 경우), 표재성 혈종, 구강내 출혈, 치아 출혈, 비출혈, 경한 혈뇨 등을 말한다.

3. 항체(응고인자 억제인자, Inhibitor) 발생에 따라

항체(Inhibitor)는 응고인자 VIII 또는 IX에 대한 inhibitory IgG antibodies를 줄인 용어로 응고인자 투여후 응고인자의 응고기능을 중화시켜 출혈을 일으킨다. 항체 발생률은 혈우병 A에서 중증은 30% 미만, 중등증은 3%, 경증은 0.3% 정도로 총 15-20% 정도 발생하고, 혈우병 B에서는 1.5-3% 정도 발생하는 것으로 알려져 있다.

항체는 투여한 응고인자에 대해 외부 물질로 인식하여 만들어 지는데, 이 때 만들어진 항체는 응고인자를 무력화시켜 지혈을 못하게 만든다. 이러한 항체는 대부분 어릴 때 나타나며, 단지 몇 번의 응고인자 투여한 후에도 나타나기도 한다. 따라서 응고인자 용량증가에도 불구하고 치료에 반응이 없을 때 항체 형성을 의심할 수 있다.

항체 역가(titer)는 보통 베데스다 역가(Bethesda unit, BU)로 표시하는데, 역가 5BU/ml를 기준으로 하여 5BU보다 낮은 경우를 저항체(low-titer inhibitor), 5BU 보다 높은 경우를 고항체(high-titer inhibitor)로 분류한다. 1BU는 corrected residual factor VIII activity가 100에서 50으로 감소할 경우이다.

또한 응고인자를 투여 후 항체 역가 증가가 미미하여 저항체 상태로 유지되는 환자를 저반응자(low responder), 반대로 응고인자 투여 후 항체역가가 상승하여 한번이라도 고항체 상태가 된 환자를 고반응자(high responder)으로 분류한다.

따라서 응고인자 투여 후 항체 수치가 저항체/저반응자는 5Bu이상으로 올라가지는 않는 경우, 저항체/고반응자는 5BU 이상으로 올라가는 경우이다. 고항체/고반응자는 항체 수치가 5BU보다 더 높으면서 응고인자 투여 후 그 수치는 훨씬 더 높이 올라가는 경우이다. 일부 환자는 응고인자 투여 후 일시적으로 항체가 발생하지만 시간에 따라 소멸되는 일시적 항체를 보이기도 한다.

▣ 혈액응고(Coagulation) 과정

혈액응고는 혈관, 혈소판, 혈액응고인자들이 서로 작용하여 혈액을 응고시켜 지혈시키는데, 이중 제일 중요한 역할을 하는 것이 응고인자들이다. 즉 혈관이 작용을 못하거나 혈소판 기능이 떨어지면 심한 출혈이 일어나지 않지만 혈액응고인자가 감소하면 치명적인 출혈이 유발될 수 있기 때문이다. 지혈과정은 initiation(개시), amplification(증폭), propagation(전파)의 단계로 진행된다.

Initiation는 혈관 내피세포에서 fibroblast나 근육세포에 있는 TF(tissue factor)가 발현되면 응고인자 VII와 급속히 결합하여 TF/FVIIa 복합체가 생기고, 이것이 응고인자 X와 IX를 활성화시킨다. 활성화된 응고인자 Xa는 V를 활성화시켜 적은 양의 prothrombin을 thrombin으로 변화시키고, 이 thrombin이 다음 단계의 amplification에 중요한 역할을 담당하게 된다.

Amplification은 TF를 발현한 세포에서 적은 양의 thrombin으로 인하여 혈소판이 활성화되고 혈소판 부착이 더 많아지게 되며 응고인자 V, VIII와 XI를 활성화시킨다.

Propagation은 FVIIIa/IXa 복합체를 형성하여 응고인자 X를 활성화시키고 FXa/FVa 복합체는 많은 양의 prothrombin을 thrombin으로 변화시킨다. 이어 thrombin은 fibrinogen을 fibrin으로 변화시키며 fibrin stabilizing factor인 응고인자 XIII가 작용하면 최종적으로 fibrin clot을 형성하게 된다.

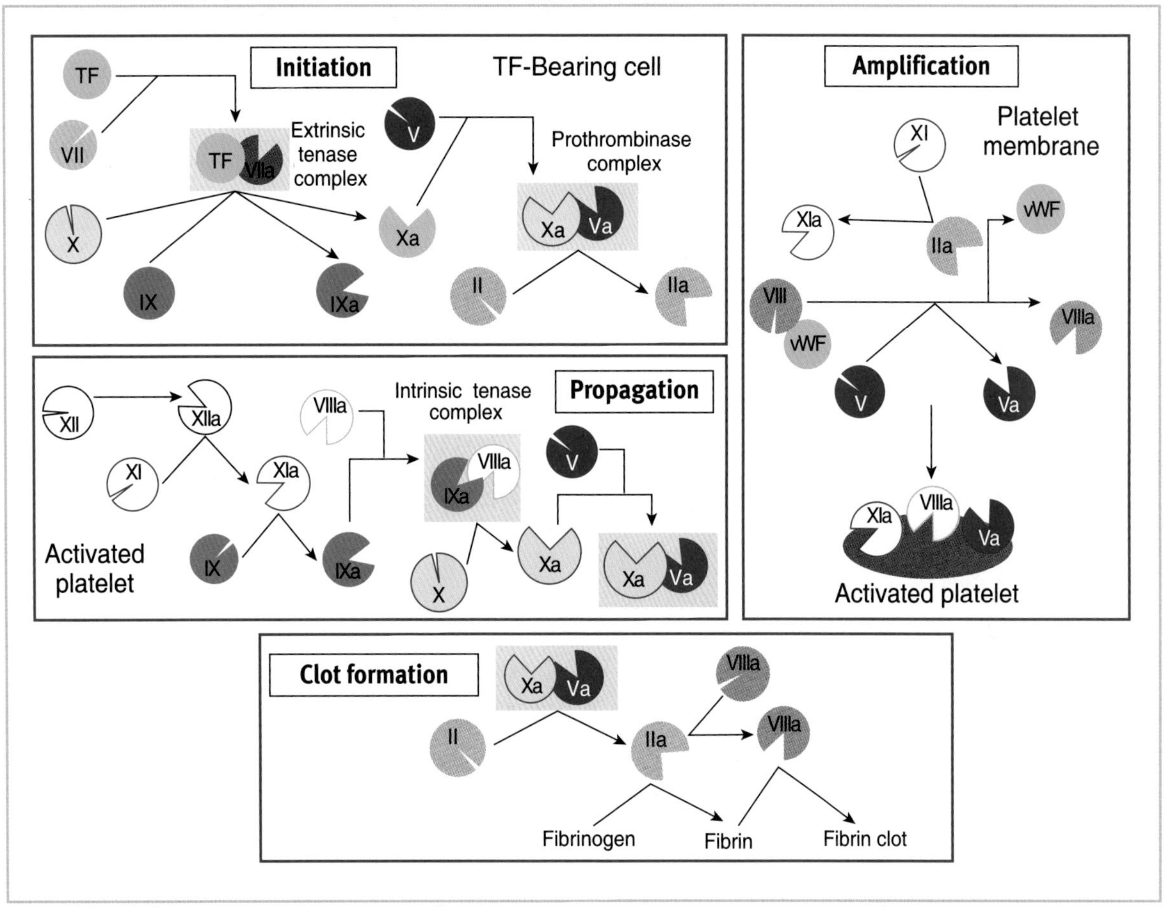

Figure 5. Blood Coagulation Cascade

■ 약물치료

1970~2010년에 걸친 40년간의 혈우병의 치료는 급진적으로 발전하였다. 1840년 혈액 내의 어떤 물질의 결핍에 의하여 출혈이 잘 생긴다는 사실이 확인되었고 1947년 경 혈우병도 여러 종류가 있다는 사실이 알려졌으며 1960년대까지 혈장과 전혈로만으로도 치료가 가능해졌다.

1965년 응고인자들이 동결침전물(cryoprecipitate)에 많이 함유됨을 발견한 이래 응고인자 농축액이 개발되었다. 1970년대 부터 국내에서 혈장에서 추출한 해당 농축 응고인자 VIII(농축 FIX)를 개발하였다. 그러나 혈장유래(plasma-derived) 농축 응고인자는 수혈과 연관된 간염, 에이즈 등으로 인해 혈우병환자가 많은 희생을 치르는 문제가 발생하였다. 그 후 점차 그 순도와 안전성이 향상되었지만 아직도 문제점은 남아있다.

최근의 혈장유래 응고인자는 분획제제로 고도로 선별된 사람혈장으로 제조되며, 이들 혈장은 제조과정에서 무균 단계를 거치면서 지질-외피 보유 및 많은 외피 비보유 바이러스의 전파 가능성이 배제되어 있다.

그럼에도 불구하고 프리온(prion)과 일부 외피 비보유 바이러스 및 기타 알려지지 않은 병원균에 의한 감염 우려는 여전히 남아 있기 때문에 혈액매개 병원균의 전파 위험을 낮추고 응고인자의 공급을 사람혈장에 의존하지 않기 위해서 유전자 재조합 제제가 개발되었다.

1993년 재조합 응고인자 시대가 열리면서 처음으로 재조합 응고인자 VIII(rFVIII)가 개발되었으며, 1990년 후반 rFIX, rFVIIa가 개발되었다. 2010년대로 들어오면서 바이오시밀라(biosimilar) rFVIII 및 rFIX 제제가 개발되고 fusion & pegylated rFVIII 및 rFIX 등의 개발이 진행되고 있다.

현재는 단클론항체(monoclonal antibody) 및 재조합(recombinant) 응고인자들이 주로 사용되고 있다. 그 중 재조합 제제는 세포배지나 최종 안정 산물에서 사람 또는 동물 단백의 사용 여부에 따라 다시 구분한다.

■ 치료약제

◉ 급성출혈의 치료 및 예방

급성출혈의 치료 및 예방의 치료 목표는 환자에게 부족한 응고인자를 지혈에 적절한 수준까지 보충시키는 것이다. 응고인자 투여용량은 질환의 심한정도, 출혈부위, 출혈의 심한정도, 임상적 상황 등에 따라 결정된다.

응고인자는 혈장유래 응고인자, 재조합 응고인자, 단클론항체 응고인자 등이 있으며 각각 장·단점이 있다. 혈장유래 응고인자는 중요한 병원체들을 제거했다 하더라도 밝혀지지 않은 병원체의 제거여부를 확신할 수 없다.

■ 응고인자 VIII 제제

혈장유래 응고인자에는 그린에이트에스디 주(GreenEight SD®, human coagulation factor VIII)가 있고, 단클론항체 응고인자에는 모노클레이트-P 주(Monoclate-P®, freeze-dried human blood coagulation factor VIII), 그린모노 주(GreenMono®, human blood coagulation factor VIII)가 있으며, 재조합 응고인자에는 그린진에프 주(GreenGeneF®, berotocog alfa), 애드베이트 주(Adavate®, recombinant blood coagulation factor VIII)가 있다.

■ 응고인자 IX 제제

재조합 응고인자로 베네픽스 주(BeneFIX®, recombinant blood coagulation factor IX), 릭수비스 주(Rixubis®, recombinant blood coagulation factor IX, nonacog gamma)가 있다.

릭수비스 주(Rixubis®)는 노나코그 감마(nonacog gamma)를 주성분으로 하는 재조합 응고인자 IX(recombinant human coagulation factor IX)로 2013년 미 FDA와 2015년 4월 국내에서 '혈우병 B 환자의 출혈 에피소드의 억제 및 예방 및 혈우병 B 환자의 출혈 에피소드의 빈도 감소 및 예방을 위한 일상적 예방요법(routine prophylaxis)' 에 승인되었으며 혈우병 B 환자의 면역관용유도(ITI)에는 사용되지 않는다.

이 약제는 재조합 응고인자 IX(recombinant human blood coagulation factor IX)로 415개 아미노산을 가진 단쇄(single-chain) 정제 당단백질로 CHO(Chinese hamster ovary) 세포 주(cell line)에서 제조하였다.

◉ 항체(Inhibitor)에 대한 치료

■ 우회치료(Bypassing Therapy)

우회치료제(Bypassing agent)는 출혈시 혈액응고기전에서 필요한 응고인자를 우회하여 작용하여 해당 결핍응고인자의 존재와 무관하게 작용하는 활성인자 및 다른 응고인자 제제를 말한다.

응고인자 치료 중 항체가 발생하면 고용량의 응고인자 투여로 적절한 응고인자 수치에 도달할 수 있지만, 고용량의 응고인자 투여로도 효과가 없게 되면 우회치료제(bypassing agent)를 선택할 수 있다. 또한 저항체 상태라도 고항체 반응군인 경우 ITI 또는 수술이 예정된 환자, 더 심각한 출혈이 우려되는 환자)에는 우회치료제를 선택할 수 있다.

현재 응고인자 VIII 또는 IX의 항체를 보유한 혈우병 A 및 혈우병 B 환자에 사용 가능한 우회치료제로는 훼이바 주

(FEIBA®, factor eight bypassing agent)와 노보세븐알티 주[NovoSeven RT®, activated eptacog alfa, recombinant FVII(rFVIIa)] 등이 있다.

1. 훼이바 주(FEIBA®)

훼이바 주는 aPCC(activated prothrombin complex concentrate) 또는 AICC(anti-inhibitor coagulant complex)로 vitamin K-dependent agent인 응고인자 II, VII, IX, X가 포함되어 있다. 그러므로 prothrombin을 thrombin으로 활성화하는 과정에서 prothrombinase complexes concentrator의 역할을 하는 응고인자 V 및 X, 칼슘, phospholipid 중 응고인자 X의 역할을 도운다. 따라서 응고인자 VIII 또는 IX의 항체를 보유한 혈우병 A 및 B 환자에서 출혈 에피소드, 수술 전후 관리, 출혈 에피소드의 빈도 감소 및 예방을 위한 일상적 예방요법(routine prophylaxis)에 사용한다. 하지만 이 약제는 응고인자 VIII 또는 IX의 항체가 없는 환자에게 사용하지 않는다.

2. 노보세븐알티 주(NovoSeven RT®)

노보세븐알티 주는 활성형 재조합 VII 응고인자로 platelet을 활성화시키고 응고인자 X를 활성화시켜 결국 prothrombin을 활성화시키게 된다. 따라서 응고인자 VIII 또는 IX에 대한 항체가 5BU 초과인 선천적 혈우병 환자, 응고 VIII 또는 IX의 투여에 2차 면역학적 기억 반응이 강하게 나타날 것으로 예상되는 선천적 혈우병 환자, 후천적 혈우병 환자, 선천적 응고인자 VII 결핍 환자, GP IIb-IIIa 그리고/또는 HLA에 대한 항체를 가지고, 현재 혈소판 수혈 불응증이 나타나거나 과거력이 있는 글란즈만 혈소판무력증(Glanzmann' s thrombasthenia) 환자에서 출혈 시 치료 및 수술 또는 침습적 시술 시 출혈의 예방에 사용한다.

■ 면역관용유도요법(Immune Tolerance Induction, ITI)

면역관용유도요법(ITI)은 항체가 발생한 환자에서 항체를 없애기 위한 방법이다. 이 치료는 조기에 시작할수록 효과가 좋으며 응고인자 뿐 아니라 면역억제제(rituximab 등)를 포함한 다양한 프로토콜이 존재하여 일률적으로 용량을 제시할 수는 없다. 장기적으로 항체를 근본적으로 해결하기도 한다.

ITI에 사용하는 약제에는 그린에이트 주(GreenEight®)와 이뮤네이트 주(Immunate®) 등이 있다. 이중 그린에이트는 응고인자 VIII 제제로 응고인자 VIII 결핍환자를 위해 사용하고, 이뮤네이트는 응고인자 VIII과 vWF 복합제제로 폰 빌레브란트 질병(vWD) 환자의 치료에 사용한다.

▣ 기타 혈액질환

사람 피브리노겐인 파이브리노겐 주(Fibrinogen®, dried human fibrinogen)은 외과처치, 선천성 저·무 피브리노겐혈증 등의 저피브리노겐혈증에 사용한다.

06 천식
Asthma

■ 질병에 대한 전반적인 이해

▣ 천식(Asthma)

천식(Asthma)은 만성 기도염증(airway inflammation)을 특징으로 가역적인 호기 시 기류제한과 함께 시간에 따라 중증도가 변하는 천명, 호흡곤란, 가슴답답함, 기침과 같은 호흡기 증상의 병력이 있는 질환으로 정의된다. 만성 기도염증은 여러 세포와 다양한 매체들이 관여하는데, 아토피와 같은 유전적인 요인과 바이러스, 알레르기 항원, 직업적 노출 등 다양한 원인에 의해서 발생한다. 따라서 천식은 반복적인 증상, 기류제한, 기도과민성, 만성 염증 등이 상호작용하여 천식의 임상 증상과 중증도, 치료에 대한 반응을 결정한다. 가역적인 기류제한(airflow limitation)은 대부분 치료에 의해서 회복이 되지만 자연적으로 회복될 수도 있다. 하지만 오래 지속되면 기도개형(airway remodeling)이 일어나 비가역적인 기류제한이 발생할 수 있으며 고령 환자에서는 만성폐쇄성폐질환(chronic obstructive pulmonary disease)과의 감별이 필요하다.

▣ 호산구성 천식(Eosinophilic Asthma)

1. T 세포(T 림프구)

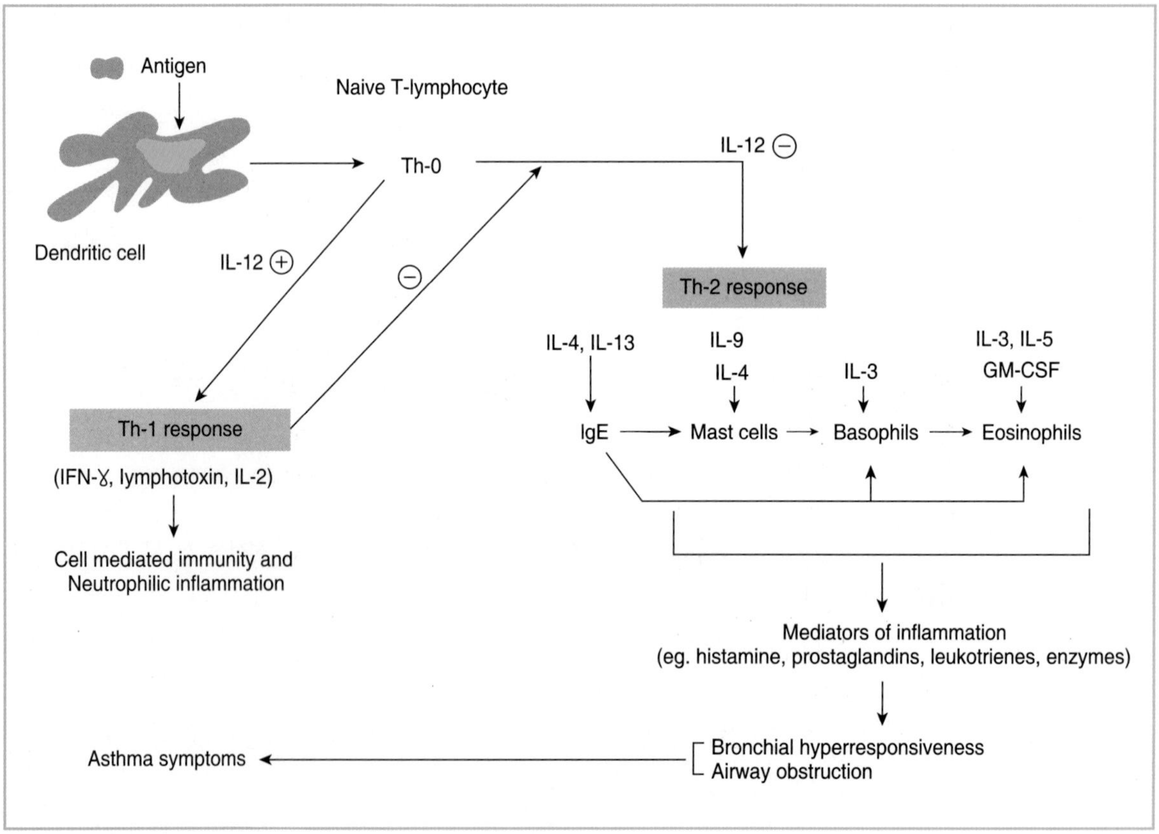

Figure 6. Bronchial Hyperesponsiveness and Airway Obstruction

T 세포는 Th1세포와 Th2세포로 구분하는데, 이들 세포는 천식의 염증에 중요한 역할을 한다. Th1세포는 IL-2, IFN-γ 등을 분비하여 세포 방어 기전에 관여하며, Th2세포는 IL-3, 4, 5, 6, 9, 13 등의 cytokines을 분비하여 호산구성 염증 및 B림프구의 IgE 생성을 조절하며 알레르기 염증반응에 관여한다. 따라서 알레르기성 천식 염증 반응은 Th2 세포매개로 이루어 지는데, 천식환자의 경우 기도 내 T 세포 수가 증가되어 있다.

알레르기성 천식은 대기 중의 알레르기 항원이 기도로 들어와 IgE를 생성하면서 시작한다. 즉 알레르기 항원이 항원표시세포(antigen presenting cell, APC)인 수지상세포(dendritic cell)와 결합하여 림프절로 이동된다. 항원과 결합된 APC는 림프절 내의 naïve T helper cell(Th0)에 작용하여 Th0가 Th2세포로 분화되어 cytokines를 분비한다. 이들은 각종 세포들을 자극하여 IgE 및 염증매개 물질들을 분비시켜 기관지 과민성과 기도폐쇄를 일으켜 천식증상을 발생시킨다.

2. Th2 cytokines(IL-5)

많은 염증세포(대식세포, 비만세포, 호산구, 림프구 등)와 상피 내피세포에서 cytokines이 생성되고 분비된다. Histamine, leukotriene 등과 같은 염증 매개물질이 급성 및 아급성 염증반응과 급성악화에 중요한 역할을 하는 반면 cytokines는 주로 만성 염증반응과 관련된다.

Th2 cytokines는 혈액과 조직 호산구의 조절하는 역할을 하며 기도에서 호산구 염증을 일으키기도 한다. 이 기도의 호산구성 염증은 천식의 중요한 병인이며 천식 악화의 빈도는 기도의 염증과 밀접한 관계가 있다. Th2 cytokine중 IL-5는 골수에서 호산구의 분화와 활성화를 위해 중요한 역할을 하며 화학주성(chemotaxis), 미리 혈성된 독성 과립구 단백질과 매개물질의 방출 등에 관여한다. 하지만 IL-5의 과잉 생성은 천식을 포함한 호산구 관련질환을 일으킨다고 보고되고 있다.

3. 호산구(Eosinophil)

호산구는 말초 백혈구의 약 2%를 차지하며 정상인에서는 5% 미만으로 관찰된다. 호산구는 다양한 자극에 반응하여 혈관으로부터 염증부위로 이동하게 되며, cytokines와 염증반응에 직접적인 조절 기능을 갖는 여러 기능을 담당하고 기도질환을 포함한 염증반응에서 항원제시세포 역할, 비만세포 조절, 기도염증 및 기도개형을 일으킨다.

1) 항원제시세포(APC)의 역할

호산구는 다양한 미생물 감염 시 APC로써의 역할을 한다. 호산구는 T 세포의 증식, 활성화 및 Th1 또는 Th2 세포의 분화를 촉진시키는 일련의 cytokines을 분비하며 CD4+ T-cell에서 IL-4, IL-5, IL-13의 분비를 촉진시킨다고 알려져 있다.

2) 비만세포(Mast cell) 조절

호산구는 비만세포 기능의 조절 능력을 가지고 있으며 주요 기본단백질(major basic protein, MBP)에 의해 활성화되어 히스타민, PGD2, GM-CSF, TNF-α, IL-8을 분비한다. 또한 신경성장인자(nerve growth factor, NGF)를 생산하며, 이는 자율신경의 생존과 기능 유지뿐만 아니라 면역 조절에도 관여한다.

3) 기도염증 및 기도개형

호산구는 염증의 회복과 조직 손상의 복구과정에 관여하고 조직 내의 호산구 증가는 섬유화를 유발하는 여러 질환에서 특징적으로 나타난다. 이는 기관지 천식에서 나타나는 기도개형과 연관된다. 기도개형은 기저막과 기관지 점막 하층에서 기질 단백질이 증가하며, 평활근의 증가, 배상세포(goblet cell)의 과증식, 신생혈관 생성을 특징으로 한다.

알레르기 천식 모델에서 IL-5에 대한 항체를 투여하거나 IL-5 유전자를 제거하였을 때 폐내 호산구와 기도 개형이 억제됨을 보여주었으며, IL-5가 결핍된 쥐에서 기관지 폐포 세척액 및 기관지 주변 조직의 호산구수가 감소함이 나타났다. 이러한 현상은 폐 조직내의 TGF-β1의 감소와 연관이 있으며 호산구가 성장 인자 생성의 주요 세포임을 뒷받침하고 있다.

■ 약물요법

▣ 국내 천식 진료지침(2014 개정)

■ 1단계: 필요에 따른 증상완화 흡입제(SABA)

SABA는 천식 증상의 빠른 개선에 효과적이다. 그러나 증상의 빈도가 높거나 급성악화의 위험 인자(예; FEV1이 예측치의 80% 미만이거나 최근 1년 동안 급성악화가 있었던 경우)를 가진 환자에서 추가적으로 규칙적인 저용량 ICS의 사용도 고려할 수 있다.

■ 2단계: 저용량 조절제(ICS)+필요에 따른 증상완화 흡입제(SABA)

저용량 ICS는 전반적인 천식 조절에 가장 효과적인 약물로 가능한 모든 천식환자에서 사용할 것을 권고한다. 추가적으로 필요에 따른 SABA 사용이 권고된다. 만약 ICS를 사용할 수 없거나 사용을 꺼려하는 경우, 부작용을 심하게 경험한 환자, 또는 알레르기성 비염이 동반된 환자에서 항류코트리엔제(LTRA)의 사용도 가능하다.

■ 3단계: 한 가지 혹은 두 가지의 조절제(저용량 ICS/LABA)+필요에 따른 증상완화제(SABA 또는 저용량 ICS+formoterol)

저용량 ICS/LABA를 유지 치료로 사용하면서 필요에 따른 SABA의 사용을 권장한다. 따라서 beclomethasone/formoterol 혹은 budesonide/formoterol은 유지 치료제 및 증상완화제의 두 가지 용도로 사용할 수 있다. 저용량 ICS를 중간용량 또는 고용량 ICS로 증량할 수 있고, 또한 저용량 ICS+LTRA(혹은 저용량 서방형 theophylline)을 함께 사용해 볼 수 있으나 LABA제를 추가하는 것보다 효과가 적다.

■ 4단계: 두 가지 이상의 조절제(중간 혹은 고용량 ICS+LABA)+필요에 따른 증상완화제(SABA 혹은 저용량 ICS+formoterol)

저용량 ICS/LABA와 필요에 따른 SABA를 사용함에도 불구하고 잘 조절되지 않으면, 중간용량 ICS/LABA를 고려할 수 있다. 고용량 ICS/LABA를 사용할 수 있지만, ICS 증량은 부가적 이득이 적고, 부작용 위험성이 증가한다. 고용량 ICS/LABA는 중간용량 ICS/LABA 및 혹은 항류코트리엔제(혹은 서방형 테오필린)를 3~6개월 사용하여도 천식이 잘 조절되지 않을 때에만 권장된다.

■ 5단계: 부가적 치료+필요에 따른 증상완화제(SABA 혹은 저용량 ICS+formoterol)

부가적으로 항 IgE 치료(omalizumab)는 4단계 치료에서 잘 조절되지 않는 중등증 혹은 중증의 알레르기성 천식 환자에서 권장된다. 또한 추가적으로 저용량 OCS(≤7.5 mg/일 prednisolone 등가)의 사용은 중증 천식 환자 중 일부 환자에서 효과적일 수 있지만84, 종종 부작용이 동반된다. 적절한 흡입기 사용과 높은 순응도의 4단계 치료에도 불구하고 증상이 조절되지 않거나 빈번한 급성악화가 동반될 때, 그리고 다른 요인에 의한 영향이 배제된 경우에만 고려한다.

Table 6-1. 국내 천식 진료지침

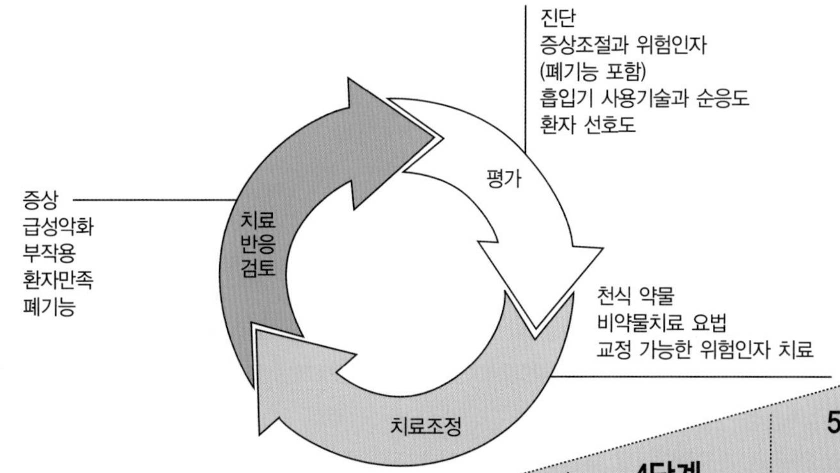

	1단계	2단계	3단계	4단계	5단계
선호되는 조절제		저용량 ICS	저용량 ICS/LABA	중간/고용량 ICS/LABA	추가치료를 위한 전문의 의뢰 (예, 항IgE치료)
다른 조절제	저용량 ICS 고려	LTRA 저용량 테오필린	중간/고용량 ICS 저용량 ICS+ LTRA(혹은 +테오필린)	고용량 ICS+LTRA (혹은 +테오필린)	저용량 경구 스테로이드 추가
증상완화제	필요에 따른 SABA		필요에 따른 SABA 혹은 저용량 ICS/formoterol*		

유념사항

- 자가관리 교육을 제공한다(자가평가+행동지침+정기적인 검토).
- 교정 가능한 위험 요인과 동반질환(예, 흡연, 비만, 불안증)을 치료한다.
- 비약물치료요법(예, 육체적 활동, 체중감량, 감작된 항원 회피)에 대해 조언한다.
- 증상이 잘 조절되지 않거나, 급성악화 발생 및 위험이 있다면 단계 올림 치료를 고려한다. 그러나 정확한 진단이 되었는지, 흡입기 사용이 적절한지, 그리고 약물 사용 순응도가 양호한지 살펴봐야 한다.
- 3개월 동안 증상이 잘 조절되고 급성악화 위험이 적다면, 단계 내림 치료를 고려한다. 흡입스테로이드를 중단하는 것은 권고되지 않는다.

*저용량 budesonide/formoterol 혹은 저용량 beclomethasone/formoterol 유지 및 완화요법을 하는 환자에서 저용량 ICS/ formoterol은 완화제로 사용된다.
ICS, inhaled corticosteroid(흡입스테로이드)
LTRA, leukotriene receptor antagonist(류코트리엔수용체길항제)
SABA, short acting β-agonist(속효성베타작용제)

▣ 호산구성 천식

2014년 GINA(Global Initiative for Asthma)에서 천식은 만성기도염증을 특징으로 하는 이종성(heterogeneous)질환이라고 정의하고 있다. 천식에 관한 연구가 진행되면서 천식 환자들이 역학, 임상 및 병태생리에서 유사성을 보이는 소위 '천식 표현형(asthma phenotype)' 이라고 불리는 군집으로 분류가 되고 있다. 천식 표현형에 따른 치료방침을 권장하지 않았지만, 천식치료지침에 따른 치료에 불구하고 치료에 반응하지 않는 중증 천식 환자가 전체 천식 환자의 10~20% 정도를 차지한다. 이러한 환자들은 고용량 흡입스테로이드제와 전신스테로이드제를 필요로 하는 경우가 많으며, 이로 인한 부작용과 합병증 때문에 새로운 치료방법이 필요한 상태이다. 이에 2014년 ERS/ATS(European Respiratory Society/American Thoratic Society)에서 중증 천식에 대한 새로운 정의를 제시하면서 생물학적제제를 새로운 치료법으로 언급하고 있다.

■ 치료약제

천식의 치료약제는 조절제와 증상완화제로 나누며, 조절제는 항염증 효과를 통해 천식 증상이 조절되도록 규칙적으로 사용하고, 증상완화제는 신속히 기도를 확장하여 증상을 개선시키는 약제로 필요할 때만 사용한다. 또한 이들 약제들의 제형은 흡입제, 경구제, 주사제, 패취제 등 다양하다. 이중 주로 사용하는 흡입제는 직접 기도에 전달하여 고농도의 미세 성분의 약제가 기도점막으로 투여되므로, 전신 부작용은 최소화할 수 있다는 장점이 있다.

▣ 조절제

■ 흡입스테로이드제(Inhaled corticosteroid, ICS)

ICS는 지속성 천식의 치료 약제 중 가장 효과적인 항염증제로 모든 천식환자에서 사용할 수 있다. ICS는 천식 증상을 감소시키고 폐기능을 개선시켜 삶의 질을 호전시킨다. 또한 기도염증을 조절하여 기도 과민성, 악화의 빈도 및 중증도 천식으로 인한 사망을 감소시킨다. 하지만 천식을 완치시키지는 못하며 상당수의 환자에서 ICS를 중단하면 수 주에서 수 개월 내에 다시 천식 증상이 악화할 수 있다.

■ 흡입스테로이드제와 흡입지속성베타작용제 복합제(Inhaled corticosteroid/long-acting β2-agonist, ICS/LABA)

중간 용량 ICS로 시작하여 천식 조절이 안되면 LABA를 추가할 수 있다. LABA 추가 요법이 ICS 단독 요법에 비해 천식 조절 상태에 더 빨리 도달한다. 따라서 천식 증상과 야간 증상을 감소시키고 천식 악화의 발생을 줄이면서 폐기능을 호전시킨다. 아울러 SABA의 사용을 감소시키고 ICS의 용량을 줄일 수 있다.

■ 경구스테로이드제(Oral corticosteroid, OCS)

천식이 조절이 잘 되지 않는 경우 OCS를 장기간(2주 이상) 사용하는 경우가 있다. 하지만 부작용의 위험이 크기 때문에 가능한 장기간 사용을 피해야 한다. 천식 환자에서 OCS의 사용에 비해 장기간 ICS의 사용이 치료 지수(therapeutic index)가 더 좋은 것으로 알려져 있다. 만일 장기간 OCS의 사용이 필요하다면 전신 부작용을 최소화하도록 노력해야 한다.

■ 류코트리엔수용체 길항제(Leukotrienene receptor antagonist, LTRA)

류코트리엔수용체 길항제(LTRA)에는 montelukast, pranlukast, zafilukast 등이 있다. 이 약제들은 약간의 기관지 확장효과와 함께 기침을 줄이고 폐기능을 호전시키며, 기도 염증 및 천식 악화를 감소시킨다. 따라서, 경증 지속성 천식 환자에서 ICS 대신 사용할 수 있으나 LTRA의 단독 사용은 저용량 ICS보다 효과는 적다. 하지만 초기 유지 치료에서

ICS를 원하지 않거나 사용할 수 없는 환자, ICS에 심한 부작용을 보인 환자 혹은 알레르기성 비염을 동반한 환자 등에서는 초기 유지치료제로 사용할 수 있다. 특히 아스피린 과민성 천식환자는 도움이 될 수 있다.

■ IgE 항체

Omalizumab(오말리주맙, 제품명: 졸레어 주, Xolair®)

Omalizumab은 2007년 국내에 승인을 받은 IgE 항체(IgE antibody)로 혈청 IgE 농도가 상승한 환자에게서 제한적으로 사용할 수 있는 최초의 단클론항체 의약품이다. 이 약제는 ICS와 LABA로 천식조절이 되지 않고 혈청 IgE가 상승되어 있는 심한 알레르기성 천식 환자에 사용할 수 있으며 증상 악화, 증상완화제 사용 횟수 및 스테로이드제의 용량을 감소시킨다.

이 약제는 IgE의 Fcε 수용체 I (Fcε RI)과 결합하는 부위에 작용하여 혈중 내 IgE의 수치를 낮추며 IgE와 수용체의 결합을 차단하여 염증세포의 탈과립을 억제한다.

▣ 증상완화제

■ 흡입속효성 베타작용제(Inhaled short-acting β2-agonist, 흡입SABA)

흡입SABA는 천식의 급성 악화 시 기도 폐쇄를 완화하거나 운동유발 천식 환자에서 운동 전 처치로서 일차적으로 사용할 수 있다. 흡입SABA의 사용이 증가하면(특히 매일 사용하는 경우) 치료 단계를 높이는 것을 고려하여야 한다. 또한 흡입SABA를 사용해도 즉각적이고 지속적인 반응을 보이지 않으면 단기간의 OCS 사용을 고려하여야 한다.

흡입SABA 정량흡입기(metered dose inhaler, MDI)는 생명을 위협하지는 않을 정도의 급성악화에 사용할 수 있으며 네뷸라이저(nebulizer)는 생명을 위협할 정도의 급성악화에 사용하는 것이 추천된다.

■ 흡입속효성항콜린제(Inhaled short-acting muscarinic antagonist, 흡입SAMA)

SAMA는 천식 환자에서 기관지확장제로 사용하며 SABA에 비하여 증상 완화 약제로서의 효과는 크지 않다. 하지만 급성 천식에서 SAMA와 SABA를 병용 사용한 연구에서 SAMA의 추가는 약간의 폐기능 개선 효과가 있고 입원의 필요성을 유의하게 줄였으며 회복 기간을 단축시킬 수 있었다고 한다.

▣ 기타 약제

■ 흡입지속성항콜린제(Inhaled long-acting muscarinic antagonist, LAMA)

LAMA는 천식 조절이 되지 않는 성인 환자들을 대상으로 시행한 한 연구에서는 salmeterol과 비슷한 기관지 확장 효과를 보였고, 또 다른 연구에서는 ICS와 LABA로 조절이 되지 않는 천식환자에 tiotropium을 추가 시 때 폐기능을 호전시켰다. 급성 악화의 위험이 높은 중증 천식 환자를 대상으로 1년간 tiotropium을 사용 시 폐기능을 호전시켰으며 악화의 위험을 21% 감소시켰다. 따라서, ICS/LABA 사용에도 잘 조절이 되지 않는 천식 환자에서 tiotropium의 추가를 고려할 수 있다.

■ Xathine 유도체 : theophylline

Theophylline은 기관지확장제로서 일부 항염증 효과가 있다. 장기간 사용하는 조절제로서 효능에 대한 연구는 부족하며, 일차적 조절제로서의 역할은 제한적이다. 그러나, ICS를 사용해도 천식 조절이 되지 않는 환자들에 대해서 추가 약제로 사용을 고려할 수 있다.

■ 베타작용제

속효성경구베타작용제는 흡입제를 사용할 수 없는 극소수의 환자에게 고려할 수 있으나 부작용이 많다. 지속성경구베타작용제는 추가적인 기관지 확장효과가 필요할 때만 매우 드물게 사용할 수 있다. 패취형 지속성베타작용제(tuloterol)은 기도폐쇄성 장애에 의한 호흡곤란 등 기관지 천식, 급성 기관지염, 만성 기관지염, 폐기종의 증상 완화에 사용한다.

▣ 호산구성 천식 치료제

천식환자의 대부분은 현재 사용 가능한 약제(기관지확장제 등)들에 의해 효과적으로 조절될 수 있다. 하지만 중증 불응성 천식 환자의 일부는 치료에 있어 어려움이 있을 수 있다. 최근 중증 천식의 치료를 위한 새로운 생물학적제제들이 개발되고 있다. IL5 단클론항체에는 mepolizumab, reslizumab, benralizumab(미 FDA 승인 절차중) 등이 있다. IL-5는 가장 선택성이 높다고 알려진 호산구 cytokine으로 호산구 성숙, 활성, 생존에 중요한 역할을 한다. IL5 항체는 호산구성 염증을 보이는 환자군(eosinophilic endotype)에서 증상 호전, 천식 악화의 감소, 폐기능 개선 등의 효과를 보인다고 보고되고 있다.

■ 신약

Mepolizumab(메폴리주맙, 제품명: 누칼라 주, Nucala®)

Mepolizumab은 IL-5에 결합하는 인간화 단클론항체로 2015년 11월 미 FDA로 부터 '호산구 표현형(eosinophilic phenotype)을 가지고 있는 12세 이상의 중증 천식 환자의 추가 유지 치료(add-on maintenance treatment)' 에 승인되었으며, 기존 지속성 천식치료제와 함께 중증 천식 수반 호흡곤란 병력을 가진 환자에 사용할 수 있다. 이어 유럽의 약품청(EMA)은 '중증 불응성(refractory) 호산구성 천식 성인 환자의 추가 요법(add-on therapy)' 으로 승인되었다. 국내에는 2016년 4월 성인의 중증 호산구성 천식(severe eosinophilic asthma, SEA) 치료제로 '치료 시작 시 혈중 호산구 150 cells/$\mu\ell$ 이상 또는 치료 시작 전 12개월 이내에 혈중 호산구 300 cells/$\mu\ell$ 이상의 중증 호산구성 천식을 앓고 있는 성인 환자에게 천식치료의 추가 유지요법' 으로 승인되었다.

이 약제는 IL-5를 표적으로 하는 최초의 항체의약품이다. 호산구 세포 표면에 표현된 IL-5 수용체 복합체 α-chain에 높은 특이성과 친화성으로 결합하여 IL-5 신호전달과 말초혈액 및 조직 호산구의 과잉표현을 차단한다. 따라서 폐에서 IL-5를 중화하여 호산구성 염증을 감소시켜 천식의 악화를 감소시키고 천식의 조절을 개선시킨다. 즉 호산구 성장, 활성화, 생존을 촉진하는 주요인자인 IL-5가 그 수용체에 결합하는 것을 막아 염증 경로를 방해한다.

이 약제는 다른 형태의 호산구 상태의 치료와 급성 기관지 수축 혹은 천식 지속상태(status asthmaticus)의 치료에는 제한적이며 100mg를 매 4주 1회 대퇴부나 복부 등에 피하주사한다.

Table 6-2. 국내 천식 및 COPD 흡입제 현황

구분	성분명	작용시간 (hrs)	제품명	허가사항	
				천식	COPD
SABA(증상 완화제)	Salbutamol	0.2-6	벤토린 네뷸, 에보할러, 흡입액	O	-
	Procaterol	중시간형	메프친 스윙헬러	O	-
SAMA (증상완화제)	Ipratropium	0.2-6	아트로벤트 흡입액 유디비	O	O
ICS(조절제)	Budesonide(micronized)	-	풀미코트 레스퓰 분무용 현탁액, 터부헬러	O	-
	Ciclesonide	-	알베스코 흡입제	O	-
	Fluticasone	-	후릭소타이드 네뷸, 디스커스 100, 250	O	-
ICS/LABA (조절제)	Fluticasone /Salmeterol	- 12	세레타이드 디스커스	디스커스 세레타이드 에보할러 에보할러 50, 125, 250	디스커스 250 에보할러 -
	Micronized budesonide /Formoterol	- 12	심비코트 터부헬러 80/4.5, 160/4.5, 320/9	80, 160, 320	320
	Beclomethasone /Formoterol	- 12	포스터100/6 에이치에프에이	O	O
	Micronized fluticasone /Micronized vilanterol	- 24	렐바100엘립타, 렐바200엘립타	100, 200	100
LABA	Indecaterol	24	온브리즈 흡입용캡슐	-	O
LAMA	Aclidinium	12	에클리라 제뉴에어400	-	O
	Glycopyrronium	24	씨브리 흡입용캡슐	-	O
	Tiotropium	24	스피리바 흡입용캡슐 등 스피리바 레스피맷	O	O
	Umeclidinium	24	인크루즈 엘립타	-	O
LAMA/LABA	Aclidinium /Formoterol	12 12	듀어클리어 제뉴에어400/12	-	O
	Glycopyrronium /Indacaterol	24 24	울티브로 흡입용캡슐 110/50 조터나 흡입용캡슐 110/50	-	O
	Umeclidinium /Vilanterol	24 24	아노로 엘립타	-	O
	Tiotropium /Olodaterol	24 24	바헬바 레스피맷	-	O

07 만성폐쇄성폐질환
Chronic Obstructive Pulmonary Disease

■ 질병에 대한 전반적인 이해

▣ 만성폐쇄성폐질환(Chronic Obstructive Pulmonary Disease, COPD)

만성폐쇄성폐질환(COPD)는 비가역적인 기류제한을 특징으로 하는 폐질환으로, 흡연이나 대기 중 오염물질 등에 의하여 기도의 만성 염증과 폐실질 파괴로 폐 기능이 감소하는 질환이다. 질병의 진행에 따라 만성 기침과 가래, 숨가쁨과 같은 증상이 발생하고, 이로 인해 운동능력 저하 및 잦은 호흡기 감염 등으로 신체 활동이 제한되어 일상생활에도 큰 영향을 받는다. 또한 우울, 불안과 같은 정신적 문제를 동반하며 입원과 사망을 증가시키는 중요한 질환이기도 하다.

COPD에 의한 비가역적인 기류제한은 장기간에 걸쳐 소기도질환 병변(기도 염증, 기도 섬유화, 기도 플러그, 기도 저항증가)과 폐실질 파괴(폐포부착, 탄성반동 감소)를 일으킨다.

소기도에 만성 염증이 생기면 기도 섬유화와 같은 구조적 변화가 생겨 소기도가 좁아지게 된다. 폐실질 파괴도 만성 염증으로 인해 발생하는데 가스 교환 장소인 폐포 파괴로 인해 폐포와 소기도의 연결이 끊어지고 폐의 탄성 반동이 감소되어 호기 시 기도가 좁아지거나 열리지 않음으로써 기류 제한이 발생한다.

소기도 이상과 폐실질 파괴는 대부분 같이 동반되지만 환자에 따라 소기도질환이 주된 이상인 경우(chronic bronchitis predominant type)가 있고, 폐실질 파괴인 폐기종이 주된 이상인 경우(emphysema predominant type)도 있다.

따라서 치료 목표는 증상 완화, 운동능력 향상, 삶의 질 향상과 급성악화 감소, 질병진행 예방 및 사망률 감소에 있다. 원인이 있는 경우 이를 제거하고 규칙적인 병원 방문을 유도하여 위험인자, 병의 진행 정도, 약물 효과 및 부작용, 급성 악화, 동반 질환의 진행 정도를 평가하고 추적·관찰해야 한다.

▣ 베타2-수용체

Adrenaline은 베타2-수용체를 활성화하여 흥분성 G 단백(stimulated G. protein, Gs)에 결합하여 adenylyl cyclase(AC)를 흥분시키고 세포 내 2차 전령인 cAMP(cyclic adenosine monophosphate)의 농도를 증가시킨다. 이어 cAMP-dependent protein kinase A(PKA)를 활성화시켜 세포내에 있는 여러 목표를 인산화 시키고 myosin light chain kinase의 억제와 MLC phosphatase의 활성을 유도하여 최종적으로 기도 평활근(airway smooth muscle)을 확장시킨다. 아울러 PKA는 세포 내 Ca^{2+}방출을 억제하고 세포내 저장소안으로 Ca^{2+}을 격리시킨다.

▣ 무스카린 수용체

Acetylcholine은 기도의 감각신경 말단의 흥분에 의해 촉발된 미주신경 반사에 의해 방출된 신경전달 물질이다. 기도에 있는 과도한 양의 acetylcholine은 기관지 운동 수축의 긴장을 지속시키는데, acetylcholine에 의해 유도된 기도 평활근(ASM) 수축은 주로 콜린성 무스카린 M3 수용체 활성에 의해 이루어진다.

활성화된 콜린성 무스카린 M3 수용체는 기도 세포막 Gq 단백질과의 결합하여 phospholipase C(PLC)의 세포내 2차 메신저인 inositol 1,4,5-trisphosphate(IP3)과 1,2-diacylglycerol(DAG)를 생성시킨다. 다시 DAG는 protein kinase C(PKC)를 활성화 시켜 Ca^{2+}에 대한 ASM 수축기구의 민감도를 증가시킨다. 한편 IP3는 sarcoplasmic reticulum과 같은 세포내 Ca^{2+}저장소로 부터 Ca^{2+}의 빠른 이동을 통해 Ca^{2+}-의존성 기관지 수축을 유도한다. 이어 cytosolic Ca^{2+}량

의 현저한 증가는 Ca^{2+}–calmodulin complex, myosin light chain kinase및 actin–myosin 수축기구의 연속적인 활성화를 시킨다. 또한 COPD에서 M3 수용체 결합 신호전달경로의 무스카린 수용체의 상향조절(upregulation)과 연관된 무스카린 M3 수용체의 과발현(overexpression)로 인해 기관지 수축성 콜린성 긴장을 더욱 증가시킨다.

이러한 기관지 수축과정에서 tiotropium은 기도의 무스카린 M3수용체에 높은 친화력으로 결합하여 24시간 지속하면서 세포내 2차 메신저의 생성을 억제하고 신호전달경로의 활성을 차단한다. 따라서 tiotropium의 무스카린 M3 수용체의 차단은 IP3–의존성 Ca^{2+}이동에 의한 기관지 수축을 효과적으로 차단하므로 기관지 확장에서 가장 중요한 역할을 하는 기전이 된다.

■ 약물요법

◉ 국내 대한결핵 및 호흡기학회 2014년 COPD 진료지침

만성폐쇄성폐질환 진료지침에서는 FEV1을 정상 예측치와 비교하여 60%이상과, 미만으로 분류하고, 이에 따라 치료 약제를 선택하는데, 이는 국제 가이드라인(GOLD)와는 다르게 개정되었다.

1. COPD 종합평가

COPD가 개별 환자에게 미치는 영향을 이해하기 위해서는 환자의 호흡곤란 증상과 폐기능 정도, 악화 위험을 종합하여 평가하여야 한다. '가' 군은 위험 낮음, 증상 경함, FEV1 60% 이상이고 지난 해 악화가 없었거나 한 번이며 mMRC 0~1(또는 CAT 점수가 10 미만)인 경우이다. '나' 군은 위험 낮음, 증상 심함, FEV1 60% 이상이고 지난해에 악화가 없었거나 한 번이며 mMRC 2 이상(또는 CAT 점수가 10 이상)인 경우이다. '다' 군은 위험 높음, mMRC 혹은 CAT 점수와 상관없이 FEV1 60% 미만에 해당하거나 또는 지난해에 2회 이상 급성악화가 있었거나 입원할 정도로 심한 악화가 1회 이상 있었던 경우이다.

Table 7-1. COPD 종합평가

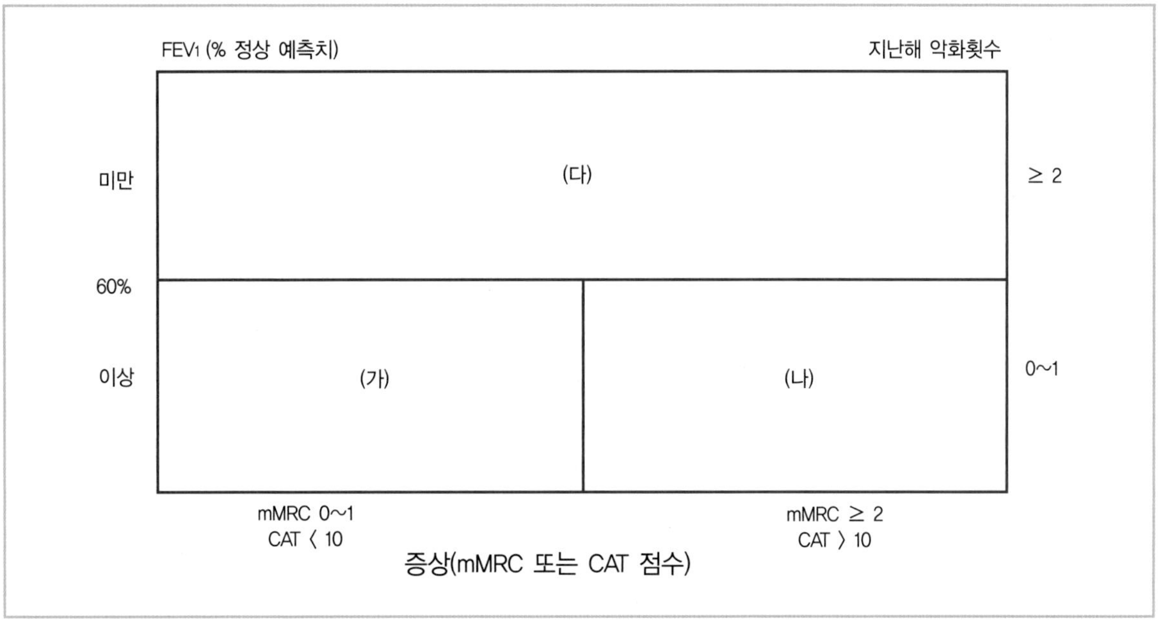

2. 안정시 COPD의 약물치료

① 기관지확장제는 COPD 치료의 중심이며, 효과 및 부작용 등을 고려할 때, 흡입약제를 우선 사용한다. 급성 증상을 조절하기 위해서는 흡입속효성기관지확장제를 권장하며(근거수준: 중등도, 권고수준: 강함), 지속적인 증상이 있는 경우 흡입지속성기관지확장제를 권장한다(근거수준: 높음, 권고수준: 강함).

② 가군 환자: 증상 조절을 위해 흡입속효성기관지확장제를 처방한다(근거수준: 낮음, 권고강도: 강함).

- 가군 환자에서 흡입속효성기관지확장제를 처방 중 급성 악화를 경험하거나 mMRC 2단계 이상의 호흡곤란이 지속되는 경우에는 LAMA 또는 LABA를 처방한다(근거수준: 낮음, 권고강도: 강함).

Table 7-2. 약물치료 계획

	FEV1 ≥ 60% pred, and 0~1 exacerbation/year		FEV1<60% pred, or ≥ 2 exacerbation/year or history of AE COPD* related admission(다군)
	mMRC 0~1 or CAT < 10 (가군)	mMRC ≥ 2 or CAT ≥ 10 (나군)	
	Short-acting beta2-agnoist as required		
First choice	Short-acting beta2-agnoist as required	LAMA or LABA†	LAMA or 24시간 LABA or ICS/LABA

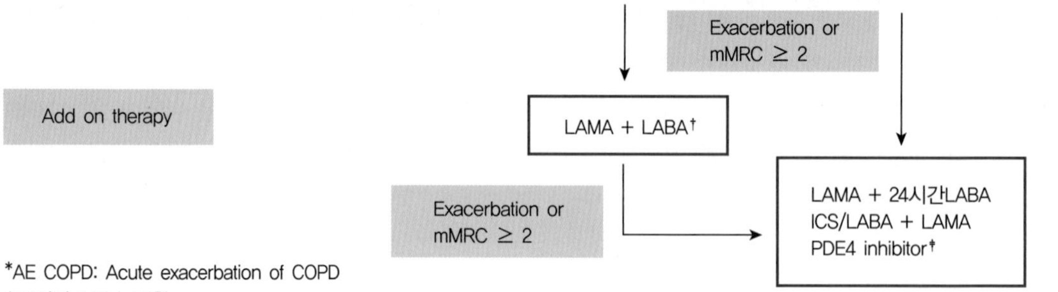

*AE COPD: Acute exacerbation of COPD
†24시간 LABA 포함
‡FEV1<50% 정상예측치, 만성기침, 악화병력이 있는 환자군
LABA: Long Acting Beta2-Agonist, LAMA: Long Acting Muscarinic Antagonist

③ 나군 환자: LAMA 또는 LABA를 처방한다(근거수준: 낮음, 권고강도: 강함).

- 나군 환자에서 LAMA 또는 LABA를 처방하는 중에 급성 악화를 경험하거나 mMRC 2단계 이상의 호흡곤란이 지속되는 경우 LAMA와 LABA(흡입24시간LABA 포함)를 병용한다(근거수준: 보통, 권고강도: 강함).

④ 다군 환자에서 LAMA, LABA, ICS/LABA 복합제 또는 LABA/LABA 복합제를 처방한다. 약제간의 우열은 없으므로 환자의 선호도와 부작용을 고려하여 약물을 선택한다(근거수준: 높음, 권고강도: 강함).

- 다군 환자에서 LAMA, LABA, ICS/LABA 복합제 또는 LABA/LABA 복합제를 처방하는 중에도 급성 악화를 경험하거나 mMRC 2단계 이상의 호흡곤란이 지속되는 경우 환자의 증상 호전 여부와 부작용 발생 유무를 관찰하면서 기존의 여러 약제를 병합하여 처방할 수 있다. LABA와 LABA를 병합하거나, ICS/LABA 복합제에 LABA를 추가하여 처방할 수 있다(근거수준: 낮음, 권고강도: 강함).

⑤ ICS/LABA 복합제에 LAMA를 추가하는 것은 폐기능, 삶의 질을 향상시키고 급성 악화를 줄일 수 있다(근거수준: 낮음, 권고강도: 강함).

⑥ PDE4 억제제는 FEV1이 정상 예측치의 50% 미만이고 만성기관지염과 악화병력이 있는 환자에서일차 선택약제에 추가하여 처방할 수 있다(근거수준: 낮음, 권고강도: 강함).

⑦ 나군과 다군 환자에서 기관지확장제를 초기 선택할 때 LABA indacaterol과 LAMA tiotropium 약제를 사용할 수 있다. 약제간 우열은 없으므로 환자의 선호도와 부작용을 고려하여 약물을 선택한다(근거수준: 높음, 권고강도: 중간).

⑧ 나군과 다군 COPD 환자에서 흡입항콜린제 중 tiotropium, aclidinium과 glycopyrronium 약제를 일차약제로 권고한다(근거수준: 높음, 권고강도: 강함).

⑨ LAMA와 LABA 병용치료가 LAMA 또는 LABA 단독치료보다 폐기능과 증상개선에 효과적이다(근거수준: 높음, 권고강도: 강함).

⑩ 폐기능이 정상 예측치의 60% 미만인 경우 증상호전, 폐기능과 삶의 질 향상, 급성 악화 감소를위해 ICS 사용을 추가할 수 있다(근거수준: 낮음, 권고강도: 약함).

⑪ ICS/LABA 복합제는 단독제제에 비해 폐기능 향상, 삶의 질 개선에 효과적이다.

⑫ COPD 환자에게 흡입 및 경구스테로이드의 장기간 단독 사용은 권장하지 않는다(근거수준: 높음, 권고강도: 강함).

⑬ 인플루엔자(근거수준: 높음, 권고강도: 강함)와 폐렴구균 백신(근거수준: 낮음, 권고강도: 약함)은 모든 COPD 환자에게 접종해야 한다.

⑭ COPD 환자에서 예방적 항생제는 권고하지 않는다(근거수준: 보통, 권고강도: 강함).

3. 증상 평가(Assessment of symptoms)

COPD 환자의 증상을 평가하는데, 다음 두 가지를 이용하여 환자의 호흡곤란 정도와 삶의 질을 평가한다. 호흡곤란의 정도는 modified Medical Research Council Dyspnea Scale(mMRC; 호흡곤란점수)을 이용하며, 삶의 질은 COPD 평가검사(COPD Assessment Test, CAT)을 이용한다.

1) 호흡곤란 평가 (mMRC)

호흡곤란의 정도는 mMRC를 이용하여 평가하는데, 이를 이용하여 측정한 호흡곤란 점수는 환자의 건강상태를 평가하는 다른 도구(평가방법)를 이용한 검사결과와 비교적 일치하며 호흡곤란 점수가 높을수록 예후가 더 나빠서 사망 위험도가 더 커진다.

Table 7-3. 호흡곤란 평가

mMRC 호흡곤란점수	호흡곤란 내용
0	힘든 운동을 할 때만 숨이 차다.
1	평지를 빨리 걷거나, 약간 오르막길을 걸을 때 숨이 차다.
2	평지를 걸을 때 숨이 차서 동년배보다 천천히 걷거나, 자신의 속도로 걸어도 숨이 차서 멈추어 쉬어야 한다.
3	평지를 약 100m 정도 걷거나, 몇 분 동안 걸으면 숨이 차서 멈추어 쉬어야 한다.
4	숨이 너무 차서 집을 나설 수 없거나, 옷을 입거나 벗을 때도 숨이 차다.

2) COPD 평가검사(COPD assessment test, CAT) 삶의 질 평가

CAT는 COPD 환자의 삶의 질을 평가하는 방법으로 개발되었다. CAT는 8개 항목으로 구성되어 있고 각 항목은 0점에서 5점까지 평가하며 8개 항목 점수를 모두 합한 값을 CAT 점수로 한다. 삶의 질이 가장 좋은 상태는 0점이며 점수가 높아질수록 삶의 질이 나쁜 것을 의미하는데 40점이 가장 나쁜 상태이다. CAT는 mMRC와 달리 호흡곤란 이외의 호흡기 증상과, 일상생활에서 활동 정도(activity), 수면, 자신감을 포함하고 있어 삶의 질을 평가하는 데 유용하게 이용할 수 있다.

Table 7-4. 삶의 질 평가

나는 전혀 기침을 하지 않는다	0 1 2 3 4 5	나는 항상 기침을 한다	
나는 가슴에 전혀 가래가 없다	0 1 2 3 4 5	나는 가슴에 가래가 가득 차 있다	
나는 전혀 가슴이 답답함을 느끼지 않는다	0 1 2 3 4 5	나는 가슴이 아주 답답함을 느낀다	
나는 언덕이나 계단을 오를 때 전혀 숨이 차지 않다	0 1 2 3 4 5	나는 언덕이나 계단을 오를 때 아주 숨이 차다	
나는 집에서 활동하는데 전혀 제약을 받지 않는다	0 1 2 3 4 5	나는 집에서 활동하는데 많은 제약을 받는다	
폐질환에도 불구하고 나는 외출하는데 자신이 있다	0 1 2 3 4 5	폐질환으로 인하여 나는 외출하는데 전혀 자신이 없다	
나는 잠을 깊이 잔다	0 1 2 3 4 5	폐질환으로 인하여 나는 잠을 깊이 자지 못한다	
나는 기운이 왕성하다	0 1 2 3 4 5	나는 전혀 기운이 없다	
		총점	

▣ 주요약제

1. 기관지확장제

기관지확장제는 COPD 치료의 중심 약제이며 효과 및 부작용 등을 고려하여 흡입제를 우선 사용하고 지속적인 증상이 있는 경우에는 속효성보다는 지속성 기관지확장제 권장한다. 흡입LAMA와 흡입24시간LABA 병합치료가 흡입LAMA 또는 흡입24시간LABA 단독치료보다 폐기능과 증상개선에 효과적이다.

2. 코티코스테로이드제

코티코스테로이드제는 폐기능이 정상예측치의 60%인 미만인 경우 증상 호전, 폐기능과 삶의 질 향상, 급성 악화 감소를 위해 흡입스테로이드제(ICS) 사용을 추가할 수 있다. 또한 COPD 환자에게 흡입 및 경구스테로이드제의 장기간 단독 사용은 권장하지 않는다.

3. PDE4 억제제

PDE4 억제제는 FEV1이 정상 예측치의 50% 미만이면서 만성기관지염과 악화병력이 있는 환자에서 일차 선택약제에 추가하여 사용할 수 있다.

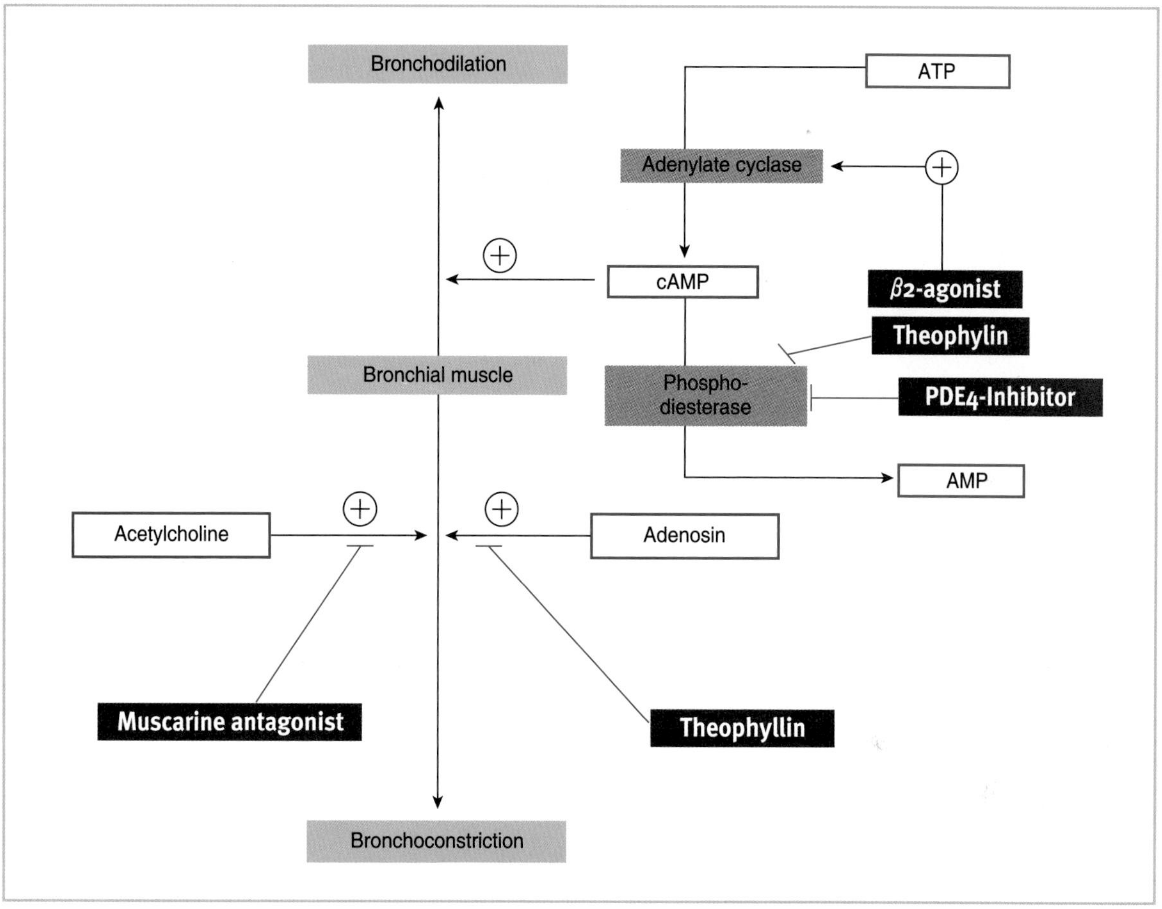

Figure 7-1. Treatment of COPD

■ 치료약제

▣ 기관지확장제

기관지확장제는 일반적으로 기도 평활근의 긴장도를 변화시켜서 FEV1을 포함한 폐기능을 개선하는 약제로 COPD의 폐탄성력의 변화보다는 기도 확장을 통해 호흡기류를 증가시킨다. 또한 폐에서 공기를 내보내는 능력을 개선시켜 안정 및 운동 시의 동적 과다팽창(dynamic hyperinflation)을 줄이며, 운동능력을 향상시킨다.

기관지확장제는 작용시간에 따라 속효성과 지속성으로 구분하며, 증상 발생을 예방하거나 줄이기 위해 필요 시 혹은 규칙적으로 사용한다. 흡입속효성 기관지확장제의 효과는 대개 4~6시간 지속된다. LABA와 LAMA는 약제에 따라 12시간 또는 24시간 이상 약효가 지속된다.

해당하는 약제로 흡입베타-2작용제(inhaled β2-agonists), 흡입항콜린제(inhaled anticholinergics), 메틸잔틴(methylxanthine), 기관지확장제 병합요법(combination bronchodilator therapy) 등이 있다.

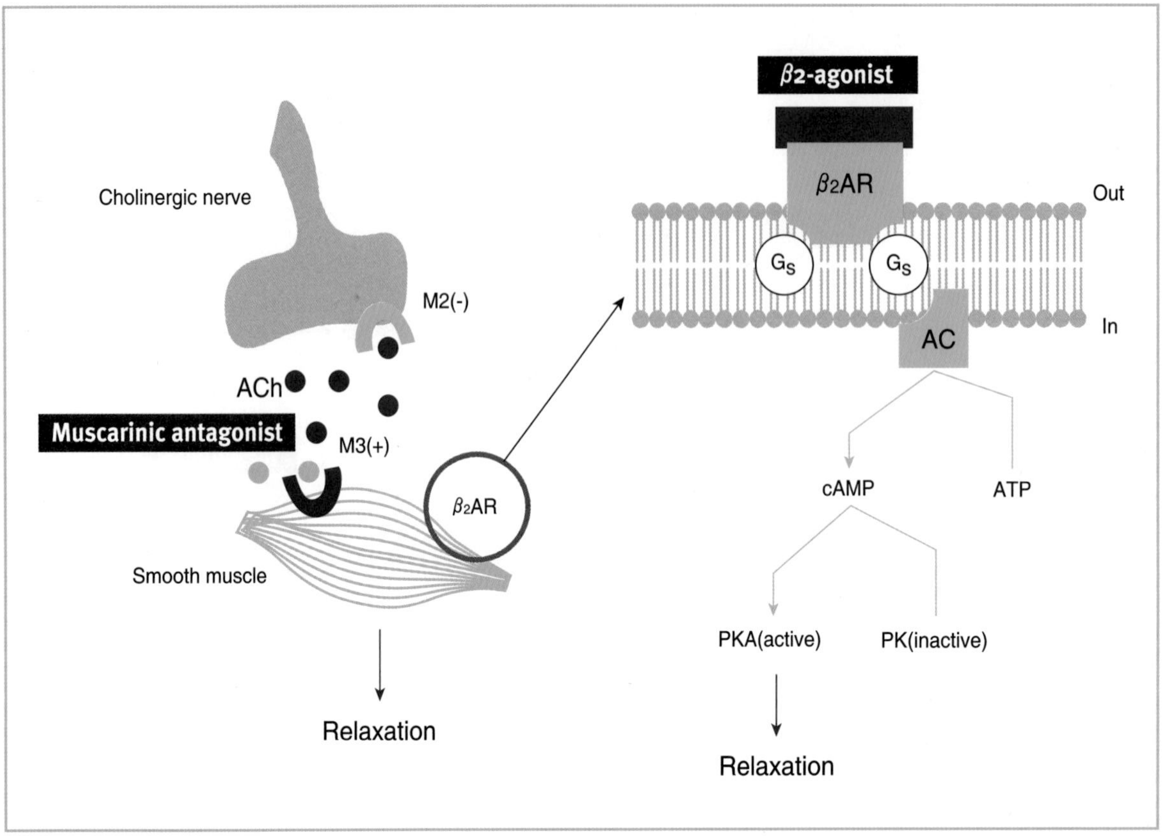

Figure 7-2. Bronchodilation

■ 흡입베타-2작용제

흡입베타-2작용제는 G 단백질-연결된 베타-2교감신경 수용체를 자극하여 cAMP(cyclic adenosine monophosphate)를 증가시키고 기도 평활근 수축을 억제하므로 FEV1의 호전과 증상을 개선시킬 수 있다.

흡입SABA(short-acting β2-agonists)는 증상 조절을 위해 필요 시 사용하고, 흡입LABA(long-acting β2-agonists)는 규칙적으로 사용하는 것이 안정 시 환자 치료에 더 효과적이다.

국내 COPD 진료지침(2014)에 따르면, FEV1이 정상 예측치의 60% 미만이거나 지난 1년 동안 2회 이상 급성악화가 있었거나 입원할 정도로 심한 악화가 있었던 환자는(다군 환자)는 흡입LAMA, 흡입24시간LABA, ICS/LABA 복합제 또는 흡입LABA와 흡입LAMA 복합제 사용을 일차치료로 권장한다(근거수준: 높음, 권고강도: 강함). 또한 흡입LAMA, 흡입24시간LABA, ICS/LABA 복합제의 사용에도 불구하고 mMRC 2단계 이상의 증상이 지속되거나 급성악화가 발생하는 경우 기존의 여러 약제를 병합하여 사용할 수 있다(근거수준: 낮음, 권고강도: 강함).

부흡입베타-2작용제는 작용으로 안정 시 빈맥이 발생할 수 있고, 감수성이 있는 환자에서는 심부정맥이 악화될 수 있다. 아울러 투여 경로에 상관없이 고용량으로 치료받는 노인에서 진전(tremor)이 발생할 수 있다. 또한 저칼륨혈증은 이뇨제를 함께 사용하는 경우에 더 발생할 수 있다.

■ 흡입SABA : Salbutamol(벤토린® 에보할러)

흡입SABA는 FEV1의 호전과 증상을 개선시킬 수 있어 증상 조절을 위해 필요 시 사용할 수 있으며, 규칙적으로 자

주 사용하지 않는다. 반면 흡입LABA는 규칙적으로 사용하는 것이 안정 시 환자 치료에 더 효과적이다. 흡입SABA는 한 번에 2번씩 흡입하는데 환자가 호흡곤란을 느끼는 경우에도 사용이 가능하다. 만약 COPD 악화로 호흡곤란이 심해지면 여러 차례 흡입하여 사용할 수 있다.

■ 흡입LABA : Indacaterol(온브리즈® 흡입용캡슐)

흡입LABA는 24시간 이상 효과가 지속되며 FEV1, 호흡곤란 정도 및 삶의 질 측면에서 유의한 개선 효과를 보인다. 흡입LABA 단일제인 indacaterol은 기존의 tiotropium이나 1일 2회 투여하는 지속LABA와 비교하여 효과와 부작용이 비슷하여 이 약제들의 대체 약제로 사용이 가능하다. 부작용으로 기침이 보고되고 있으나, 지속적 투여를 하게 되면 줄어들거나 없어진다.

■ 흡입항콜린제

항콜린제는 무스카린성 수용체(muscarinic receptor)에서 acetylcholine의 작용을 억제하여 기도 확장을 유도한다. 흡입SAMA(short acting muscarinic antagonist)은 M2 및 M3 수용체에 작용하고, 흡입LAMA(long acting muscarinic antagonist) tiotropium은 M3와 M1 수용체에 대한 선택성이 높다. 흡입SAMA의 기관지확장 작용시간은 8시간 정도로 흡입SABA보다 길며, 흡입LAMA는 약제에 따라 12시간 또는 24시간 이상이다.

4시간이상 지속되는 LAMA tiotropium은 급성악화와 입원의 감소, 증상 및 삶의 질 호전을 가져오며 호흡재활의 효과를 향상시킨다.

또한 aclidinium은 tiotropium과 비슷한 수준의 안정성과 효과가 있다. Aclidinium과 glycopyrronuim은 폐기능과 호흡곤란의 개선은 tiotropium과 비슷한 효과를 보이고 있지만 다른 지표들에 대해서는 많은 연구가 없다.

■ Methylxanthines(메틸잔틴)

Theophylline은 non-selective phosphodiesterase 억제제로 기관지 확장 작용 외에 횡격막 근력 강화, 기관지 섬모운동 개선과 심박출량을 증가시키는 효과가 있다. 그러나 심혈관계 부작용 및 다른 약제와의 상호작용이 있으며, 기관지 확장 효과가 약해 흡입기관지확장제 약물을 사용할 수 없는 상황에서만 제한적으로 사용한다.

■ 기관지확장제 병합요법

흡입LABA 혹은 흡입LAMA 만으로 증상이 호전되지 않는 환자들에게서 흡입LABA와 흡입LAMA, 흡입LABA와 theophylline, 흡입LAMA와 theophylline과 같이 서로 다른 약제들 간의 병합요법이 가능하다. 특히 흡입LAMA와 흡입24시간LABA 병합치료는 흡입LAMA 또는 흡입24시간LABA 단독치료보다 폐기능과 증상개선에 효과적이다.

▣ 코티코스테로이드제

항염증 기전을 가진 코티코스테로이드제는 경구코티코스테로이드제(oral corticosteroid, OCS)와 흡입코티코스테로이드제(inhaled corticosteroid, ICS)로 구분하고, ICS에는 단일제와 ICS/LABA 복합제가 있다. 국내외 가이드라인에서 COPD 또는 OCS의 ICS 단독 사용은 안전성 및 유효성에 논란이 많아 원칙적으로 권장하지 않는다. 다만 ICS/LABA 복합제는 단독 제제에 비해 폐기능 향상, 삶의 질 개선에 효과적이다.

■ ICS/LABA 복합제

ICS/LABA 복합제는 salmeterol/fluticasone(제품명: 세레타이드, Seretide®), 심비코트(Symbicot®, formoterol/budesonide 복합제)가 있다. 이 약제들은 FEV1이 60% 미만인 COPD 환자에 투여하였을 때, 증상완화, 폐기능과 삶의 질을 개선하며, 급성 악화의 빈도를 감소시킬 수 있다. 또한 중등도 이상 COPD 환자에서 흡입LABA 단독치료에 비해 폐기능과 삶의 질을 향상시키고 급성 악화를 감소시킨다.

▣ Phosphodiesterase4(PDE4) 억제제

Roflumilast(로플로미라스트, 제품명: 닥사스 정, Daxas®)

Roflumilast는 세포 내 cAMP의 분해를 억제하여 항염증 효과를 나타낸다. 이 약제는 항염증 작용이 확인되어 PDE4 억제제 중 처음으로 'COPD 환자 중 만성기관지염(가래 있어 기침하는 환자)이 있고 FEV1 정상 예측치의 50% 미만이면서 악화가 있는 환자' 에 승인받았으며 기관지 확장제가 아니지만 FEV1과 삶의 질 향상을 시킨다.

이 약제는 FEV1이 정상 예측치의 50% 미만이면서 만성기관지염과 악화 병력이 있는 환자에서 급성악화를 감소시키고, 흡입지속성 기관지확장제에 추가 사용하는 경우 위약에 비해 폐기능 개선과 급성악화의 빈도를 줄였다. 사후분석에서 흡입스테로이드와 추가 사용하였을 때 급성악화의 빈도를 줄이는 것으로 보고되었다.

Table 7-5. 국내 COPD 흡입제 현황

구분	성분명	작용시간(hrs)	제품명
LABA	Indacaterol	24	온브리즈 흡입용캡슐 150, 300
LAMA	Aclidinium	12	에클리라 제뉴에어 400
	Tiotropium	24	스피리바 흡입용캡슐 등 스피리바 레스피맷
	Umeclidinium	24	인크루즈 엘립타
LAMA/LABA	Aclidinium / Formoterol	12 12	듀어클리어 제뉴에어 400/12
	Glycopyrronium / Indacaterol	24 24	울티브로 흡입용캡슐 110/50 조터나 흡입용캡슐 110/50
	Umeclidinium / Vilanterol	24 24	아노로 엘립타
	Tiotropium / Umeclidinium	24 24	바헬바 레스피맷
ICS/LABA	Fluticasone / Salmeterol	– 12	세레타이드 100, 250, 500 디스커스 등
	Micronized budesonide / Formoterol	– 12	심비코트터부헬러 160/4.5, 320/9
	Beclomethasone / Formoterol	– 12	포스터 100/6 에이치에프에이
	Micronized fluticasone / Micronized vilanterol	– 24	렐바 100 엘립타 렐바 200 엘립타

08 독감

Influenza

■ 질병에 대한 전반적인 이해

▣ 독감(인플루엔자, Influenza)

독감(毒感, Influenza, 유행성 감기)는 인플루엔자 바이러스가 유발하는 급성 호흡기 감염성 질환으로 'influenza' 라는 이름은 라틴어 '영향을 끼치다' 에서 유래되었다. 인플루엔자 바이러스는 10~13종류의 단백질을 발현하는 단일 음성가닥의 8개의 RNA 분절로 구성된 바이러스(single-stranded, negative-sense RNA virus)로 orthomyxoviridae과(family)에 속한다.

독감은 보통 감염자의 기침이나 재채기를 통해 전염되며 조류의 배설물, 침, 콧물, 대변과 혈액으로도 전염될 수 있다. 인플루엔자 바이러스는 급성으로 감염된 환자의 분비물로 부터 호흡기 내피에 감염되어 내피세포의 섬모원주상피세포와 점액세포, 대식세포, 폐포를 포함한 다른 호흡기관으로도 진행된다. 바이러스는 감염된 세포에서 복제되어 인접세포로 방출되며 연속적으로 진행하여 수 시간 이내에 호흡기세포의 대부분을 감염시킨다.

독감의 일반적인 증상은 오한, 발열, 인후염, 근육통, 두통, 기침, 무력감과 불쾌감 등이다. 이러한 비특이적 증상은 몸살감기보다 심한 정도이며 치명적인 경우는 드믈지만 전격성 폐렴이나 라이증후군(Leye' s syndrome) 같은 치명적일 수 있는 합병증을 종종 일으키기도 한다. 독감으로 인한 합병증은 고령자, 심폐기능 이상, 당뇨, 신기능 이상과 같은 만성질환자에서 주로 나타난다.

이외에도 만성 폐쇄성 폐질환, 천식, 만성 간질환, 신부전, 심혈관질환의 악화나 중이염, 부비동염 등의 합병증이 관찰된다. 드물지만 인플루엔자 바이러스 감염 후 심근염, 심낭염, 근육염, 횡문근융해 등 합병증의 보고도 있으며 중추신경계 합병증으로 뇌염, 횡단 척수염 등이 발생할 수 있다.

▣ 인플루엔자 바이러스

인플루엔자 바이러스는 표면에 부착된 핵항원(nucleoprotein, NP)과 기질(matrix, M)에 따라 A형과 B형 C형으로 분류되며, A형과 B형은 동일 종류의 유전자(gene)로 구성되고 C형은 다른 유전자로 구성되어 있다. A형은 표면항원인 hemagglutinin(HA)으로 H1, H2, H3가 있고, neuraminidase(NA)으로 N1, N2)가 있다. 이에 따라 여러 가지 아형(H3N2, H1N1등)으로 다시 분류 된다. 또한 B형은 Yamagata, Victoria 등으로 분류한다. 이러한 인플루엔자 바이러스는 항원변이를 통하여 매년 크고 작은 새로운 유행을 일으킨다.

인플루엔자 바이러스는 HA과 NA 유전자의 변화에 의해 기존의 항원형과는 전혀 다른 새로운 항원형으로 변하는 항원 대변이(antigenic shift)와 동일한 인플루엔자 아형 내에서 약간의 유전적 변화만 생기는 항원 소변이 (antigenic drift)라는 특성을 가진다.

항원 대변이는 인플루엔자 A형에서 주로 일어나며 B형과 C형은 이에 비해 변이가 적고, 특히 C형에 의한 사람의 감염은 드문 것으로 알려져 있다. 사람에서는 주로 A/H3N2형, A/H1N1형 및 B형이 유행하고 있다. 이러한 변이를 통해 새로운 바이러스 주가 출현할 경우 유병율과 사망률이 크게 증가하므로 인플루엔자의 중요성을 인식하여 WHO를 중심으로 전 세계 인플루엔자 감시체계를 운영하여 유행에 대비하고 있다.

1918년 A형 인간 인플루엔자 바이러스(H1N1)는 조류로 부터 사람과 돼지에게 전파되면서 대유행을 일으켰고, 1957년 인간 A형 인플루엔자(H2N2)가 출현하였다. 1977년 인간 A형 인플루엔자(H1N1)가 다시 출현하였고, 1968년에 출현한 인간 A형 인플루엔자(H3N2)와 함께 계절 인플루엔자의 주요원인 바이러스가 되었다.

2009년 4월 이후 전 세계적으로 유행하고 있는 신종 인플루엔자 바이러스(pandemic influenza H1N1 2009)는 유전자 재조합으로 항원 대변이가 일어나 새로운 인플루엔자 바이러스가 만들어졌다.

▣ 독감백신의 제조

인플루엔자 바이러스 표면에는 HA와 NA와 같이 두 개의 표면항원이 있다. 이중 HA에 대한 면역은 독감 예방 및 병의 중증도와 관련된다. 따라서 독감백신의 가장 중요한 구성요소는 목표 바이러스의 HA이며, HA에 대해 체내에서 생산된 중화항체는 인플루엔자 바이러스 감염 예방에 결정적 역할을 하게 된다.

백신에는 비활성화백신(inactive vaccine)과 생백신(live vaccine)이 있다. 비활성화백신은 부화란(embryonated egg)에서 배양한 바이러스를 정제하여 포르마린 등으로 비활성화시켜 제조하는데, 비활성화시킨 바이러스 전체를 사용하는 전(全)바이러스 백신(whole virus vaccine), 에테르 등으로 바이러스 외피(envelope)를 분쇄시킨 분할 백신(split vaccine), HA과 NA 성분을 정제한 아단위 백신(subunit vaccine) 등으로 구분된다.

전바이러스 백신은 소아에서 부작용을 일으키므로 현재 국내를 비롯하여 세계적으로 잘 사용되지 않는다. 반면 분할백신이나 아단위 백신과 같은 성분백신은 매우 안전하고 효과가 인정되어 가장 많이 사용되고 있다. 생백신은 약독화 생백신(live attenuated influenza vaccine, LAIV)이다.

이외에 면역반응을 증강시키기 위하여 MF-59와 같은 면역 보강제가 포함된 백신이나 바이러스 유사 형태의 소포를 형성하는 virosome 백신 등이 개발되어 일부 국가에서 사용되고 있다.

■ 유정란배양과 세포배양의 차이

현재 사용되고 있는 대부분의 백신은 유정란을 이용하여 생산된다. 1945년 백신이 첫 사용 승인을 받은 이후 약 70여 년 동안 유정란은 백신을 생산하는데 사용되어 현재 대량 생산을 하기 위한 최적화 시스템이 구축되어 있다.

하지만 유정란을 이용하여 백신을 생산하는 경우 유정란의 안정적인 공급 및 사용 후 폐기물 처리와 같은 문제점들이 지속적으로 제기되어 왔다. 이에 따라 세포배양을 생산에 이용하려는 시도는 1980년대부터 시작되었으며, 최근 세포배양 관련 기술이 발달함에 따라 세포배양를 기반으로 한 인플루엔자 백신 개발이 증가되고 있다.

1. 유정란배양

백신생산에 사용하는 무균 유정란(specific pathogen free egg)은 외부와 철저히 격리된 무균시설에서 항생제와 백신을 투약하지 않은 상태로 닭을 키우고, 그 닭으로부터 유정란을 생산한다.

생산한 무균 유정란을 부화장에서 약 10일간 부화시킨 후에 주사기 바늘 등을 이용하여 유정란 내의 배아(embryo) 혹은 요막액(allantoic fluid)에 바이러스를 접종한다. 접종 후 3일간 바이러스를 배양하고 난 후, 배양한 바이러스를 회수하여 분리 정제한다.

이런 과정을 통해 준비된 바이러스는 경우에 따라 비활화(inactivation) 과정을 거친 후에 효과적인 면역반응을 유도하기 위한 면역증강제(adjuvant), 안정제, 보존제 등이 첨가되어 백신으로 만들어진다.

유정란배양 백신은 계란 알러지가 있는 사람에게는 접종시 주의가 필요한 데, 두드러기나 혈관부종, 알레르기 쇼크 등을 발생시킬 수 있기 때문이다. 또한 계란에 직접 바이러스를 주입해 백신을 배양하기 때문에 제조과정에서 주위 여러세균과 바이러스 등에 의한 오염을 방지하고자 백신 제조과정에서의 항생제 투여가 불가피하므로 항생제 과민반응이 나타날 수 있다.

2. 세포배양

기존 유정란배양 백신과 비교하면 계란없이 바이러스를 배양해 생산할 수 있다는 점에서 생산시간을 단축할 수 있는 장점이 있다. 기존 유정란 배양 방식은 세균노출이 없는 고순도의 계란을 키워야 하였기 때문에 생산하는데 부담이 있었다.

세포배양은 동일한 배지에서 세포주간 개체 차이가 적어 균질한 효능을 가지면서 필요한 시기에 단기간 대량생산이 가능하다. 계란 숫자에 영향을 받지 않고, 세포 배양기를 가동해 생산하므로 수급량 조절에도 도움이 된다. 또한 계란 알러지 환자에도 사용이 가능하다. 특히 알러지에 민감한 소아들에게도 유용하다.

세포배양을 이용한 백신제조 방법에서 특히 재조합 백신(recombinant vaccine)은 유전공학적인 기법을 이용하여 여러 세포에서 항원으로 작용하는 단백질 부위만을 선별하여 제조 한다. 재조합 백신은 비활성화 백신에 비해 안전성이 매우 높은데, 이는 병원성을 일으키는 균이나 바이러스 전체를 사용하는 것이 아니라 체내에서 항체생성을 유도해 내는 항원부위 만을 이용하기 때문이다.

WHO는 인플루엔자 바이러스의 성장특성을 기초로 Vero(Africa green monkey kidney cell), MDCK(Madin-Darby canine kidney cell), PER.C6(human embryonic retinal cell derived)의 세 가지 세포주가 독감백신 생산에 가장 적절한 것으로 분석하였으며, 현재 세포배양 기반 독감백신은 위의 세 가지 세포주(cell line)를 이용하여 개발되고 있다.

■ 약물요법

인플루엔자 바이러스 감염을 예방할 수 있는 방법은 백신접종이다. 하지만 백신 접종은 끊임없는 항원 소변이 또는 항원 대변이에 의한 새로운 바이러스의 출현 등으로 백신공급이 지연되거나 충분히 공급되지 못하는 등의 문제가 생길 수 있다. 또한 사람 집단에 유행하는 바이러스와 백신균주가 불일치(vaccine mismatch)하는 현상은 현재 사용되고 있는 백신의 한계점이 할 수 있다.

따라서 사용할 수 있는 최선의 의학적 수단은 항바이러스제 뿐이다. 그러므로 항바이러스제는 백신에 문제점이 있을 경우 이를 신속하게 대체하여 감염의 확산을 막을 수 있는 유용한 방편이 될 수 있다. 특히 노인, 임산부, 만성 폐질환자, 심장질환자 등의 면역저하자에서 발생하는 인플루엔자 감염은 세균성 폐렴과 같은 합병증의 유발이나 앓고 있던 만성질환의 악화로 이어지는 경우가 빈번하기 때문에, 감염 초기에 적절한 항바이러스제의 사용은 합병증 및 병증이 악화되는 것을 막는 매우 필수적인 것으로 보고되고 있다.

▣ 독감백신

자연감염이나 백신을 통하여 얻어진 특정 형, 아형 인플루엔자 바이러스에 대한 항체는 다른 형이나 아형의 인플루엔자 바이러스에 보호항체를 형성하지 못하며 한 가지 항원내의 새로운 변이(variant)에 대해서도 충분한 면역원성을 나타내지 못한다.

때문에 인플루엔자 바이러스는 크고 작은 변이를 해마다 일으키기 때문에 매년 유행주가 변하게 되고 따라서 전년에 접종한 백신으로 인한 보호 효과를 기대하기 어렵기 때문에 해마다 접종하여야 한다.

국내의 경우 독감은 주로 10월부터 다음해 4월까지 유행한다. 따라서 백신은 독감 유행 전인 9월에서 12월까지 접종 하도록 권장하고 있다. 보통 백신은 접종 후 2~3주 후에 면역력이 생기며 건강한 성인의 경우 백신 접종을 통해 70~90%의 독감을 예방할 수 있다. 노인의 경우 백신 접종을 통해 독감과 관련된 합병증을 50~60% 감소시킬 수 있으며 그에 따른 사망률도 80% 정도 줄일 수 있다고 알려져 있다.

현재 생후 6개월 이상 연령대는 접종하도록 권장하고 있다. 특히 65세 이상 노령자나 만성질환자, 임산부는 반드시 접종하는 게 좋다. 6개월에서 8세 사이의 영·유아의 경우 2번을 접종해야 하므로 백신이 출시되는 대로 빠른 시일 내에 접종하고 2차 접종은 4주 후에 시행하는 것이 좋다.

백신을 접종 받고도 면역력이 생기기까지 2주에서 한 달 정도가 소요되기 때문에 접종 후 약 한 달까지는 상황에 따라 독감에 걸릴 수 있다. 또한 그 해 유행하는 바이러스가 WHO가 권장한 바 이러스의 종류와 부분적으로 다를 경우 백신의 예방효과는 상대적으로 떨어질 수 있으며, 접종 받은 사람의 연령이나 건강상태에 따라서도 백신 효과는 감소할 수 있다. 특히 노인이나 만성 질환자는 건강한 성인에 비해 항체 생산능력이 낮기 때문에 백신을 접종 받더라도 특히 주의해야 한다.

▣ 항바이러스제

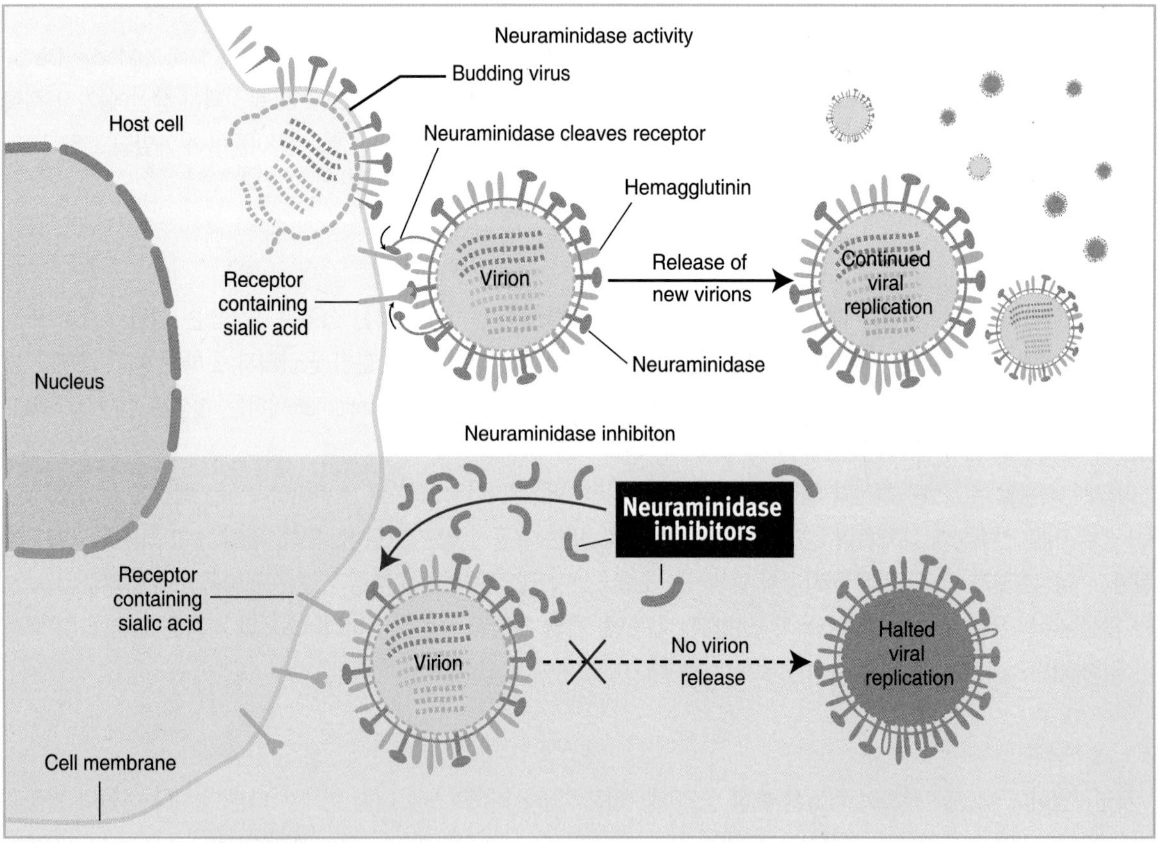

Figure 8. Neuraminidase Inhibitors

일반적인 치료로 안정 및 해열제 복용 등의 대증요법을 실시하며 폐렴과 같은 합병증이나 2차 감염 발생시에는 항생제를 투여한다. 현재 인플루엔자를 치료하기 위해 사용 중인 치료제로는 neuraminidase 억제제(neuraminidase inhibitor, NI)와 M2 단백 억제제가 있다.

Neuraminidase inhibitor(NI)는 sialic acid 유사체로 neuraminidase가 결합하는 세포막 수용체 대신에 neuraminidase에 결합하여 효소 활성을 억제한다. Neuraminidase는 세포막의 수용체를 파괴하여 세포막에 결손을 일으키고 이를 통해 새로이 생성되는 바이러스들이 숙주 세포를 빠져나와 다른 세포로 전파될 수 있도록 돕는데, NAI

에 의해 이 과정이 억제되면 감염의 확산을 줄이고 특히 감염 초기에 투여하면 그 효과를 극대화할 수 있다.

또한 M2 단백 억제제로 amantadine과 rimantadine 등이 있다. 이 약제들은 A형 인플루엔자 바이러스에만 효과가 있으며 M2 단백이 없는 B형 바이러스에 대해서는 효과가 없는 것으로 알려져 있다. 또한 부작용 및 내성주의 발생으로 인해 사용량이 매우 적고 단지 증상을 경감시키기 위한 치료에 사용하고 있다.

■ 치료약제

■ Neuraminidase inhibitor(NI)

현재 국내에서 인플루엔자 감염 예방에 승인받은 항바이러스 약제는 oseltamivir(제품명: 타미플루 정, Tamiflu®), zanamivir(제품명: 리렌자 로타디스크, Relenza®), amantadine이고, 치료에 승인받은 약제는 oseltamivir, zanamivir, peramivir(제품명: 페라미플루 주, Peramiflu®) 등이다.

Oseltamivir 경구제와 zanamivir 흡입제는 A 또는 B형 인플루엔자 바이러스 감염증 치료의 경우 초기증상 발현 48시간 이내에 투여를 시작해야 한다. 이 약제들은 감염증의 예방의 경우 백신에 당해 유행주가 포함되어 있지 않은 경우 또는 백신의 효과를 기대할 수 없거나 백신 접종을 하지 못하는 경우에 한하여 사용하며 예방접종으로는 대체할 수 없다. 연령의 경우 oseltamivir는 1세 이상, zanamivir는 성인 및 7세 이상 소아에서 사용할 수 있다.

Peramivir 정맥 주사제는 성인 A형 또는 B형 인플루엔자 바이러스 감염증의 치료에만 사용할 수 있으며 인플루엔자 감염의 초기증상 발현 48시간 이내에 투여를 시작해야 한다. 이 약제는 2009년부터 국내에서 인플루엔자 감염으로 위독한 환자들에게 사용되고 있고 당뇨병, 만성폐질환, 그리고 면역억제제로 치료받는 인플루엔자 감염 환자들에서 약물의 효과 및 안전성이 확인되었다. 또한 이들 환자들에게서 특별한 부작용 없이 인플루엔자로 인한 유병기간을 단축시킨 것으로 판명되었다. 하지만 peramivir도 마찬가지로 H274Y 변이를 갖고 있는 oseltamivir 내성바이러스에 교차 내성을 보이기 때문에 내성바이러스로 인한 감염 치료에는 매우 제한적이다.

▣ 독감백신

독감백신은 인플루엔자 바이러스 종류에 따라 3가 백신(trivalent vaccine)과 4가 백신(quadrivalent vaccine)으로 나눈다. 전통적인 3가 백신은 A형 균주 두 종류(H1N1, H3N2)와 B형 균주 한 종류로 구성되어 있다. 4가 백신은 독감유행시기에 A형 두 종류(H1N1, H3N2)와 B형 두 종류 균주(Yamagata, Victoria)로 구성되어 있다.

백신의 유용성 측면에서, 수십 년 간 안전성이 입증된 기존의 3가 백신을 접종이 좋다는 의견과 임상시험을 거친 최신 기술의 새로운 4가 백신이 좋다는 의견이 분분하다.

■ 3가 백신

국내에는 대부분 백신이 유정란배양에 의한 3가 백신이고 세포배양에 의한 3가 백신에는 두 종류(플루아릭스, 스카이셀플루)가 있다.

■ 4가 백신(유정란배양)

1. 플루아릭스 테트라 프리필드 시린지(Fluarix® tetra prefilled syringe)

플루아릭스 테트라는 2012년 미 FDA와 2014년 국내에서 '만 3세 이상 소아 및 성인에서 의 A형 및 B형 인플루엔자 예방' 에 승인되었다. 이 약제는 A형 인플루엔자 바이러스 균주 2종(A/H1N1, A/H3N2) 및 B형 인플루엔자 바이러스 균주 2종(B-Victoria, B-Yamagata)을 모두 포함하고 있으며 국내 최초 4가 독감백신(유정란배양)이다.

2. 지씨플루 쿼드리밸런트 프리필드 시린지(GCflu® quadrivalent prefilled syringe)

지씨플루 쿼드리밸런트 멀티주는 2016년 5월 국내 제약사로는 처음으로 '만 3세 이상 소아 및 성인에서 의 A형 및 B형 인플루엔자 예방' 에 승인되었다.

■ 4가 백신(세포배양)

스카이셀플루4가 프리필드 시린지(SKYCellflu® quadrivalent prefilled syringe)

세포배양에 의한 4가 백신에는 2012년 미 FDA에서 최초로 승인된 플루셀백스(Flucelvax® quadrivalent)가 있고, 카이셀플루4가(SKYCellflu® quadrivalent)는 국내 최초 및 세계 두 번째로 2015년 12월 성인용, 2016년 6월 만 3세~18세 소아·청소년용으로 추가 승인되었다.

Table 8. 국내 인플루엔자 백신

항원	제조법	제품명	제조사	허가연령
3 가	유정란	소아용아그리팔 프리필드 시린지	노바티스	6~35 개월
		지씨플루 프리필드 시린지	녹십자	≥ 6 개월
		보령플루백신Ⅴ주	보령바이오파마	≥ 6 개월
		보령플루백신Ⅷ주 -TF 주	보령바이오파마	≥ 6 개월
		플루플러스 티에프 주	엘지화학	≥ 6 개월
		코박스플루 PF 주	한국백신	≥ 6 개월
		코박스인플루 PF 주	한국백신	≥ 6 개월
		박씨그리프 주	사노피파스퇴르	≥ 6 개월
		일양플루백신 프리필드 시린지	일양	≥ 6 개월
	세포배양	스카이셀플루 프리필드시린지	에스케이케미칼	≥ 6 개월
4 가	유정란	지씨플루쿼드리 밸런트 프리필드 시린지	녹십자	3~65 세
		보령플루Ⅴ 테트라백신 주	보령바이오파마	3~65 세
		플루아릭스테트라 프리필드 시린지	글락소스미스클라인	≥ 3 세
		테라텍트 프리필드 시린지	일양	≥ 19 세
	세포배양	스카이셀플루 4 가 프리필드 시린지	에스케이케미칼	≥ 3 세

09 폐동맥 고혈압
Pulmonary Arterial Hypertension

■ 질병에 대한 전반적인 이해

◙ 폐동맥 고혈압(Pulmonary Arterial Hypertension, PAH)

폐동맥 고혈압(PAH)은 우심실에서 폐로 혈액을 공급하는 폐순환계에서 폐동맥의 혈압 상승으로 인해 폐순환에 문제가 생기고, 이어 심부전과 사망을 유발하는 진행성 희귀질환(orphan disease)이다. 아울러 폐고혈압(Pulmonary hypertension)은 단순히 혈액학적으로 안정 시 평균 폐동맥압이 25mmHg 이상으로 증가되어 있는 상태로 정의한다.

PAH은 심장카테터 삽입 동안에 16mmHg 미만의 정상적인 폐 모세혈관 쐐기압(pulmonary capillary wedge pressure, PCWP)을 보이면서 평균 폐동맥압(mean pulmonary artery pressure, mPAP)이 휴식 시 25mmHg 또는 운동 시 30mmHg를 초과하는 것이 지속되는 경우이다.

PAH 초기에 나타나는 가장 흔한 증상은 호흡곤란과 피로감 등이다. 일반적으로 이 질환을 명확하게 구별할 수 있는 명백한 증상은 없다. 초기에는 운동 시 호흡곤란이 명확하며, 이후에 휴식 시 호흡곤란으로 진행된다. 환자들은 또한 심박출량 감소에서 기인한 어지러움 및 실신을 호소할 수도 있다. 심한 피로감은 심박출량의 감소에 의한 것이다. 드물게 환자들은 우심실 기능 저하에 의해서 족부부종과 복수증상을 보일 수도 있다.

PAH에서 idiopathic(특발성)은 병인을 알 수 없는 경우로 남성에서 보다 여성에서 더 흔히 나타나며, 20~40세에 발생율이 더 높다. Heritable(유전성)은 질병과 관련이 있는 유전적 인자가 있는 경우로 6~12% 정도 차지한다.

◙ 폐동맥 고혈압(PAH)의 분류

세계보건기구(WHO)는 폐순환에 영향을 주는 질병을 구분하여 폐고혈압을 일으키는 임상적 원인을 세분화하는 폐고혈압의 임상적 분류[(Clinical classification of pulmonary hypertension(Dana Point, 2008)]와 폐동맥 고혈압의 기능적 분류[(New York Heart Association(NYHA) functional classification in heart failure]를 채택하였다.

WHO는 임상적으로 Group I은 pulmonary artery hypertension, Group II, III, IV는 질병 등에 의해 유발된 pulmonary hypertension의 경우로 분류하였다. NYHA 기능적 분류는 육체적 활동과 증상의 관점에서 환자들의 삶에 대한 영향을 반영하여 class I은 무증상(asymptomatic), class II은 경증(mild), class III은 중등도(moderate), class IV는 중증(severe) 등 4단계로 분류하였다.

NYHA 기능적 분류(functional classification, Fc)는 PAH에 대한 여러 신약의 규정 승인에 사용되어 왔다. 따라서 폐동맥 고혈압이 일단 진단되면 만성 심부전의 증상을 NYHA에서 제시한 기능적 분류(Fc)에 따라 정하고, 다음 WHO의 폐 고혈압의 임상적 분류에 따라 정한다. 예를 들어, 'WHO 기능분류 II 또는 III 단계에 해당하는 폐동맥 고혈압(WHO Group I) 환자' 는 '심부전 증상이 mild(육체적 활동이 약간 제한 받는 육체적 활동) 또는 중등도(현저히 제한 받는 육체적 활동)인 폐 고혈압(PH) 중 폐동맥 고혈압 환자' 라는 의미이다.

◙ 폐동맥의 수축, 이완 및 증식

폐동맥은 고강도의 압력과 벽 긴장(wall stress)을 잘 견딜 수 있고 다량의 혈액을 수용할 수 있는 혈관이다. 폐동맥 고혈압에 있어 폐동맥은 광범위한 혈관 리모델링을 하여 동맥의 중막을 따라 위치한 소평활근 섬유가 확장되거나 증식하여 동맥의 혈관 수축을 초래한다.

평활근 세포의 증식은 내막 비후와 섬유화의 주기를 개시한다. 일단 주기가 가동되기 시작하면, 이 과정은 가속화되고 비가역적으로 계속 발생하여 폐동맥 내강내 폐쇄성 병변을 초래하며, 결국에는 혈관 저항성을 상승시키게 된다.

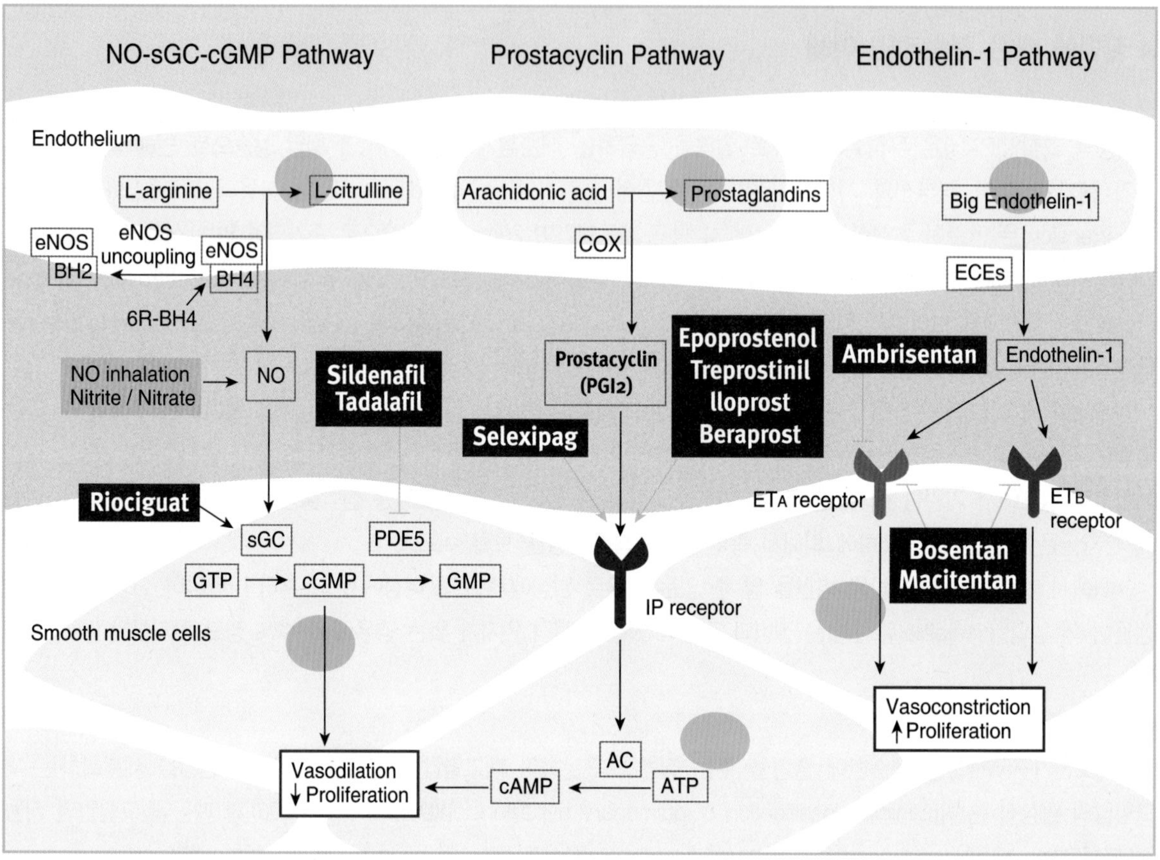

Figure 9. Pulmonary Artery's Vasoconstriction, Vasodilation and Proliferation

1. NO-sGC-cGMP 경로

NO(Nitric oxide)는 sGC(soluble guanylate cyclase)를 자극하여 GTP(guanosine triphosphate)를 cGMP(cyclic guanosine monophosphate)로 활성화시켜 혈관확장 및 항증식 작용을 한다. PDE5 효소는 cGMP를 GMP로 대사시켜 혈관확장 및 항증식 작용이 없어진다.

2. Prostacyclin 경로

Prostacyclin(prostaglandin I2)는 수용체 결합하여 AC(adenosine cyclase)를 활성화 시키고 ATP(adenosine triphosphate)를 cAMP(cyclic adenosine monophosphate)으로 전환시켜 혈관확장 및 항증식 작용을 한다.

3. Endothelin-1(ET-1) 경로

Big ET-1은 ET 전환효소(endothelin converting enzyme, ECE)에 의해 최종산물인 ET-1이 생성된다. ET-1은 주로 혈관 내피세포에서 생성되는 21개의 아미노산으로 이루어진 peptide이며 ET_A 및 ET_B 에 작용하여 혈관 수축작용과 증식작용을 나타낸다.

■ 약물치료

1995년 전까지 폐동맥 고혈압(PAH)에 사용될 수 있는 약제는 칼슘채널차단제와 항응고제 등이였다. PAH의 발생과 진행에 3개의 중요한 3개의 경로를 발견하면서, 각각의 경로를 촉진하거나 억제하는 치료의 표적을 제공하게 되었다. 1995년 정맥주사용 epoprostenol이 처음 개발되었고 최근 경구용 selexipag까지 소개되었다.

Table 9. PAH Evidence-based Treatment Algorithm

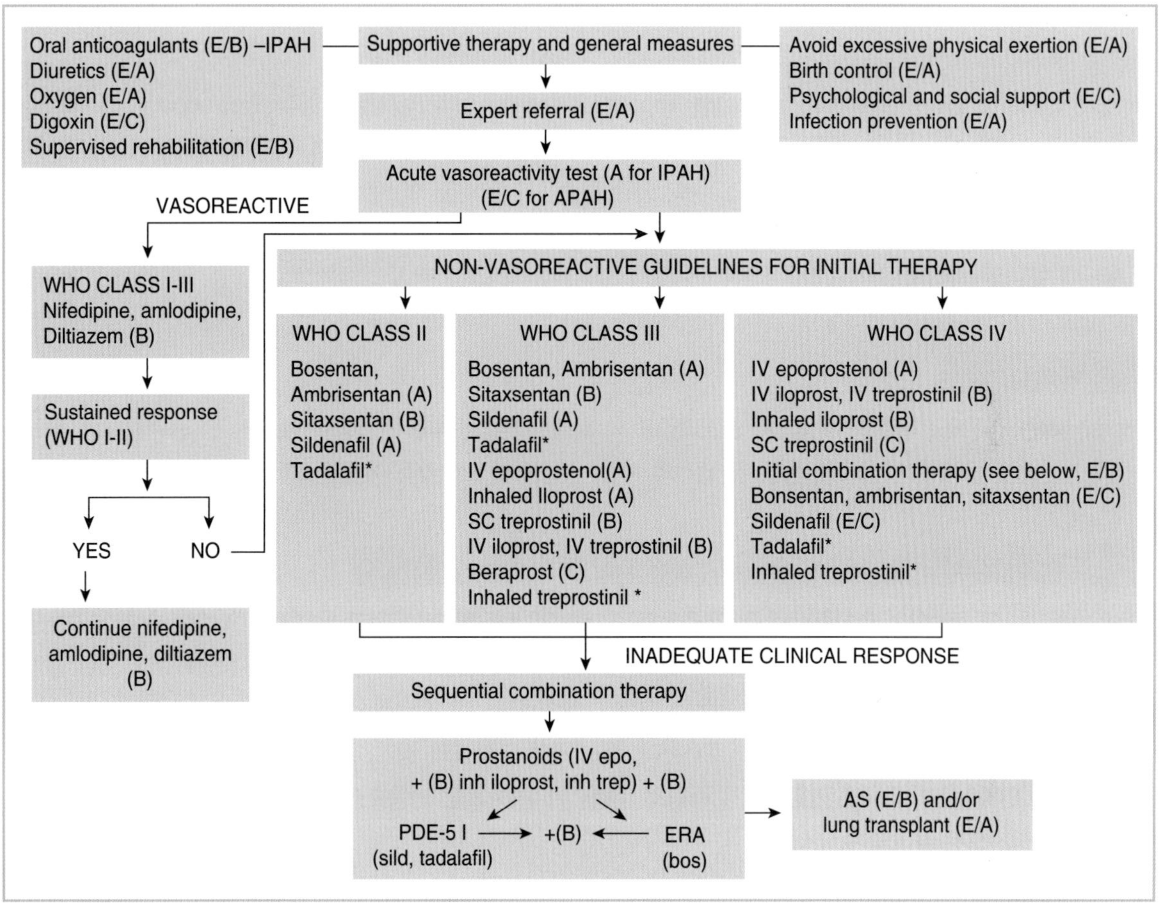

■ 치료약제

◉ PDE-5 억제제

Sildenafil 20mg

Sildenafil은 폐동맥혈관 이완작용으로 2004년 미 FDA와 2012년 국내에서 'WHO 기능분류 II, III 단계에 해당하는 폐동맥 고혈압(WHO Group I) 환자의 운동능력 개선' 에 승인되었다. 이 약제는 성인에서 1일 3회, 1회 20mg을 사용하며 bosenatn을 투여중인 환자에 대한 이 약제의 유효성은 평가되지 않았다.

이 약제는 PDE-5가 전신 혈관보다 폐혈관 내에 고농도로 존재하므로 전신 혈관 이완작용은 적다. 또한 이 약제 20, 40, 80mg 1일 3회 복용군에서 6분 도보 거리(6 minute walk distance, 6MWD)의 향상과 평균 폐동맥압의 감소 등에 대한 임상연구 결과, 20mg과 다른 용량 사이의 효과 차이가 없었다.

▣ Soluble Guanylate Cyclase(sGC) 활성화제

Riociguat(리오시구앗, 제품명: 아뎀파스 정, Adempas®)

Riociguat은 경구용 sGC 활성화제로 2913년 미 FDA와 2014년 국내에서 '수술이 불가능하거나 수술 후 지속 또는 재발하는 만성 혈전색전성 폐고혈압 (CTEPH, WHO Group 4) 성인 환자에서 운동능력의 개선' 및 'WHO 기능분류 II, III 단계에 해당하는 폐동맥고혈압(WHO Group I) 성인 환자에서 운동능력의 개선' 에 승인되었다.

▣ Prostanoid 유사체

Prostanoid 유사체에는 beraprost, trepostinil, iloprost, selexipag 등의 약제들이 있다. Prostanoid는 prostacyclin prostaglandin 및 thromboxane을 포함하는데, 이중 prostacyclin(PGI2)은 폐동맥 내피세포에서 생성된다. 특히 prostacyclin의 수치가 낮으면 폐동맥 혈관의 수축, 혈관 평활근의 증식 및 혈소판의 활성화가 일어나고 폐동맥과 미세순환 모두에서 thrombin의 형성이 촉진된다. 따라서 이 약제들은 폐동맥 내피세포에서 prostacyclin 유사체로 작용하여 폐동맥 혈관을 이완한다.

1. Beraprost

Beraprost는 경구제로 일본과 유럽에서 승인되었고 국내에는 '만성동맥폐색증(버거씨병, 폐색성 동맥경화증, 당뇨병성 말초혈관병증 등)에 동반한 궤양, 동통 및 냉감의 개선, 원발성 폐 고혈압증' 에 승인되어 사용되고 있다.

2. Trepostinil(트레포스티닐, 제품명: 레모둘린 주, Remodulin®)

Treprostinil은 미 FDA에서 피하주사는 2002년, 정맥주사는 2005년에 승인되었고 국내에는 2010년 'WHO 기능분류 II, III, IV 단계에 해당하는 폐동맥 고혈압(WHO Group I) 환자의 운동능력 및 증상개선' 에 승인되었다. 또한 흡입용은 2009년 미 FDA에서 'WHO Fc III 단계 폐동맥 고혈압' 에 승인되었고 국내에 소개되지 않았다.

이 약제는 지속적인 피하 또는 정맥으로 주사한다. 중심 정맥 카테터의 장기간 삽입과 관련된 위험성(중증의 혈류감염 등)으로 인하여 피하주사가 선호되지만, 중증의 주입부위 통증 혹은 반응으로 인하여 피하경로가 적절하지 않은 경우 중심 정맥관으로 투여할 수 있다.

3. Iloprost(일로프로스트, 제품명: 벤타비스 흡입액, Ventavis®)

Iloprost는 2004년 미 FDA와 2008년 국내에서 'WHO 기능분류 III, IV 단계에 해당하는 폐동맥 고혈압(WHO Group I)환자의 운동능력 및 증상 개선' 으로 승인되었다.

이 약제는 흡입용이므로 환자에게 정확한 용량을 투여하기 위해서 적절한 네블라이저를 사용해야 한다. 흡입을 통한 직접적인 폐혈관 확장으로 전신 부작용이 적으며 가장 흔한 부작용은 기침 등이다.

4. Selexipag(셀레씨파그, 제품명: 업트라비 정, Uptravi®)

Selexipag는 경구용 선택적 IP(prostacylin) 수용체 효능제로 2015년 12월 미 FDA와 2016년 4월 국내에서 'WHO 기능분류 II, III 단계에 해당하는 폐동맥고혈압(WHO Group I) 성인 환자의 장기치료' 에 승인되었다.

이 약제는 IP 수용체에 작용하여 adenosine cyclase를 활성화시킴으로써 cAMP의 농도를 증가시켜 혈관 이완, 혈소판 응집 억제와 항염증 작용을 나타낸다.

▣ Endothelin(ET) 길항제

Endothelin(ET)은 강력한 혈관수축 및 혈소판 응집작용이 있어 NO와 prostacyclin의 혈관 평활근에 대한 작용과는 반대이다. ET는 ET-1, ET-2, ET-3가 있는데, 이들은 내피, 혈관 및 기도 평활근, 백혈구, 혈관사이 세포 및 대식세포 등 다양한 세포에서 분비된다. 이중 ET-1은 내피세포에서 주로 합성되고 ET 수용체가 발현하고 있는 평활근 세포에 작용한다. 다시 ET-1은 ET_A와 ET_B 수용체와 결합하는데, 이들은 위치에 따라 서로 반대되는 작용을 나타내기도 한다.

1. Ambrisentan(암브리산탄, 제품명: 볼리브리스 정, Volibris®)

Ambrisentan은 경구용 ET_A 수용체 선택적 길항제로 2007년 미 FDA와 2009년 국내에서 'WHO 기능분류 II, III 단계에 해당하는 폐동맥 고혈압(WHO Group I) 환자에서 운동능력개선 및 임상적 악화의 지연' 에 승인되었다.

이 약제는 ET_A 수용체에만 길항하여 phospholipase C와 관련된 혈관수축을 억제하고 protein kinase C와 관련된 세포분열을 억제함으로써 PAH의 우심방 압력을 감소시킨다. 이 약제는 bosentan과 달리 간독성이 적고 다른 약제간의 약물상호작용도 적다.

2. Bosentan(보센탄, 제품명: 트라클리어 정, Tracleer®)

Bosentan은 경구용 ET_A와 ET_B 수용체 경쟁적 길항제로 2001년 미 FDA와 2007년 국내에서 'WHO 기능분류 III, IV 단계에 해당하는 폐동맥고혈압(WHO Group I)환자의 운동능력 및 증상개선' 에 승인되었으며, '기능분류 II 단계에 해당하는 PAH폐동맥고혈압 환자의 임상적 악화의 지연, 전신경화증에 기인한 활동성 수지/족지 궤양증이 있는 환자의 새로운 수지/족지 궤양증 발생감소' 에도 승인되었다.

이 약제는 용량 의존성 중증 간독성과 관련되어 간 효소치의 상승과 고빌리루빈혈증의 상승이 동반될 수 있다. 그러므로 치료 시작 전과 후 한 달 간격으로 간효소 수치를 검사해야 하며 치료전 간 효소 수치가 정상 상한치의 3배가 넘는 경우 이 약제의 사용은 위험하다. 또한 이 약제는 최기성이 있으며 임신 카테고리 X로 분류된다.

3. Macitentan(마시텐탄, 제픔명: 옵서미트 정, Opsumit®)

Macitentan은 경구용 ET_A와 ET_B 수용체 경쟁적 길항제로 2013년 미 FDA와 2014년 국내에서 'WHO 기능분류 II, III 단계에 해당하는 폐동맥 고혈압(WHO Group I) 성인 환자의 장기 치료' 에 승인되었고 특발성 폐동맥 고혈압, 유전성 폐동맥 고혈압, 결합조직질환과 연관된 폐동맥 고혈압, 선천성 심장질환과 연관된 폐동맥 고혈압 환자에서 유효성이 입증되었다.

이 약제는 두 수용체에 모두 길항하지만, ET_B보다 ET_A에 50배 정도 높은 선택성을 가지고 있다. ET_A 수용체는 혈관 평활근세포에 주로 존재하며, 이 수용체의 활성화는 혈관수축과 평활근 증식을 유도한다. 반대로 ET_B 수용체는 혈관이완과 ET-1 제거에도 관여한다.

이 약제는 성인 1일 1회 10mg을 식사와 관계없이 복용하며, 단일요법으로 사용하거나 PDE-5 억제제 혹은 흡입용 또는 경구용 prostanoid 유사체와 병용투여한다.

10 변비
Constipation

■ 질병에 대한 전반적인 이해

▣ 변비(Constipation)

변비는 2006년 modified Rome criteria III에 따르면 과도한 힘주기, 딱딱한 변, 불완전 배출감, 직장항문 폐쇄감, 적은 배변 횟수, 원활한 배변을 위한 부가적인 처치 등 여섯 가지 중 두 가지 이상의 증상들이 6개월 전에 시작되고 지난 3개월 동안 지속된 경우로 정의한다.

변비의 주증상은 배변 시 과도한 힘이 들어가거나 변이 과도하게 단단한 경우, 배변 후에도 변이 남아 있는 것 같은 느낌, 복부 팽만감, 복통 등이다. 하복부의 불쾌감과 항문출혈이 반복되면 이차적으로 치질, 치열 등이 발생하여 배변 시 항문의 통증이나 출혈이 나타나기도 한다. 만성 변비는 식욕부진과 소화불량이 생기고, 이는 또한 변비를 악화시키는 악순환으로 이어지며, 우울증의 원인이 되기도 한다.

■ 원인

변비는 대변을 충분히 만들지 못할 만큼 음식 섭취가 적어 나타나는 경우, 과민성 장증후군(irritable bowel syndrome)에서 나타나는 나타나는 경우, 대장 운동이 감소되어 대장 통과시간이 길어져 나타나는 경우(slow transit), 배변 시 외항문 괄약근과 치골 직장근이 이완되지 않고 역행적으로 수축되어 출구가 폐쇄되어 나타나는 경우(outlet obstruction), 서행성과 출구 폐쇄형이 함께 나타나는 경우, 대장암이나 협착 같은 기질적 이상에 의해 나타나는 경우, 당뇨, 갑상선 저하증 같은 내분비질환이나 결체조직 질환으로 나타나는 경우, 그 외 직장 감각저하(rectal hyposensitivity)에 의한 경우 등이 원인이다.

■ 종류

변비는 일반적으로 대장이나 직장항문 자체의 운동장애로 인한 원발성 변비와 다른 기저질환이나 여러 가지 약제들로 인한 이차성 변비로 구분할 수 있다. 원발성 변비는 대장이나 직장항문의 운동기능장애를 의미한다.

1. 원발성 변비(Idiopathic constipation)

원발성 변비는 대부분 명확한 원인 없이 대장이나 직장항문의 운동기능 장애로 인한 경우가 많다. 변비는 증상과 대장통과 검사 또는 직장항문 기능을 중심으로 몇 가지로 나누어 볼 수 있다.

1) 대장 무력형 변비(Colonic inertia)

장신경총(Enteric nerve plexus)의 이상으로 전체 대장의 운동기능이 저하되어 변을 대장에서 밀어 보내지 못해 대장 통과시간이 길어지는 서행형(slow transit) 변비이다.

2) 경련성 변비(Spastic constipation)

에스상 결장과 하행 결장에서 비진행성(nonpropulsive) 대장운동의 항진으로 발생한다. 이렇게 항진된 대장운동은 대장통과 지연을 초래하고 근위부 대장쪽으로 변의 이동을 초래할 수도 있다. 임상적으로 경련성 복통과 소량의 딱딱한 변과 관련되어 있다.

3) 출구 장애형 변비(Outlet obstruction)

배변 시 과도한 힘주기, 잔변감 혹은 항문 주위를 손가락으로 눌러야 변을 보는 경우이다. 이는 근위부 대장의 운동기능은 정상이지만 배변의 마지막 단계에서 이상이 발생한 경우이다. 다시 배출 장애형 변비는 골반저 근실조(pelvic floor dyssynergia)와 내항문 괄약근 기능 장애(internal anal sphincter dysfunction)로 나누어 볼 수 있다.

2. 이차성 변비(Secondary constipation)

이차성 변비는 여러 가지 전신질환과 중추 및 말초신경질환에서 속발할 수 있다. 원위부 대장은 천골신경(sacral nerve)으로 부터 부교감신경 지배를 받으므로 이 부위 신경손상은 대장운동 감소, 대장 확장, 직장의 긴장도와 감각기능 감소, 원위부 대장의 변 잔류와 배변장애를 동반하는 운동 저하성 변비를 초래할 수 있다.

▣ 만성 특발성 변비(Chronic Idiopathic Constipation, CIC)

만성 특발성 변비(CIC)는 기질적인 원인(질병, 약물 복용 등)을 제외하고 대장 서행형 변비와 출구 장애형 변비 또는 혼합형이 장기간에 걸쳐 나타나는 변비이다.

서행성 변비는 정확한 원인은 불분명하지만 대장에 있는 신경 세포의 수가 감소되어 있거나 장관의 운동을 담당하는 Cajal 간질 세포(interstial cell of Cajal)의 수가 감소되어 변비를 일으킨다고 알려져 있다. 특히 하제의 오남용에 의해서도 나타날 수 있다.

출구 폐쇄형 변비는 직장 항문부와 골반저의 이상에서 기인하는데, 이는 세부적으로 기능적 이상에 의한 경우와 구조적 이상 혹은 변이에 의한 경우로 다시 나눌 수 있다. 전자의 경우는 골반저 부조증(pelvic floor dysynergia, PFD), 불충분 배출력(inadequate defecatory propulsion, IDP) 등이 있다. 후자의 경우는 직장류(직장질벽이완증, excavatio rectovaginalis)와 직장중첩이 대표적이며 소장류, 에스결장류 등이 있다.

▣ 배변(Defecation)

배변은 골반저 근육의 수축과 이완, 직장내벽의 감각수용체, 직장항문 반사 등의 여러 요소가 복합적으로 관여하여 이루어진다. 정상 배변의 과정은 에스상결장(sigmoid colon)으로부터 직장으로 분변이 내려와 팽창되는 것으로부터 시작된다.

직장의 팽창은 골반저(pelvic floor) 근육에 위치한 확장수용체에 의해 인지되어 배변 욕구가 만들어 진다. 이어 내항문 괄약근(internal anal sphincter mucle)을 이완시켜 상부 항문관을 열어 직장 내용물을 아주 예민한 항문점막에 노출시켜 가스와 분변을 구별하도록 한다. 가스로 식별된 경우에는 외항문 괄약근(external anal sphincter mucle)의 긴장을 이완시켜 가스를 배출시킨다. 아울러 배변이 지연되면 직장 순응도 기전에 의해 외항문 괄약근의 수축은 내항문 괄약근이 재수축할 시간을 제공한다.

만약 배변 욕구에 생기게 되면 항문직장각(anorectal angle)이 열리게 된다. 이어 직장 내압과 복강 내압의 증가는 외항문 괄약근, 내항문 괄약근, 치골 직장근의 반사 이완을 초래하며 배변이 일어난다. 배변을 시작하기 위해 어느 정도의 힘주기(straining)가 필요한데, 이때 외항문 괄약근, 내항문 괄약근, 치골직장근의 추가 이완과 항문직장각의 둔각화가 추가로 일어난다. 결과적으로 골반저가 하강하고 깔때기 모양으로 되어 증가된 복압의 직접 전달을 통해 직장 내용물을 배출한다.

Guanylin Peptides

Guanylin, uroguanylin 또는 세균성 내열성 장독소(heat-stable enterotoxin, ST)는 cGMP(cyclic guanosine 3'-5' monophosphate)를 촉진하는 내인성 펩타이드 호르몬으로 알려져 있다. 이중 guanylin, uroguanylin는 장내 세균에 의해 나타나는 분비형 설사(secretory diarrhea)의 세포학적 기전을 연구중 알게 되었다. 이 펩타이드들은 보통 장(intestine) 상피세포의 꼭지면 세포막(apical membrane)에 있는 guanylate cyclase(GC) 수용체를 활성화시켜 2차 전령(secod messenger)인 cGMP를 통해 장에서 Cl^-와 HCO_3^-의 분비를 크게 증가시킨다. 또한 장 상피에서 상피세포 균형과 신장에서 나트륨 균형을 조절하기도 한다.

Guanylin은 15개 아미노산 펩타이드로 결장의 goblet cell에서 분비되고, Uroguanylin은 16개 아미노산 펩타이드로 십이지장의 장크롬친화 세포(enterochromaffin cells)와 소장 전반부(proximal small intestine)에서 분비된다.

Guanylin과 uroguanylin은 각각 소장과 소변에서 검출되는 열(heat)에 안정한 펩타이드로 장관이나 신장에서 전해질과 수분의 수송을 조절하는 기능을 가지고 있다고 알려져 왔다. 이외에도 췌장과 타액선 같은 장기에서도 생성됨이 확인되었다. 이중 uroguanylin은 음식 섭취 후 정상적인 분비되는 장관 폴리펩타이드로 장관 기능, 체액 균형 및 대변 굳기(stool consistency)를 조절하는 작용을 한다.

■ Guanylate cyclase-C(GC-C) 수용체

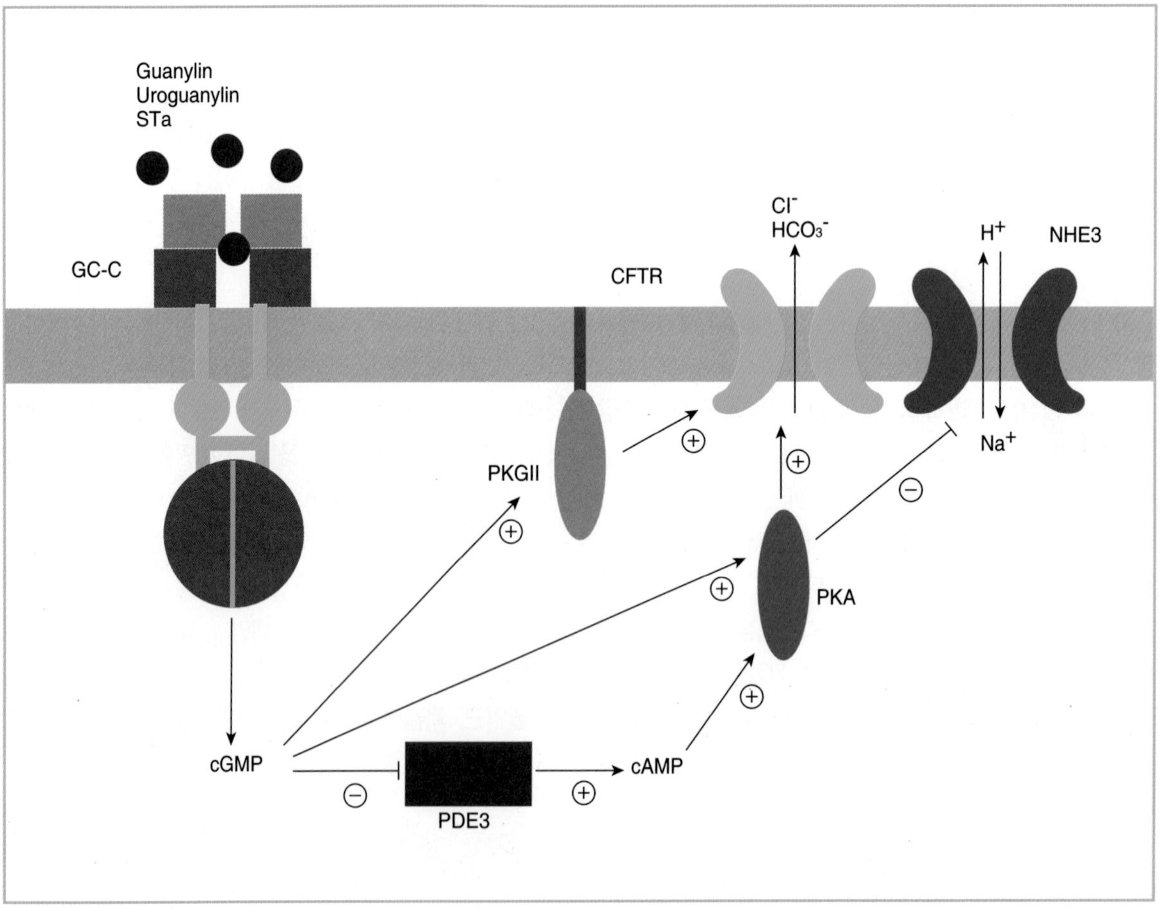

Figure 10. Guanylate Cyclase-C

Uroguanylin은 분비되어 GC-C recepter를 활성화시킨다. 활성화된 GC-C recepter에 의해 증가된 세포내 cGMP는 cGMP-와 cAMP-dependent protein kinases(PKA)를 활성화시킨다. 이는 낭성 섬유증 막투과성 전도조절자(cystic fibrosis transmembrane regulator, CFTR)를 활성화시켜 장관 내강 내로 Cl^-와 HCO_3^-를 분비시킨다. 또한 Na^+/H^+ exchanger(NHE)를 억제하여 Na^+의 흡수를 감소시킨다.

이러한 작용은 배변의 기능을 증가시키기 위해 장관 내강 내로 체액 이동을 촉진시키고, GC-C 수용체 활성은 장관의 증가된 염증과 통증 감각도 감소시킨다. 이때 uroguanylin과 GC-C 수용체와의 결합은 pH에 의존되는데, 약산성 환경에서 좀 더 강하게 결합하므로 이들의 활동력은 일차적으로 소장 전바부에서 이루어진다. 궁극적으로 GC-C 수용체의 활성은 소장 내의 체액과 전해질의 항상성(homeostasis), 장관 운동을 조절한다.

따라서 GC-C 수용체의 유전자 변이(genetic alteration)는 변비 또는 설사를 일으키며, 장관 내 체액의 불균형은 만성 특발성 변비(CIC)와 만성 과민성 장증후군(IBS)을 일으키는 원인 된다. 또한 GC-C를 억제하면 장 벽의 상태가 손상되는 것을 발견하였다. 장벽이 손상되면 염증이 생기게 되고 암 유발물질이 인체 내로 침투해서 장밖에 있는 DNA을 손상해서 간, 폐, 림프절을 포함한 여러 부위에 암이 생기게 된다. 즉 장내의 GC-C를 자극하면 장벽을 강화시켜 이런 병리적인 변화를 막을 수 있다.

■ 약물치료

변비의 약물치료는 생활 습관 및 식생활 개선에도 증상 호전이 없으면 완하제를 투여한다. 현재 경구 완하제는 부피형성 완하제, 삼투성 완하제, 자극성 완하제 및 선택적 5-HT4 수용체 작용제 등이 있다. 완하제를 어떠한 순서와 조합으로 사용해야 하는지 아직 정해진 지침은 없지만 치료를 요하는 기간, 투여 간격과 약제 형태, 약제의 효과 및 부작용은 물론, 비용적인 면을 고려하여 선택해야 한다.

1차 약제로는 일반적으로 부피형성 완하제 혹은 삼투성 완하제를 사용한다. 변비환자에서 분변 매복을 동반한 경우는 완하제 복용 후 반응이 떨어지거나 오히려 복부 불편감을 초래할 수 있으므로 직장수지 검사를 통해 분변 매복이 있는지 확인하고 수지관장이나 좌약 혹은 관장약을 이용하여 먼저 제거해야 한다. 부피형성 완하제는 값이 싸고 안전하기 때문에 1차 치료제로 선호된다.

심한 서행성 변비, 배변 장애형 변비, 분변 매복, 약물성 변비에서는 효과가 없고 증상이 더 악화될 수 있으므로 삼투성 완하제를 먼저 사용하는 것이 좋다. 또한 장내 변 정체가 심한 환자에서는 부피형성 완하제만 단독 투여할 경우 복통이 발생하기 때문에 이를 예방하기 위해 삼투성 완하제를 미리 사용하는 것이 바람직하다.

완하제 복합 처방 및 장운동촉진제를 사용한 후에도 반응이 없다면 난치성 변비로 진단하고 생리학적 원인에 대한 평가를 위해 대장 통과 시간 측정, 항문 직장 내압 검사, 풍선 배출 검사 및 배변조영술 등 기능 검사가 필요하다.

■ 치료약제

▣ 부피형성 하제(Bulk-forming laxatives)

부피형성 하제에는 차전자(psyllium), methylcellulose 유도체 및 polycarbophil 등이 있다. 이 약제들은 소장에서 흡수되지 않고 장내세균에 의해서도 분해되지 않아 수분을 함유할 수 있어 장관 내 대변 부피 증가로 인해 대변량이 증가하고 대변이 부드러워져서 배출이 쉽게 된다. 하지만 하제의 일부는 장내세균에 의해 대사되어 이산화탄소나 수소와 같은 가스를 형성하게 되어 복부 팽만감이나 다량의 방귀를 유발할 수 있다.

▣ 삼투성 하제(Osmotic laxatives)

삼투성 화제는 삼투성의 활성 이온이나 분자로서 장관에 흡수되지 않고 수분을 장관 내 저류 시켜 배변을 용이하게 도와 주며 염류성 하제와 고삼투성 하제로 나눌 수 있다.

■ 염류성 하제(Salts laxatives 또는 Saline laxatives)

염류성 하제에는 magnesium hydroxide, sodium phosphate 등이 있다. 이 약제들은 장관 내 수분의 함량을 증가시키는 비흡수성인 양이온과 음이온을 포함하고 있다. 마그네슘제제는장관에서 거의 흡수되지 않아 수분의 저류효과로 장관내압을 증가시키며, 장관운동을 증가시키는 cholecystokinin 분비를 자극하기도 한다. 하지만 과량 복용 시 고마그네슘 혈증을 일으킬 수 있어 반드시 신기능 부전 환자와 소아에서는 주의하여 투여해야 한다. 염류성 하제는 관장이나 좌약으로도 사용할 수 있다.

■ 고삼투성 하제(Hyperosmotic laxatives)

고삼투성 하제에는 비흡수 다당류 하제로 lactulose(β-galactosido-fructose, galactose와 fructose의 합성 이당체), lactitol(β-galactosido-sorbitol, galactose와 sorbitol의 합성 이당체) 등이 있고 macrogol(polyethyleneglycol, PEG), 글리세린 등이 있다. 이 약제들은 식이 섬유나 부피형성 하제에 반응이 없거나 복용하기 힘든 환자에게 투여할 수 있다.

비흡수 다당류 하제는 소장에서 흡수되지 않고 대장내 세균에 의해 저분자산(acid)로 대사되어 삼투효과를 나타낸다. 따라서 혈중으로 흡수되지 않아 당뇨병 환자에서 혈당을 높이지 않으므로 당뇨병 환자의 변비 치료에도 사용될 수 있다. 하지만 대장에서 가스를 형성하기 때문에 복부 팽만, 방귀를 일으킬 수도 있다.

PEG는 장에서 흡수되지 않고 대장 내에서 높은 삼투압을 유지하여 수분의 흡수가 일어나지 않아 액체 상태로 배변이 된다. 하지만 신장 및 심장의 기능이 저하된 환자에 경우 과량 복용 시 전해질 및 수분 저류 현상을 유발할 수 있어 사용에 유의하여야 한다.

글리세린은 직장 내로 삽입하면 직장자극을 유발하여 변을 보게 된다.

▣ 자극성 하제(Stimulant laxatives)

자극성 하제에는 polyphenol의 bisacodyl, 안트라퀴논(anthraquinone) 생약성분 센나(senna) 복합제 등이 있다. 이 약제들은 대장 내에서 수분 및 전해질의 흡수를 억제하고 대장의 근육신경총을 자극하여 장운동을 촉진하는 것으로 알려져 있다. 일반적인 하제에 반응이 없는 변비 환자에 단기간 동안 자극성 하제를 사용해 볼 수 있다.

일부 환자에서 전해질 불균형, 복통, 오심, 팽창감 등의 부작용이 발생할 수 있으며 오남용 시에는 대장 흑색증, 대사성 알칼리증, 전해질 이상, 뇨산혈증 및 고알도스테론증의 합병증이 생길 수 있다. 안트라퀴논 제제를 장기 복용 시 대장 점막에 흑갈색의 색소 침착이 되는 대장 흑색증이 생길 수 있다.

▣ 대변 연화제(Stool softers 또는 Surfactants)

대변연화제에는 docusate 등이 있다. Docusate는 대변의 표면 장력을 낮추어 대변의 수분흡수를 증가시킨다. 부작용은 거의 없으나 다른 하제에 비해 효과가 다소 떨어진다.

■ 장관운동 촉진제

5-HT는 중추신경계에 작용하는 신경전달물질로 장의 장크롬친화성 세포에서 합성, 저장, 분비가 이루어진다. 5-HT는 위장관의 운동능, 감각능, 분비 등을 조절한다. 5HT 수용체 중 특히 5HT3, 5-HT4 수용체가 장의 운동 및 감각 조절에 중요한 역할을 하고 있다. 특히 장신경에 5-HT4 수용체 활성은 수축력을 증가시키고 연동반사를 자극한다고 알려져 있다. 5-HT4 수용체 효능제는 콜린성신경세포 말단에 존재하는 5-HT4 수용체를 자극하여 아세틸콜린 분비를 증가시켜 평활근을 수축시킨다. 따라서 위장관운동 촉진을 위한 약제 개발에 있어 5-HT4 수용체가 주요 관심 수용체이다.

Prucalopride(제품명: 레졸로 정, Resolor®)

Prucalopride는 선택성 5-HT4 수용체 효능제로 유럽 EMA와 2013년 국내에서 '완하제 투여로 증상 완화에 실패한 성인의 만성변비 증상의 치료' 에 승인되었다. 이 약제는 장운동을 증가시키는 작용을 하며 전통적 완하제에 반응이 없는 경우 사용 중이던 완하제를 중단하고 사용한다. 하지만 사용 4주간 투여 후에도 효과가 없는 경우 지속적인 사용은 권고되지 않는다. 이 약제는 대부분 복용 7일 이내에 효과가 나타나므로, 이 기간 내에 효과가 없으면 다른 완하제를 추가로 함께 사용해 볼 수 있다.

다수의 연구 결과들에서 이 약제 투여군에서 완전 자발적 장 운동의 빈도 증가, 완전 배변감, 질병의 심각성 및 삶의 질이 호전되었으며 가장 흔하게 보고된 부작용은 두통과 복통이었다. 또한 심혈관계 부작용은 보고되지 않았으며 65세 이상의 고령 환자에서의 변비치료에도 안전한 약제라고 보고되었다.

■ 신약

Plecanatide(플래카나타이드, 제품명: 트루랜스 정, Trulance®)

Plecanatide는 최초의 guanylate cyclase-C(GC-C) 수용체 효능제로 2017년 1월 미 FDA에서 '성인 만성 특발성 변비(chronic idiopathic constipation, CIC) 치료' 승인되었고 국내에는 아직 소개되지 않았다. 이 약제는 3mg을 식사유무나 시간에 관계없이 하루 1회 경구 복용하고 알약을 삼킬 수 없는 경우 분쇄해 복용할 수 있다.

이 약제는 체액 분비를 촉진하는 자연적으로 발생하는 내인성 위장 내 펩타이드인 uroguanylin의 기능을 대신하여 장액의 분비를 촉진하고 장의 규칙적인 운동을 유지하는 작용을 한다. 이 약제는 구조적으로 인간 uroguanylin와 유사하고 작용도 유사하며, GC-C 수용체에 결합하여 국소적으로 장관 상피의 내강 표면에 작용한다. GC-C 활성은 세포 내와 세포 외에 있는 cGMP의 농도를 모두 증가시키며, 세포 내의 cGMP의 상승은 장관 내강으로 Cl^-와 HCO_3^-의 분비를 자극시킨다.

따라서 이 약제는 연속적인 장관 운동(sponteneous bowel movement)을 촉진하고 복부 불편감(abdominal discomfort)과 복부 팽만(bloating)을 줄이는 작용을 한다.

11 만성 B형 간염
Chronic Hepatitis B

■ 질병에 대한 전반적인 이해

▣ 만성 B형 간염(Chronic Hepatitis B)

B형 간염 바이러스(Heptitis B virus, HBV)에 의한 만성 B형 간염은 급성기와 만성기로 나눈다. 급성기의 경우 초기 감염 후 숙주의 면역기능이 정상이면 약 45~180일의 잠복기를 거쳐 황달, 전신 피로감, 구토, 간 기능 장애 등의 증상을 일시적으로 나타내고 바이러스의 항원을 인지하는 항체를 만들어 평생면역을 획득한다. 하지만 전체 감염 중 약 10% 정도는 만성으로 이어진다. 이러한 바이러스는 지속적으로 복제와 생존을 통해 간 조직에 서서히 염증이 생기고 합병증을 일으키며 B형 간염 표면 항원(hepatitis B surface antigen, HBsAg이 6개월 이상 양성이면 만성 B형 간염으로 정의한다.

■ B형 간염 바이러스(Hepatitis B Virus, HBV)

1. HBV의 구조

HBV는 Dane 입자(직경 42nm)로서 DNA 바이러스 중 가장 작으며, 내부에는 원형의 DNA가 피각(capsid)으로 되어있고 20면체의 외피(envelope)로 둘러싸여 있다. HBV 항원에는 표면항원인 HBsAg(hepatitis B surface antigen)와 내부 핵에 있는 초기 항원인 HBeAg(hepatitis B early antigen)과 핵항원인 HBcAg(hepatitis B core antigen)이 있다. HBsAg는 단독으로 과잉 생산되면 말초혈액내에서 핵이 없는 빈 원형(spherical)이나 튜브(elongated) 모양의 입자로도 발견된다.

내부에는 2가닥의 DNA 분자와 DNA 중합효소가 있는데, HBV가 복제될 때 유전정보를 전사한 후 해독하는 과정에서 4분자의 mRNA가 생산되며, 이들 mRNA에 의해 바이러스가 복제(replication)된다.

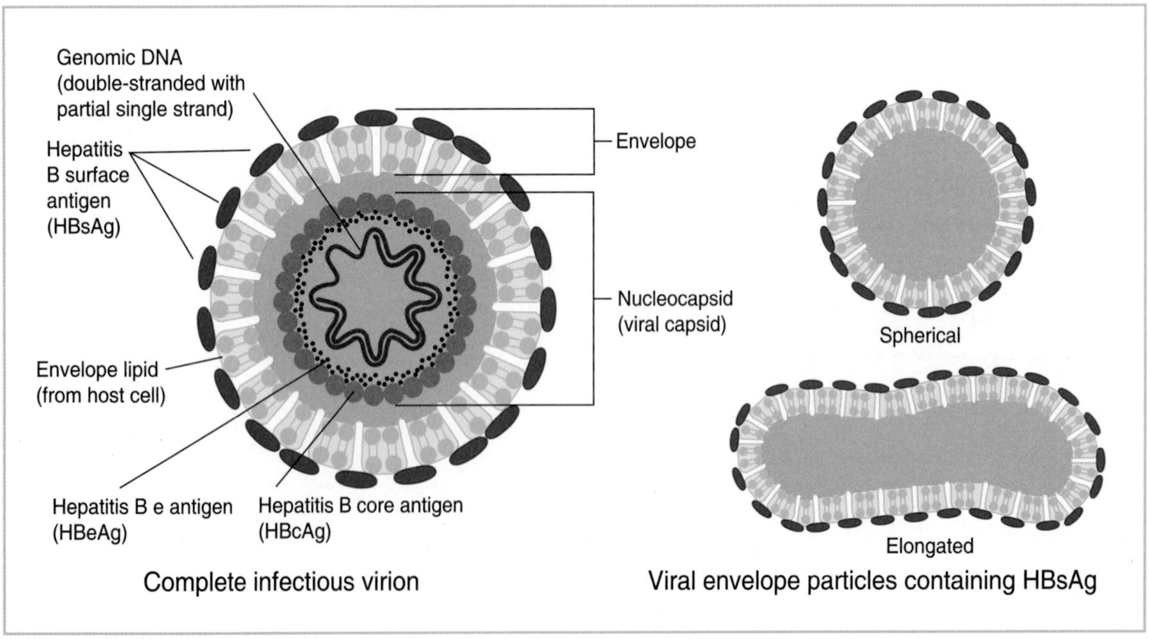

Figure 11-1. Hepatitis B Virus

2. HBV의 생활사(life style)

HBV가 체내에 들어온 후 간세포 표면에 달라붙어 세포 안으로 들어오는 침투과정, 세포질에서 껍질을 벗겨내고 핵 안으로 침입해 복제를 하는 증식과정, 세포질에서 껍질을 쌓아 완전한 바이러스 형태로 재조합하는 조립과정, 간세포 밖으로 빠져나가는 배출 과정, 그리고 또다시 다른 간세포에 달라붙어 반복해서 증식하는 과정으로 이루어진다.

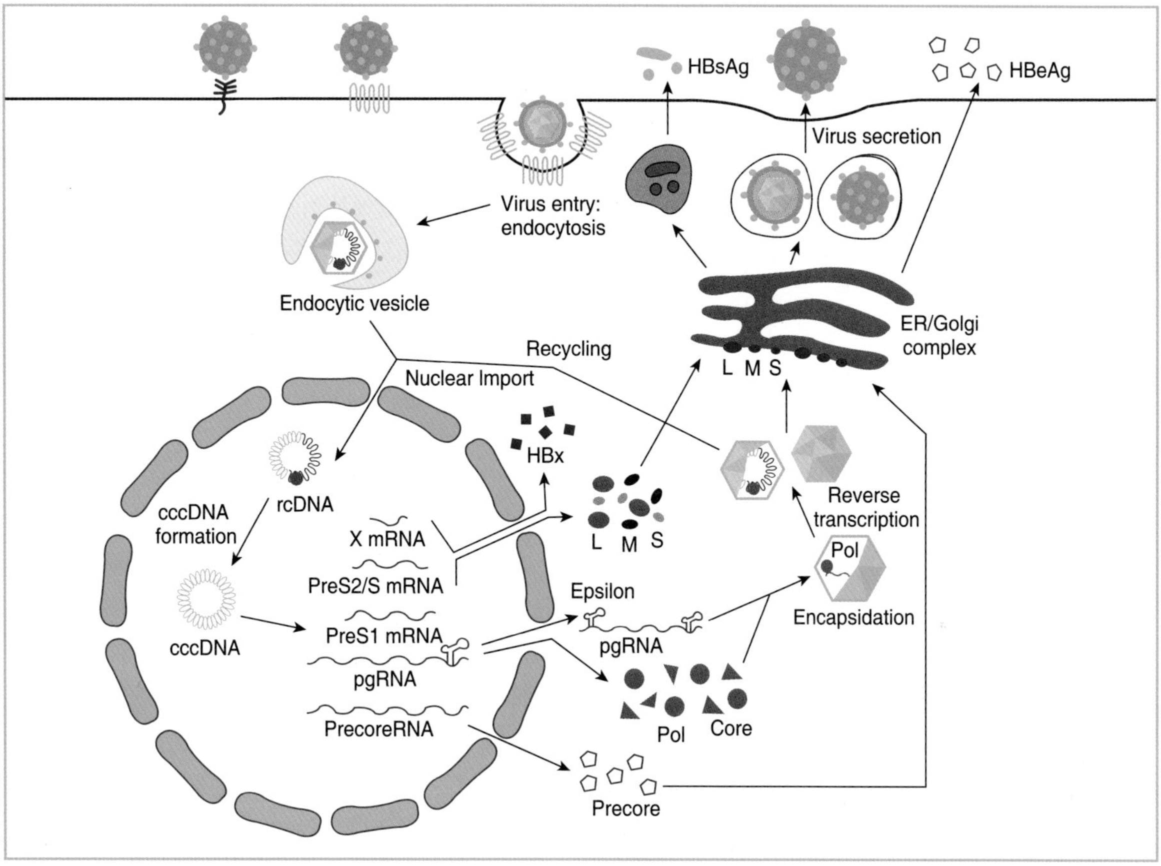

Figure 11-2. Life Style of HBV

1) 부착(Attachment), 침투(Penetration) 및 탈외피(Uncoating)

HBV는 간세포 유동세포막(sinusoidal membrane)의 담즙산의 수송단백질인 NTCP(natrium taurocholate cotransport polypeptide) 수용체를 통해 endocytosis에 의해 간세포내로 들어온다. 이어 외피(envelop) 단백질이 벗겨지면서 바이러스 유전자의 핵 진입(nuclear import)이 이루어진다.

2) 복제(Replication)

rcDNA(relaxed circular DNA)는 polymerase를 이용하여 cccDNA(covalently closed circular DNA)로 전환되는데, 이는 간세포 내에서 발견되는 viral DNA의 주된 형태로 모든 viral mRNA를 전사(transcription)하는 주형(template)으로 작용한다.

cccDNA는 간세포의 RNA polymerase II를 이용하여 pregenomic RNA(pgRNA)와 3종류의 subgenomic RNA(preS1 mRNA, preS2 mRNA, X mRNA)를 전사하는데, pgRNA는 유전체(genome)을 복제할 주형(template)과

precore/core와 polymerase를 만드며, subgenomic RNA는 각각 유전자 정보를 가지고 있다.

pgRNA는 핵에서 세포질로 나와 pgRNA를 중심으로 polymerase(pol)과 core와 함께 외피를 단백질로 둘러싸는 encapsidation 과정으로 진행되어 핵단백질(core protein)과 polymerase와 함께 core particle를 만든다. 이어 역전사효소(reverse transcriptase)의 기능을 가진 HBV DNA polymerase를 이용하여 pgRNA로 부터 최종의 rcDNA이 형성된다. Subgenomic RNA들은 L(large) 단백, M(middle) 단백과 S(small) 단백 그리고 X 단백이 합성된다. 일부 rcDNA는 재사용(recycling)된다.

3) 조립(Assembly) 및 방출(Release)

내형질 세망(Endoplasmic reticulum, ER)에서 rcDNA와 HBsAg, HBcAg, HBeAg이 조립(합성)되어 골기체(golgi apparatus)에 저장되었다가 성숙 HBV(maturated HBV, mHBV)로 된다. 세포질에서 pgRNA를 중심으로 원래의 HBV DNA로 전환하는 조합과정을 거쳐 일부는 다시 핵 안으로 들어가거나 나머지는 껍질을 입혀서 완전한 형태의 바이러스(mHBV)를 만들어 세포 밖으로 출아(budding)되면서 방출한다(exocytosis). 이후 주변 간세포에 감염 되거나 재감염이 되어 꾸준히 증식하게 되며, 하루에 약 10^{11}개의 바이러스가 생성할 수 있다.

3. HBV의 항원, 항체 및 DNA

1) B형 간염 표면 항원 및 항체[HBsAg 및 HBsAb(anti-HBs)]

HBsAg은 HBV의 질량 대비 70% 정도를 차지하는 주요 구조 단백질로 HBV 감염을 판단하는 가장 중요한 혈청학적 표지자이다. 따라서 만성 B형 간염의 자연 경과 중 HBsAg 소실이 되는 경우 대부분 염증의 완쾌를 의미한다. 아울러 혈청 HBsAg 양은 항바이러스 치료 반응과 연관이 있는데 항바이러스 치료 중 혈청 HBsAg 감소는 간세포 내의 cccDNA 감소와 높은 관련성이 있음이 보고되었다.

HBsAb는 HBsAg이 소실되면서 생성되는데 대부분의 환자에서 평생 지속되어 방어 항체로서의 기능을 담당한다. 그러나 5-10%의 환자에서는 B형 간염에서 회복된 후에도 HBsAb가 생성되지 않으므로 B형 간염 핵심 항체(IgG HBcAb)의 유무를 검사하여 과거 감염 여부를 확인하는 것이 좋다. 또한 HBsAg과 HBsAb를 모두 가지고 있는 경우도 있는데 대부분 HBsAb가 혈중 바이러스를 중화시키는 능력이 없는 경우이며 HBV 보유자와 동일하게 관리하여야 한다.

2) B형 간염 envelope 항원 및 항체[HBeAg 및 HBeAb(anti-HBe)]

HBeAg은 HBsAg이 나타난 경우에만 나타나고 감염력이 가장 강한 시기에 나타나는 지표로 보통 3~6주간 존재한다. HBeAg이 검출(양성)되면 HBV DNA의 복제 활동이 활발하고 전염성이 매우 높다는 점을 의미한다.

HBeAb의 존재(양성)는 HBV의 감염성이 낮음을 의미하지만 감염 예후를 판단하지 는 못한다. 단지 HBeAg에서 HBeAb로 혈청 전환이 일어나면서 감염으로부터의 회복을 의미한다.

3) B형 간염 core 항원 및 항체[HBcAg 및 HBcAb(anti-HBc)]

HBcAg은 감염된 간세포 내에서 발현되며 혈중에서는 검출되지 않는다. HBcAb는 HBV 감염의 전 과정에서 나타나며 급성기 IgM HBcAb는 HBsAg이 소실되고 HBcAb가 나타나기 이전인 항체 미형성기(window period)에도 양성으로 나타나므로 이 시기에 HBV 감염을 진단할 수 있는 유일한 지표가 된다.

IgG HBcAb는 HBV 감염 후 회복에 관계없이 나타나므로 간염에 대한 현재 및 과거력의 증거가 된다. 따라서 감염 직후부터 나타나기 시작하여 일생동안 검출되며 B형 간염의 모든 사람에서 검출된다. 만약 HBsAg과 함께 검출되면 진행성인 감염이 있음을 나타내고, HBsAb와 함께 검출되면 감염되었다가 회복되었음을 의미한다.

4) B형 간염 바이러스 DNA(HBV DNA)

치료 전 HBV DNA는 만성 B형 간염의 향후 치료 효과를 예측하는 가장 중요한 지표이며, 치료 중 HBV DNA 수치의 변화는 항바이러스 치료 효과 및 내성을 예측하는 가장 중요한 지표이다. 최근 대규모 임상연구에서 진단 시 HBV DNA 수치가 증가할수록 간경변증 및 간세포암의 위험도가 증가하고, 간질환에 의한 사망률도 증가한다는 보고가 있다. 따라서 항바이러스 치료 중 정기적인 HBV DNA를 1–3개월 간격으로 추적하는 것이 치료의 효과 및 내성을 예측하는데 매우 유용하다. HBV DNA 부하를 정확히 측정하는 검사는 1mL 혈액 당 카피(copies) 혹은 IU(International Unit) 수치로 표시된다.

현재 중합효소 연쇄반응(polymerase chain reaction, PCR) 방법을 이용한 여러 종류의 검사법들이 개발되어 있으며 검사법에 따라 약간 차이가 있지만 대략 50–200IU/mL(250–1,000 copies/mL) 이상에서 검출 가능하다. 최근에 사용하고 있는 실시간 중합효소 연쇄반응법(real–time PCR)은 보다 예민한 검사법이다.

4. 만성 B형 간염의 자연 경과 양상

1) 면역관용기(Immune tolerance phase)

수직감염에 의한 경우 초기는 면역관용기(증식 HBV 보유시기)로 바이러스 증식이 활발하여 HBeAg은 양성이고 혈청 HBV DNA가 높지만 활동 간염의 증거는 없는 시기이다. 이 시기에는 증상이 없고 ALT가 정상이며 간조직의 염증은 없거나 경미하다.

2) 면역제거기(Immune clearance phase): HBeAg 양성 만성 간염

면역관용기가 10~20년이 지나 점차 면역반응이 일어나기 시작하면 면역세포에 의해 HBV에 감염된 간세포가 파괴되기 시작된다. 이 시기에는 HBV DNA 수치가 감소하고 ALT 수치가 상승하며 조직검사 결과에 따라 만성 간염으로 진단된다. 면역제거기의 가장 중요한 전환점은 혈청 HBeAg이 소실되고 anti–HBe(HBeAb)가 나타나는 HBeAg 혈청 전환이며 일반적으로 혈청 HBV DNA가 현저히 감소하고 ALT가 정상이다.

3) 비증식기(Low replicative phase)

HBV DNA가 숙주세포 DNA로 통합되어 들어가면 HBeAg 혈청전환이 이루어지면서 비증식 HBV 보유시기로 들어간다. 이 시기에는 HBeAg이 음성이고 HBeAb가 양성이며 ALT가 지속적으로 정상이고 혈청 HBV DNA는 2,000 IU/mL(10^4 copies/mL) 미만이다. 조직 소견은 염증과 섬유화가 경미한 것이 보통이지만 면역 제거기에 간 손상이 심했던 경우 비활동 간경변증을 보이기도 한다. 비증식기는 장기간 지속되는 것이 보통이며 대부분 예후가 양호하지만 일부에서는 HBV 증식이 자연적으로 재활성화 되기도 한다.

4) 재활성기(Reactivative phase): HBeAg 음성 만성 간염

재활성화기는 HBeAg 음성, HBeAb 양성, 혈청 HBV DNA 2,000 IU/mL(10^4 copies/mL) 이상, ALT 상승 및 조직 소견에서 활동성 염증 괴사의 특징을 보인다. 대부분 환자는 다양한 기간의 비증식기를 거친 뒤 재활성기로 이행하지만 일부 환자는 면역제거기에서 재활성기로 바로 이행하기도 한다.

▣ 간경변증(Cirrhosis)

간경변증은 만성 간 손상(liver damage)에 의한 상처-회복 과정에서 발생하는 간섬유화(hepatic fibrogenesis)가 진행되어 조직학적으로 섬유성 반흔으로 둘러싸이면서 재생 결절(regenerating nodule)이 생긴 상태이다. 즉 간 손상이 만성적으로 반복되면 손상된 간세포는 더 이상 재생하지 못하고 collagen과 같은 세포외 기질로 대체된다.

간섬유화의 기전은 알코올, 간염 바이러스, 담즙산 등 간 손상의 원인에 따라 차이는 있지만 간 손상에 의해 먼저 간세포가 손상 받고 손상된 간세포에서 활성 산소기(reactive oxygen species)와 염증성 물질들이 분비된다. 이어 쿠퍼세포(Kuffer's cell)와 염증세포들이 활성화되면서 모여들어 간성 상세포(hepatic stellate cell)를 활성화시킨다. 간성 상세포는 간섬유화의 발생, 유지 및 진행과 섬유량을 조절하는데 가장 핵심적인 역할을 하는 것으로 보고되어 있다

간경변증은 합병증(복수, 황달, 간뇌증 및 정맥류 출혈 등)의 병력이나 임상 증거가 없는 간경변증을 동반하지 않은 대상성 간경변(代償性, compensated cirrhosis)과 이들 합병증을 동반하는 진행된 상태의 비대상성 간경변(非代償性, decompensated cirrhosis)으로 나눈다.

■ 약물요법

치료 목표는 HBV 증식을 억제하여 염증을 완화시키고 간섬유화를 방지하여 간경변증과 간세포암종 발생을 예방함으로써 간질환에 의한 사망률을 낮추고 생존율을 향상시키는 것이다. 아울러 HBsAg 소실을 위해 HBV DNA 불검출 상태를 지속적으로 유지하는 것이 이상적 치료 목표이다. 따라서 HBeAg 양성 간염환자의 경우 정상 ALT 수치, HBV DNA 불검출과 HBsAg 및 HBeAg의 혈청 소실 혹은 혈청 전환, HBeAg 음성 간염 환자의 경우 정상 ALT 수치, HBV DNA 불검출과 HBsAg 혈청소실 혹은 전환이 최종 치료 목표이다.

약물요법 원칙은 항바이러스 약제중 lamivudine과 telbvudine은 장기 치료 시 내성 발생률이 높아서, 치료에 대한 반응이 좋으리라고 기대되거나 단기간의 치료가 계획된 경우를 제외하고는 선호하지 않는다. Clevudine은 효과와 안전성에 관한 장기간 추적 관찰 데이터가 부족하여 선호하지 않는다. 또한 adefovir는 다른 경구용 항바이러스제에 비하여 항바이러스 효과가 약하고 1년 이상 사용 시 내성 발생이 증가하는 경향이 있다.

따라서 현재 만성 B형 간염의 경구 초치료 약제(initial therapy)는 entecavir, tenofovir이며 이 약제들은 강력한 항바이러스 효과와 낮은 내성 발현율을 보인다. 또한 주사제인 peginterferon α 도 단독으로 사용을 고려할 수 있다.

▣ 2015 대한간학회 만성 B형 간염 진료 가이드라인(치료 대상 및 전략)

■ 면역관용기

만성 B형 간염 면역관용기는 HBeAg 양성, 높은 HBV DNA 농도를 보이지만 바이러스에 대한 면역반응이 거의 없고, ALT가 정상이며 간조직의 염증이 없거나 경미한 시기로 단기 예후가 양호하여 치료 대상이 되지 않는다. (B1)

■ HBeAg 양성 만성 B형 간염

1. 혈청 HBV DNA ≥20,000 IU/mL인 경우, AST 혹은 ALT가 정상 상한치의 2배 이상이거나 간생검에서 중등도 이상의 염증괴사 소견 혹은 문맥주변부 섬유화 이상의 단계를 보이면 치료를 권장한다. (A1) 자연적 HBeAg 혈청전환 가능성이 있으므로 3-6개월 경과관찰 후 치료 여부를 고려할 수 있다. (B2) 그러나, 황달, 프로트롬빈 시간의 연장, 간성 혼수, 복수 등 간부전이 발생하거나 우려되는 경우에는 즉각적인 치료를 고려한다. (B1)

2. 혈청 HBV DNA ≥20,000 IU/mL이고 AST 혹은 ALT가 정상 상한치의 1-2배 사이인 경우, 추적 관찰하거나 간생검을 시행하여 중등도 이상의 염증괴사 소견 혹은 문맥 주변부 섬유화 이상의 단계를 보이면 치료를 권장한다. (A1)
3. 초치료 약제로는 테노포비어, 엔테카비어, 페그인터페론 알파 중 하나의 사용을 권장한다. (A1)

■ HBeAg 음성 만성 B형 간염

1. 혈청 HBV DNA ≥2,000 IU/mL인 경우, AST 혹은 ALT가 정상 상한치의 2배 이상이거나 간생검에서 중등도 이상의 염증괴사 소견 혹은 문맥주변부 섬유화 이상의 단계를 보이면 치료를 권장한다. (A1)
2. 혈청 HBV DNA ≥2,000 IU/mL이고 AST 혹은 ALT가 정상 상한치의 2배 미만인 경우, 추적 관찰하거나 간생검을 시행하여 중등도 이상의 염증괴사 소견 혹은 문맥주변부 섬유화 이상의 단계를 보이면 치료를 권장한다. (A1)
3. 초치료 약제로는 테노포비어, 엔테카비어, 페그인터페론 알파 중 하나의 사용을 권장한다. (A1)

■ 대상성 간경변증

1. 혈청 HBV DNA ≥2,000 IU/mL인 경우, AST/ALT와 관계없이 치료를 권장한다. (A1)
2. 혈청 HBV DNA <2,000 IU/mL 이라도 PCR 검사 양성인 경우, AST/ALT와 관계없이 치료를 고려할 수 있다. (C1)
3. 경구용 항바이러스제 치료를 권장하며, 테노포비어, 엔테카비어 중 하나의 사용을 우선적으로 권장한다. (A1)
4. 간기능이 좋은 경우에는 간기능 악화와 약물 부작용 등에 주의하며 신중하게 페그인터페론 알파 사용을 고려할 수 있다. (B2)

■ 비대상성 간경변증

1. 혈청 HBV DNA가 PCR검사 양성인 경우, AST/ALT에 관계없이 신속히 경구용 항바이러스제 치료를 한다. (B1)
2. 경구용 항바이러스제 치료를 권장하며, 테노포비어, 엔테카비어, 중 하나의 사용을 우선적으로 권장한다. (A1)
3. 페그인터페론 알파 치료는 간부전 위험성 때문에 금기이다. (A1)
4. 간이식을 고려한다. (B1)

▣ 2015 대한간학회 만성 B형 간염 진료 가이드라인(항바이러스 내성)

■ 항바이러스 내성 치료의 일반적인 원칙

1. 경구용 항바이러스 치료 중에 바이러스 돌파가 발생하면 환자의 약물 순응도 확인 및 약제내성검사를 시행해야 한다. (A1)
2. 내성 치료는 바이러스 돌파가 관찰되고 유전자형 내성이 확인되면 가급적 빨리 시작한다. (A1)

■ 라미부딘 내성

1. 테노포비어 단독 치료 또는 테노포비어와 뉴클레오시드 유사체의 병합치료를 권장한다. (A1)
2. 테노포비어를 사용할 수 없는 경우에는 아데포비어와 뉴클레오시드 유사체의 병합 치료를 고려한다. (B1)
3. 대상성 간기능을 가진 환자에서는 라미부딘을 중단하고 페그인터페론 알파 투여를 고려할 수 있다. (B2)

■ 텔비부딘 내성/클레부딘 내성

라미부딘 내성에 준하여 치료할 수 있다. (B2)

■ 아데포비어 내성

1. 테노포비어 단독 치료 또는 테노포비어와 엔테카비어의 병합 치료를 고려한다. (B1)
2. 테노포비어와 뉴클레오시드 유사체(엔테카비어 이외)의 병합 치료를 고려할 수 있다. (B2)
3. 테노포비어를 사용할 수 없는 경우에는 아데포비어와 엔테카비어의 병합 치료를 고려할 수 있다. (B2)

■ 엔테카비어 내성

1. 테노포비어 단독 치료 또는 테노포비어와 엔테카비어의 병합 치료를 고려한다. (B1)
2 테노포비어를 사용할 수 없는 경우에는 아데포비어와 엔테카비어의 병합 치료를 고려할 수 있다. (B2)

■ 다약제 내성

1. 테노포비어 단독 치료 또는 테노포비어와 엔테카비어의 병합 치료를 고려한다. (B1)
2. 테노포비어를 사용할 수 없는 경우에는 아데포비어와 엔테카비어 병합 치료를 고려할 수 있다. (B2)

* 권장수준
– 임상근거의 질(quality of evidence): A(high), B(moderate) C(low)
– 권고 강도(strength of recommndations): 1(strong), 2(weak)

■ 치료약제

현재 경구용 항바이러스제는 핵산유사체의 분류에 따라 nucleoside analogs와 nucleotide analogs로 나누어 nucleoside analog reverse transcriptase inhibitors(NARTIs)로 L–nucleoside analogs(lamivudine, telbivudine, clevudine), cyclopentanes(entecavir)과 nucleotide analog reverse transcriptase inhibitors(NtRTIs)로는 acyclic phosphonate (adefovir, tenofovir)이 있다. 기타 주사용 항바이러스제는 peginterferon α 등이 있다.

▣ 항바이러스제의 약리기전

현재 모든 HBV 치료제는 핵산유도체[nucleot(s)ide analog]로서 pregenomic RNA(pgRNA)가 capsid 안에서 polymerase에 의해 DNA로 전환될 때 바이러스의 신생 DNA 가닥에 끼어들어가 합성을 중단시켜 바이러스 증식을 억제시킨다.

▣ 항바이러스제의 약제 내성기전

HBV의 polymerase 중심부는 DNA 합성이 중심이 되는 활성 부위(active site)가 있는데, 이 부위에 약제마다 특징적인 아미노산의 변이가 생기면 입체장해(steric hindrance)가 생겨 약제가 끼어 들어갈 수 없게 되어 내성을 일으키게 된다. 결국 약제마다 장기 투약시 생기는 내성의 특징 및 원인 돌연변이가 다르기 때문에 각 약제마다 투여 후 돌연변이 발생을 지속적으로 모니터링 하여 최적의 항바이러스제를 선택하는 것이 치료에 있어 가장 중요하다. 또한 HBV가 한 약제에 대해 내성이 생기면 비슷한 원리로 작용하는 다른 약제에 대해서도 교차내성이 생길 수 있다.

▣ Nucleoside Analog Reverse Transcriptase Inhibitors(NARTIS)

■ L-nucleoside analogs

1. Lamivudine(LMV, 라미부딘, 제품명: 제픽스 정, Zeffix®)

Lamivudine(LMV)은 처음 HIV로부터 발생한 AIDS 치료제로 사용되던 약제이었으나 HBV 억제에도 효과가 발견되어 1998년 만성 B형 간염 치료제로 FDA 승인을 받았다.

LMV는 세포내 인산화효소에 의해 순차적으로 인산화되어 LMV triphosphate가 된다. 이어 diphosphate group이 제거된 LMV monophosphate는 HBV polymerase의 작용에 의해 신생 바이러스 DNA에 유입된다. LMV는 연쇄 중합을 위한 3'-OH 기가 없는 핵산유사체이므로 중합 합성의 중단을 유도하여 바이러스복제를 억제시킨다.

LMV은 신기능이 정상인 경우 LMV을 1일 1회 100mg을 경구 투여한다. LMV은 경구 투여 후 70% 정도가 소변으로 배설되므로 신기능 저하가 있는 경우는 감량 투여하여야 하며, 간에서 거의 대사되지 않으므로 간부전 환자에서 용량 조절은 필요치 않다.

2. Telbivudine(LdT, 텔비부딘, 제품명: 세비보 정, Sebivo®)

Telbivudine(LdT)는 활성형인 LdT triphosphate form으로 lamivudine과는 달리 두 번째 가닥의 HBV DNA 합성을 특이하게 선택적으로 억제하여 HBV에 특이적인 항바이러스 효과를 나타낸다.

LdT는 신기능이 정상인 경우 1일 1회 600mg을 경구 투여하며, 약물의 흡수가 음식물에 영향을 받지 않는다. LdT는 빠르게 흡수되어 0.75-3.13시간에 최대 약물 농도에 도달한다. LdT는 신장을 통해 배설되기 때문에 신기능이 저하된 경우에 LdT의 반감기가 길어지므로 중등도 및 중증 신기능 장애가 있는 경우에 LdT의 투여 간격을 조절한다.

3. Clevudine(CLV, 클레부딘, 제품명: 레보비르 캡슐, Levovir®)

Clevudine(CLV)은 국내에서 개발된 약제로 HBV polymerase에 대해서 DNA-dependent DNA activity를 억제할 뿐만 아니라 reverse transcription과 priming(시동)도 방해하여 항바이러스 효과를 나타내는 것으로 알려져 있다.

CLV는 신기능이 정상인 경우 1일 1회 30 mg을 경구 투여한다. 약물의 흡수가 식사상태에서 감소하나 생체이용률은 일정하다. 주로 신장을 통해 소변으로 배설되는데, 사구체여과율이 60 mL/mim 미만인 경우의 용량에 대해선 연구 결과가 없다.

■ Cyclopentanes

Entecavir(ETV, 엔테카비어, 제품명: 바라크루드 정, Baraclude®)

Entecavir(ETV)는 cyclopentyl guanosine nucleoside analog로 세 개의 인산기가 붙어 활성물질로 작용하며 다른 항바이러스제와 달리 생체 내에서 활성화 형태인 entecavir triphosphate로 빠르게 전환되어 HBV DNA polymerase의 priming, HBV DNA (-) strand 및 (+) strand 합성 등 세 단계에서 HBV 증식을 강하게 억제시킨다.

ETV는 in vitro에서 야생형 및 lamivudin 내성 바이러스에 대해 lamivudine이나 adefovir보다 약 100-300배 이상의 바이러스 억제 효능을 나타낸다. 따라서 ETV는 lamivudine 내성 환자에서는 초치료 환자보다 치료반응률이 낮고 내성 발현율의 빈도도 높아 현재 사용되지 않고 있다. 초치료 환자에게 사용시에는 장기간에 걸친 조직 소견의 호전 및 항바이러스 효과가 우수하며 내성 발현율도 낮아 tenofovir와 함께 우선적으로 권고되는 약제이다.

ETV의 흡수는 음식물에 의하여 영향을 받으므로 1일 1회 공복 시(식사 2시간 후 또는 최소 2시간 전) 경구로 투여한다. 신기능이 정상인 초치료 환자는 1일 0.5mg을 사용하고 신기능이 저하된 경우는 감량 투여한다.

▣ Nucleotide Analog Reverse Transcriptase Inhibitors(NtRTIs)

1. Adefovir(ADV, 아데포비어, 제품명: 헵세라 정, Hepsera®)

Adefovir(ADV)는 adenosine monophosphate nucleotide analog인 adefovir의 prodrug로 세포 내 인산화 효소에 의해 인산화 되어 ADV diphosphate로 전환되고 HBV DNA polymerase와 결합하는 dATP(deoxyadenosine 5'-triphosphate)와 경쟁함으로써 polymerase 작용을 차단하여 바이러스 증식을 억제시킨다.

ADV는 신기능이 정상인 경우 1일 1회 10 mg을 경구 투여하고, 신기능이 저하된 경우는 투여 간격을 조절한다. HBeAg 양성 만성 간염 환자는 HBeAg이 혈청소실된 시점에서 1년 이상 추가로 투약한 후 중단을 고려할 수 있다. 반면 혈청 HBV DNA는 지속적으로 억제되지만 HBeAg 혈청전환이 되지 않는 환자는 계속 투약을 유지한다. HBeAg 음성인 환자는 치료반응을 유지하기 위해 장기간의 치료가 필요하나 현재까지 적절한 치료기간은 정해진 바 없다.

2. Besifovir dipivoxil maleate(베시포비어, 제품명: 베시보 정, Besivo®)

Besifovir는 국내 28번째 국내 개발 신약으로 2017년 5월 '만성 B형 간염 치료' 승인되었다.

3. Tenofovir disoproxil fumarate(TDF, 테노포비어, 제품명: 비리어드 정, Viread®)

Tenofovir(TDF)는 adefovir의 methyl 유도체로 tenofovir(TFV)의 prodrug이다. TDF는 미 FDA로부터 2001년에 HIV 치료제, 2009년 HBV 치료제로 승인되었으며 항바이러스 기전 및 내성 등의 특성이 adefovir와 매우 유사하고 lamivudin에 내성을 갖는 HBV를 in vivo와 in vitro에서 모두 억제한다. 현재까지 임상적으로 내성이 잘 알려져 있지 않을 정도로 내성 발생빈도도 적다.

TDF는 세포 내 인산화 효소에 의해 연속적으로 인산화되어 TFV diphosphate로 전환되고 HBV DNA polymerase와 결합하는 dATP(deoxyadenosine 5'-triphosphate)와 경쟁적으로 신생 HBV DNA로 유입된다. 내인성 nucleotide(dATP) 대신 유입된 TDF는 DNA 염기 사슬의 연장에 필수적인 3'-OH기가 없는 nucleotide 유사체이므로 polymerase의 종결을 유도하고 바이러스 복제를 억제시킨다.

이러한 작용 기전은 adefovir와 매우 비슷하지만 TDF의 항바이러스효과는 adefovir에 비해 훨씬 강력하다. 그 이유는 defovir는 신독성 발생을 줄이기 위해 제한된 용량을 사용하는 반면 TDF는 신독성이 적어 상대적으로 고용량을 사용한다는 점과 TD가 adefovir 보다 HBV polymerase에 대한 결합 친화력(binding affinity)이 높다는 점이 관련될 것으로 추정한다.

TDF의 치료 용량은 1일 300mg이며 TDF의 적정 유지 기간에 대해서는 확립되지 않았다. TDF는 신장으로 대사되는 특성 때문에 신세뇨관으로 배설되는 약물을 같이 사용할 경우 TDF의 혈청 농도를 증가시키거나 또는 다른 약물의 농도를 높일 수 있다. 신기능이 저하된 환자가 TDF를 복용하는 경우 사구체여과율에 따라 복용 간격을 조절해야 한다.

TDF는 adefovir에 비해 신기능에 미치는 영향은 적지만, 이론적으로 TDF는 근위 신세관뿐 아니라 사구체 여과를 통해서도 배설되므로 신기능 저하를 동반한 신독성이 발생할 수 있다. 또한 현재까지 임상 연구에서 TDF 단독 치료가 골감소나 골다공증 유발에 직접 관여한다는 증거를 제시한 연구 결과는 없지만 주의하여야 한다.

4. Tenofovir alafenamide fumarate(TAF, 테노포비어 알라페나마이드, 제품명: 베믈리디 정, Vemlidy®)

Tenofovir alafenamide fumarate(TAF)는 기존의 tenofovir disoproxil fumarate(TDF)와 유사한 약제로 2016년 11월 미 FDA에서 '대상성 간질환을 동반한 성인 만성 B형 바이러스간염(chronic hepatitis B virus infection in adults with compensated liver disease) 치료' 로 승인받았고 국내에도 2017년 5월에 승인되었다.

TAF는 tenofovir(TFV)의 phosphonamidate prodrug로 NARTI이며 생체내에서 tenofovir로 전환되어 5'-AMP를 함유한 acyclic nucleoside phosphonate(nucleotide) analog가 되어 NtRTI로 된다.

TAF는 지용성 세포-침투성 합성물질(lipophilic cell-permeant compound)로 수동확산(passive diffusion)과 hepatic uptake transporter인 organic anion-transporting polypeptide(OATP) 1B1과 1B3. 에 의해 1차 간세포(primary hepatocyte)로 들어간다. 이어 2차적으로 carboxylesterase 1(CES1)에 의해 가수분해되어 TFV로 전환된다. 계속해서 세포내 TFV는 세포 활성효소에 의해 활성 대사체인 TFV diphosphate(DP)로 인산화된다. TFV-DP는 HBV reverse transcriptase로 바이러스 DNA 안으로 편입되면서 HBV 복제를 억제하여 결국 DNA 사슬 종결(chain-termination)을 초래한다.

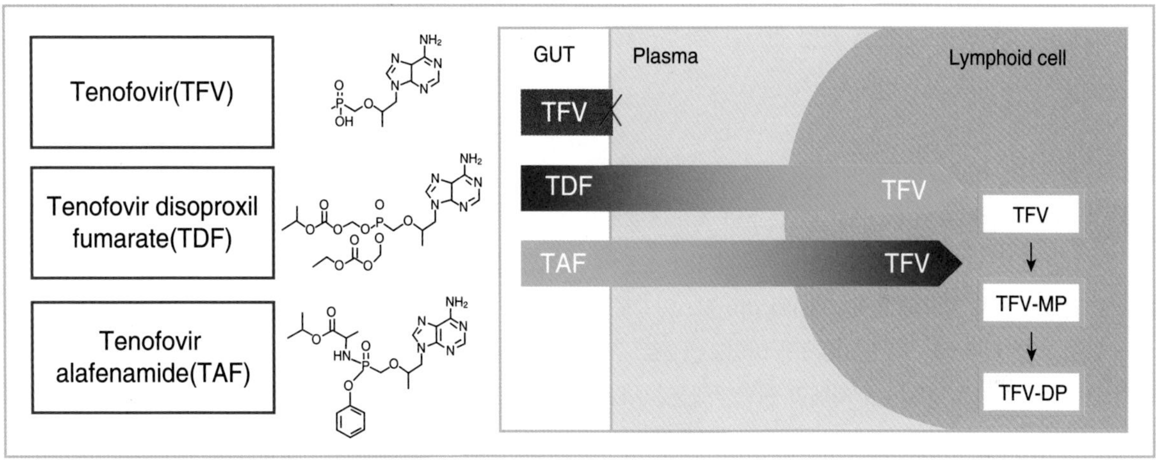

Figure 11-3. Tenofovir Alafenamide Fumarate(TAF)

기존의 tenofovir disoproxil fumarate(TDF)는 약제 내성 발생이 적거나 없다고 보고되고 있지만 장기 투여에 따른 내성 발생의 우려는 여전히 있으며 또한 약제의 안전성도 문제가 되고 있다. 특히 TDF은 부작용으로 미토콘드리아 손상, 근위 신세관 손상(proximal renal tubular damage), 골연화증(osteomalacia) 등이 있다. 이에 대해 TAF는 TDF과 비교하여 용량을 10분의 1 수준(300mg->25mg)으로 줄이고 혈청 HBV DNA 미검출률 등 항바이러스 효과도 비슷하면서 신독성이나 골대사에 대한 영향을 줄였다.

■ 인터페론(Interferon)

Peginterferon-α 2a(페그인터페론 알파, 제품명: 페가시스 주, Pegasys®)

Interferon α는 1970년대 이후 만성 B형 간염의 치료제에 효능이 입증된 최초의 약제로 항바이러스 효과, 항증식 효과 및 면역 조절기능이 있는 약제이다.

이 약제는 기존의 interferon α에 polyethylene glycol(PEG) 분자가 결합된 것으로 반감기가 길어서 투여 횟수가 주 1회로 줄어 사용이 수월하며 치료효과도 기존의 interferon α에 비해 높아졌다.

12 만성 C형 간염
Chronic Hepatitis C

■ 질병에 대한 전반적인 이해

▣ 만성 C형 간염(Chronic Hepatitis C)

급성 C형 간염은 HCV(hepatitis C virus) 감염 후 1–3주 후 혈중에서 HCV RNA가 검출되기 시작하여 급격한 상승을 보인다. 감염 후 4–12주 사이 간세포 손상에 따른 혈청 ALT 증가가 나타나며, 대부분(70–80%) 무증상이나 일부 환자들에서 2–12주 사이에 인플루엔자 유사 증상, 피로, 구역, 구토, 우상복부 통증, 식욕감소, 근육통, 가려움증 등의 비특이적 증상이 나타난다.

급성 감염 후 50–80%의 환자들은 만성 간염으로 이행하지만 20–50%에서는 3–4개월 이내에 바이러스가 자연적으로 제거되면서 회복된다. 일단 만성화되면 자연회복은 드물고 지속적인 간손상을 유발하여 간경변증과 간세포암종을 초래할 수 있다. 만성 C형 간염은 대부분(60–80%) 증상이 없으나 일부 복부 불편감, 피로, 오심, 근육통, 관절통, 체중감소를 나타내기도 한다. 만성 간염 환자들 중 15–56%는 20–25년의 기간을 거치면서 간경변증으로 진행하게 된다.

▣ Hepatitis C Virus(HCV)

1. HCV의 생활사(life style)

HCV는 단일 나선 RNA 바이러스로 숙주의 지단백과 붙어 이동하여 간세포 표면의 수용체를 매개로 하여 세포 내로 이동한다. 간세포 내로 들어간 바이러스 유전자는 소포체 막에서 중합효소(RNA dependent RNA polymerase)에 의해 복제되면서 전사, 번역되어 10 가지의 바이러스단백을 생성한다.

바이러스 유전자로부터 약 3,000개의 아미노산으로 구성된 하나의 다단백(polyprotein)이 형성되고 여기에서 숙주세포의 단백분해효소와 바이러스 자체의 단백분해효소(NS2/NS3, NS3/NS4A)들에 의해 3개의 구조단백(core, E1, E2)과 7개의 비구조단백(p7, NS2, NS3, NS4A, NS4B, NS5A, NS5B)들이 잘려져 나온다.

구조단백(Structure protein)들은 중합효소에 의해 복제된 바이러스 유전자와 골지체에서 조합되어 바이러스 완성체를 이루고 완성된 바이러스 개체는 이동하여 세포 밖으로 방출된다.

비구조단백(Non–structure protein) 중 NS2단백과 NS3단백은 단백분해효소로 작용하며 NS4A는 NS3의 보조인자(cofactor)로 작용한다. NS4B와 NS5A단백은 세포질 내 소포체에서 RNA가 순조롭게 복제되고 바이러스 개체가 정상적으로 조립되는 데 관여한다. 이중 NS5B단백은 RNA 복제에서 가장 중요한 중합효소로 작용한다.

2. 유전자형(Genotype)

HCV 유전자형에는 1~6형이 있는데, 세계적으로 볼 때 1, 2, 3형이 광범위하게 흔하며 4, 5, 6형은 일부 지역에 국한되어 있다. 우리나라에서 흔한 HCV 유전자형은 1b형(45–59%)과 2a형(26–51%)이고 기타 1a형, 2b, 3, 4, 6형 등도 보고되었다.

3. 감염경로

HCV 전염은 비경구적으로 이루어지며 주요 전염경로는 HCV에 오염된 혈액 또는 혈액제제의 수혈이나 장기이식, 주사용 약물남용, 불안전한 주사나 의료시술, 오염된 주사기나 바늘에 찔리는 경우, HCV 감염자와의 성접촉, HCV에 감염된 산모로부터 신생아로의 수직감염 등이다.

■ 진단검사 및 평가방법

1. HCV 항체 검사

혈청이나 혈장에서 HCV 항체를 검출하는 것은 HCV 감염의 고위험군에 대한 선별 검사, 그리고 급성 및 만성 C형 간염의 진단을 위한 일차검사이다

2. HCV RNA 검사

HCV RNA 검사는 정성검사와 정량검사로 분류된다. 정성검사의 검출한계는 50IU/mL로 과거의 정량검사보다 민감하여 진단을 위해서는 정성적 방법을 사용하고 치료의 추적관찰을 위해서는 정량적 방법을 사용하였다. 그러나 실시간 중합효소연쇄반응법(real-time PCR)과 transcription-mediated amplification (TMA)이 도입되면서 HCV RNA 정량 값의 측정 범위가 넓어지고 유전자형에 무관하게 높은 진단의 특이도를 보이므로 현재 정량 HCV RNA 검사가 널리 사용되고 있다.

3. HCV 약제내성검사

다양한 종류의 DAA가 치료에 이용되면서 C형간염 치료성적은 향상되었으나 이와 더불어 DAA에 내성을 보이는 아미노산 변이도 발견되어 일부 약제를 사용하는 경우 치료 전 약제내성검사가 필요하다.

4. 치료반응 평가

1) 치료종료 바이러스 반응(End-of-treatment response, ETR)

치료 종료 시점에 예민한 검사법으로 혈중 HCV RNA가 검출되지 않는 상태이다.

2) 지속적 바이러스 반응(Sustained virological response, SVR)

치료 종료 12주 또는 24주째 예민한 검사법으로 혈중 HCV RNA가 검출되지 않는 상태이다.

3) 급속 바이러스 반응(Rapid virological response, RVR)

치료 4주째 검출 한계 50 IU/mL 이하의 예민한 검사법으로 혈중 HCV RNA가 검출되지 않는 상태이다.

4) 조기 바이러스 반응(Early virological response, EVR)

치료 12주째 혈중 HCV RNA가 치료 전 기저값에 비해 2 log 이상 감소하거나 검출 한계 50 IU/mL 이하의 예민한 검사법으로 검출되지 않는 상태이다. 완전 조기 바이러스 반응(complete EVR, cEVR)은 치료 12주째 검출 한계 50 IU/mL 이하의 예민한 검사법으로 혈중 HCV RNA가 검출되지 않는 상태이고 부분 조기 바이러스 반응(partial EVR, pEVR)은 HCV RNA가 2 log 이상 감소하였으나 검출되는 상태이다.

pEVR에 도달한 유전자형 1형 HCV 감염환자 중 치료 24주째 혈중 HCV RNA가 검출되지 않는 경우를 지연 바이러스 반응(delayed virological response, DVR)이다. 또한 치료 무반응(null response)은 치료 12주째 혈중 HCV RNA가 2 log 미만으로 감소하는 상태이며, 부분 무반응(partial nonresponse)은 치료 12주째 혈중 HCV RNA가 2 log 이상 감소하나 12-24주 사이에 HCV RNA가 검출되는 상태이다.

5) 바이러스 돌파현상(Breakthrough)

치료 중 소실되었던 혈중 HCV RNA가 재출현하는 상태이다.

6) 재발(Relapse)

치료 종료 후 소실 되었던 혈중 HCV RNA가 재출현하는 상태이다.

■ 약물요법

만성 C형 간염 치료의 목표는 HCV를 박멸하여 간경변증의 합병증, 간세포암종 및 HCV 감염으로 인한 간외 합병증의 발생을 막고 궁극적으로 이로 인한 사망을 예방하는 것이다. 구체적 목표는 치료 종료 후 12주 또는 24주에 예민한 검사법으로 혈중 HCV RNA가 검출되지 않는 상태인 지속바이러스반응(sustained virological response, SVR)에 도달하는 것이다.

▣ Peginterferon · ribavirin 병합요법

Peginterferon · ribavirin 병합요법에서 peginterferon은 거의 1년간 매주 피하주사를 하여야 하므로 환자들이 주사에 대한 부담감이 있고, 주사부위반응 등의 이상반응도 보고되고 있다. 또한 ribavirin은 투약하는 환자에서 빈혈의 이상반응이 자주 보고되어 헤모글로빈 수치 모니터링이 권장되고 이에 따라 환자를 지속적으로 모니터링해야 하는 번거로움이 있다. 따라서 이 병합요법시 많은 부작용 발생으로 전체 치료환자의 약 10~20%가 치료를 중단하고 있는데, 흔한 부작용으로 두통, 발열, 근육통, 근육경직, 관절통, 오심, 식욕부진, 체중 감소, 설사, 탈모, 피부발진, 가려움증, 주사부위 염증, 호흡곤란, 피로감, 불면증, 자극과민성, 우울증 등이있다.

▣ 직접작용제(Direct Antiviral Agents, DAAs)

Direct antiviral agents(DAAs)는 peginterferon · ribavirin 치료에 병합함으로써 항바이러스 효과를 높이고 바이러스 저항과 peginterferon의 사용량을 낮출 목적으로 처음 개발되었다. 특히 peginterferon 관련 부작용은 간경변 환자 또는 간 이식 환자에서의 HCV의 치료에 많은 지장을 주었으나 DAA과의 ribavirin과의 병합요법으로 peginterferon을 사용하지 않는 'interferon을 포함하지 않는 치료법(interferon free regimen)' 이 가능하게 되었다.

1. 작용부위

DAA는 HCV 생활사에 직접 작용하여 항바이러스 효과를 나타낸다. 약제의 작용부위에 따라 HCV NS3/4A 단백분해효소억제제(protease inhibitor, PI), NS5A 억제제, NS5B 중합효소억제제 등이 있다.

1) NS3/NS4A 단백분해효소 억제제(NS3/NS4A protease inhibitor)

가장 먼저 개발된 DAA로 asunaprevir, boceprevir, grazoprevir, paritaprevir, simeprevir, telaprevir 등이 있으며 성분명 뒤에 ~previr가 붙어 있다. NS3/NS4A 단백은 단백분해효소로 작용하여 다단백 분해를 시작하기 때문에 바이러스의 증식에 필수적이면서 코딩 유전자의 염기서열 변화가 비교적 적기 때문에 항바이러스제 개발의 좋은 표적이 된다.

2) NS5A 억제제(NS5A inhibitor)

NS5A 억제제에는 daclatasvir, elbasvir, ledipasvir, ombitasvir, velpatasvir 등이 있으며 성분명 뒤에 ~asvir가 붙어 있다. 이 약제들은 HCV 복제 및 조립을 억제하며 여러 유전자형에 작용하고 다른 약제와 병합할 경우 상승효과를 나타낸다.

3) NS5B 중합효소 억제제(NS5B polymerase inhibitor)

RNA 중합효소 기능을 가진 NS5B 단백 억제제는 구조에 따라 두 가지로 구분되어 뉴클레오시드 중합효소 억제제(nucleoside inhibitor, NI)와 비뉴클레오시드 중합효소 억제제(nonnucleoside inhibitor, NNI)로 구분된다.

NI에는 sofosbuvir 등이 있으며 성분명 뒤에 ~buvir가 붙어 있다. 이 약제들은 중합효소의 활성 부위와 결합하는 기질로 작용하여 RNA사슬에 들어가 염기사슬의 연장을 단절시킨다. NS5B 부위의 염기서열도 유전형에 상관없이 비교적 동일하게 유지되어 있어 이 부위에 작용하는 항바이러스제는 여러 유전형의 HCV에 억제 효과를 나타낼 수 있다.

NNI에는 dasabuvir 등이 있으며 성분명 뒤에 ~buvir가 붙어 있다. 이 약제들은 중합효소의 활성부위 주변에 결합하여 단백질의 3차원적 구조변화를 일으켜 효소 기능을 억제한다.

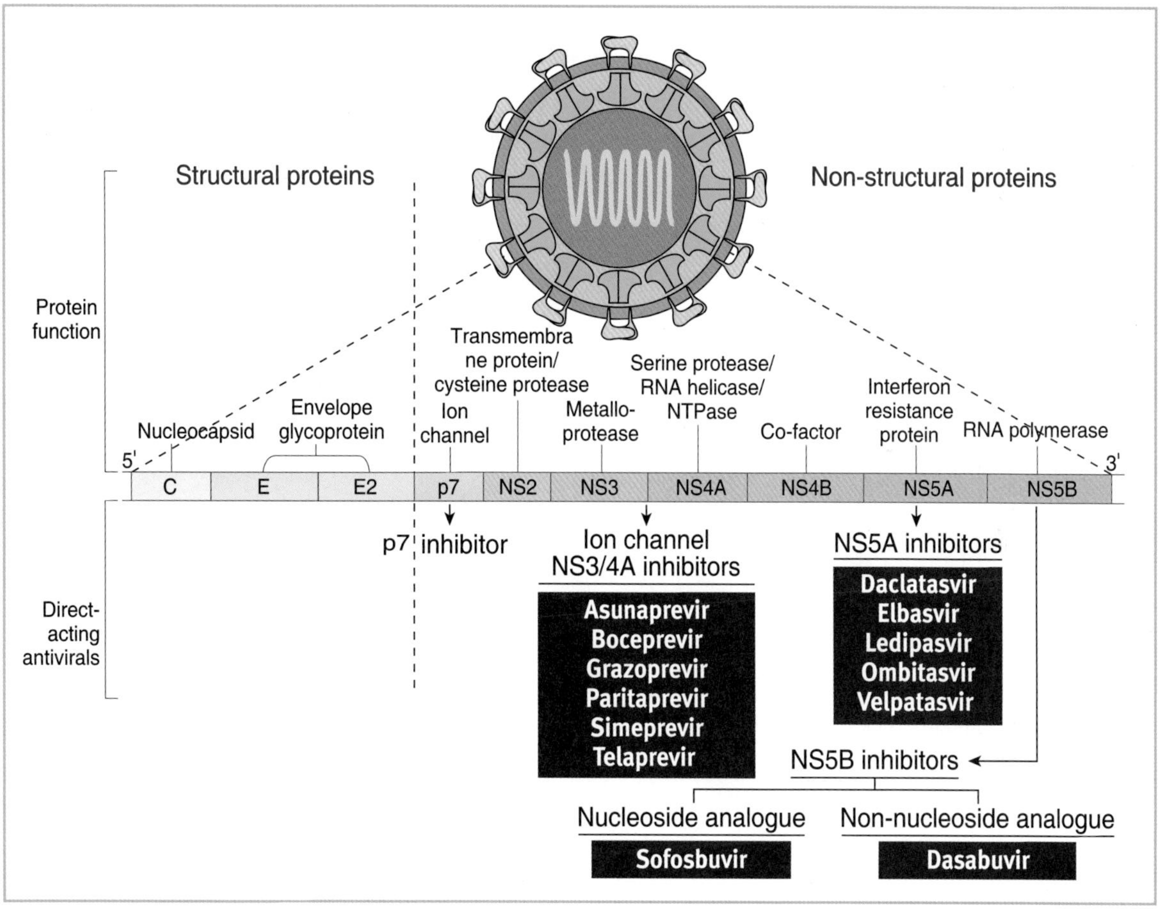

Figure 12. Direct Acting Agents

2. 특징

NS3/4A 단백분해효소 억제제와 NS5A 억제제는 강력한 항바이러스 효과를 보이지만, 비교적 내성 장벽은 낮은 편이다. 이 중에서도 NS3/4A 단백분해효소 억제제는 유전자형 범위가 제한적이지만, NS5A 억제제는 유전자형 범위는 넓어 다른 약제와 병용 시 시너지 효과를 보인다.

반면 NS5B 뉴클레오사이드 중합효소 억제제는 다른 약제에 비해 중간 정도의 효능을 보이지만 내성 장벽은 높은 편이다. 또 NS5B 부위의 염기서열은 유전자형에 상관없이 비교적 동일해 여러 유전자형의 HCV 억제 효과를 나타낼 수 있다. NS5B 비뉴클레오사이드 중합효소 억제제의 경우에는 중간 정도의 효능, 제한적인 유전자형 범위, 낮은 내성 장벽 등 비교적 단점이 많다.

■ 치료약제

▣ 표준치료

1. Interferon

Interferon은 바이러스나 여러 가지 cytokine(IL-1, IL-2, TNF-α)과 같은 다양한 자극에 반응하여 면역세포에서 합성 되는 작은 단백물질로 바이러스의 복제를 억제하고, T 임파구의 면역반응을 증진시키는 역할을 한다. 즉 세포막의 interferon 수용체에 결합해서 여러 가지 단백질의 생산을 유도하며 이들에 의해 항바이러스 작용, 세포증식 억제 작용, 면역 조절 작용을 나타낸다. Interferon은 α, β, γ의 세 종류가 있고, α는 바이러스에 감염된 백혈구에서, β는 바이러스에 감염된 섬유 아세포나 상피세포, γ는 활성화된 T 임파구에서 만들어 진다.

Peginterferon은 interferon에 폴리에칠렌 글리콜(polyethylene glycol, PEG)를 결합시켜 반감기를 길게 하여 장시간 혈중 농도를 유지시키는 약제이다. PEG 분자량에 따라 peginterferon은 α2a와 2b로 구분하는데, 두 약제간의 효과 차이는 거의 없으나, α2a가 임상에서 상대적으로 더 많이 사용되고 있다.

2. Ribavirin

Ribavirin은 guanosine(ribonucleic) 유사체로 대사되어 purin RNA nucleotide와 유사해지는 prodrug이며 이로서 바이러스 복제에 필요한 RNA 대사를 방해하는 항바이러스 기전을 가진다. 즉 RNA 바이러스의 합성과 mRNA 바이러스의 capping을 중지시키는 nucleoside 합성 억제제이다.

▣ Direct Antiviral Agents(DAAs)

DAA로서는 2014년 5월 처음으로 NS3/NS4A 단백분해효소 억제제 boceprevir가 국내에서 승인되어 만성 C형 간염 치료에 사용되었으며, 이어 NS5A 억제제 daclatasvir, 2세대 NS3/NS4A 단백분해효소 억제제 asunaprevir, NS5B 중합효소억제제 sofosbuvir, NS5A 억제제 ledipasvir와 sofosbuvir를 포함하는 고정 용량 단일 정제 ledipasvir/sofosbuvir가 승인되었다.

1. Boceprevir(보세프레비어, 제품명: 빅트렐리스 캡슐, Victrelis®)

Boceprevir는 기존의 peginterferon·ribavirin과 병합하여 3제 요법으로 사용되어 유전자 1형의 HCV 치료 성공률을 증가시킬 수 있었다. 하지만 여전히 peginterferon이 필요한 치료방법일 뿐만 아니라 빈혈이나 발진 등의 약제 부작용이 심해 일부 환자에서만 제한적으로 시도되고 있다.

2. Daclatasvir(다클라타스비어, 제품명: 다클린자 정, Daklinza®)와 Asunaprevir(아수나프레비어, 제품명: 순베프라 캡슐, Sunvepra®)

Daclatasvir와 asunaprevir가 가각 2015년 국내에서 승인되면서 처음으로 interferon-free therapy(인터페론 없는 치료법)인 경구 daclatasvir·asunaprevir 병합요법(닥순요법)이 탄생하였다. 이는 치료경험이 없는 환자에서 SVR12(치료

종료 후 12주째 지속되는 바이러스 반응률, 기능적 완치)이 90%에 이르렀다. 기존 치료에 무반응이거나, 불내약성 혹은 부적합한 환자에서는 SVR12이 82%였고, 이러한 효과는 환자의 연령, 성별, 인종, 간경변 유무에 상관없이 비슷하게 나타났다. 전반적으로 중대한 이상반응 발생률은 5~7%, 이상반응으로 인한 시험중단율은 1~3%이였다. 무엇보다도 peginterferon과 ribavirin 없이 경구 약제로만 이루어진 치료법이라는 점에서 의미가 있다.

3. Sofosbuvir(소포스부비르, 제품명: 소발디 정, Sovaldi®)

Sofosbuvir는 2013년 미 FDA 승인 후 2014년 1월 유럽 EMA, 국내는 2015년 '다른 약물과 병용하여 성인의 유전자형 1, 2, 3, 4형 만성 HCV 치료' 에 승인되었다. 이는 국내에서 만성 C형 간염에 대한 네 번째 DAA이다. 이 약제는 바이러스 복제에 필요한 HCV NS5B 뉴클레오사이드 중합효소를 억제하는 피리미딘 뉴클레오사이드 유사체(pyrimidine nucleoside analogue)이다. 즉 간 내에서 인산화되어 뉴클레오사이드와 경쟁적으로 NS5B 중합효소 부위에 결합하여 HCV RNA 복제를 중단시킨다.

이 약제는 HCV 유전자 1, 2, 3, 4형 환자들이 치료 대상이며 간세포암으로 간이식을 기다리고 있는 경우와 HIV에 동시 감염된 경우에도 치료가 가능하다. 유전자 2형, 3형 및 4형에서 인터페론을 포함하지 않는 치료법이 가능하다. 1일 1회 경구 복용, 짧은 치료 기간(12주), 좋은 내약성이 있고 peginterferon을 포함하지 않는 치료법을 통한 이상반응 발생에 따른 중단률 저하 등은 환자의 복약 순응도를 향상시킬 수 있다. 또한 간장애, 신장애, 간이식전 환자에게 사용 가능하고 약물상호작용이 적다.

4. Sofosbuvir+ledispasvir(소포스부비르+레디스비르, 제품명: 하보니 정, Harvoni®)

Harvoni®는 sofosbuvir+ledispasvir 복합제로 미 FDA에서 2014년 10월 승인후 유럽 EMA에서는 2014년 11월에 승인되었으며 국내서는 2015년 9월 '이 약 또는 이 약을 다른 약물과 병용하여 성인의 유전자형 1형 만성 C형 간염 치료' 에 승인되었다.

이 약제는 peginterferon·ribavirin 병합요법 치료 시 SVR이 높지 않았던 유전자형 1형의 치료에도 높은 SVR 도달률을 보인다. 이 약제는 식사와 관계없이 1일 1회 1정 경구 복용의 편리성과 더불어 8주~24주간의 짧은 치료기간, 좋은 내약성은 환자의 복약 순응도를 향상시킬 수 있다. 또한 중등도의 신기능장애 및 중증의 간기능 장애 환자에서도 용량조절 없이 투여할 수 있다.

5. Elbasvir+grazoprevir(엘바스비르+그라조프레비르, 제품명: 제파티어 정, Zepatier®)

Zepatier®는 elbasvir+grazoprevir 복합제로 미 FDA에서 2016년 1월 승인후 유럽 EMA에서는 2016년 8월에 승인되었으며 국내서는 2016년 11월 '성인에서 유전자형 1형 및 4 만성 C형 간염 치료' 에 승인되었다.

이 약제는 C형 간염 유전자 1형 감염 환자에서 12주 단독 혹은 ribavirin 12주 병용요법으로 사용하고, 유전자 4형에서는 이전 치료 경험에 따라 12주 단독 혹은 ribavirin 16주 병용요법으로 사용한다.

최근 NS3/NS4A 단백분해효소 억제제, NS3/NS4A 단백분해효소 억제제와 CYP3A 억제제 복합제인 ombitasvir/paritaptrvir/ritonavir(제품명: 비키라 정, Viera®) 등도 승인되었다.

13 원발성 담즙성 담관염
Primary Biliary Cholangitis

■ 질병에 대한 전반적인 이해

▣ 원발성 담즙성 담관염(Primary Biliary Cholangitis, PBC)

원발성 담즙성 담관염(PBC)는 원발성 담즙성 간경화증(primary biliary cirrhosis, PBC)이라고도 하는데, 드물게 발생하며 만성적으로 간내 담관에 염증을 일으키는 질환이다. 즉 간에 있는 소담관(소담도, 담세관, bile canaliculi)의 만성적인 염증과 섬유화 때문에 생긴 협착으로 담즙 배설에 장애를 일으켜 담즙이 간 내에 정체되어 간 실질세포(parenchymal cell)에 손상을 일으키며 결국 간경변이 진행되면 반흔조직이 늘어나 이로 인해 간 기능이 상실된다.

PBC는 주로 여성에게 많이 발생하며 40세 이상의 여성 1000명 중 약 1명꼴로 발생하는 것으로 추정되며, 미국에서는 1988년부터 이 질환이 C형 간염에 이어 두 번째로 높은 간 이식의 원인이라고 알려져 있다.

PBC는 알칼리 인산화효소(alkaline phosphatase, ALP)가 증가되어 일반 건강검진 도중 발견되는 경우가 많다. 처음에는 손-발바닥이나 전신의 가려움증 외에 증상이 없는 경우가 많고, 지방의 소화에 중요한 역할을 하는 담즙 분비 장애 때문에 지방성 설사를 보는 경우도 있다. 몇 개월 또는 몇 년이 지나게 되면 황달(jaundice)이나 피부 노출 부위가 검게 변하는 증상이 나타난다.

또한 지용성 비타민 흡수 장애로 여러 증상이 나타나는데, 비타민 A 흡수 장애로 야맹증이 나타나고, 비타민 D 흡수 장애로 뼈에 통증을 느끼는 구루병이 나타나며, 비타민 K 흡수 장애로 쉽게 멍이 드는 증상이 나타나고, 비타민 E와 필수 지방산 흡수 장애로 피부염 등이 나타날 수 있다. 시간이 지나면 이러한 증상들은 더욱 진행되어 간기능 부전이나 문맥성 고혈압(portal hypertension), 복수(ascite) 등도 나타날 수 있다.

▣ 담도계(Biliary System)

담도계는 해부학적으로 담낭(gallbladder)과 담관(bile duct)으로 구성되어 있다. 담즙(Bile juice)은 간에서 생성되어 담낭에서 농축·저장되고 담관을 통해 십이지장으로 배출한다. 담즙은 음식물 중 지방질의 소화와 흡수에 필수적인 역할을 하며 빌리루빈, 콜레스테롤 및 중금속 등의 노폐물의 배설에도 중요한 역할을 한다.

1. 지방질의 소화와 흡수

지방의 소화는 담즙 중 담즙산(bile acid) 또는 담즙산염(bile salt)과 췌장액의 지방 분해효소(lipase, colipase)에 의한다. 담즙산은 수용성 용액에서 지방산, monoglyceride, 콜레스테롤 등과 응집이 이루어져 micelle(미포)를 형성한다. Micelle은 담즙산의 전하(electrical charge) 때문에 미즙(chyme)에서 반용해 상태로 있는데 지방질을 유화(emulsify)하여 큰 지방입자를 lipase에 의하여 잘 분해될 수 있도록 돕는 역할을 한다.

2. 노폐물의 배출

담즙은 혈액으로부터 여러 중요한 노폐물의 배출을 위한 수단으로 작용한다. 특히 혈색소의 최종 산물인 bilirubin과 과잉의 콜레스테롤이 해당된다. Bilirubin은 담즙색소의 중요한 구성 성분으로 적혈구의 hemoglobin이 간과 비장에 있는 세망내피계(reticuloendothelial system)에서 대사되어 헴(heme)으로 부터 생성된다.

Bilirubin은 알부민과 결합된 불용성(insoluble)인 비포합형 빌리루빈(unconjugated bilirubin)으로 되어 혈류를 따라 간으로 운반되며, 알부민과 분리되면서 동모양혈관(sinusoid) 세포막을 통과하여 간세포 내로 들어간다. 이어 간세포 내 내형질 세망(endoplasmic reticulum)에서 glucuronic acid과 포합되어 포합형 빌리루빈(conjugated bilirubin)인 bilirubin diglucuronide가 되면서 수용성을 갖게 되어 담관으로 분비된다.

▣ 담즙(Bile Juice)의 생성과 분비

간세포는 1일 약 600mL(0.5–1L, 평균 0.42mL/min)의 담즙을 생성하며 그 중 약 0.5g의 담즙산을 합성한다. 생성된 담즙은 담낭 점막에서 수분과 전해질이 흡수되어 5–20배 정도로 농축되기 때문에 30–60mL 용량의 담낭이라면 대량 분비되는 담즙을 충분히 수용할 수 있다.

1. 담즙의 생성

담즙은 수분(82%), 담즙산염(12%), 비에스터화된 콜레스테롤(0.7%), 레시틴과 다른 인지질(4%), 담즙색소 및 무기염 등으로 구성되어 있다. 담즙에 포함된 전해질은 주로 Na^+, Cl^-, HCO_3^- 등이며, 이러한 전해질의 조성은 담즙 분비율에 따라 변하여 분비율이 증가되면 Cl^-, HCO_3^-의 농도가 증가하고 결국 HCO_3^-로 인해 담즙의 pH가 높아진다.

담즙산은 1차 담즙산(primary bile acid)으로 cholic acid, chenodeoxycholic acid(CDCA)가 있고, 2차 담즙산(secondary bile acid)으로 deoxycholic acid, lithocholic acid 등이 있다.

1차 담즙산인 cholic acid과 chenodeoxycholic acid(CDCA)는 간에서 콜레스테롤의 스테로이드핵에 –OH기와 –COOH기를 첨가하여 수용성이 높은 담즙산으로 합성되며, glycine이나 taurine과 결합되어 담즙으로 배설된다. 정상적인 담즙에서 glycine과 taurine의 비율은 3:1 가량이나 담즙울체에 있어서는 sulfate와 glucuronide에 포합된 담즙산의 비율이 증가하는 것을 흔히 볼 수 있다.

2차 담즙산인 deoxycholic acid과 lithocholic acid는 1차 담즙산이 소장에서 장내 세균에 의해 대사되어 합성된다. 그 밖에 2차 담즙산으로 CDCA의 입체이성체(stereoisomer)인 ursodeoxycholic acid(UDCA)와 만성 담즙울체성 증후군(chronic cholestatic syndrome) 환자에서 생성되거나 증가되는 여러 가지의 비정상적인 담즙산이 있다.

2. 담즙의 분비

담즙의 분비는 간세포에서 시작하여 소담관(bile canaliculi)으로 들어가고 말단의 담관(bile duct)으로 들어간 후 최종적으로 총담관(common bile duct)에 이르게 된다. 이곳에서 담즙은 직접 십이지장으로 들어가거나 또는 담낭관(cystic duct)을 통하여 다시 담낭으로 들어가기도 한다.

담즙이 총담관에서 십이지장으로 분비될 때 오디괄약근(spincter of Oddi)이 중요한 역할을 한다. 오디괄약근은 평활근의 층으로 구성되어 있으며, 십이지장 벽에 존재하지만 십이지장과는 기능이 다르다. 오디괄약근의 위상성 수축(phasic contraction)은 담즙을 십이지장으로 내보내는 펌프 역할을 하고, 긴장성 수축(tonic contraction)은 십이지장 내용물의 역류를 방지하고 담낭 내에 담즙이 충만하도록 유도한다.

▣ 담즙산의 장간 재순환(Enterohepatic Recirculation)

간에서 분비된 담즙산은 소장에서 혈액으로 대부분 재흡수되는데, 소장의 초기 부위에서 확산(diffusion)에 의해 점막에서 흡수되며 원위 회장(distal ileum)의 점막에서는 능동수송(active transport)에 의해서도 흡수된다. 재흡수된 담즙산은 간문맥(portal vein)을 통해 간으로 되돌아오고 정맥동(venous sinusoid)을 통해 간세포로 분포된다. 간세포는 담즙을 생성하여 담즙으로 다시 분비되는데, 이를 장간 재순환(enterohepatic recirculation)이라 한다.

이러한 장간 재순환으로 담즙산의 약 94%가 재이용되고, 대변으로 배설되기까지 평균 약 17번 재순환을 할 수 있다. 매일 간에서 분비되는 담즙의 양은 담즙산의 양에 의해 크게 좌우되는데, 장간 재순환에서 담즙산의 양이 많으면 많을수록 담즙 분비율도 증가한다.

1. 담즙선의 합성

간세포에서 콜레스테롤로부터 CYP7A1과 CYP8B1 효소에 의해 합성된 1차 담즙산은 모세담관막(canalicular membrane)에 존재하는 수송단백질인 BSEP(bile salt export pump), MRP2(multidrug-resistance associated protein 2) 및 MDR3(multidrug-resistance protein 3)을 통해 담관으로 빠져나간다.

2. 담즙선의 대사

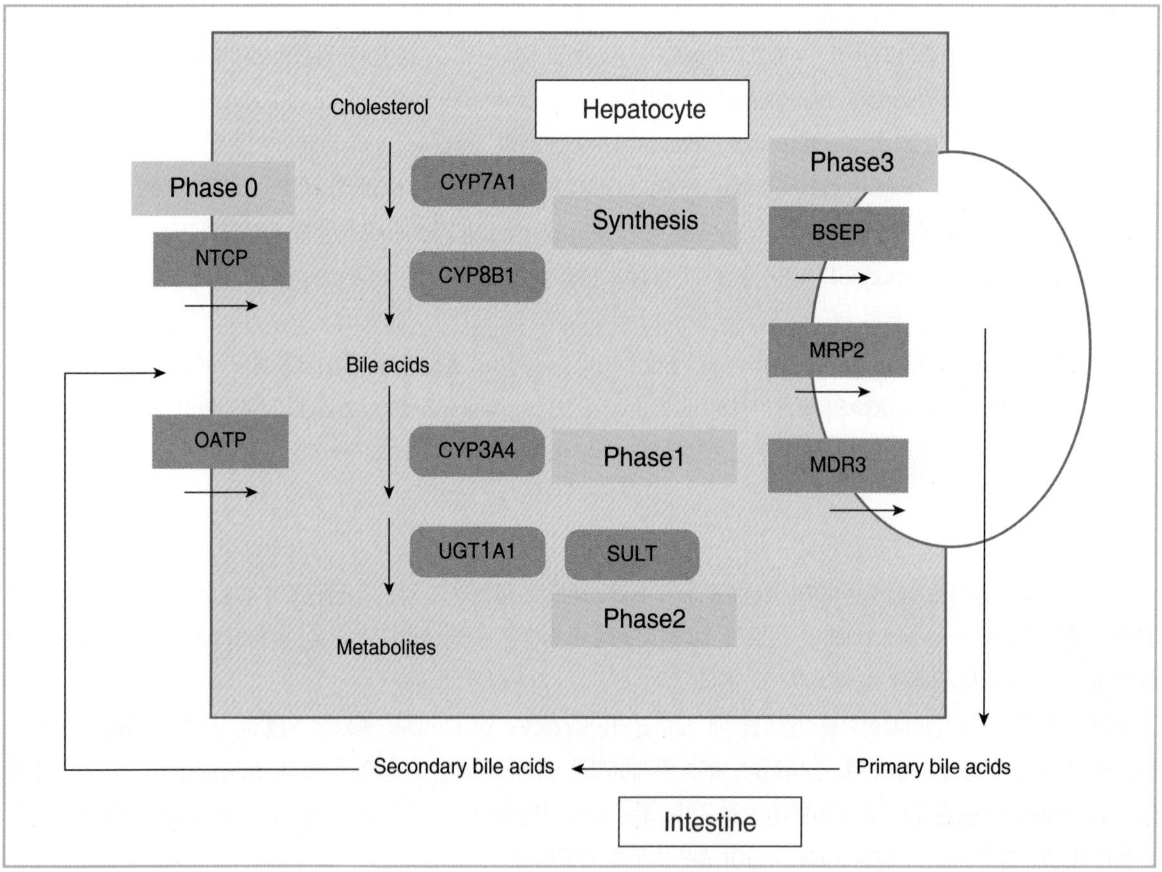

Figure 13-1. Synthesis and Metabolism of Bile Acid

이후 1차 담즙산은 장내세균에 의해 2차 담즙산으로 변화되고 소장에서 대부분 재흡수되어 장간 재순환을 통해 유동세포막(sinusoidal membrane)에 있는 수송단백질인 NTCP(Na-taurocholate-cotransporting polypeptide)와 OATP(organic anion-transporting polypeptide)를 통해 다시 간세포내로 들어온다. 담즙산은 간세포내에서 phase 1(CYP3A4 효소에 의한 수산화반응)과 phase 1(UGT1A1, uridine diphospahte-glucuronosyl transferase과 SULT, sulfotransferae 효소에 의한 포합반응)에 의해 대사된다.

즉 담즙산 합성과 대사과정은 phase 0(간세포내로유입), phase 1(수산화반응), phase 2(포합반응) 및 phase 3(간세포밖으로 유출)로 구분하는데, phase 1과 phase 2는 효소에 의한 해독과정을 나타내고 phase 0와 phase 3는 수송단백질에 의한 유입 및 유출과정을 의미한다.

▣ Alkaline Phosphatase(ALP)와 γ-Glutamyl Transpeptidase(GGT)

1. Alkaline phosphatase(ALP)

ALP는 세포막을 통한 대사물(metabolite)의 운송에 관여하는 효소로 담관 상피세포(bile duct epithelium) 뿐만 아니라 뼈, 태반, 신장, 장, 백혈구 등에도 분포한다. 따라서 담즙정체(cholestasis)가 되면 담관세포에서 ALP의 합성과 분비가 증가하고, 담즙산의 축적 역시 ALP의 분비를 촉진하는 요인이 된다. ALP는 비교적 반감기가 길기 때문에(약 1주) 담도 폐쇄의 후반기에 상승하고, 폐쇄가 해결되고 난 후에도 서서히 감소한다. 병적 ALP의 상승은 간 또는 골질환이지만, 임신 3기 혹은 청소년기에도 생리적으로 상승할 수 있다.

2. γ-Glutamyl transpeptidase(GGT)

GGT는 간세포, 담관 세포, 신장 세뇨관, 췌장, 장 등에 분포하는 효소로 혈중에서의 상승 기전은 ALP와 유사하며 간질환 외에 만성 폐쇄성폐질환이나 신부전, 심근경색 후에도 상승할 수 있다. 원인에 관계 없이 모든 간질환에서 GGT가 상승할 수 있다. 특히 알코올성 간질환에서 ALP는 정상이거나 경미하게 올라가는 반면, GGT는 정상 상한의 10배 이상의 높은 수치를 보일 수 있다. 비알코올성 지방간 환자의 약 절반에서도 GGT는 정상 상한의 2-3배 정도로 상승한다는 보고도 있다. GGT는 간질환에서의 특이도는 낮은 반면, 예민도가 높기 때문에 ALP 상승의 감별에 유용한 표지자이고, 아미노전이효소 상승(aspartate transaminase/alanine transaminase, AST/ALT 〉 2)소견을 참고하면 알코올성 간질환의 진단에 도움을 준다.

▣ Farnesoid X Receptor(FXR)

FXR는 위장관(간과 장관)에 주로 발현되는 담즙산에 대한 핵수용체(nuclear receptor)로 담즙산의 생성 및 분비, 장간 재순환 등에 관여하여 여러 유전자 발현을 조절하는 세포내 주요 담즙산 수용체(bile acid receptor, BAR)라 할 수 있다.

FXR의 활성은 콜레스테롤로 부터 1차 담즙산의 데노보 합성(de novo synthesis)을 억제하거나 간세포로부터 담즙산의 분비를 증가시켜 세포내 담즙산의 농도를 감소시킨다. 따라서 순환하는 담즙 저장(pool)의 크기를 제한하여 담즙산의 간세포 노출(hepatic exposure)을 감소시키고 담즙산의 축적에 의한 독성을 차단한다.

반대로 FXR이 결핍되면 담즙산의 생성이 증가하여 전체 담즙산의 양이 증가되고 대변으로의 담즙산 배출도 증가된다. 이는 간에서 담즙산이 생성되는 기전을 억제하는 feedback 기전이 손상되면서 담즙산의 생성과 배설의 균형이 무너진 결과라 할 수 있다.

간세포(Hepatocyte)의 경우, FXR agonist 의해 활성화된 FXR는 담즙산 생성경로의 반응속도제한효소(rate-limiting enzyme)인 CYP7A1를 억제하여 1차 담즙산(CDCA) 생성을 하향 조절(down regulation)하며, BSEP(bile salt export pump)의 발현을 유도하여 담즙산을 소담관으로의 유출을 돕는다.

또한 장상피세포(Ileal epithelial cell)의 경우, FXR agonist에 의해 활성화된 FXR는 enterokine FGF19(섬유아세포 성장인자, fibroblast growth factor)를 문맥 순환을 통해 분비한다. 문맥으로 전달된 FGF19는 간세포의 FGF receptor

4(FGFR4)를 통해 간세포내로 전달되어 CYP7A1을 억제하여 1차 담즙산(CDCA) 생성을 하향 조절한다.

FXR는 직접적으로 ASBT(apical sodium dependent bile acid transporter) 유전자를 조정하지 않지만, 담즙산에 대한 반응과 관련된 전이 인자(transcription factor)의 상호교류에 영향을 미치는 것 같다. 또한 FXR은 OST(organic solute transporter) α/β의 발현을 활성화시키는데, 이는 장에서 장간 재순환으로 담즙산을 이동시키는데 작용한다.

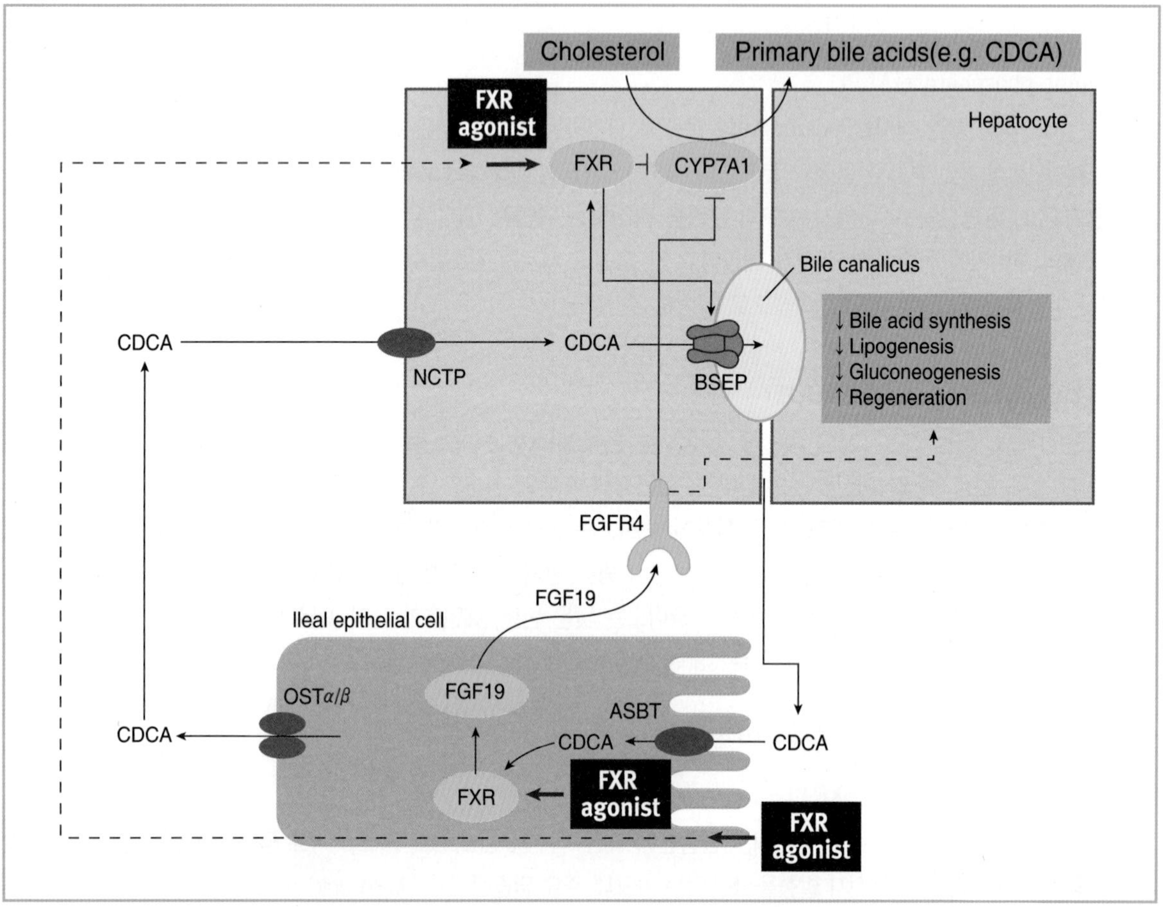

Figure 13-2. FXR(Farnesoid X Receptor)

■ 약물요법

원발성 담즙성 담관염(PBC)에 미 FDA 및 국내 승인을 받은 약제는 ursodeoxycholic acid(UDCA)가 유일하다. UDCA는 증상의 호전뿐만 아니라 혈청 생화학 검사 수치도 호전시킨다. PBC의 주요 증상인 가려움증이나 고콜레스테롤 혈증 치료를 위하여 담즙염 흡착제인 cholestyramin을 사용할 수 있고, 지용성 비타민 부족으로 생긴 합병증을 예방하려면 지용성 비타민제를 정기적으로 복용해야 하며, 특히 골연화증과 골다공증을 예방하기 위해 칼슘이나 비타민 D 복용이 필요하다.

■ 치료약제

1. 우루소데옥시콜린산(Ursodeoxycholic acid)

Ursodeoxycholic acid(UDCA)는 인체의 담즙산의 약 2%를 차지하며, 간에서 합성되어 담즙으로 배설된 뒤 장내 미생물에 의해 대사된 후 간으로 재흡수(장간 재순환)되는 담즙산이다. 담즙 울체성 간질환은 소수성(hydrophobic) 담즙산(chenodeoxycholic acid, deoxycholic acid, lithocholic acid)이 간에 축적되어 발생하는데, 축적된 담즙산은 계면활성제의 세정제(detergent) 작용으로 간세포를 손상시켜 간세포의 자멸사(apoptosis)를 일으킨다.

UDCA는 친수성(hydrophilic)·무독성 담즙산으로 세포막과 세포 소기관으로부터 소수성 독성 담즙산 분자를 경쟁적으로 제거함으로써, 이 독성 담즙산들이 간세포와 담관세포에 일으키는 손상을 방지하는 작용을 한다. 또한 UDCA는 소수성 담즙산의 소장 흡수를 경쟁적으로 저해함으로써 혈청과 담즙 내의 UDCA 비율을 증가시킨다. 아울러 UDCA는 담즙 분비를 촉진하고 염증 및 세포의 자멸사를 억제한다.

UDCA의 적정 치료용량은 13-15mg/kg/day으로, 이보다 저용량에서는 치료효과가 나쁘고 고용량에서는 치료효과의 추가 개선이 없으며 간이나 신기능 저하에 따른 용량조절은 불필요하다. 치료 효과는 대부분 6-9개월 내에 나타나며 생화학 검사(ALP, 빌리루빈, Mayo risk score 등)로 치료효과를 판정한다. 현재 원발성 쓸개관 간경화중(promary billiary cirrhosis, PBC)에 합성 UDCA는 1일 3회 200-300mg을 복용하도록 되어 있다.

2. Obeticholic acid(오베티콜린산, 제품명: 오칼리바 정, Ocaliva®)

Obeticholic acid(OCA)는 FXR agonist로 2016년 4월 미 FDA에서 'ursodeoxycholic acid(UDCA)에 불충분한 반응을 보였거나 내약성이 없는 환자의 원발성 담즙성 담관염(PBC) 치료제로 UDCA와의 병용요법' 으로 승인되었고, 국내에는 아직 소개되지 않았다.

이 약제는 1차 담즙산인 chenodeoxycholic acid(CDCA)의 반합성 유사체로 6α-ethyl-chenodeoxycholic acid(6E-CDCA)의 화학적 구조를 가지고 있고, 항담즙울체(anti-cholestatic), 항염증(anti-inflammatory), 항섬유화(anti-fibrotic) 작용이 있다.

이 약제는 PBC 외에도, 비알콜성지방간염(non alcoholic steatohepatitis, NASH), 문맥성 고혈압(portal hypertension) 그리고 담즙성 설사(bile acid diarrhea) 등 여러 간질환에도 연구가 진행되고 있다.

이 약제는 1일 1회 1정(5mg)로 시작하고 3개월 후 ALP 또는/혹은 총 bilirubin 수치가 개선되지 않으면 2정(10mg)까지 증량할 수 있다. 가장 일반적 부작용으로는 가려움증, 피로감, 복부통증, 인후통, 졸음, 변비 등이 보고되었으며 미 FDA는 담관이 완전히 막힌 환자의 경우에는 이 약제를 투여해서는 안된다고 경고하였다.

14 염증성 장질환
Inflammatory Bowel Disease

■ 질병에 대한 전반적인 이해

▣ 염증성 장질환(Inflammatory Bowel Disease, IBD

염증성 장질환(IBD은 장관 내 비정상적인 만성 염증이 호전과 재발을 반복하는 질환으로 흔히 궤양성 대장염(ulcerative colitis, UC)과 크론병(Crohn' s disease, CD)으로 나눈다. IBD은 아직까지 명확한 발병기전은 밝혀져 있지 않지만, 유전적, 면역학적 이상 및 스트레스나 약물 등과 같은 환경적 요인 등이 관련 있을 것으로 알려져 있으며, 주로 젊은 연령에 발생하며 많이 발생한다.

■ 궤양성 대장염(또는 궤양성 결장염, UC)

궤양성 대장염(UC)은 직장에서 대장의 근위부로 이어지는 대장 점막의 염증을 특징으로 하며 점액이 섞인 혈변이 나오고, 설사가 수회에서 수십 회에 이르는 경우도 있다. 심한 경우에는 발열을 동반하기도 한다. 특히 호전과 악화를 반복하는 혈성 설사와 대변 급박감, 대변을 보고 나서도 대변을 또 보고 싶은 뒤무직(후중감, tenesmus) 및 복통 등이 나타난다.

UC의 병변의 범위는 대장내시경 검사 소견에서 육안적으로 염증이 있는 대장의 구역에 따라 궤양성 직장염(염증이 항문연에서 15 cm까지만 침범), 좌측대장염(직장에서 비장만곡부위까지 침범) 그리고 광범위 대장염(비장만곡 이상의 부위까지 침범)으로 분류한다.

UC의 중증도에는 임상적 중증도와 내시경적 중증도가 있다. 임상적 중증도로 가장 많이 이용되는 것은 Truelove and Witts에 의해 제안된 궤양성 대장염 분류 기준이다. Truelove and Witts' Score for Clinical Severity of Ulcerative Colitis에 따라 관해(remission), 경도(mild), 중등도(moderate), 중증(severe), 그리고 전격성(fulminant)으로 분류한다.

Table 14-1. Truelove and Witts' Score for Clinical Severity of Ulcerative Colitis

	경도*	중등도	중증†
배변 횟수	4회 이하	중증과 경증 사이	6회 이상
혈변	− or +		+++
발열‡	없음		37.5°C 이상
빈맥§	없음		90회/분 이상
빈혈	없음		헤모글로빈 75% 이하
ESR	정상		30mm/h 이상

* 경도의 위의 6가지 조건을 모두 만족
† 중증은 6회/일 이상의 설사와 육안적 혈변을 항상 동반
‡ 발열: 저녁시간의 평균 체온이 37.5°C 이상이거나 4일 중에 2일 이상 체온이 37.8°C 이상
§ 빈맥: 평균 맥박수가 90회/분 이상

관해는 증상이 완전히 호전되고(혈변이 없고, 배변 횟수가 하루 3회 이하), 내시경검사에서 점막이 정상, 혹은 치유된 경우로 정의한다. 하지만 실제 임상에서 관해는 배변 횟수가 하루에 3회 이하이고, 혈변이 없고, 대변절박증이 없는 경우로 정의한다.

경도는 하루 배변 횟수가 4회 이하이고 혈변이 간헐적으로 소량 있으며, 전신 증상(발열, 빈맥, 빈혈, ESR 상승)이 모두 없는 경우이다.

중등도는 하루 4회 이상의 배변과 혈변, 그리고 경미한 전신 증상이 있는 경우이다.

중증은 하루 6회 이상의 설사와 육안적인 혈변을 항상 동반하며, 4가지 전신 증상 중 발열과 빈맥 중 하나를 반드시 포함하여 2개 이상을 만족하는 경우이다.

전격성은 중증 기준을 만족하고, 하루 15회 이상의 설사, 지속적인 출혈, 수혈이 필요한 정도의 빈혈, 38.0℃ 이상의 고열, 백혈구증다증, 심한 복통과 복부 압통을 동반한 경우이다.

궤양성대장염에서 임상적 중증도는 내시경적 중증도와 비교적 잘 일치하기 때문에 치료 방침의 결정에 주로 이용된다. 임상적 중증도에는 내시경적 중증도를 결합시킨 Mayo Score가 널리 이용된다. 궤양성 대장염 활동평가를 위한 메이요 점수시스템(Mayo Scoring System for Assessment of Ulcerative Colitis Activity, UCDAI)에 따라 경도(3~5), 중등도(6~10), 중증(11~12)로 분류한다.

※ 궤양성대장염 활동평가를 위한 메이요 점수시스템(UCDAI)

▲ 배변빈도(Stool frequency)

0 = Normal no. of stools for this patient

1 = 1 to 2 stools more than normal

2 = 3 to 4 stools more than normal

3 = 5 or more stools more than normal

Subscore, 0 to 3

▲ 직장출혈(Rectal bleeding)

0 = No blood seen

1 = Streaks of blood with stool less than half the time

2 = Obvious blood with stool most of the time

3 = Blood alone passes

Subscore, 0 to 3

▲ 내시경 결과(Findings on endoscopy)

0 = Normal or inactive disease

1 = Mild disease (erythema, decreased vascular pattern, mild friability)

2 = Moderate disease (marked erythema, lack of vascular pattern, friability, erosions)

3 = Severe disease (spontaneous bleeding, ulceration)

Subscore, 0 to 3

▲ 의사의 종합평가(Physician's global assessment)
0 = Normal
1 = Mild disease
2 = Moderate disease
3 = Severe disease
Subscore, 0 to 3

■ 크론병(CD)

크론병(CD)은 1932년 Crohn 등에 의해 'regional ileitis'로 기술되었지만, 이후 크론병으로 널리 불리게 되었다. CD은 구강에서 항문까지 위장관 전체에서 발생할 수 있으며 대개 복통, 설사, 전신 무력감을 호소하고 체중 감소나 항문 통증을 호소하기도 한다. 심한 경우에는 장관 협착, 천공, 농양, 누공 등으로 인해 삶의 질이 저하되고 경우에 따라서 반복적인 수술이 필요하다.

CD의 임상적 질병 활동도(disease activity)를 평가하기 위해 사용되는 지표로는 Crohn's disease activity index(CDAI) 및 Harvey-Bradshaw index(HBI)11가 대표적이다. 이중 CDAI가 여러 임상연구들 및 진료 현장에서 널리 사용되고 있고, CDAI 150 미만은 관해(remission), 150 이상 220 미만은 경증 활동도(mild activity), 220 이상 450 미만은 중등도 활동도(moderate activity), 450 이상은 중증 활동도(severe activity)로 분류된다.

CD 치료에서 반응(response)은 일반적으로 CDAI 감소가 100 이상인 경우로 정의하고, 일부 연구에서는 70 이상 감소를 반응으로 정의한 경우도 있다. 재발(relapse)은 임상적 관해에 있던 환자에서 증상이 다시 발생하는 것을 의미하며, 임상연구에서는 보통 CDAI가 150을 초과하면서 70 이상 상승하는 것으로 정의한다. 그러나 치료반응을 CDAI 100 이상 감소로 정의한다면, 재발 역시 CDAI가 150을 초과하면서 100 이상 상승하는 것으로 정의하는 것이 합당하다.

※ 크론병 활성도 지수(Crohn's Disease Activity Index, CDAI)

아래의 점수를 합산하여 활성도(CDAI: Crohn's Disease Activity Index)를 인위적으로 정하여 활동성 여부를 판정

1. 1주에 설사횟수의 합 × 2
2. 1주에 복통의 정도의 합(증상없음=0, 경증=1, 중등증=2, 중증=3) x 5
3. 1주에 일반적으로 전신 안녕감의 합(좋음=0, 평균이하=1, 나쁨=2, 매우 나쁨=3, 극도로 나쁨=4) × 7
4. 다음 6항목 중 환자가 현재 나타내는 해당 항목의 개수 × 20
   - 관절염/관절통
   - 홍채염/포도막염
   - 결절성홍반, 괴저성농피증, 아프타성구내염
   - 항문열상, 누공 혹은 농양
   - 기타 누공
   - 지난주간 37.8℃이상 발열
5. 설사 때문에 마약성 지사제 복용시 × 30
6. 복부종괴(없음=0, 의심=2, 확정적=5) × 10
7. 헤마토크리트(남:47, 여:42-환자 Hct치) × 6
8. (표준체중 - 환자체중)/표준체중) × 100(%)

▣ 접착분자(Adhesion Molecule)와 Integrin

세포는 다른 세포를 인식하여 서로 붙는 능력을 가진다. 다세포 동물이나 조직에 있어서 종(種)특이적 세포간 부착에 관여하는 물질로 프로테오글리칸(proteoglycan)이 알려져 있다. 이 물질은 세포 표면의 수용체에 결합하여 그 작용을 나타낸다.

세포와 세포 부착(Cell–cell adhesion)에 관여하는 물질로는 세포접착분자(cell adhesion molecule, CAM)라 하는 세포표면의 당단백질(glycoprotein)이 있다. CAM은 발생 초기에 나타나 기관들이 발생함에 따라 양적인 변화를 보인다. 영구적인 세포간 결합으로 부착결합(adhering junction), 밀착결합(tight junction), 간극결합(gap junction) 등을 들 수 있다. 세포와 기질, 세포와 세포간의 상호작용 이외에 다세포 생물의 세포행동은 세포간의 화학물질이나 전기적 신호의 흐름에 의해서도 조절된다. 간극결합은 이웃 세포들의 세포질간에 소분자의 물질들이 이동할 수 있는 통로가 된다.

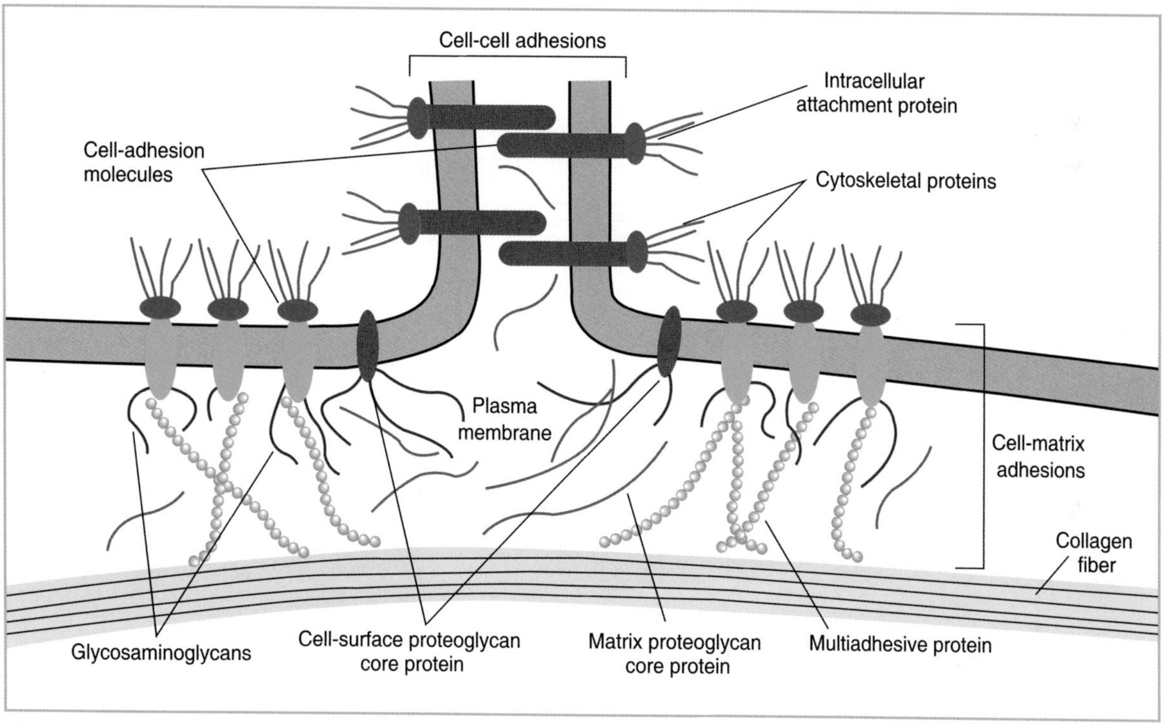

Figure 14–1. Cell Adhesion Molecule

Integrin은 세포접착 및 세포와 세포의 상호작용에 관여하는 세포막 수용체의 총칭이다. 처음에는 닭의 섬유아세포 복합체를 integrin이라 명명하였지만 점차 유사한 수용체군을 총칭하여 integrin family이라고 하였다.

Integrin을 매개로 하여, 세포 밖의 기질이나 다른 세포가 갖는 정보가 세포 내로 전해지지만 다른 한쪽에서는 세포 내에 있는 integrin 조절인자 등이 integrin의 세포 내부와 상호작용하여 세포 외부에 있는 배위자(ligand)와의 친화성을 조절한다. 즉 일반적으로 정보는 세포 밖에서 안으로 전달되는데 세포 안에서 밖으로의 전달도 존재한다는 점이며, 이는 생물학적 기능면에서는 창상의 치유, 지혈, 식작용, 생체방어, 분화, 세포골격의 구축에 관여하는 것으로 알려져 있다.

장내 염증의 발생과 유지에는 백혈구가 장점막으로 이동하고, 부착인자 발현의 증가로 면역세포가 염증 부위로 모이도록 하는 단계가 필수적으로 필요하다. 부착인자에는 E–selectin, inter–cellular adhesion molecule (ICAM)–1,

ICAM-2, 혈관세포 접착분자-1(vascular cell adhesion molecule-1, VCAM-1), 점막단백질세포 접착분자-1(mucosal addressin cell adhesion molecule-1, MAdCAM-1) 등이 있다.

MAdCAM-1은 주로 혈관과 위장관계 림프절에서 발현되며 $\alpha 4\beta 7$ integrin은 순환하는 백혈구의 일부에서 발현된다. 이들 세포는 IBD에서 염증 프로세스의 매개 역할을 하는 것으로 알려져 있다.

■ 약물치료

▣ 2012년 국내 염증성 장질환(IBD) 치료가이드라인

IBD 치료의 목표는 증상과 점막의 염증을 호전시켜 관해를 유도, 유지하여 환자의 삶의 질을 높이는 것이다. 주 치료는 약물 요법이며 5-ASA(5-aminosalicylic acid)가 가장 먼저 투여되는 약제이다.

■ 경~중등도 궤양성 대장염(Active Ulcerative colitis)

가장 중요한 치료제로 경구용 또는 좌제 등 외용 5-ASA를 제시하였으며, 염증 부위에 상관 없이 초기 투여한다. 5-ASA에 반응하지 않는 환자는 스테로이드제를 투여하며, 의존적이거나 반응이 충분치 않는 환자는 면역조절제(azathioprine, 6-mercaptopurine)를 투여하고, 이후에도 치료 반응이 없다면 anti-TNF제나 수술을 고려한다. 중증의 UC 환자에게는 스테로이드제를 가장 먼저 투여한다.

Table 14-2. Active Ulcerative Colitis' s Algorithm

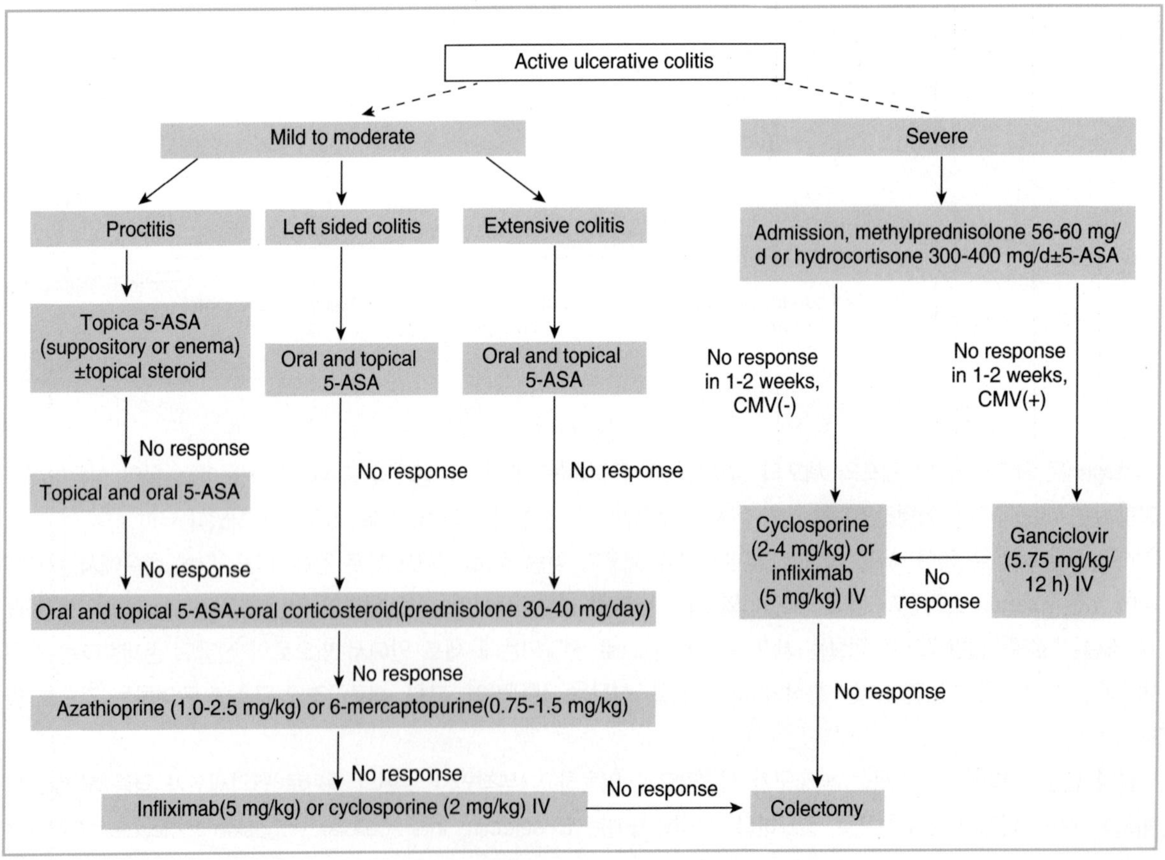

■ 경~중등도 크론병(Active Crohn' s disease)

경~중등도 크론병은 Budesonide, 5-ASA를 투여하며, 중등도~중증 환자는 전신 스테로이드제를 투여하여 관해를 유도하는데, 이후 관해 유지를 위해 면역조절제가 사용된다. 전신 스테로이드제 혹은 면역조절제(azathioprine, 6-mercaptopurine 등) 치료에 실패하거나 재발한 경우 anti-TNF제가 효과적이며 아울러 수술도 고려할 수 있다.

Table 14-3. Active Crohn' s Disease' s Algorithm

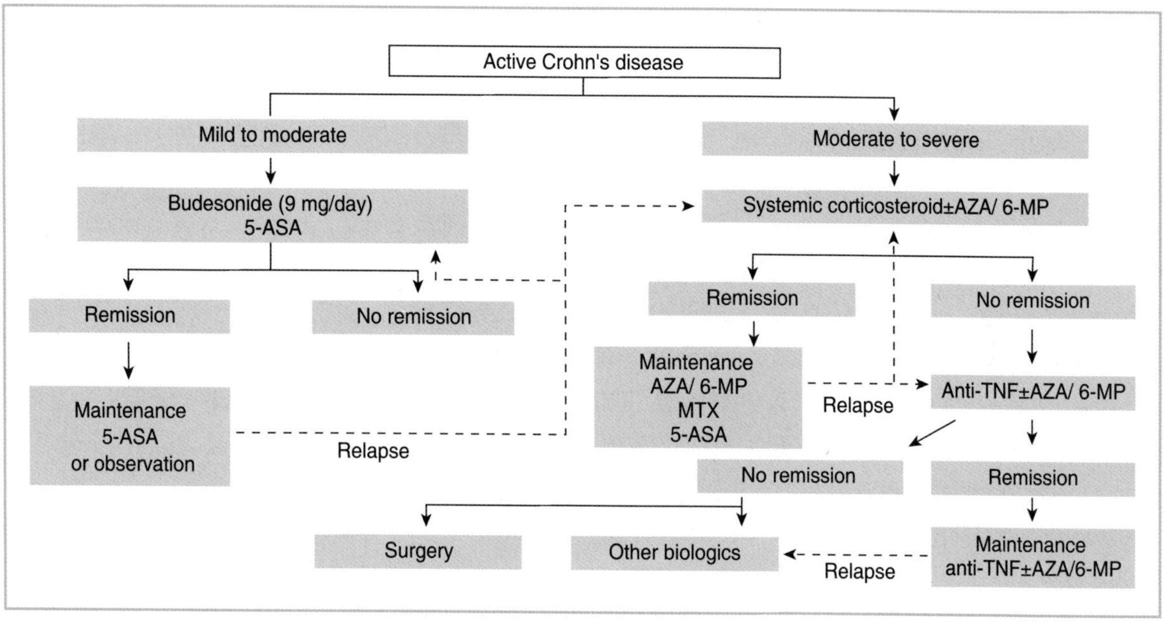

■ 치료약제

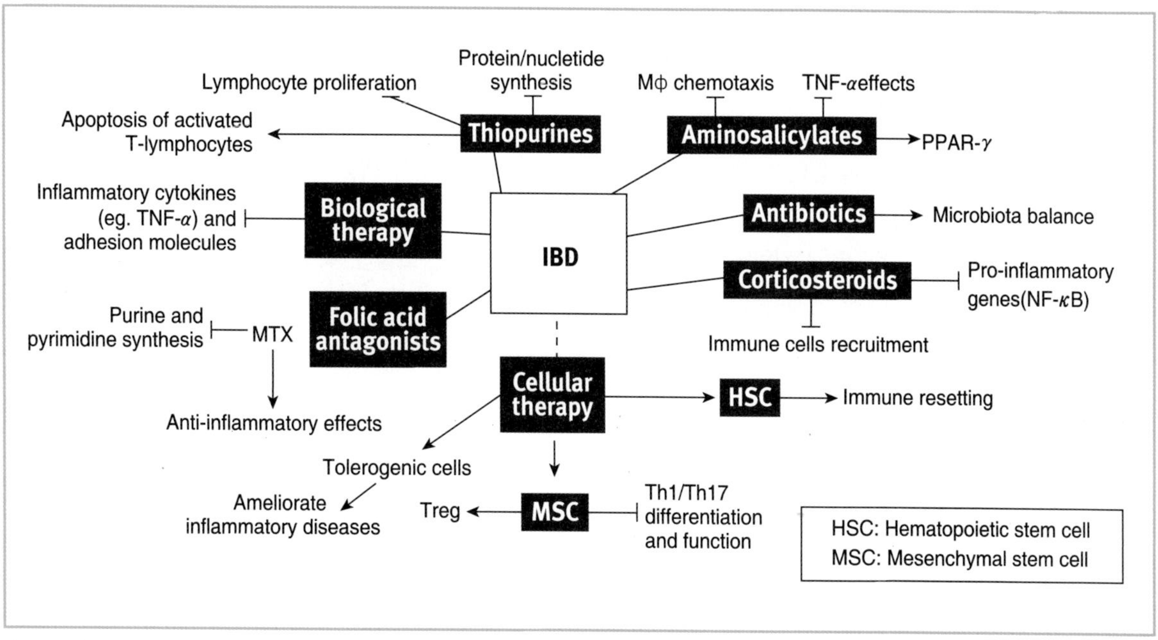

Figure 14-2. Current and Emerging Therapies for Inflammatory Bowel Disease

대표적 1차적 치료제로 5-aminosalisylic acid(5-ASA), 스테로이드제, 면역조절제 등이 있으며 기타 항생제, 항바이러스제 등을 사용할 수 있다. 1차 약제에 반응이 없거나 치료에 실패할 경우 2차적으로 생물학제제(anti-TNF제 등)를 사용할 수 있다.

▣ Non-biologics

■ 5-Aminosalisylic Acid(5-ASA)

5-ASA는 염증성 매개물들에 대해 항염작용을 나타내어 급성기에서 관해유도 후에도 관해유지를 위해 지속적으로 복용하는 것이 중요하다. 5-ASA는 코팅의 종류에 따라 대장에만 작용하는 제제, 주로 회장 말단과 대장에서 작용하는 제제, 소장을 포함한 전 장관에 유리되는 제제로 구분할 수 있다. 따라서 약제는 각 환자들의 병변의 위치에 알맞게 선택하는 것이 필요하다. 경구제외에도 좌제, 관장액은 국소적 염증에 사용한다.

현재 sulfasalazine(sulfapyridine+5-ASA)을 비롯하여, olsalazine(두개의 5-ASA), balsalazide(4-aminobenzoyl-β-alanine+5-ASA), mesalamine(eudragit-S coating, eudragit-L coating, 그리고 ethylcelllulose-coated microgranules) 등이 있으며, 다시 경구용과 외용(좌제, 관장액 등)으로 구분할 수 있다.

Sulfasalazine 이외의 5-ASA는 sulfasalazine과 거의 동등한 효과가 있고, 안전성 측면에서는 다소 우월하다. Sulfasalazine은 sulfapyridine 성분으로 인해 오심, 구역, 구토, 소화불량, 두통, 췌장염, 간염, 약물유발성 결체조직질환(connective tissue disorder), 골수 억제, 간질성 신염(interstitial nephritis), 용혈성 빈혈, 거대적아구성 빈혈(megalobastic anemia), 그리고 가역적 남성 불임 등이 발생할 수 있다.

Sulfasalazine에 부작용이 있는 환자의 약 80%에서 다른 5-ASA를 사용하면 부작용이 줄어지며, 특히 임신을 원하는 경우에는 sulfasalazine 이외의 다른 5-ASA 사용이 권장된다. Sulfasalazine을 포함하여 5-ASA를 사용하는 경우에 매우 드물게(발생률 0.26%/person/year) 신독성이 발생할 수 있는데, 주로 간질성 신염이 발생하며 대개 치료 첫 해에 발생한다. 신독성과 5-ASA 용량 간에 연관성은 없기 때문에 특이반응(idiosyncratic reaction)으로 간주한다.

■ 스테로이드제

스테로이드제는 오래전부터 만성 염증성 장질환의 치료에 사용된 약제로 체내의 면역 및 염증반응에 다양하게 영향을 미쳐 숙주의 면역 반응을 제한다. 주로 5-ASA 만으로는 효과가 부족할 때 사용하며, 초기에 신속하게 증상을 개선시키지만, 유지요법으로는 효과가 없고 장기간 투여시에 여러 가지 부작용이 생길 수 있으므로 증상이 완화되면 용량을 서서히 줄이면서 중단한다.

부작용으로 만월형 얼굴, 여드름, 상처치유 지연, 소화불량 및 궤양, 당뇨, 고혈압, 녹내장, 백내장, 골다공증, 감염 등이 있고, 소아에서는 성장 장애를 초래할 수도 있다. 경구용 제제 외에 관장액이나 주사제도 있으며, 증상이 심해 입원이 필요한 경우 주사제를 사용한다.

■ 면역조절제

면역조절제에는 azathioprine, cyclosporine 등이 있다.

이 약제들은 염증을 일으키는 세포들의 기능을 억제하여 효과를 나타낸다. 스테로이드제 치료에 반응하지 않는 경우 관해를 유도하고, 재발 예방에 효과가 있다. 또한 면역억제제를 사용함으로써 스테로이드제를 끊거나 사용량을 줄이게 되는 효과도 있다. 스테로이드제와는 달리 최대효과가 나타나려면 약 3~4개월이 소요될 수 있으며, 목표 용량에 도달할 때까지 점차적으로 투여량을 늘려간다.

면역조절제는 면역계를 지나치게 억제해 저항력을 떨어뜨릴 수도 있기 때문에 부작용으로는 감염이나 빈혈, 백혈구 감소증과 같은 혈구 감소증이 생길 수 있다. 그 외에도 구역, 구토, 발진, 간염, 췌장염 등이 생길 수 있으며 부작용 발생 여부를 감시하기 위해 초기에는 2주 마다 이후 2-3개월마다 혈액검사가 필요할 수 있다.

Biologics

■ Anti-TNF제(TNF-α 억제제)

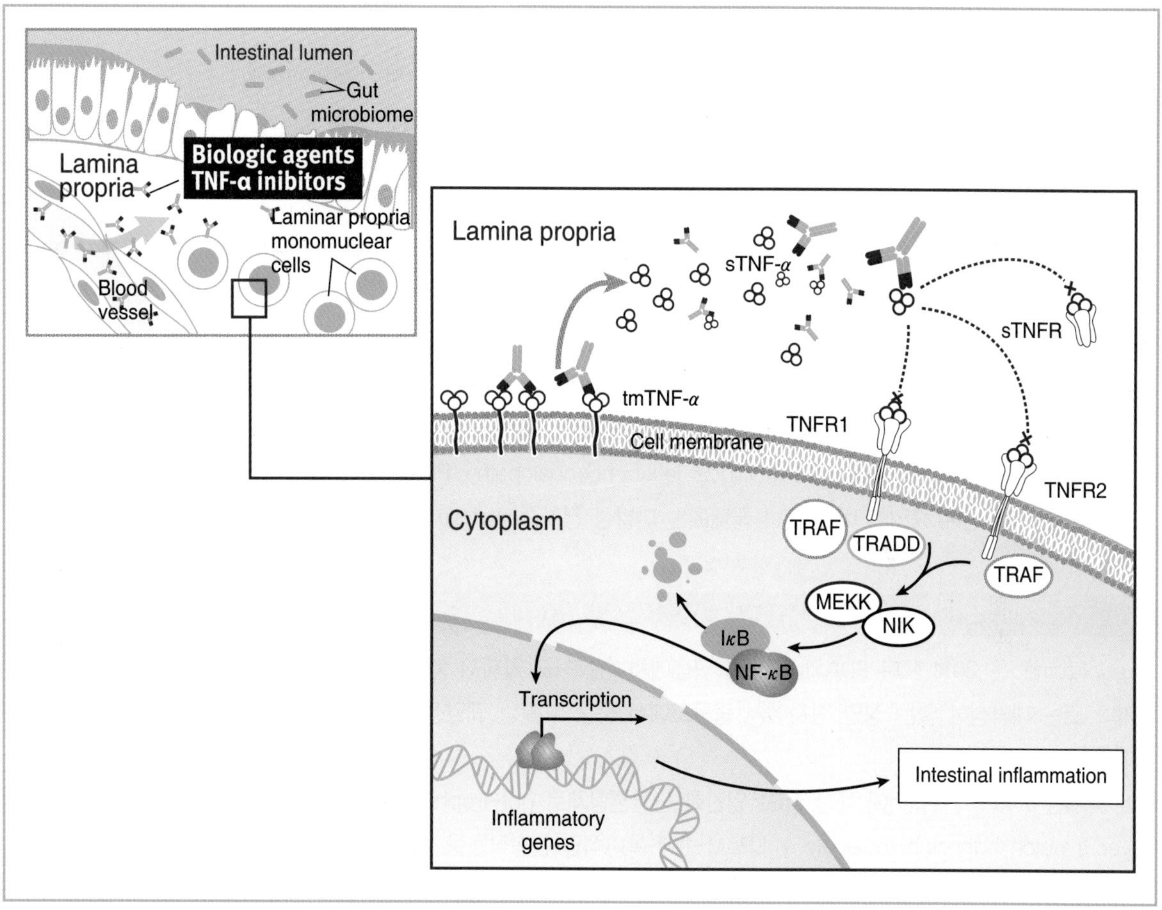

Figure 14-3. Intestinal Inflammation and TNF-α Inhibitors

염증성 장질환(IBD)과 관련이 있는 cytokines나 세포들의 역할이 밝혀지면서 장내 염증과 관련된 특정 분자나 신호 전달경로를 선택적으로 공격하는 생물학적제제가 개발되고 있다. 해당하는 약제로 크게 anti-TNF제를 포함하는 염증성 cytokines 억제제, 항염증성 cytokines, 세포부착 억제인자, T 세포 활성화 억제제, 면역촉진제, 유전자 치료, mitogen-activated protein kinase (MAPK) 억제제 등이 있다.

종양괴사인자(Tumor necrosis factor, TNF)는 염증성 cytokines로 류마티스관절염이나 크론병, 궤양성 대장염 등의 다양한 염증성 질환에서 염증 반응을 촉진하는 물질이다. Anti-TNF제는 이러한 질환의 증상을 호전시킬 수 있으며, 현재 infliximab(제품명: 레미케이드 주, Remicade®, adalimumab(제품명: 휴미라 주, Humira®) 그리고 golimumab(제품명: 심퍼니 주, Symponi®) 등이 있다. 이중 infliximab과 adalimumab은 궤양성 대장염과 크론병, golimumab은 궤양

성 대장염에만 승인받았다

이들 anti-TNF제들은 유사한 부작용을 가지는데, 먼저 결핵과 같은 기회 감염이 문제가 될 수 있으며 탈수초 등의 신경계문제, 림프종 등의 보고가 있지만 최근의 연구에 의하면 infliximab의 경우 심각한 감염 등의 위험이 타 약제 치료 환자에 비해 유의하게 높지 않았다는 보고도 있다.

매년 10% 정도의 환자가 anti-TNF제에 대해 반응 소실 혹은 부작용으로 치료를 중단하게 되는데 반응이 소실된 환자의 경우 투여 용량 혹은 간격을 조정하면 상당수의 환자에서 다시 반응률을 높이게 된다. 하지만 이러한 방법으로도 호전이 되지 않는다면 anti-TNF제가 아닌 다른 생물학적제제(non-TNF 억제제 등)로의 대체를 고려해야 할 것이다.

■ 선택적 부착인자 억제제(Selective Adhesion Factor inhibitor) 또는 Anti-integrin제

Anti-TNF제를 사용시 1/3의 환자에서 반응이 없고 항체 형성으로 인한 치료 반응 감소를 경험하게 되며 감염이나 악성림프종 같은 심각한 부작용이 발생할 수 있다. 이에 anti-TNF제와는 다른 작용 기전에 관심을 가지게 되었고 그 결과 다양한 생물학적제제들이 치료에 시도되고 있다.

IBD에서 장내염증의 발생과 유지에는 부착인자 발현의 증가로 면역세포가 염증부위로 모이도록 하는 단계가 필요하다. 따라서 부착인자 억제제는 순환하는 면역세포에 있는 부착인자와 내피세포 수용체의 작용을 차단하는 작용으로 내피세포에서 이러한 세포의 이동을 감소 시킴으로써 만성 염증을 감소시킬 수 있을 것으로 기대되는 약제이다.

Anti-integrin제로 natalizumab(제품명: 티사브리 주, Tysabri®)은 $\alpha 4$ 소단위체(subunit) integrin을 차단하는 IgG4 인간화 재조합 단클론항체로 2004년 미 FDA에서 백혈구의 장내 이동을 차단하는 최초의 치료 약제로 승인받았으나 진행성 다병소성 백질뇌증 (progressive multifocal leukoencephalopathy, PML) 발생으로 시판 중지 되었다. 그후 2008년 미 FDA는 크론병에 승인한 바 있으나 국내에는 다발성 경화증(multiple sclerosis)에만 승인되었다.

Vedolizumab(베돌리주맙, 제품명: 킨텔레스 주, Kyteles®)

Vedolizumab은 2014년 미 FDA와 2015년 국내에서 'TNF-α 억제제 치료에 반응을 나타내지 않거나, 반응이 없어지거나 또는 내약성이 없는 성인 환자에서 중등도에서 중증의 활성 궤양성 대장염 및 활성 크론병의 치료' 에 승인되었다.

이 약제는 $\alpha 4\beta 7$-integrin에 대한 IgG1 인간화 단클론항체로 gut-trophic $\alpha 4\beta 7$ heterodimer integrin(lymphocyte Peyer' s patch adhesion molecule 1, LPAM-1)에 특이적인 길항작용을 통하여 $\alpha 4\beta 7$이 MAdCAM-1 및 fibronectin에 결합하는 것을 억제하지만 VCAM -1에 결합하는 것은 억제하지 않는 특징이 있다.

15 당뇨병
Diabetes Mellitus

■ 질병에 대한 전반적인 이해

Incretin(인크레틴)

Incretin은 췌장의 내분비선을 자극하는 상부 위장관 추출물을 일컬은 'incrétine' 에서 유래되었다. 즉 췌장 베타세포의 인슐린 분비 능력을 향상시키는 소장에서 분비되는 체내 호르몬이다. 음식이 식도와 위를 거쳐 소장으로 내려가면 incretin은 일단 췌장 베타세포에게 인슐린을 어느 정도 합성할지를 지시한다. 하지만 음식이 들어온다고 무조건 인슐린 분비를 명령하는 것은 아니다. 혈중 포도당을 파악한 후 혈당이 높을 때만 인슐린 분비를 명령한다. Incretin으로는 먼저 포도당 의존성 인슐린분비자극 펩타이드(glucose-dependent insulinotropic polypeptide 또는 gastric inhibitory polypeptide, GIP)가 발견되었고, 그 후 글루카곤 유사 펩티드(glucagon-like peptide 1, GLP-1)이 발견되었다.

Incretin effect(인크레틴 효과)는 포도당을 정맥 내 투여한 경우보다 경구로 투여했을 때 인슐린 분비능이 훨씬 높게 나타나는 현상이다. 이러한 incretin effect가 제2형 당뇨병 환자에서는 감소되는데, 이는 분비된 GLP-1이 DPP-4 효소에 의해 쉽게 파괴되기 때문이라고 추정한다. 따라서 GLP-1이 DPP-4(dipeptidyl peptidase-4) 효소에 의해 분해되지 않게 하거나 DPP-4 효소를 억제시키면 incretin effect를 증강시킬 수 있다.

1. GIP(Glucose-dependent insulinotropic polypeptide)

GIP는 42개의 아미노산으로 구성된 polypeptide로 상부소장인 십이지장과 공장의 enteroendocrine K cell에서 분비된다. 위장관으로 섭취된 음식물이 GIP 분비를 자극하며 그중 포도당은 가장 강력하게 자극제이다. GIP는 혈장 반감기가 5-7분으로, 식후 곧 분비가 되어 혈중 농도가 식전에 비해 10-20배에 달하며 식후 초기 인슐린 분비를 자극한다. GIP 수용체는 췌장 베타세포, 지방 조직, 장, 뇌, 심장, 뇌하수체, 부신에 존재한다. GIP는 제2형 당뇨병 환자에서 저항성을 보이므로 치료제로 사용하기 곤란하다.

2. GLP-1(Glucagon-like peptide 1)

GLP-1은 30개의 아미노산으로 구성된 polypeptide로 proglucagon으로 부터 만들어지며 원위부 회장과 대장에 존재하는 enteroendocrine L cell에서 GIP와 마찬가지로 포도당, 지방산 혹은 펩톤에 의해 자극되어 분비된다. GLP-1은 혈장 반감기가 1-2분으로 식후 곧 증가하여 식후 초기 인슐린 분비를 자극한다. GLP-1 수용체는 췌도, 신장, 폐, 심장, 근육, 뇌 등 많은 조직에 존재한다. GLP-1은 GIP와 더불어 incetin 반응의 90%를 담당한다.

1) GLP-1의 활성 및 분해

GLP-1은 활성화되기 위하여 아미노산 구조중 N 말단의 일부가 잘려 GLP-1(7-37) 또는 GLP-1(7-36) 아미드(amide) 형태가 된다. 생성된 GLP-1은 체내에서 DPP-4 효소에 의해 말단의 2개의 아미노산이 끊기면서 GLP-1(9-36) 아미드가 되면서 활성도가 없어진다.

GLP-1은 베타세포 표면에서 발현되는 GLP-1 수용체와 결합하면 전사인자인 pancreatic duodenal homeobox-1(PDX-1)의 상향조절(upregulation)을 통하여 인슐린 유전자의 전사와 증식이 증가된다.

2) GLP-1의 작용

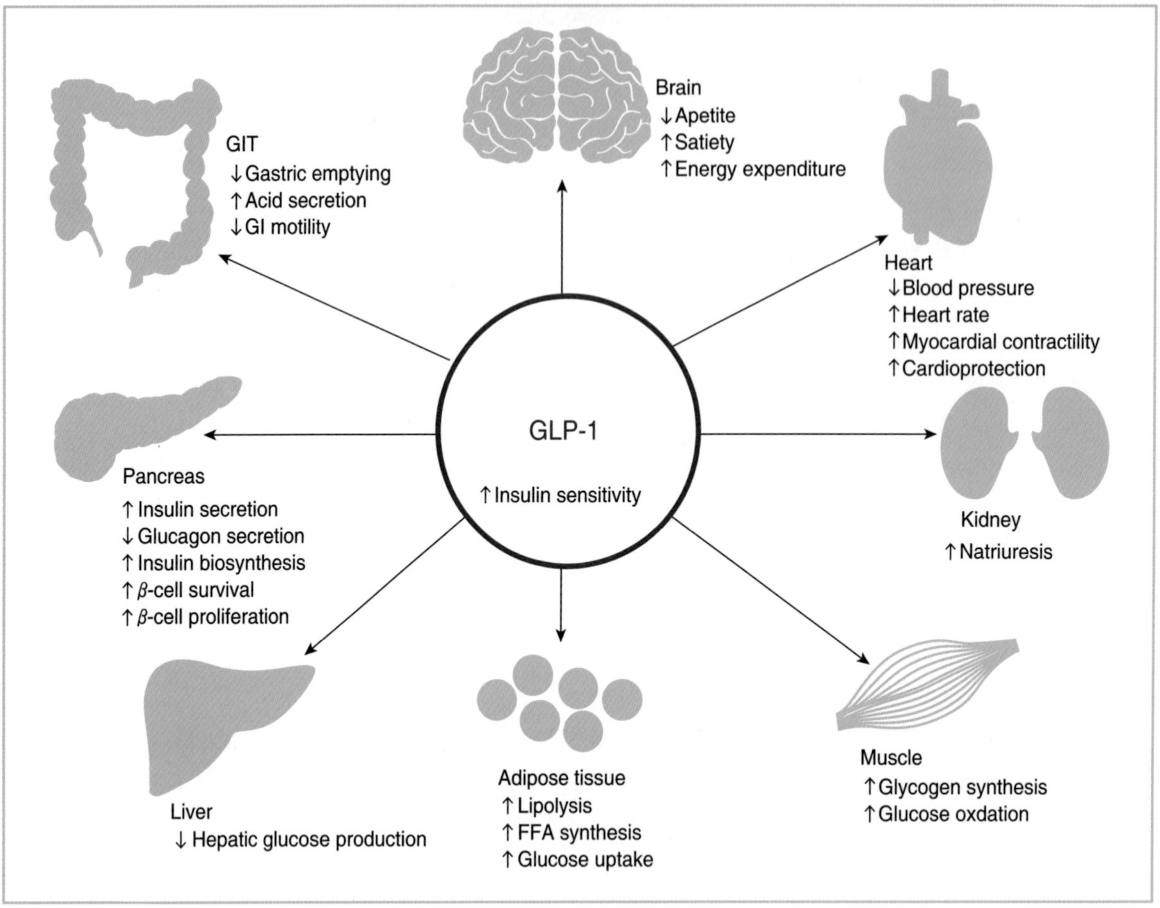

Figure 15-1. Action of GLP-1

① 인슐린 분비 촉진

GLP-1은 강력한 인슐린 분비 증가물질 중 하나로 포도당 농도에 비례하여 인슐린 분비를 촉진시킨다. 하지만 혈당이 80mg/dl 이하로 떨어지면 인슐린 분비가 정지되므로 저혈당을 일으키지 않는다.

② Glucagon 분비 억제

GLP-1은 포도당 농도에 비례하여 glucagon 분비를 억제시킨다. 높은 혈당에서는 glucagon 분비를 억제하고 낮은 혈당에서는 glucagon 분비가 억제하지 않아 저혈당이 발생한 상황에서도 심각한 문제를 유발하지 않는다.

③ 소화기관에 대한 효과

GLP-1은 원위부 소장에 영양소가 전부 흡수되지 않고 존재할 경우 내분비적 기전에 의하여 상부 위장관의 운동(GI motility)과 분비를 억제시킨다. 이는 위장을 비우는 속도(gastric emptying time)가 늦어져 결과적으로 인슐린 분비를 자극할 영양소의 흡수를 지연시키게 된다.

④ 식욕억제

GLP-1은 정상인에서 조기 포만(satiety)시키고 음식물 섭취를 감소시킨다. 이는 위장의 운동을 저하시켜 포만감을 증가시키는 작용과 시상하부에 있는 GLP-1 수용체에 작용하여 식욕(apetite)을 떨어뜨리는 것으로 추측한다.

⑤ 기타

베타세포의 기능을 보존 또는 향상시키는 작용, 베타세포의 신증식(neogenesis)을 촉진하는 작용도 있음이 밝혀지고 있다. 또한 간에서 당신생을 줄이고 근육에서 glycogen 생성을 증가시킨다.

■ Exendin-4

정상적으로 소장에서 분비된 incretin은 DPP-4 효소에 의해 1-2분 사이에 급속히 분해되어 그중 80%가 비활성화된다. 결국 식후에 분비된 incretin의 15~20%만이 췌장과 간에 도달해 혈당조절 기능을 한다. Incretin 분비량이 현저하게 감소되어 있는 당뇨병 환자의 경우 활성화한 incretin의 양이 더욱 적어진다. 그러므로 DPP-4 효소에 가역적이고 경쟁적으로 부착하여 DPP-4 억제 효과를 나타내고 GLP-1의 급속한 분해를 지연시켜야 치료 약제로서 가능하다.

GLP-1의 혈중 반감기가 너무 짧기 때문에 약제로 개발에 문제가 되었다. DPP-4 효소에 대해 저항성을 가지고 있는 물질을 찾다가 힐러몬스터 도마뱀(Gila monster lizard)의 타액에서 'Exendin-4'을 우연히 발견하였다.

이 도마뱀은 미국 남서부와 멕시코의 사막지대에 서식하는데, 1년에 서너 번만 먹이를 먹고 한 번에 자기 체중의 3분의 1에 달하는 먹이를 섭취한다. 이 도마뱀은 먹지 않는 기간에는 에너지를 보전하기 위해 인슐린을 만드는 췌장 기능이 쇠퇴했다가 먹을 때가 되면 췌장 기능이 되살아나는 것으로 알려져 있다.

Exendin-4은 39개의 아미노산으로 구성된 peptide로 GLP-1과 53%의 염기서열 동질성을 보이며 2-4시간정도의 생물학적 반감기를 갖고 있다. 이 물질을 재합성 과정을 거쳐 최초의 GLP-1 유사체 exenatide가 개발되었다.

▣ 신장의 포도당 항상성(Glucose Homeostasis)

신장은 세 가지의 각기 다른 방식으로 혈액 속 포도당 농도를 일정하게 유지하는 데 기여하게 된다. 즉 포도당을 생합성(gluconeogenesis)하여 혈액 속으로 내보내고 혈액 속 포도당을 신장에서 에너지로 이용(glucose utilization)하며, 사구체에서 여과된 포도당을 재흡수(glucose reabsorption)하는 작용을 한다.

1. 포도당 생성(Gluconeogenesis)

정상적으로 공복 상태가 약 14-16시간 동안 지속되면 인체에서 필요한 포도당량의 절반은 간에서 glycogen을 분해해서 생성되고 나머지 반은 간과 신장에서 새로운 포도당 생성(gluconeogenesis)을 통해 충당된다. 식사 후에는 우리 몸에서 새롭게 생성하는 포도당의 양은 급격하게 줄어들게 되어 간에서 혈액 속으로 유리되는 포도당은 거의 없게 된다.

그러나 신장에서는 식후에 오히려 포도당 신생작용이 2배로 증가되게 되는데 이것은 아마도 간에서 glycogen 저장을 효과적으로 하게 하기 위함일 것으로 설명되고 있다. 호르몬의 영향을 살펴보면 인슐린은 간과 신장 모두에서 포도당 생성을 억제시키지만 글루카곤은 간에서만 포도당 유리를 증가시킨다.

아울러 당뇨병 상태에서는 공복 시 신장에서 혈액 속으로 유리되는 포도당이 증가되어 그 양이 간에서 유리되는 것과 비슷해진다. 식후에도 정상인보다 포도당 생성이 더 증가된다.

2. 포도당 이용(Glucose utilization)

공복 상태에서 신장은 우리 몸의 포도당 중 대략 10%를 사용한다. 식후에는 그 이용률이 3배로 증가하게 되는데 전체적으로는 포도당 이용에 있어서 신장의 역할은 적다.

공복 시 신장에서의 포도당 섭취는 정상인에서보다 당뇨병에서 더 증가되어 신장에서 증가되었던 포도당 생성을 능가하게 된다. 식후에는 당뇨병 환자에서 신장에서의 포도당 섭취는 2배로 증가되지만 근육에서는 크게 변화하지 않는다.

3. 포도당 재흡수(Glucose reabsorption)

정상적으로 신장에서는 하루에 약 180g 정도의 포도당이 사구체를 통해 여과된다. 정상인에서는 여과된 거의 모든 포도당이 재흡수되어 소변에서는 포도당이 검출되지 않는다.

포도당 항상성에서는 재흡수에 관여하는 신장의 이 기능이 가장 중요하다. 재흡수는 근위세뇨관에 있는 SGLT1과 SGLT2가 주로 담당한다. SGLT2나 SGLT1을 통해 재흡수된 포도당은 basolateral membrane에 있는 glucose transporters (GLUTs)를 통해 혈액 속으로 이동된다.

신사구체를 통해 여과되는 포도당은 혈액 속 포도당 농도에 비례하여 늘어난다. 여과된 포도당의 재흡수는 정상인의 경우 혈액 속 포도당 농도가 약 200mg/dL가 될 때까지 늘어나다가 그 이상이 되면 재흡수는 감소하고 소변에서 포도당이 검출되기 시작한다.

■ 약물요법

당뇨병 약물요법은 혈당관리를 위해 가장 중요한 치료방법이다. 혈당 관리에 있어 지금까지는 'glucose triad', 즉 당화혈색소(glycated hemoglobin, HbA1c), 공복혈당, 식후혈당의 조절이 중요하게 여겨져 왔다. 그러나 최근에는 혈당 변동폭(mean amplitude of glycemic excursion, MAGE)이 더해진 'glucose tetrad'가 중요시 여겨지고 있다. 식사 시마다 증가하는 혈당 변동은 산화 스트레스(oxidative stress)를 유발하여 내피세포(endothelial cell) 손상에 영향을 끼칠 수 있으며, 같은 HbA1c 수치를 가진 환자에서도 MAGE에 따라 합병증 발생에 차이를 가져올 수 있다.

당뇨병 약제는 1920년대 초반 처음으로 동물 insulin을 사람에게 사용하면서 시작하였다. 이후 1950년대 설폰요소제(sulfonylurea, SU)와 metformin이 등장하였고, 1990년대 중반부터 알파 글루코시다제 억제제(alpha-glucosidase inhibitor, AGI), thiazolidinediones(TZDs), glitinides 등이 개발되면서 당뇨병 치료제의 종류가 폭발적으로 증가하였다. 특히 TZDs 중 rosiglitazone(Avandia®)는 2001년 국내에 소개된 후 2007년 심근경색 위험과 심혈관계 사망위험을 증가했다는 내용의 연구논문이 발표되면서 결국 2015년 말 허가 취소되었다.

1985년 preproglucagon(전구 글루카곤)의 유전자 클로닝(gene cloning)을 통해 두 번째 incretin인 glucagon-like peptide 1(GLP-1)이 발견되면서 '인크리틴 기반 약물치료'라는 새로운 기전의 당뇨병 치료제로 개발하기 시작하였다. 그 후 2005년 최초의 GLP-1 유사체(glucagon-like -1 analog) exenatide(Byetta®가 개발하였으며 2006년 최초의 DPP-4 억제제(dipeptidyl peptidase-4 inhibitor) sitagliptin(Januvia®)이 개발되었다.

2012년 사과나무의 뿌리껍질에서 비특이적으로 SGLT를 억제하는 플로리진(phlorizin)을 발견하였고, 이를 합성하여 최초의 선택적 SGLT2 억제제(sodium-glucose co-transporter2 inhibitor) dapagliflozin(Forxiga®)이 개발되었다.

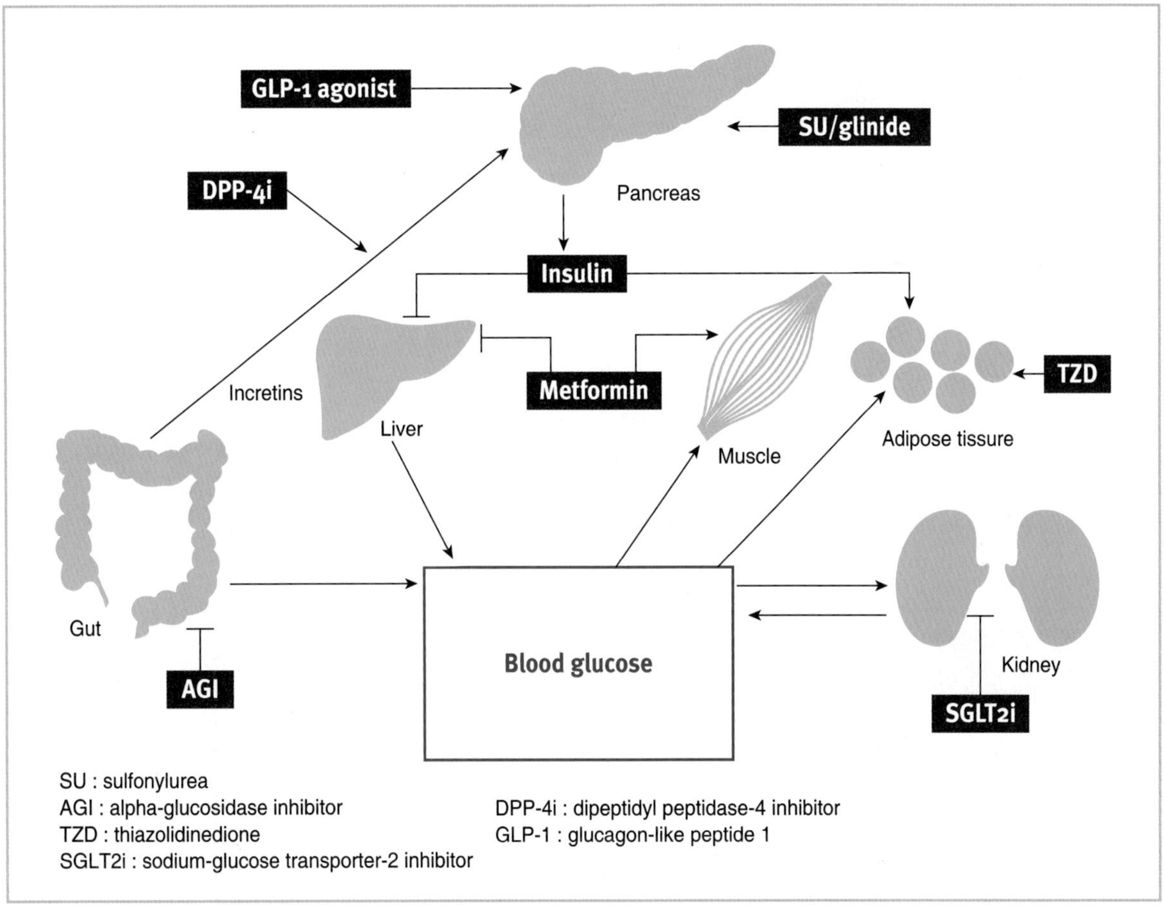

Figure 15-2. Antidiabetic Agents

따라서 현재 사용되고 있는 당뇨병 치료제는 크게 주사용 약제와 경구용 약제로 나눈다.

주사용으로 인슐린과 GLP-1 작용제가 있고, 경구용은 인슐린 분비를 촉진시키는 작용을 하는 SU/glitinide, 간에서의 포도당 생성을 억제시키고 말초 인슐린 감수성을 개선시키는 metformin, 장관내에서 탄수화물의 흡수를 억제 하는 AGI, 인슐린 감수성을 주로 개선시키는 TZDs, incretin 호르몬을 이용한 DPP-4 억제제, 신장에서 포도당 재흡수를 억제하는 SGLT2 억제제 등이 있다.

▣ Incretin-Based Therapy(인크레틴 기반 요법)

Incretin이 경구 당부하 시 정주 당부하에 비해 인슐린 분비반응이 더 크다는 임상연구 결과에 따라 incretin의 분해를 막기 위한 incretin를 기반으로 하는 약제들이 개발되었다. 이들에는 DPP-4 효소에 대해 저항성을 가지는 합성 incretin인 GLP-1 유사체와 DPP-4 효소를 억제하는 DPP-4 억제제가 있다. 두 약제들은 인슐린을 증가시켜 말초조직에서 당 섭취를 촉진시키며, glucagon을 저하시켜 간에서 과잉의 당 생성을 억제시킨다. 결국 공복 및 식후 상태에서 혈당을 떨어뜨리는 작용을 한다.

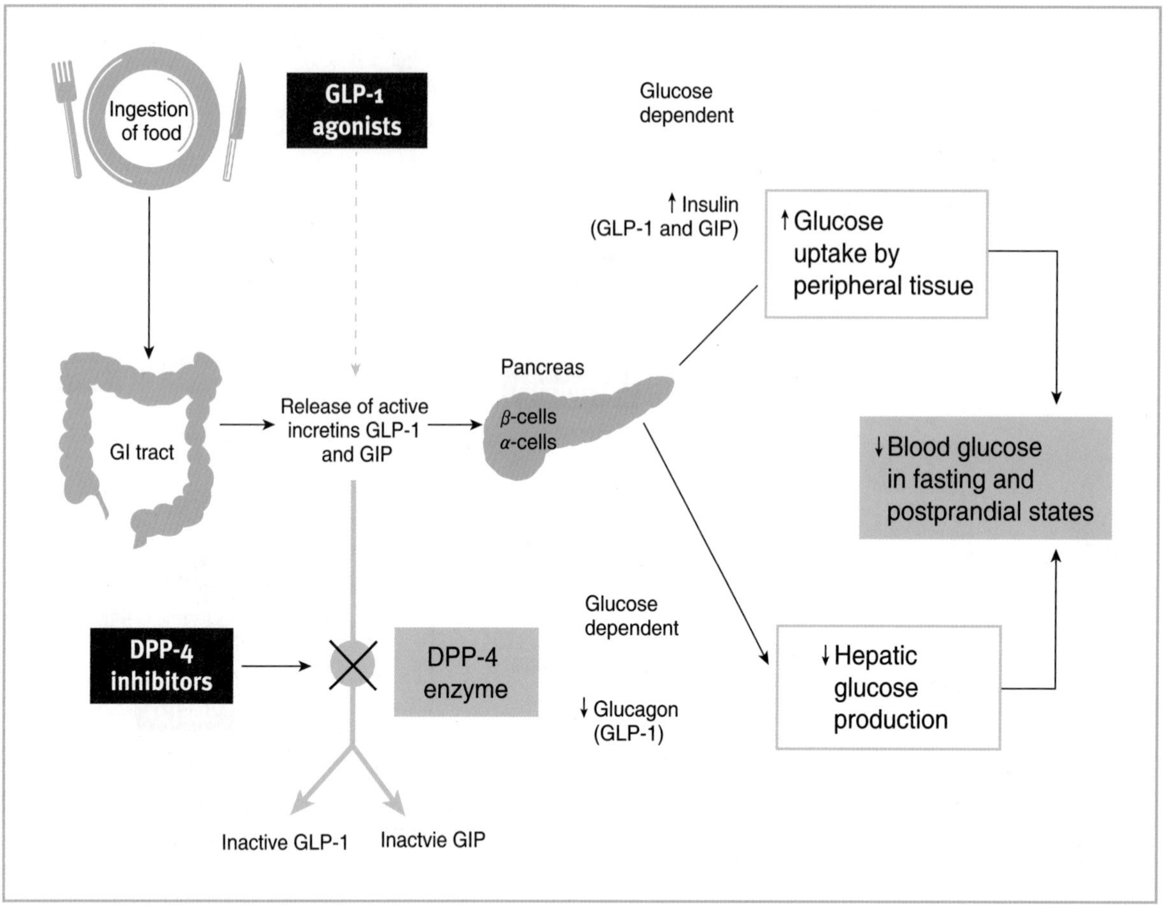

Figure 15-3. Incretin Based Therapy

이 약제들은 기존의 경구 치료제나 인슐린 주사제의 잠재적 부작용인 저혈당 쇼크, 심장발작, 고인슐린혈증, 비만 등이 거의 나타나지 않고 췌장 베타세포의 기능을 되살리는 등 좀 더 근본적인 치료가 가능해질 것으로 예상한다.

▣ Sodium-Glucose Transporter 2 Inhibitors(SGLT2 억제제)

SGLT는 여섯 종류가 현재까지 알려져 있고 여러 가지 장기에 분포하고 있지만 아직 그 기능은 다 알려지지는 않았다. 신장 내 포도당 전달은 SGLT에 의해서 이루어는데, 막 단백질의 일종인 SGLT는 장관에서 주로 SGLT1, 신장에서는 주로 SGLT2가 발현된다. 신장에서의 포도당 재흡수의 90%는 SGLT2가 담당하며 나머지 10%는 SGLT1에서 이루어진다.

정확한 기전은 아직 밝혀지지 않았지만, 정상인과 비교해서 2형 당뇨병 환자에서 신세뇨관의 포도당 재흡수가 증가된다. 이는 2형 당뇨병 환자에서 SGLT2와 GLUT2 발현에 의해 포도당 흡수가 증가된다는 점이다.

SGLT2 억제제는 인슐린의 민감도, 분비능과 관계없이 독립적으로 혈당을 감소시키고 베타세포의 기능장애와 인슐린 저항성에 큰 영향을 받지 않는 새로운 기전의 약제이다. 또한 다른 경구약제와 병용 시 저혈당의 위험이 적고, 인슐린과 병용 시 인슐린에 따른 체중증가를 감소시키며 체외로 당배출을 증가시켜 일일 약 200-300 kcal의 열량감소를 초래하므로 체중감소 효과도 기대할 수 있다.

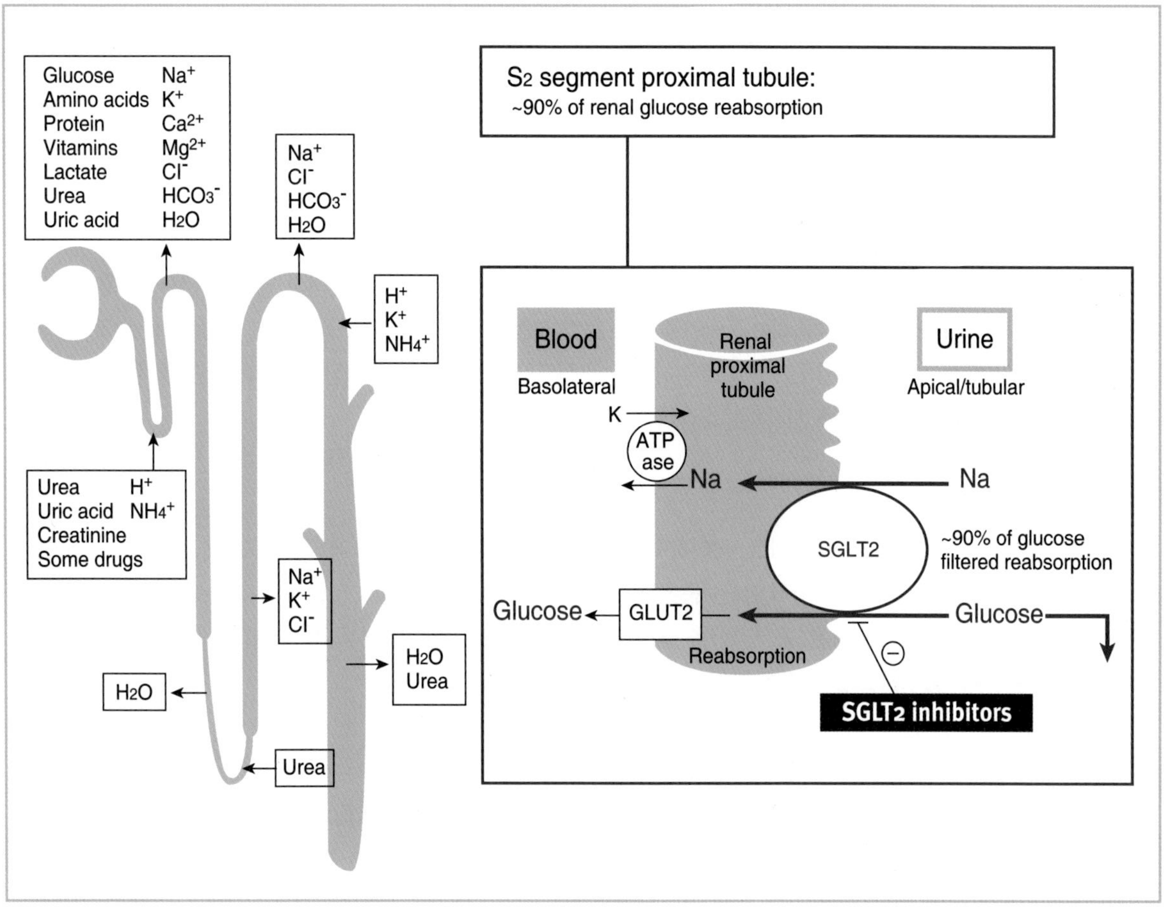

Figure 15-4. SGLT2 Inhibitors

■ 치료약제

▣ GLP-1 유사체

GLP-1 유사체에는 exenatide(제품명: 바이에타 주, Byetta®)를 비롯하여 lixisenatide(제품명: 릭수미아 주, Lyxumia®), liraglutide(제품명: 빅토자 주, Victoza®), albiglutide(제품명: 이페르잔 주, Eperzan®), dulaglutide(제품명: 트루리시티 주, Trulicity®) 등이 있다.

이 약제들은 2형 당뇨병 환자들 중 metformin, sulfonylurea 또는 thiazolidinedione을 복용하고 있거나 metformin과 sulfonylurea 병합요법 또는 metformin과 thiazolidinedione 병합요법으로 치료함에도 적절한 혈당조절이 되지 않는 경우에 사용된다. 최근 미 FDA에서는 운동이나 식이요법으로 조절되지 않는 환자에서 첫 번째 단독요법으로도 사용을 승인하였다.

2형 당뇨병은 병이 진행되는 과정에서 췌장 베타세포의 기능이 저하되고 인슐린 저항성이 지속되는 경향이 있기 때문에 유병 기간이 길어질수록 경구용 혈당 강하제로는 치료에 한계가 있을 수 있다. 특히 한국인을 포함한 아시아 2형 당뇨병 환자들의 경우 인슐린 분비 기능이 감소되는 경우가 많은데, 이는 혈당이 높을 때 인슐린 분비를 증가시키는 기전을 가지고 있는 GLP-1 유사체를 투여하면 혈당 강하 효과가 더 높게 나타나는 것으로 알려졌다.

▣ DPP-4 억제제

DPP-4 억제제에는 2008년에 처음 출시한 sitagliptin(제품명: 자누비아 정, Januvia®)을 비롯하여 vildagliptin(제품명: 가브스 정, Galvus®), linagliptin(제품명: 트라젠타 정, Trajenta®), saxagliptin(제품명: 온글라이자 정, Onglyza®), alogliptin(제품명: 네시나 정, Nesina®), anagliptin(제품명: 가드렛 정, Guardlet®), gemigliptin(제품명: 제미글로 정, Gemiglo®), teneligliptin(제품명: 테넬리아 정, Tenelia®) evogliptin(제품명: 슈가논 정, Suganon®) 등이 있다.

DPP family에는 DPP-4뿐만 아니라 구조적으로 유사한 DPP-2, DPP-8, DPP-9, 그리고 FAP(fibro-blast activation protein) 등이 포함되어 있어, 이상유해반응을 최소화하기 위해서는 DPP-4에 대한 선택적 억제능력이 요구된다. DPP-4 억제제는 GIP나 GLP-1을 불활성화하는 DPP-4 효소를 억제함으로써 혈당을 조절하는데, sulfonylurea와 달리 포도당농도에 의존적으로 인슐린과 글루카곤을 조절하여 생리적으로 작용하므로 저혈당이 거의 발생하지 않고 베타세포 기능을 보존하며, metformin과 병용 시 가장 효과적이다.

1) DPP-4와 결합 방식

이 약제들은 구조적인 측면에서 서로 상이하지만 결합방식의 측면에서는 크게 두 가지 계열로 나눌 수 있다. Sitagliptin, alogliptin, gemigliptin, linagliptin 등은 DPP-4의 촉매영역과 비공유 결합(non-covalent bonds)을 형성하고 saxagliptin, vildagliptin 등은 공유결합을 통한 효소-억제제 복합체를 형성하여 결합과 해리 모두가 지연하므로 짧은 반감기에도 불구하고 오래 작용할 수 있는 이유가 된다.

2) DPP-4 선택성

이 약제들은 모두 높은 DPP-4 선택성을 가지고 있으나 vildagliptin, saxagliptin에 비해 alogliptin, linagliptin, gemigliptin, sitagliptin이 보다 높은 선택성을 가지고 있다.

DPP-4 억제제 간에 혈당강하효과는 비슷하며 당화혈색소 0.5~1.2% 강하 능력을 가지고 있다. DPP-4 억제제는 일반적으로 내약성이 우수하고 약제 부작용이 적은 것으로 알려져 있다. 전통적인 인슐린 분비 촉진제에 비하여 체중 증가와 저혈당의 위험이 유의하게 적은 것으로 보고되었다. 그러나 드물게는 혈관부종이나 아나필락시스, 그리고 Stevens-Johnson 증후군과 같은 피부 부작용도 보고된 바 있다.

▣ SGLT2 억제제

SGLT2 억제제에는 dapagliflozin(제품명: 포시가 정, Forxiga®)를 비롯하여 ipragliflozin(제품명: 슈글렛 정, Suglat®), empagliflozine(제품명: 자디앙 정, Jardiance®), canaflozin(제품명: 인보카나 정, Invokana®) 등이 있다.

이 약제들은 SGLT2를 선택적으로 억제하여 소변으로 포도당 배출을 증가시켜 혈당을 조절하는 약제로 대부분의 타 혈당강하제와 병용 요법이 가능하다. 특히 작용기전과 부작용 등을 고려하여 과체중 환자이면서 정상 신기능을 가지고 있고 비뇨생식기계 감염에 취약하지 않은 환자군에서 가장 효과적으로 사용이 가능할 것이다.

SGLT2 억제제를 이용한 임상연구를 종합해보면 최대 0.7-0.9%의 당화혈색소 강하효과와 함께 신기능 이상을 초래하지는 않는 것으로 보여지지만 이뇨작용과 관련하여 혈압감소(2.6-6.4 mmHg), 요산 및 마그네슘의 경미한 증가가 보고되고 있다.

16 조현병
Schizophrenia

■ 질병에 대한 전반적인 이해

▣ 조현병(Schizophrenia)

조현병(Schizophrenia)은 과거에는 정신분열병(精神分裂病)이라 하였지만, 내적 정신기능이 깨어져 사고, 감정, 행동이 통합되지 못하고 분열(splitting) 혹은 이완(loosening)되는 것이라는 의미로 어감이 부정적이고 다중인격과 같은 상태로 오해하게 할 소지가 있으므로 현재 조현병으로 개칭되었다. 조현(調絃)이란 '현악기 줄을 고르다'로 신경계나 정신이 제대로 튜닝(tuning)이 안된 상태로 마음의 기능에 문제가 생긴 병이라는 의미를 가지고 있다.

조현병은 만성 정신질환으로 재발이 반복될수록 항정신병약제에 대한 치료반응이 떨어지고, 다음 재발까지의 간격이 짧아지며 인지기능이 손상되고 음성증상이 악화되기에 이른다. 이로인해 조현병환자는 병전으로 기능을 회복하고 본래의 삶의 질을 갖는 것이 점점 더 어려워지게 되며 만성화된다.

■ 조현병의 임상적 양상 및 진단기준

조현병의 임상적 양상은 양성증상(positive symptom)과 음성증상(negative symptom)으로 구분하고 양성증상은 정신병적 증상과 와해증상으로 구분한다.

■ 양성증상

정신병적 증상으로 환각(hallucination)과 망상(delusion)이 있다. 환각은 조현병에서 가장 흔한 증상으로 외부자극이 없는데도 마치 있는 것처럼 느끼는 증상이며 감각의 종류에 따라 환청, 환시, 환촉, 환미, 환후 등으로 나눈다. 망상은 객관적으로 사실이 아닌 것을 사실이라고 믿는 증상이며 내용에 따라 관계망상, 피해망상, 과대망상, 성적망상, 신체망상, 종교망상, 허무망상 등으로 나눈다.

와해증상은 언어와 행동이 와해(disorganization)되는 증상으로 사고과정이 일관되지 않은 연상의 이완(우원증, 사고이탈, 지리멸렬 등)이 대표적인 증상이며 언어빈곤, 사고차단, 함구증, 신어조작증, 음향연상, 음송증, 반향언어증, 반향행동증, 거부증, 긴장성 혼미, 긴장성 흥분, 상동증, 매너리즘(mannerism) 등이 나타난다. 위생불량이나 상황에 맞지 않는 부적절하고 괴이한 행동은 사회생활에서의 황폐화를 반영한다.

■ 음성증상

음성증상은 정신기능이 감소 혹은 소실된 것을 의미하는데, 장기적으로 조현병은 감정적 표현과 반응이 둔마되며, 무의욕, 무쾌감, 무논리, 주의력 손상, 실어증 등을 나타낸다. 이러한 증상으로 인해 환자들은 사회생활과 대인관계로부터 위축되고 기피하게 된다.

■ DSM-5 조현병 진단기준

2013년 미국정신의학회(American Psychiatric Association)의 정신장애의 진단 및 통계편람 5판(Diagnostic and Statistical Manual of Mental Disorders Fifth Edition, DSM-5) 진단기준이 개정되었다. DSM-5의 조현병 진단기준은 DSM-4와 비교하여 큰 차이는 없고 일부분만 수정되었다.

A. 증상에 관련된 기준:

전체 5개 증상 가운데 2개 이상이 적어도 1달 중 상당한 기간 동안 나타나야 한다. 3개 증상(망상, 환각, 와해된 언어) 중 한 개 증상 이상은 반드시 있어야 한다.

1. 망상
2. 환각
3. 와해된 언어(예: 빈번한 탈선 혹은 지리멸렬)
4. 심하게 와해된 행동 혹은 긴장증적 행동
5. 음성증상(예: 감정 표현의 저하 또는 무욕증)

B. 사회적, 직업적 기능의 손상:

장애가 발병한 이후로 상당한 기간 동안 직업, 대인관계, 개인관리와 같은 주요 영역 중 한 가지 이상의 영역에서 기능 수준이 발병 이전과 비교하여 현저하게 떨어져 있다. 소아기나 청소년기에 발병한 경우에는 대인관계, 학업, 취업에서 기대되는 수준을 성취하지 못한다.

C. 6개월 기간:

지속적인 장애의 징후가 최소 6개월 이상 지속되어야 한다. 이 기간 동안 진단기준 A에 부합하는 증상을 적어도 1개월은 포함되어야 한다.

D. 분열형정동장애, 기분장애 배제기준: 물질이나 일반 신체적 상태로 인한 질병을 배제하여야 한다. 기존에 자폐장애나 다른 전반적 발달장애의 병력이 있을 경우에는 현저한 망상이나 환각이 적어도 한 달 이상 지속될 때에만 정신분열병의 진단을 추가할 수 있다.

E, F(생략)

그밖에 WHO ICD-10(intermational classification diseases-10)에서는 정신분열병후 우울증, 단순형, 기타 및 비특이형을 아형으로 제시하고 있다. 이러한 분류는 장애의 경과와 예후를 미리 예측하는데 도움을 준다.

▣ Domine(DA)

조현병치료제들은 모두 DA 수용체 억제작용이 있고, 그 효과는 D2 수용체 억제 강도와 상관이 있으므로 조현병의 원인은 DA 과활성 가설이 가장 유력하다. 실제적으로 DA 분비를 촉진하는 amphetamine에 중독되면 조현병증상과 유사한 피해망상, 환청 등이 나타난다. 조현병의 망상, 환청과 같은 양성증상은 중뇌-변연계경로(mesolimbic pathway)에서의 DA 과활성(overactivity)과 관련이 있다. 또한 결절-깔때기경로(tuberoinfundibular pathway)는 내분비기능과 관련이 있는데 항정신병약제를 사용하면 이 경로의 DA의 활성이 억제되어 혈중 prolactin 수치가 상승한다. 이 밖에 우울증과 양극성장애의 조증에 있어서도 DA의 역할이 중요한 것으로 알려져 있다.

1. Dopamine(DA) 가설(hypothesis)

조현병 원인에는 여러 신경화학적 가설(dopamine, serotonin, glutamate, acetylcholine, GABA 등)이 있다. 이중 DA 가설이 가장 유력한데, 항정신병약제들이 여러 수용체에 작용하지만 주로 치료적 기전과 관계되어 언급되는 것은 DA

수용체이기 때문이다. DA은 운동기능의 조절, 새로운 것들에 대한 탐색, 주의력, 성취감, 무언가를 하고 싶은 마음 즉 내적 동기의 활성화 등과 연관이 있는 뇌내 신경전달물질이다. 정신질환 가운데 조현병, 우울증, 강박증, 주의력결핍과 잉행동장애(ADHD), 중독 등 다양한 질환들이 DA 분비이상과 관련된다.

DA 가설은 처음 피질하부위의 DA 수용체의 과활성이 조현병을 일으키고, 이 수용체들에 항정신병약제가 길항하는 작용을 가진다는 이론이었다. 그 후 DA 기능저하(음성증상)는 전전두피질(ventromedial prefrontal cortex), DA 기능항진(양성증상)은 변연계(limbic system)에 동시에 존재한다는 사실이 밝혀졌다. 또한 presynapse DA 기능의 과활성을 시사 하는 뇌 영상 연구결과들이 발표되면서, 선조체(striatum) 또는 전전두엽(prefrontal cortex)의 DA 합성 증가, 외부자극에 대한 DA 유리반응 증가, synapse 내 DA 기저농도의 증가 등도 확인되었다.

DA 관문 가설(gating hypothesis)은 DA 과활성 상태가 되면 외부로 부터의 불필요한 자극을 적절히 차단하지 못하게 되고 이로인해 정보의 과유입이 이루어지고 결국 감각적 또는 인지적 혼란이 일어난다는 가설이다.

2. Dopamine 수용체

현재 5개의 DA 수용체가 존재한다고 알려져 있는데, 크게 D1, D5 수용체와 D2, D3, D4 수용체로 구분한다. 이 중 D1, D5 수용체는 adenylate cyclase(AC)를 촉진하고, D2, D3, D4 수용체는 AC를 억제한다. 또한 DA 수용체들은 조직에 따라 달리 분포하는데, 미상핵(caudate nucleus)과 피각(putamen)에 D1과 D2 수용체, 전전두엽(prefrontal cortex)에 D1, D4 수용체, 중격측좌핵(nucleus accumbens)과 같은 일부 변연계에 D3 수용체, 뇌하수체에 D2 수용체가 존재한다. 항정신병약제의 치료효과는 주로 D2 수용체를 매개로 나타나며 이 약제들을 장기간 사용하면 D2 수용체가 증가하여 지연성 운동장애(tardive dyskinesia)를 일으킬 수 있다.

3. Dopamine 수송체(transporter)

Dopamine 수송체는 synapse로 분비된 단가아민(monoamine)들을 재흡수 함으로써 신경전도에서 있어 핵심적인 조절기능을 하고 있다.

■ 약물요법

조현병의 치료목표는 급성기의 증상조절 뿐만 아니라 재발을 최대한 억제함으로써 질병의 진행을 차단시키는 것이다. 하지만 환자들은 장기간 약제를 복용하면서 순응도가 저하되는데, 이는 약제의 부작용으로 인한 거부감과 조현병에 대한 인식 부족일 수 있다. 따라서 낮은 순응도를 보이는 조현병 환자들에게 경구약제가 아닌 장기지속형 주사제(long-acting injection, LAI)를 사용하는 것은 비순응과 부분순응 문제를 해결할 수 있는 좋은 해결책이 될 수 있다.

조현병의 약물치료는 초기에 주로 나타나는 양성증상을 치료하는 급성기 치료와 재발을 예방하고 사회적, 직업적 기능을 증진시키는 만성기 치료로 나눌 수 있다.

▣ 급성기 치료

급성기는 조현병이 처음 발병하거나 재발했을 때 나타난다. 이 시기는 정신병적 사고와 행동의 중증도를 줄이는 것이 목표이다. 처음 정신병적 증상이 나타난 환자들은 여러 번 재발한 환자들보다 치료 반응률이 높으며 낮은 용량에도 반응하지만 체중증가와 추체외로부작용(extrapyramidal side effect, EPSE)이 더 잘 나타날 수 있다.

경구 항정신병약제의 선택은 환자의 특성에 따르지만 일반적으로 1세대 약제에 비해 부작용이 적고 음성증상, 인지

기능 개선에도 도움이 되는 2세대 약제를 1차적으로 선택한다. 이 약제들 간에서 양성증상에 대한 효과는 대부분 큰 차이가 없으므로 주로 환자의 과거 약제복용 경험과 부작용, 동반된 증상, 체중 등 신체적 상태, 비용 등을 고려한다.

2세대 약제의 경우 clozapine을 제외하고는 어떤 약제가 다른 약제보다 효과적이라는 근거는 없다. Clozapine은 다른 항정신병약제에 반응이 없는 환자에게 좀 더 효과적이지만 무과립구증(agranulocytosis)의 위험도가 높아 보통 다른 항정신병약제를 사용할 수 없거나 반응이 없는 경우에 사용한다.

또한 경구 약제를 거부하거나 양성증상이 심하거나 환자가 흥분하여 자신이나 타인에게 위해를 가할 가능성이 있는 상황에서는 주사제를 사용한다. 주사제 중 장기지속형 주사제(long-acting injection, LAI)는 경구 약제에 비해 약물 혈중농도의 기복이 적으면서 부작용도 적고 재발방지에도 효과적이다.

항정신병약제의 부작용은 약제마다 다르지만 크게 신경학적 부작용과 비신경학적 부작용으로 나눌 수 있다. 신경학적 부작용으로 흑질-선조체경로(nigro-striatal pathway)의 DA 수용체와 관련된 추체외로부작용(EPSE)은 급성 또는 지연성으로 파킨슨증후군, 정좌불능증(akathisia), 근긴장이상증(acute dystonia) 등의 증상이 나타난다. 또한 치명적일 수 있는 신경학적 부작용으로 신경이완제악성증후군(neuroleptic malignant syndrome, NMS)이 있다. 비신경학적 부작용으로 자율신경계 부작용(진정 작용, 입마름, 배뇨장애, 변비 등), 혈액계 부작용(무과립구증 등), 내분비계 부작용(prolactin 분비에 의한 유루증, 무월경, 성욕감퇴 등)과 성기능 부작용, 체중증가 및 대사성 부작용 등이 있다.

▣ 만성기 치료

한국형 조현병 치료지침이나 Texas Medication Algorithm Project의 치료지침에 따르면, 치료 처음 두 단계에서 항정신병약제를 단독으로 사용하고 3단계에서는 clozapine을 사용한 후에도 효과가 부족한 경우 마지막 방법으로 병용요법을 시도해볼 것을 권고하고 있다.

2012년 World federation of Societies of Biological Psychiatry의 치료지침에 따르면, 치료저항성 환자들에게도 단독요법 사용을 권고하고 병용요법에 대해서는 추가적인 논의가 필요하다고 언급하였다.

또한 National Collaborating Centre for Mental health 치료지침에서도 약제 교체기간 이외에는 두 가지 항정신병약제를 동시에 사용하지 말 것을 것을 권고하고 있다.

■ 치료약제

항정신병약제는 1954년 chlorpromazine를 선두로 1970년대 fluphenazine, thioridazine, haloperidol 등 1세대(first generation antipsychotics, FGAs) 또는 정형 항정신병약제(typical antipsychotics)들이 사용되기 시작하였는데, 이들 약제는 추체외로부작용(EPSE)을 비롯한 여러 가지 부작용 때문에 약제사용에 많은 제한이 있었다. 1971년 clozapine이 최초의 2세대(second generation antipsychotics, SGAs) 또는 비정형 항정신병약제(atypical antipsychotics)로 등장한 이후, 1990년대 FGA들이 지닌 여러 약점을 보완한 risperidone, olanzapine 등이 추가되면서 조현병 치료에 새로운 전기를 마련하였다.

FGAs와 SGAs와의 차이는 FGAs는 D2 수용체 길항제로 주로 작용하는 반면, SGAs는 D2 수용체 이외에도 5-HT2A 수용체 길항제 등으로도 작용을 한다는 점이다. 하지만 FGAs와 SGAs을 구분하는 것에 의문이 제기하기도 하는데, 이는 두 세대간 약리학적 특성과 치료 효과 및 부작용의 차이가 뚜렷하지 않고 동일 세대 내에서도 서로 다르기 때문이다.

SGAs는 주로 D2 및 5-HT2A 수용체 길항제 등으로 작용하지만 수용체에 대한 친화성 및 부작용에 따라 risperidone, palioeridone ziprasidone 등은 dopamine-serotonin 수용체에 길항작용을 하고, clozapine, olanzapine, quetipine 등은 dopamine-serotonin 수용체에 길항작용이외의 다른 다양한 수용체에도 길항작용을 하며, amisulpiride는 dopamine 수용체에 특이적인 작용을 가지고 있다.

SGAs는 FGAs과 동등한 치료효과를 지니면서 부작용 면에서는 매우 우수한 특성을 가지는 것으로 평가하고 있는데, 가장 중요한 장점은 추체외로부작용(EPSE)의 위험성이 허가된 최대용량 범위에서 월등히 낮다는 점이다.

▣ 경구제

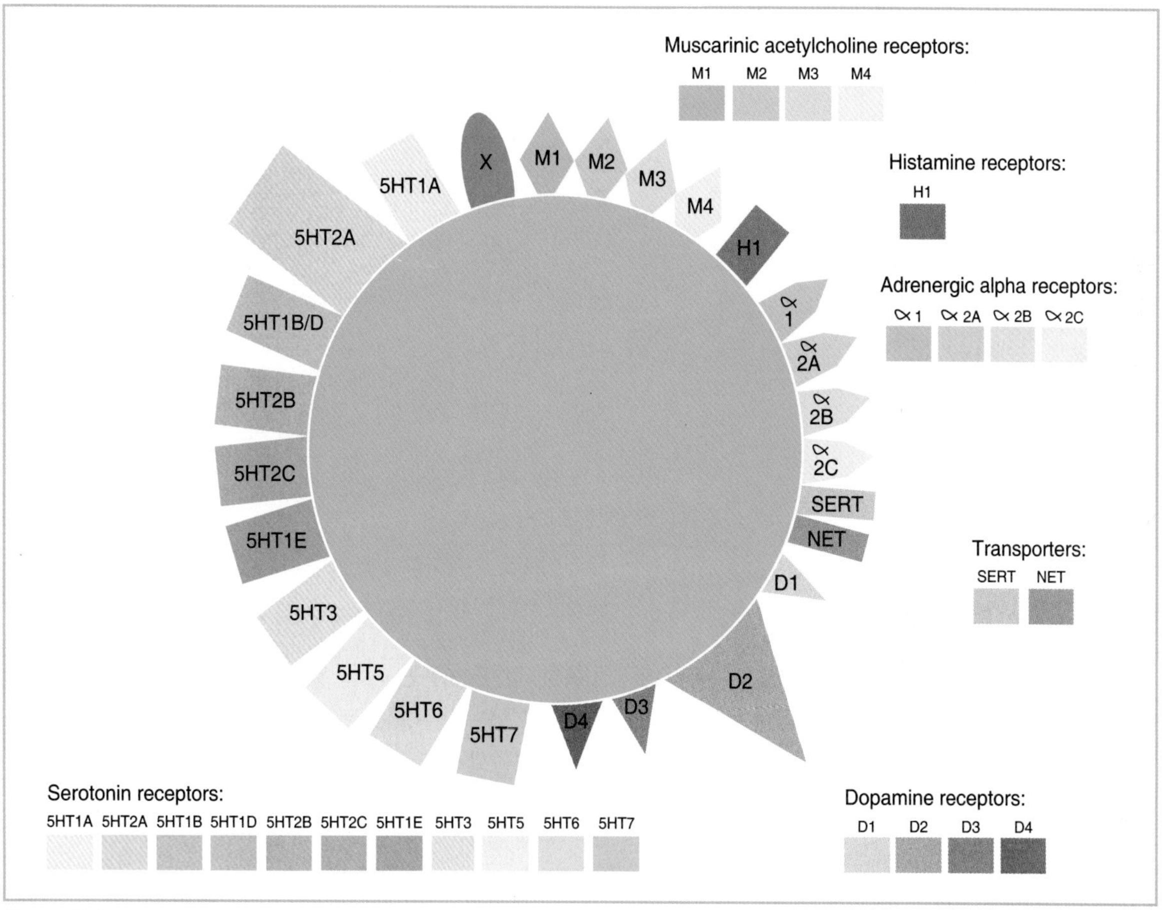

Figure 16. Receptor Binding Properties of SGAs

항정신병약제는 환각, 망상, 의심과 같은 조현병의 양성증상을 적절한 약물농도로 유지하면 약 70%에서 양성증상이 사라지거나 감소된다. 경구 SGAs는 clozapine(1971년)를 비롯하여, risperidone(1994년), olanzapine(1996년), quetiapine,(1997년), ziprasidone,(2001년), aripiprazole(2002년), paliperidone(2007년), amisulpride(2008년), blonanserin(2008년) 등이 있으며, 각 약제별로 결합하는 수용체가 다르고 이에 따라 약효 및 부작용이 다르게 나타난다.

Table 16-1. SGA 결합 수용체와 그 강도

Class	FGA	SGA						
Receptor	Haloperidol				Clozapine-likecompounds with high $5HT_{2A}/D_2$ affinity ratios			
		Amisulpride	Aripiprazole	Clozapine	Olanzapine	Quetiapine	Risperidone	Ziprasidone
D_1	++	-	+	++	++	+	+	+
D_2	++++	+++	++++	+	++	+	+++	+++
D_3	+++	+++	++++	+	++	+	+++	+++
D_4	+++	-	++	++	++	++	+++	++
$5HT_{1A}$	-	-	+++	+	-	+	+	+++
$5HT_{2A}$	++	-	+++	++	+++	++	++++	++++
$5HT_{2A}$	-	-	++	++	++	++	++	++++
$Alpha_1$	+++	-	++	+++	++	+++	++++	++
$Alpha_2$	-	-	-	+	+	-	++-	-
H1	++	-	-	+++	+++	++	++	++
M1	-	-	-	+++	+++	+	-	-

1. Clozapine

Clozapine은 약제내성 조현병 또는 심한 추체외로부작용(특히, 지연이상운동 등)을 일으키는 조현병환자의 치료에 사용하며, 병력과 최근 임상 상태로 미루어 보아 자살 행동 위험이 있는 조현병 또는 정동장애 환자의 자살 행동 위험 감소에 사용한다. 다른 항정신병약제에 비해 추체외로부작용(근육강직, 떨림, 운동장애)이 적으나 약제 복용기간에는 정기적인 혈액검사를 받아야 한다.

2. Risperidone

Risperidone은 조현병을 비롯하여 중등도에서 중증인 알츠하이머형 치매 환자의 초조, 공격성 또는 정신병 증상의 단기치료(6주까지)로 사용한다. 양극성장애과 관련된 조증삽화의 치료를 위한 기분안정제의 부가요법으로 사용하며 파괴적 행동(공격성, 충동성 및 자해적 행동)이 두드러지는 정신지체 또는 평균 이하의 지적 능력을 갖는 소아, 청소년 및 성인의 행동장애(conduct disorder)와 기타 파탄적 행동장애(disruptive behavior disorder)의 치료에도 사용한다.

3. Olanzapine

Olanzapine은 clozapine과 분자구조가 가장 유사한 약제로 조현병과 양극성장애에 사용한다. 특히 양극성장애 1형과 관련된 조증 및 혼재삽화와 우울삽화의 급성 치료에 사용하며, 이 약제 투여로 조증삽화에 반응을 보인 환자들에 있어서 양극성 장애의 재발 방지에도 사용한다. 또한 장기요법제로 적합하여 만성 조현병에 우선적으로 추천되고 신경부활제, 진정제, 수면제 등의 약제 병용투여에도 부작용이 적다. 하지만 histamine-1 수용체, muscarine 수용체를 차단하여 변비, 졸음, 체중 증가, 대사성 부작용 등이 나타날 수 있다.

4. Quetiapine

Quetiapine은 조현병과 양극성장애에 사용한다. 특히 양극성장애 1형과 관련된 조증 및 혼재삽화와 우울삽화의 급성 치료에 사용하며, 이 약제 투여로 조증삽화에 반응을 보인 환자들에 있어서 양극성 장애의 재발방지에도 사용한다.

D2 수용체에 낮은 친화도를 보이며 5-HT2A, 5-HT2C에는 높은 친화도를 보여 추체외로부작용이 상대적으로 적고 인지기능을 개선하는 효과가 있다. 또한 이 약제의 대사체인 norquetiapine은 항불안제인 buspirone과 유사한 5-HT1A 수용체 작용 효과와, 항우울제인 venlafaxine, duloxetine 등과 유사한 norepinephrine 재흡수 억제 효과를 보여 항우울 및 항불안효과가 있는 것으로 알려져 있다.

5. Ziprasidone

Ziprasidone은 조현병과 양극성장애 1형의 치료에 사용한다. 특히 양극성장애 1형과 관련된 조증 혹은 혼재삽화의 급성치료와 치료 유지를 위한 보조요법에 사용한다. Norquetiapine과 같이 norepinephrine 재흡수 억제 작용 및 5-HT1A, 5-HT1D 수용체에 대한 작용을 통하여 항우울 및 항불안효과를 보일 것으로 예상한다.

이 약제는 식사와 함께 복용할 때 흡수와 생체이용률이 높아지며, 부작용으로 다른 비정형항정신병약제와는 달리 체중증가와 대사성 부작용이 거의 없으나, QTc 연장의 가능성이 보고된 바 있다.

6. Aripiprazole

Aripiprazole은 조현병과 양극성 장애와 관련된 급성 조증 및 혼재삽화의 치료에 사용하며, 주요우울장애 치료의 부가요법제로 사용한다. 또한 자폐장애와 관련된 과민증과 뚜렛장애에도 사용한다.

이 약제는 D2, D3 수용체의 부분 작용제로 대부분의 약제와는 다른 작용 기전을 가지고 있다. D2 수용체에 대한 작용은 정신병적 증상이나 조증 증상에 대한 효과와 관련되며 D3 수용체에 대한 작용은 인지기능 개선과 항우울 효과와 관계되어 있을 것으로 생각된다. 또한 5-HT2A, 5-HT1A에 대한 작용 역시 가지고 있어 인지기능 개선, 항우울 효과와 더불어 추체외로부작용의 감소 효과를 보일 것으로 알려져 있다.

7. Paliperidone

Paliperidone은 risperidone의 활성대사체로 조현병과 정동장애의 급성 치료에 사용한다. 이 약제는 risperidone과 거의 유사하며 기립성저혈압, 대사성 부작용 등 일부 부작용 측면에서는 risperidone에 비하여 개선되었다고 알려져 있다. 그러나 paliperidone은 risperidone과는 달리 조현병 이외의 다른 정신과적 질환에 대한 효과의 근거는 아직 부족하다.

8. Amisulpride

Amisulpride는 serotonin 수용체에 대한 작용이 없이도 비정형항정신병약제의 임상적 특성을 지닌다. 즉 serotonin

수용체에 친화성이 없는 반면, D2와 D3 수용체에 매우 선택적인 dopamine 길항제이다. 또한 변연계(limbic system)에 위치하는 dopamine 수용체에는 선택적으로 작용하고, 선조체(striatum)에 위치하는 dopamine 수용체에는 친화성이 적은 특징으로 인해 추체외로부작용 발생이 적은 것으로 알려져 있다.

9. Blonanserin

Blonanserin은 조현병의 양성 및 음성증상 모두에 효과적이다. Haloperidol에 비해서는 추체외로계 부작용이 적으며 risperidone에 비해서는 prolactin 증가가 적다.

■ 기타

Iloperidone, asenapine, lurasidone은 미 FDA 승인은 되었으나 국내에는 아직 소개되지 않았다.

Table 16-2. Relative Incidence of Antipsychotic Drug Adverse Effects

	Sedation	EPS	Anticholinergic	Orthostasis	Seizures	Prolactin Elevation	Weight Gain
Typical-Low Potency							
Chlorpromazine	++++	+++	+++	++++	+++	+++	++
Thioridazine	++++	++	++++	++++	++	+++	+++
Typical-High Potency							
Trifluoperazine	++	++++	++	++	+++	+++	++
Fluphenazine	++	+++++	++	++	++	+++	++
Thiothixene	++	++++	++	++	++	+++	++
Haloperidol	+	+++++	+	+	++	+++	++
Loxapine	+++	++++	++	+++	++	+++	+
Molindone	+	++++	++	++	++	+++	+
Atypical							
Clozapine	++++	+	++++	++++	++++[c]	0	++++
Risperidone	+++	+[a]	++	+++	++	0 to +++[c]	++
Olanzapine	+++	+[b]	+++	++	++	+[c]	+++
Quetiapine	+++	+	++	++	++	0	++
Ziprasidone	++	+	++	++	++	0	+
Aripiprazole	++	+	++	++	++	0	+
Paliperidone	++	+	++	++	++	0 to +++[c]	++
Iloperidone[d]	++	+	+	++	0 to +	0 to +++	+
Asenapine[d]	++	+	0	++	0 to +	+	++
Lurasidone[d]	+	+	+/0	++	0 to +	+[c]	+

[a] Very low at dosages < 8mg/d
[b] With dosages < 20 mg/d
[c] Dose related
[d] Based on clinical trial data
0, no effect; +, very low; ++, low; +++, moderate; ++++, high; +++++, very high; EPS, extrapyramidal side effect.

▣ 장기지속형주사제(Long-acting injection, LAI)

장기지속형주사제(LAI)는 체내에서 장기간 약효가 지속되는 약제로서 약물의 흡수가 안정적이고 활성 약물의 체내 농도가 더욱 일정하므로 약효의 예측이 가능하다. 특히 위장관의 흡수 문제, 간을 통한 일차 전달 대사의 영향을 받지 않는 장점을 가지고 있다. 아울러 환자의 입장에서 매일 약제를 복용할 필요가 없고, 보호자 입장에서 약제의 투약 여부를 확인할 필요가 없어 책임감에서 벗어날 수 있다.

하지만 장기지속형이므로 환자 입장에서 강제로 투여받는다는 느낌이 들 수가 있고, 약물의 부작용이 발생할 경우 즉시 용량을 조절할 수 없기 때문에 부작용에 대처하기 어려울 수도 있다. 또한 주사제이므로 주사부위의 통증이나 과민반응이 나타날 수 있다.

조현병 치료를 위한 LAI의 개발은 1960년대부터 본격화되었다. 최초의 장기지속형주사제는 FGA의 fluphenazine enanthate와 haloperidol decanoate의 데포(depot)형이었다. 이중 haloperidol decanoate는 아직도 사용하고 있지만 SGA로 대체되고 있다. SGA로 2003년 매 2주 1회 LAI 리스페달 콘스타(Risperdal Consta®, 성분명: risperidone)가 등장하였으며, 2010년 매 4주 1회 LAI 인베가 서스티나(Invega Sustenna®, 성분명: paliperidone palmitate)도 개발되면서 LAI에 관심이 많아졌다.

리스페달 콘스타주사는 매 2주 1회 주사를 맞아야 하는 번거로움과 초기 3~4주 동안 경구약제를 함께 병용해야 한다는 제한점이 있다. 반면, 인베가 서스티나주사는 초기의 경구약제 병용을 최소화하였고 매 4주 1회 주사로 순응도를 높였으며, 대규모 다기관 임상연구를 통해 조현병의 급성기 치료에 효과가 있을 뿐만 아니라 재발을 억제하는 측면에서도 효과가 입증되었다.

Aripiprazole(아리피프라졸, 제품명: 아빌리파이 메인테나, Abilify Maintena®)

Aripiprazole 주사제는 매 1개월 1회 근육주사하는 dopamine D2 부분 효현제(dopamine D2 partial agonist)로 2015년 미 FDA와 유럽 EMEA 및 국내에서 '정신분열병(조현병)의 치료' 에 승인되었다.

Aripiprazole의 주로 D2와 5-HT1A 수용체에 부분적으로 효능작용을 하여 dopamine 시스템을 안정화시키는 기전과 5-HT2A 수용체에 길항작용의 복합작용을 통해 이루어진다. 주요 부작용으로 기립성저혈압은 alpha1 adrenergic receptor의 길항작용에 의한다.

다른 SGA와 마찬가지로 고용량은 조현병이나 양극성 조증에 사용되며 저용량은 주요 우울증의 부가요법과 자폐에서의 자극과민성(irritability)에 대한 치료제로 승인을 받았다. 부작용 측면에서는 좌불안석증(akathisia)의 발현빈도가 약 20%로 높지만 ziprasidone과 마찬가지로 체중증가나 대사성 부작용의 가능성은 매우 낮다.

이 약제의 권장되는 시작 및 유지용량은 매달 400mg이다(투여 간격은 26일 이상). 또한 경구용 aripiprazole을 복용한 적이 없는 환자는 이 약으로 치료를 시작하기 전 경구용 aripiprazole로 내약성을 확립해야 하며, 경구용 aripiprazole의 반감기로 인하여 2주 동안 내약성이 충분히 평가되어야한다.

17 주요우울장애
Major Depressive Disorder

■ 질병에 대한 전반적인 이해

▣ 주요우울장애(Major Depressive Disorder, MDD)

주요우울장애(MDD)는 유전적 요인, 신경생화학적 요인, 환경적 요인 등 여러 원인에 의한 복합적인 질환으로 단순한 기분 변화뿐만 아니라 신체적, 정신적 및 행동적 변화나 어려움이 지속적으로 나타나는 질환이다. 따라서 대다수 만성적이고 재발성 삽화증상이 나타나므로 급성기 치료 이후에도 예방적 치료가 필요하다. 아직까지 정확한 발병 원인은 밝혀지지 않았지만, 우울증의 원인으로 지목되는 대표적인 신경전달물질은 serotonin이고 norepinephrine, dopamine 등 신경과 관련된 여러 호르몬도 우울증에 영향을 미치는 것으로 알려져 있다.

■ 증상

증상은 기분, 인지, 정신운동, 생장 등으로 나눌 수 있다. 기분 증상은 우울감, 무감동, 흥미나 즐거움의 상실 등이 있다. 인지 증상은 집중력과 주의력 저하, 부정적 사고, 죄책감, 자살 사고 등이 흔하게 나타난다. 정신운동 증상은 신체 활동 및 정신적, 감정적 활성의 변화로 나타나고, 정신운동 초조와 정신운동 지체로 구분할 수 있다. 생장 증상은 우울증의 증상 중 가장 생물학적인 증상으로 식사나 성기능 장애, 에너지 저하, 통증, 피로감, 신체적 불편감 등이 있다.

이중 인지기능 장애는 기능적 저하, 삶의 질 저하를 나타낼 뿐 아니라 재발 가능성을 높이는 등 임상 결과에 좋지 않은 영향을 미친다. 이러한 인지기능 장애는 우울증 환자의 일상생활의 정상적인 영위 및 직업적 능력 수행에 지장을 줄 수 있다. 또한 치매로 오인되기 쉽기 때문에 가성치매(pseudodementia)라고도 불린다. 따라서 기본적으로 우울증이 호전되면 인지기능장애도 호전되지만 실제 기존의 항우울제로 완전히 호전되지 못하고 증상이 잔존하는 경우가 많다.

■ 진단 및 평가

진단은 미국정신질환학회(American Psychiatric Association)의 정신장애 진단 및 통계편람 5판(Diagnostic and Statistical Manual of Mental Disorders, 5th edition, DSM-V)에 따르면 최소한 2주간 지속되는 9개의 우울증상 '기분저하를 비롯하여 흥미소실, 현저한 체중 또는 식욕변화, 수면습관 변화, 활동력변화, 피로감 또는 에너지저하, 죄책감/가치감 상실, 집중력저하, 자살시도' 중 동시에 5개 이상이 최소한 2주 이상 있어야 한다. 또한 이러한 우울 증상들로 인해 사회적, 직업적 및 기타 중요한 기능 영역에서 심각한 고통이나 기능 장애를 보여야 한다. 세부 진단으로는 증상의 심각도, 정신병적 증상 유무, 관해 정도, 만성, 주요우울삽화의 특정 임상 양상이며, 재발성 삽화의 경우에는 장기 임상 경과를 평가 진단한다.

평가에 사용되는 척도는 미국에서 쓰는 Hamilton Depression Rating Scale(HAM-D 혹은 HDRS), 유럽에서 쓰는 Montgomery-Asberg Depression Rating Scale(MADRS)가 대표적이며 흔히 임상시험 등에서 사용되고 있다.

▣ Serotonin(5-hydroxytrytamine, 5-HT)

Serotonin은 19세기부터 혈청(serum)에 있는 수축(tonic)성 물질로 알려져 왔고 1946년 장점막의 장크롬친화성 세포(enterochromaffin cell)에서 분리되어 enteramine으로 불리기도 하였다. Serotonin은 신경세포 및 혈소판, 비만세포 등에 존재하며 전체의 1~2% 만이 뇌에서 발견되고 대뇌 피질-변연계 경로(corticolimbic circuits)의 대부분의 영역에 다수의 serotonin 신경원(neuron) 및 수용체가 존재한다. Serotonin은 전구물질인 tryptophan으로부터 합성되는데, serotonin은 뇌-혈류 장벽(brain-blood barrier, BBB)을 통과하지 못하기 때문에 뇌의 serotonin 활성도를 높이려면 tryptophan을 사용한다.

Serotonin은 대개 억제성으로 작용하는 신경전달물질로 뇌척수액에서 발견되는 신경대사물질이며 뇌를 순환하며 신경전달 기능을 한다. Serotonin은 감정 표현과 밀접한 관련을 가지며 수면, 섭식, 통증, 체온조절, 심혈관 반응, 성행위, 불안, 우울 등의 기본적인 생리현상들과 관계가 있다. 특히 serotonin의 감소는 공격성, 충동성, 자살과 관계가 있음이 확인되고 있다. 따라서 우울증, 조현병, 강박장애, 불안장애, 식사장애, 수면장애, 성장애, 충동조절장애, 발달장애, 퇴행성 뇌질환, 물질남용, 스트레스 장애, 운동장애 등 여러 신경정신질환의 원인에 관여한다.

■ Serotonin 수용체

Serotonin 수용체는 5-HT1~5-HT7 타입이 있다. 5-HT1(A, B, D, E, F) 수용체는 adenylate cyclase(AC)를 억제시켜 cAMP 생성을 감소시킨다. 5-HT2(A, B, C) 수용체는 phopholipase C(PLC)를 활성화시켜 inositol triphosphate(IP3) 생성을 증가시킨다. 5-HT1 수용체군 가운데 5-HT1C 수용체는 유전자 구조, 관계된 이차전령계에 의해 5-HT2C로 재분류되었다. 5-HT3 수용체는 이온성 수용체이고 5-HT4, 5-HT6, 5-HT7 수용체는 AC를 활성화시켜 cAMP 생성을 증가시키며, 5-HT5(A, B) 수용체와 연관된 이차전령계(second messenger system)는 아직 밝혀져 있지 않다.

5-HT1 수용체들은 불안, 우울, 알콜리즘, 공격성, 강박증, 체온조절, 심혈관 반응과 관련이 있다. 5-HT1A 수용체는 5-HT1A 수용체 효능제 buspirone에 의해 자극되면 항불안작용을 나타낸다. 5-HT1B 수용체는 공격성과 관련이 있다는 보고들이 있다. 5-HT1E와 5-HT1F 수용체의 분포와 기능에 대해서는 현재까지 거의 알려져 있지 않다.

5-HT2 수용체들은 식욕, 수면, 체온조절, 심혈관 반응, 운동기능은 물론 불안, 환청의 정신병리와 관련되며, 특히 항우울제나 항정신병약물의 효과가 주로 이 수용체를 통해 나타난다. TCA(tricyclic antidepressant)는 5-HT2A 수용체와 β1-adrenergic receptor(β1-AR)의 하향조절을 일으킨다. 따라서 5-HT2A 수용체도 항우울작용이 중재되는 중요한 작용부위fk 할 수 있다. 5-HT2B 수용체는 소뇌 등에 분포하나 그 기능은 잘 알려져 있지 않으며, 위장관과 심혈관계에 분포하며 평활근 운동과 관계된다. 5-HT2C 수용체는 뇌와 맥락총(choroid plexus)에서만 발견되고, 이 수용체가 자극되면 식욕이 감소하고 차단되면 식욕이 증가한다.

5-HT3 수용체는 구토, 편두통, 약물금단과 관계가 있다. 이 수용체는 항암제나 방사선 치료에 따른 오심과 구토에 관여되며, 이 수용체의 길항제인 항구토제 ondansetron 등이 있다.

5-HT4 수용체는 뇌에서 dopamine, serotonin, acetylcholine, GABA와 같은 신경전달물질의 분비를 조절하여 synapse에서의 신경전도를 증진시킨다. 이 수용체는 또한 기억을 항진시키는 것으로 알려져 있다.

5-HT6 수용체는 비정형 항정신병약제(clozapine, olanzapine, quetiapine 등)와 TCA(amitriptyline, clomipramine 등)에 의해 길항되는 수용체이다. 따라서 정신질환의 병태생리나 치료기전과 관련이 있을 것으로 추정된다.

5-HT7 수용체는 비정형 항정신병약제(clozapine, risperidone 등)와 여러 항우울제들과 결합한다. 특히 항우울제를 장기사용하면 이 수용체에 하향조절이 일어나기 때문에, 이 수용체 길항제들이 항우울효과를 갖고 있을 것으로 알려져 있다.

■ Serotonin 수송체

Serotonin 수송체는 세포막에 존재하는 단백질로 serotonin의 재흡수를 조절한다. 그러므로 상당수 항우울제들의 일차적인 작용부위로써 그 임상적 의미가 크다. 이 수송체가 기분장애의 원인과 치료반응에 있어 주목을 받고 있는데, 이는 모든 항우울제들이 serotonin 수송체 길항제로 항우울작용을 가지고 있기 때문이다. 이 수송체에 특이하게 작용하는 SSRIs(selective serotonin reuptake inhibitors)가 TCAs보다 적은 부작용으로 동등한 효과를 보이므로 우울증의 병태생리에 있어 수송체의 조절이상이 필수적인 것으로 여겨지게 되었다. 특히 SSRI는 매우 선택적으로 수송체를 억제하여 시냅스 내 serotonin의 농도를 증가시키고 작용을 길게 한다.

▣ Norepinephrine(NE)

NE은 각성(alertness)과 관련이 있고 공포반응과 스트레스 반응에 관여한다. 또한 NE의 신경전도의 장애가 우울증이나 양극성 장애와 같은 기분장애의 원인으로 생각되고 있다. 조증은 NE의 기능이 지나치게 항진된 상태라는 catecholamine 가설이 있다.

■ NE 수용체(Adrenaline receptor, AR)

AR는 크게 α1(a, b. d), α2(a, b, c, d), β1, β2, β3, β4-adrenoreceptor로 분류한다. 주로 시냅스후 흥분성 수용체인 α1-AR는 phospholipase C(PLC)를 활성화시켜 inositol triphosphate(IP3)의 생성을 촉진시킨다. 주로 시냅스전 억제성 수용체인 α2-AR은 adenylate cyclase(AC)를 억제한다. 시냅스후 수용체인 β1-AR, β2-AR, β3-AR, β4-AR는 AC를 활성화시킨다.

α1-AR은 TCA나 항정신병약제 치료 시 발생하는 진정효과 및 기립성저혈압과 관계가 있다. α2-AR은 축삭돌기 말단에서 자가수용체(autoreceptor) 역할을 한다. TCA의 치료효과는 β1-AR의 하향조절(down regulation)과 관계가 있는 것으로 생각된다. β3-AR는 지방세포(adipocyte)에 있으며 신체 에너지 대사에 관여한다. β4-AR는 심장조직에서 발견되며 심박동을 증가시킨다.

■ NE 수송체

NE 수송체는 synapse 틈새로 부터 NE을 재흡수하여 신경신호를 종결하는 역할을 하며, 이는 cocaine과 amphetamine은 물론 많은 항우울제들이 작용하는 부위이기도 하다.

■ 약물요법

일반적으로 국내외 주요우울장애 약물치료 가이드라인에 따르면 일반적으로 경도 및 중등도의 주요우울장애에서 SSRI가 1차 치료약제로 선호되고, 중증의 주요우울장애에서는 SNRI(serotonin-norepinephrine reuptake inhibitor) 가운데 venlafaxine이 1차 치료약제로 선호되고 있다.

APA(American Psychiatric Association) 및 한국형 우울장애 약물치료 지침서(KMAP DD 2012년)에 따르면 정신병적 양상을 동반하지 않는 초기 주요우울삽화 치료에서 경도 및 중등도의 경우 단독치료로 SSRIs(fluvoxamine 제외), SNRIs(milnacipran 제외) 및 mirtazapine을 1차 치료약제로 권고하고 있고, 중증의 경우 SSRIs(fluvoxamine과 fluoxetine 제외), SNRIs(milnacipran 제외), mirtazapine을 1차 치료약제로 권고하고 있다. 초기치료에 치료반응이 불충분한 경우, 다른 항우울제로 교체하는 것과 다른 항우울제를 추가할 수 있다. 그 다음 비정형항정신병약제를 추가하거나, 항경련제, lithium, buspirone, pindolol, psychostimulant, thyroid hormone 등의 추가를 고려할 수 있다.

WFSBP(World Federation of Societies of Biological Psychiatry) 가이드라인에 따르면 SSRIs와 함께 새로운 기전의 약제를 모두 1차 치료약제로 권고하고 있으며, amitriptyline, clomipramine, SNRIs 등은 중증 입원환자에서 SSRIs보다 좀 더 효과적인 것으로 평가하고 있다.

NICE(The National Institute for Health and Care Excellence) 가이드라인에 따르면 제네릭 SSRIs를 초기 치료를 위한 1차 치료제로 권고하지만, 그중 fluoxetine, fluvoxamine, paroxetine 등은 상호작용 발생 가능성을 고려하여야 한다.

또한 치료기간에 따라 급성기(첫 3개월), 지속기(4-12개월), 유지기(1년 이상)로 분류하고, 단계별 치료목표에 따라 적절한 추적관리를 한다. 그중 급성기 치료는 우울증상에 대한 완화와 정신사회적 기능의 회복을 목표, 지속기는 우울증상의 완화상태를 지속시켜 재발의 가능성을 낮추는 것을 목표로, 유지기는 우울증이 새롭게 재발 방지를 목표로 한다.

■ 치료약제

1950년대 결핵치료제로 사용되던 MAOI(monoamie oxidase inhibitor, 단가아민산화효소억제제)인 iproniazid가 우울증 환자에서 기분항진효과가 있다는 것이 발견되면서 최초 항우울제로 등장하게 되었다. 1958년 imipramine이 TCAs(tricyclic antidepressant 삼환계 항우울제로 정식 항우울제로 자리 잡으면서 amitriptyline, nortryline, clomipramine 등도 개발되었다. TCA는 serotonin과 norepinephrine 재흡수를 억제할 뿐만 아니라 일부 dopamine(DA)의 재흡수도 억제하여 치료효과가 나타내지만, acetylcholine, H1-histamine, α-adrenergic receptor를 억제하여 여러 부작용도 나타난다.

이들 약제(MAOIs, TCAs)들은 1세대로 분류되어 1980년 중반까지 우울증의 치료에 주로 사용되었으며, 1980년 후반 등장하는 약제를 2세대로 분류하는데 1986년 선택적 SSRIs(selective serotonin reuptake inhibitors, 세로토닌 재흡수억제제)인 fluoxetine이 등장하였다. 이후 SSRI 약제들이 계속 추가 개발되었고, 1993년 SNRIs(selective serotonin-norepinephrine reuptake inhibitors, 선택적 세로토닌-노르에피네프린 재흡수억제제)인 venlafaxine이 새롭게 등장하면서 현재까지 이들 약제(SSRIs, SNRIs)들이 항울제를 주도하고 있다.

항우울제는 신경원의 전연접부위(presynapse)에서 serotonin이나 norepinephrine 또는 dopamine의 재흡수를 억제함으로써 항우울효과를 나타내며, 이들 신경전달물질에 대한 작용기전에 따라 항우울제를 분류할 수 있다. 일반적으로 항우울제간에 약효는 큰 차이가 없는 것으로 여겨지고 있지만 약리적 작용에 따라 항우울작용 및 부작용 측면에서는 다양한 특성을 보인다.

▣ 2세대 항우울제

■ SSRE(selective serotonin reuptake enhancer, 선택적 세로토닌 재흡수촉진제)

SSRE에는 tianeptine 등이 있다. 이 약제는 대부분 항우울제들과 달리 serotonin 재흡수를 오히려 증가시키며 NE과 DA에는 거의 영향을 주지 않는다. 또한 glutamate계에 대한 작용 그리고 신경가소성과 관련되어 있을 것으로 예상된다. 우울, 불안 증상에 단독 요법으로 효과적이며, 주요 우울장애, 양극성 우울증, 기분부전증 또는 적응 장애에 사용될 수 있다. 부작용은 SSRIs와 비슷하며, 흔한 부작용으로 구역, 변비, 복통, 두통, 어지러움, 꿈의 증가 등이 있다. TCA에 비하여 항콜린성 부작용은 드물다. 또한 인지기능, 정신운동기능, 수면, 심혈관계 또는 체중에 대한 부작용이 적다.

■ SARI(Serotonine antagonist and reuptake inhibitor, 세로토닌 길항제 재흡수억제제)

SARI에는 trazodone 등이 있다. 이 약제는 5-HT2A, 5-HT2C 수용체에 길항하며 serotonin 재흡수를 억제한다. SSRI와 효과는 유사하지만 성기능장애와 수면관련 부작용이 적다. 주요우울장애, 불안이 동반된 우울증, 만성 통증 등에 효과가 있다. 부작용은 두통이 가장 흔하고, 입마름, 졸리움, 구역, 어지러움, 불면, 초조 등의 증상이 흔하게 나타난다.

■ NDRI(Norepinephrine-dopamine reuptake inhibitor, 노르에피네프린-도파민 재흡수억제제)

NDRI에는 bupropion 등이 있다. 이 약제는 serotonin에 직접적인 효과가 없고, 항우울효과는 TCA나 SSRI와 유사하며 여러 유형의 우울 증상에 효과적이다. 일반적인 항우울제의 경우 조증이나 급속 순환형을 유발할 수 있어 양극성우울증에서의 적용에 논란이 있는 상황에서, 비교적 위험성이 낮기 때문에 1차 선택약제로 평가 받고 있다.

SSRI에서 흔한 부작용인 구역, 설사, 졸림, 성기능장애 등이 적다는 장점이 있다. 또한 dopamine에 작용하기 때문에 다양한 우울증상중에서 의욕저하 및 피로 등의 증상에 효과적이다. 하지만 고용량에서 경련이나 발작 유발 가능성이 다른 항우울제보다 높으며 특히 고용량에서 위험성이 증가한다. 서방형제제는 경련의 발생률을 낮추는 것으로 알려져 있다.

■ NaSSA(Noradrenergic and specific serotonergic antidepressant, 노르아드레날린성 특이적 세로토닌항우울제)

NaSSA에는 mirtazapine 등이 있다. 이 약제는 5-HT2A, 5-HT2C 5-HT3 및 histamine 수용체를 억제하고, α 2-adrenergic autoreceptor(자가수용체)를 차단하여 NE의 방출을 촉진시킨다. 이는 serotonin 신경세포의 α 1-adrenergic receptor를 자극하여 5-HT 방출을 증가시키게 된다. 또한 5-HT2, 5-HT2C 및 5-HT3의 억제효과로 성기능장애 또는 수면회복 효과에 대해 영향이 적지만, 진정작용은 크다. 효과 측면에서 SSRI와 비교할 때 신속한 항우울 및 항불안효과를 보이며 우울증 이외에도 공황장애, 범불안장애, 외상후스트레스장애 등 불안장애에도 효과적이다. 그러나 약 50%의 환자에서 나타나는 과도한 진정 작용과 약 20%의 환자에서 나타나는 식욕 증가 및 체중 증가는 장기 복용이 필요한 환자들에게 문제가 될 수 있다. 또한 혈중 지질수치의 증가, 간효소 증가, 무과립백혈구증 등을 유발 할 수 있다.

■ SSRIs(Selective serotonin reuptake inhibitors, 선택적 세로토닌 재흡수억제제)

SSRIs에는 fluoxetine, escitalopram, fluvoxamine, paroxtine, sertraline 등이 있다. 이 약제들은 NE과 DA의 재흡수에는 영향을 주지 않고, serotonin 재흡수를 선택적으로 억제하여 serotonergic tone을 증가시키며, muscarinic, histamine, 그리고 α1-AR 차단 작용은 거의 없다. 하지만 약제 개개의 특성에 따라 NE 및 DA 재흡수 억제, 항콜린성 부작용은 서로 다르게 나타난다.

SSRIs는 주요우울증 치료로 감정부전장애 등 다양한 우울증상의 치료에 사용하며, 불안장애에도 사용한다. 특히 강박장애에도 효과적이라 입증되어 있으며, 공황장애, 사회불안장애, 범불안장애, 외상후 스트레스장애 등 다양한 불안장애에도 사용한다. 이 외에도 신경성대식증 등 식이장애에서 탄수화물에 대한 갈망, 체중, 음식 섭취 등을 조절하여 주는 효과가 있으며 동반된 기분장애에도 효과적이다. 또한 인격장애와 관련된 분노, 충동성, 공격성에도 효과적이며 경련의 역치를 낮추지 않아 심전도에도 영향을 미치지 않으므로 간질이나 심장 전도장애가 있는 환자에게 안전하다. 따라서 TCA에 비해 약물 순응도가 좋고 치료 중단율도 낮다.

SSRIs는 부작용 측면에서 이전의 항우울제보다 상대적으로 안전하다는 면에서 사용이 증가되어 왔다. 과잉 투여시에도 치명적인 결과는 드물고, TCA에 비하여 부작용으로 인한 중단율도 낮다. 그러나 특히 초기에 고용량 투여시 위장관계 부작용이 흔하여 이로 인한 중단이 많다. SSRI의 또 다른 흔한 부작용으로는 중추신경계활성화가 있는데, 환자 중 약 10-20% 정도가 치료 과정 중에 불면, 불안, 흥분을 경험한다. 특히, 성기능장애의 빈도가 30-40%에 이르는 것으로 나타나고, 장기적 복용시 체중증가, 위장관계 출혈 가능성 등의 부작용도 보고되고 있다. 또한 fluoxetine, paroxtine, fluvoxamine는 강력한 간 대사효소 억제제이다. 이들 약제들과 병용하는 약물들의 혈중 농도를 크게 증가시키기 때문에 주의하여야 한다.

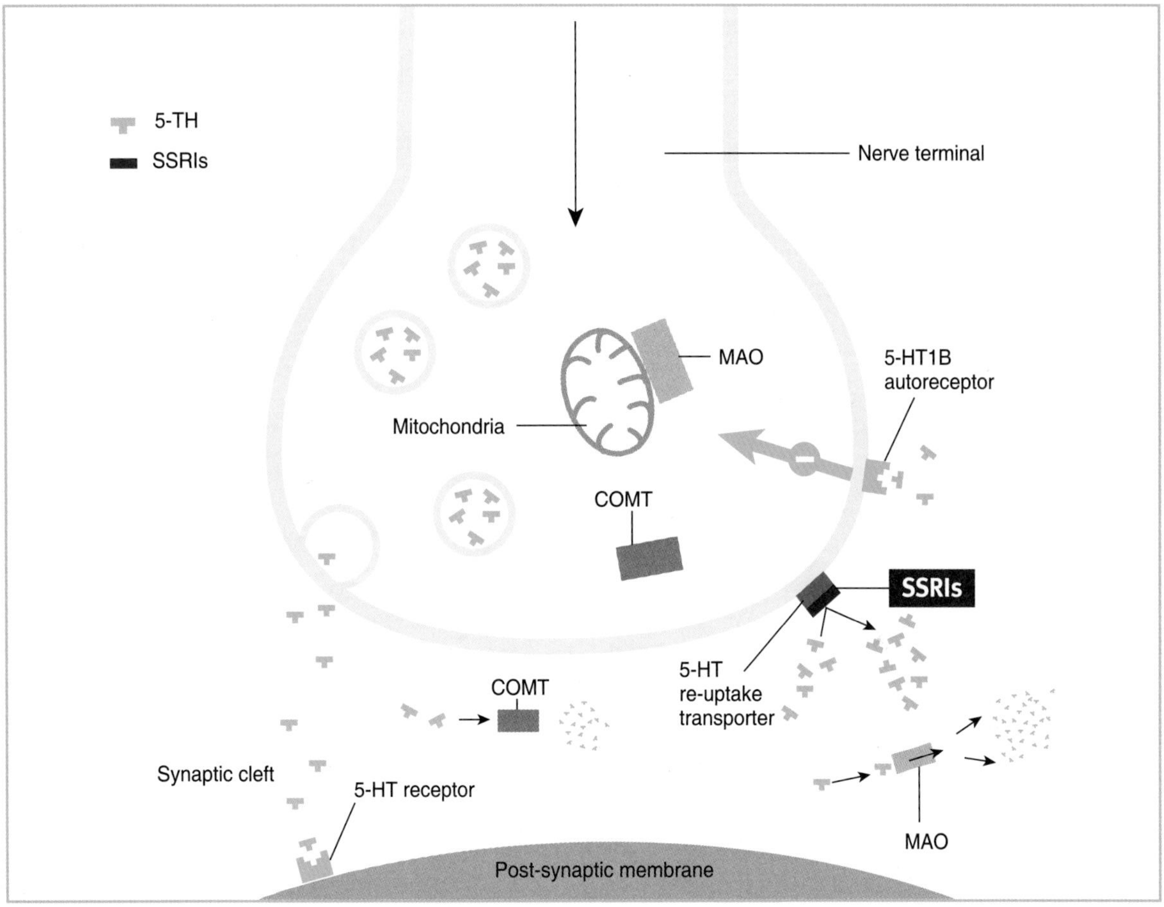

Figure 17-1. SSRIs(Selective Serotonin Reuptake Inhibitors)

■ SNRIs(Serotonin-norepinephrine reuptake inhibitors, 세로토닌-노르에피네프린 재흡수억제제)

SSRIs에는 venlafaxine, duloxetine, milnacipran 등이 있다. 이 약제들은 serotonin 수송체에만 선택적으로 작용하여 TCA보다 부작용 면에서 매우 큰 장점은 있으나, 단일기전으로 TCA보다 항우울효과는 미흡하다. SNRIs는 TCAs와 SSRIs의 단점을 보완하기 위해 선택적으로 5-HT와 NE의 재흡수 억제에 작용하는 이중기전 항우울제로 개발되었다. SNRI는 각각 serotonin과 NE 재흡수에 대한 선택성에서 차이가 있다. 즉 serotonin 재흡수 억제작용이 NE 재흡수 억제작용 보다 venlafaxine 30배 이상, duloxetine 10배정도, milnacipran은 약간 크다. 이러한 차이는 약물의 순응도 및 효과에 다소 차이가 있다.

모든 SNRIs는 우울증에서의 신체증상 및 우울증과 관련없는 만성통증에 효과적이며, 불안장애에도 효과적이다. Venlafaxine은 SSRIs에 비하여 우울증상의 개선에 빠른 효과를 보이고 반응률과 관해율이 높다는 연구결과들이 있으나 확실하지 않다. 특히 venlafaxine는 범불안장애에 효과적이며 주의력결핍과잉행동장애, 사회공포증 등에도 효과적이라는 보고가 있다. Duloxetine은 효과 면에서는 venlafaxine과 유사할 것으로 생각되고 있다. Duloxetine은 당뇨병성 신경통증치료제로 승인받은 약제인데, NE 재흡수억제와 관련된 기전으로 설명될 수 있으며 이러한 기전이 우울증 증상중의 하나인 인지기능저하에도 효과적일 것으로 예상된다.

SNRIs는 부작용 측면에서 대부분 SSRI와 유사한 양상을 보인다. Venlafaxine은 serotonin 관련 부작용 오심, 성기능장애, 금단증상과 교감신경 관련 용량-의존적인 혈압상승 등의 부작용이 흔하다. Duloxetine은 효과면에서 venlafaxine과 유사한 것으로 보고되고 있으며 부작용면에서는 혈압상승 부작용이 없는 것이 장점이나 오심과 어지러움증이 상대적으로 보다 흔한 것으로 알려져 있다. 약물 순응도면에서는 milnacipran이 가장 우수한 것으로 판단된다.

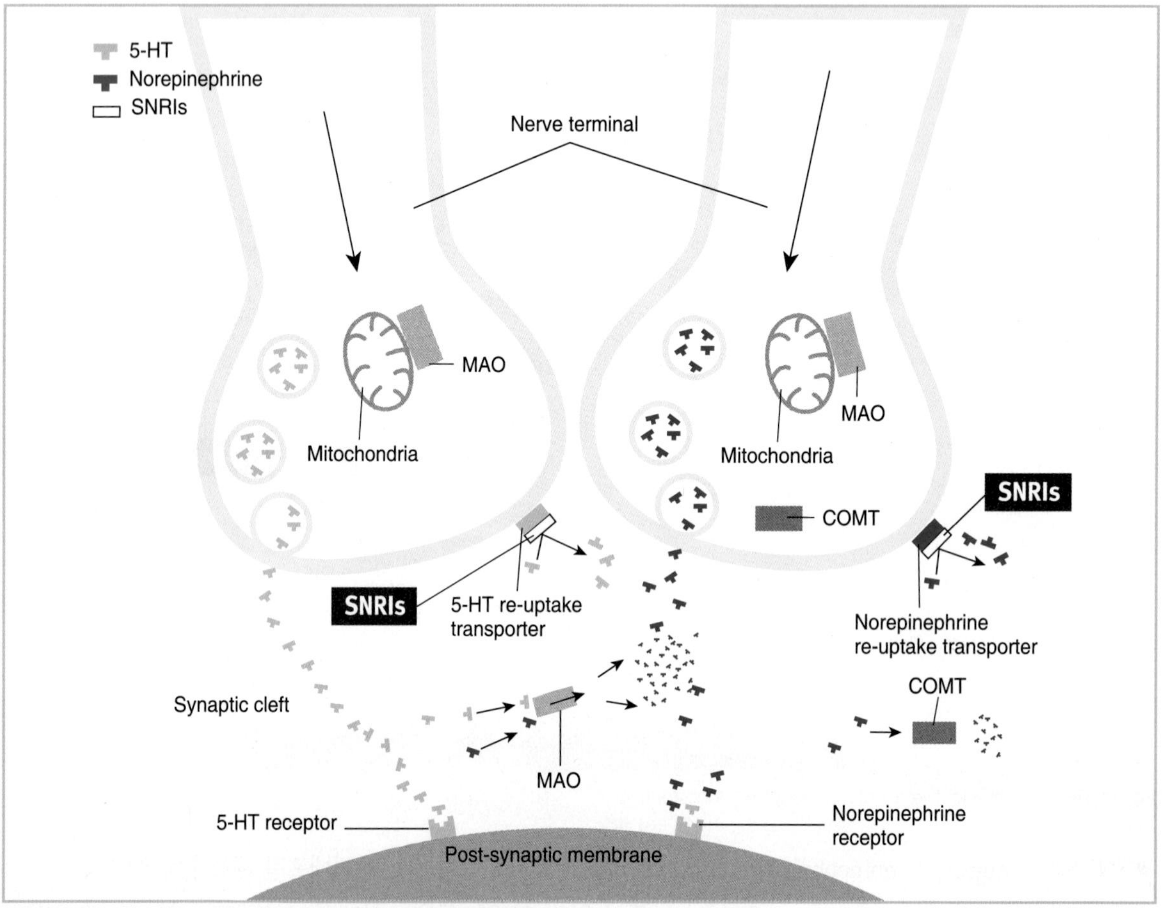

Figure 17-2. SNRIs(Serotonin-Norepinephrine Reuptake Inhibitors)

■ MRA(Melatonin receptor agonist, 멜라토닌수용체 효능용제)

MRA에는 agomelatine(제품명: 벨덕산 정, Valdoxan®) 등이 있다. 이 약제는 송과선(pineal gland)에서 serotonin으로부터 합성되는 melatonin의 naphthalene analog로서 melatonin 수용체인 MT1, MT2에 선택적 촉진제로 작용하여 일주기 리듬(circardian rhythm)을 재동기화 시키며 우울 증상을 개선시킨다. 특히 serotonin에는 영향을 주지 않으면서 우울증을 개선시킬 수 있는 새로운 접근 방식의 치료제이다.

이 약제는 범불안장애 및 양극성우울증에도 효과가 있으며, 특히 내약성 부분에서 두통, 구역, 피로감 등의 부작용이 관찰되었으나 SSRIs, SNRIs에 비하여 우월한 것으로 나타났다. 또한 다양한 위약군 대비 또는 대조약 대비 임상연구에서 우울증의 주요 증상 및 비특이적 증상들을 신속하고 지속적으로 개선시켜 환자들의 일상생활을 유지하는 기능과 에너지를 유의하게 호전시켰다. 이 효과는 고령자 환자뿐만 아니라 심한 중증 우울증 환자에서도 일관성 있게 나타났으며 우수한 내약성 프로파일을 나타내며, 특히 성기능에 대한 영향이 없다.

▣ 신약

■ SMS(Serotonin modulator and stimulator, 세로토닌조절제촉진제)

Vortioxetine(보티오세틴, 제품명: 브린텔릭스 정, Brintellix®)

Vortioxetine은 2013년 유럽 EMEA, 2014년 미 FDA 2014년 및 국내에서 '주요 우울장애의 치료' 에 승인되었다. 이 약제는 기존의 항우울제와 달리 다중적인 serotonin 활성에 관여하는 multimodal drug(MMD)이다. 즉 serotonin 수용체 활성의 직접적인 조절과 serotin 수송체의 저해에 의한 것으로 여겨진다. 비임상 시험에서 5-HT3, 5-HT7 및 5-HT1D 수용체 길항제, 5-HT1B 수용체 부분 효능제, 5-HT1A 수용체 효능제, 그리고 5-HT 수송체 억제제로써 주로 5-HT을 조절하지만 NE, DA, histamine, acetylcholine, GABA, glutamate 등 다양한 시스템에서도 신경전달을 조절하였다.

Table 17. 항우울제 비교

항목	A	B	C	D	E	F	G	H	I	J	K
TCAs											
Amitriptyline	3	1	3	4	3	4	v	4	3	1	4/3
Amoxapine	2	2	4	2	2	2	2	2	2	v	ND
Clomipramine	3	2/1	2	2	2	4/3	v	4	2	1	4
Dothiepin	2	1	4	?	3/2	3/2	v	3/2	2	v	3/2
Doxepin	2	2/1	3	3	4	3	v	3	3	v	3
Imipramine	3	1	3	4	4/3	3	1	3	3	1	3
Maprotiline	2	2/1	4	2	2	3	v	2	3	v	ND
Nortriptyline	2	2	2	1	2	1	v	1	2	v	ND
Tianeptine	2	4	?	?	?	?	?	?	?	?	?
MAOIs											
Moclobemide	2	3	1	v	v	v	?	v	v	v	1/v
Selegiline	?	3	2	v	1	v	1	1	v	v	v
SSRE											
Tianeptine	2	4	?	?	?	?	?	?	?	?	?
SARIs											
Nefazodone	2	3	2/1	v	1	2	v	1	v	2	v
Trazodone	2	3	1	1	3	4	v	v	2	3	1
NDRI											

항목	A	B	C	D	E	F	G	H	I	J	K
Bupropion	2	3	3/2	v	v	v	2/1	v	1	1	v
NaSSAs											
Mianserin	2	3	?	4	v	4	v	1	1	v	1
Mirtazapine	3	3	1	4	v	4	v	1	1	v	1
SSRIs											
Citalopram	2	3	2	1	1	v	1	v	2	1	3
Escitalopram	3	3	1	1	1	v	1	v	1	1	3
Fluoxetine	2	3	1	1	1	v	2	v	1	1	3
Fluvoxamine	2	3	2	1	1	1	1	v	1/v	2	3
Paroxetine	2	3	1	2	2	1	1	1	1/v	1	4
Sertraline	3	3	1	1	1	v	2	v	1/v	2	3
SNRIs											
Desvenlafaxine	2	3/2	1/2	v	v	v	2	v	v	2/1	3
Duloxetine	2	3	1	v	v	v	2	v	v	2	3
Milnacipran	2	3	?	v	v	v	2	1	v	2	v
Venlafaxine	3	2	2	v	v	v	2	v	1	2(IR) 1(XR)	3
MRA											
Agomelatine	2	3	1	v	v	1	1	v	v	1	1/v
SMS											
Vortioxetine	2	3	?	v	v	v	1/v	v	v	3	1

A. 상대적 유효성 B. 내약성 C. 과용량 위험도 D. 체중증가 E. 기립성저혈압 F. 비활성작용(어지러움, 졸림, 진정 등) G. 활성작용(동요, 불안, 불면, 진전 등) H. 항콜린작용 I. 부정맥(QT 간격 연장) J. 위장계부작용 K. 성기능장애

A: 3 우수 효과 2. 보통 1. 열등

B: 4 극도로 심함 3. 매우 심함 2. 보통 1. 약함

C, D, E, F, G, H, I, J, K: 4 매우 강함 3 강함 2 보통 1 약함 v 매우 약함

IR – Immediate release tablets

ND – No data

XR – Extended release tablets

18 뇌전증
Epilepsy

■ 질병에 대한 전반적인 이해

▣ 뇌전증(Epilepsy)

뇌전증(Epilepsy)의 어원은 그리스어에서 유래한 것으로 '외부에서 악령에 의해 영혼이 사로잡힌다' 는 뜻이다. 뇌전증 발작(seizure or epilepstic seizure)은 신경세포의 일시적이고 불규칙적인 이상 흥분현상에 의하여 발생한다는 것이 밝혀졌고, 뇌전증은 특별한 원인인자(예를 들면 전해질 불균형, 산-염기 이상, 요독증, 알코올 금단현상, 심한 수면박탈 상태 등)에 의해 몸의 이상이 없음에도 만성적으로 발작이 나타나는 질환이라 할 수 있다.

1981년 국제뇌전증기구(International League Against Epilepsy, ILAE)에서 임상증상과 뇌파소견을 토대로 뇌전증 발작을 분류하였으며 현재까지 유지되오고 있다. 크게 부분발작(partial seizure)과 전신발작(generalized seizure), 그리고 그 이외의 발작으로 구분되며, 부분발작은 대뇌피질의 일부 국소부의에서 기인하고 전신발작은 대뇌의 광범위한 부위에서 동시에 양측이 대칭적으로 시작한다.

■ 부분발작

1. 단순 부분 발작(Simple partial seizure)

단순 부분 발작은 의식의 소실 없이 평소와 다른 이상한 느낌이나 증상을 가지며 침범된 뇌 영역에 따라 다양한 증상이 나타난다. 예를 들어 한쪽 손이나 팔을 까딱까딱하거나 입고리가 당기는 형태의 운동발작, 한쪽의 얼굴, 팔, 다리 등에 이상감각이 나타나는 감각발작, 속에서 무언가 치밀어 올라오거나, 가슴이 두근거리고 모공이 곤두서고 땀이 나는 등의 증상을 보이는 자율신경계증상, 이전의 기억이 떠오른다 던지 물건이나 장소가 친숙하게 느껴지는 증상 등의 나타나는 정신증상 등이 나타날 수 있다. 다른 발작으로 진행하기 전에 나타나는 증상을 전조(aura) 라고 부르기도 한다.

2. 복합 부분 발작(Complex partial seizure)

복합 부분 발작은 단순 부분발작과는 달리 의식의 손상이 나타나는 것이 특징적인데, 하던 행동을 멈추고 초점 없는 눈으로 한 곳을 멍하게 쳐다보는 증상이 대표적이다. 발작이 시작되면 정신이 나간 사람처럼 멍하게 있거나, 중얼중얼하기도 하고, 여기저기 배회하기도 하고, 고개를 한쪽으로 돌리기도 한다. 또한 입맛을 쩝쩝 다시기도 하고, 옷이나 물건을 만지작거리기도 한다. 이렇게 이유 없이 반복하는 동작을 자동증(automatism)이라고 하고 환자는 기억하지 못한다. 발작 시간이 아주 짧게 나타나면 전신발작인 압상스(absence) 발작과 구별이 어렵다.

■ 전신발작(Generalized seizure)

1. 전신 강직-간대성 발작(Generalized tonic-clonic seizures, grand mal seizure)

전신 강직 -간대성 발작은 과거에 대발작으로 불렸던 전신발작으로 증상은 두 시기로 나눈다. 먼저 강직성 시기(tonic phase)로 환자는 의식을 잃고 쓰러지며 전신이 뻣뻣해진다. 곧 이어 간대성 시기(clonic phase)가 오는데 팔과 다리를 씰룩씰룩 거리면서 경축을 한다. 발작이 끝나면 한동안 잠을 자거나 혼수상태에 빠져 있다가 서서히 의식을 회복한다. 발작 중 혀를 깨물거나 오줌을 누는 경우가 있고, 발작 후에는 두통이나 온몸에 근육통을 느낀다.

2. 결신발작, 압상스 발작(Absence seizure)

결신발작은 과거에 소발작으로 불렸던 정신발작으로 5-15초 동안 의식만 살짝 잃으며, 자세히 보지 않으면 옆에서도 모르고 지나가는 경우가 많다. 말을 하다가 또는 어떤 행동을 하다가 멈추며 잠시 멍한 상태로 있고, 눈을 깜박거리거나 눈동자가 살짝 위로 올라가기도 하며 발작이 끝나면 곧 정상으로 돌아온다. 대개 어린이들에서 주로 발생하여 학습 장애를 초래할 수도 있으며, 대부분 청소년기에 들어서면 없어진다. 그러나 간혹 다른 형태의 더 큰 발작으로 진행하는 경우도 있다.

3. 근간대성 발작(Myoclonic seizure)

근간대성 발작은 깜짝 놀라듯 한 불규칙한 근수축이 양측으로 나타나는 발작으로 식사 중 숟가락을 떨어뜨리거나 양치질시 칫솔을 떨어뜨리거나 하는 것을 볼 수 있다. 가벼운 발작이 여러 번 있다가 전신성 강직-간대성 발작이 발생하기도 하며, 수면부족, 술, 빛에 의하여 유발될 수 있다.

4. 무긴장 발작(Atonic seizure)

무긴장 발작은 근육의 긴장이 갑자기 소실되어 머리를 반복적으로 땅에 떨어뜨리던지 길을 걷다 푹 쓰러지는 발작의 형태로 머리나 얼굴에 외상을 많이 입는 것이 특징이다. Lennox-Gastaut 증후군에서 많이 볼 수 있으며 이 경우는 예후가 좋지 않다.

5. 부분발작에서 기인하는 이차성 전신 발작(Secondary generalized seizure)

이차성 전신 발작은 발작초기에는 부분발작의 형태를 보이다가 이상전위가 뇌반구의 양측으로 퍼지게 되면 쓰러져서 전신이 강직 되고 얼굴이 파랗게 되며(청색증) 소변을 바지에 지리거나 혀를 깨무는 증세가 나타나다 팔다리를 규칙적으로 떠는 발작이 나타난다.

■ 약물치료

뇌전증치료제는 1855년 bromide가 치료제로 유효함을 처음으로 보고된 후, phenobarbital(1912), phenytoin(1938), ethosuxime(1951), primidione(1954), acetazolamide(1954), carbmazepine(1954), diazepam(1965), valproate(1967) 등이 개발되었다. 특히 valproate는 정형 결신발작 뿐만 아니라 광범위(broad spectrum)한 뇌전증치료제이다.

그 후 1977년 GABA transaminase 억제제가 개발되었고 1990년대를 전후하여 20여 년간 새로운 뇌전증치료제가 10여개 정도 개발되어 기존의 약제에 효과가 없었던 환자에게 새로운 치료의 기회를 주었다.

새로운 약제는 1980년대부터 개발되었는데, gabapentin, lamotrigine, levetiracetam, topiramate, fosphenytoin, vigabatrin, zonisamide, oxcarbazepine, pregabalin, rufinamide, lacosamide 등이 있고 felbamate, eslicarbazepine, retigabine는 국내에 소개되지 않았고 tiagabine, stiripentol은 생산이 중단된 상태이다.

그중 광범위 뇌전증치료제인 lamotrigine, levetiracetam, topiramate, zonisamide 등은 기존의 약제(valproic acid 등)과 함께 다양한 기전을 가지고 있다. 또한 기존의 약제보다는 차별화된 작용 기전을 가지고 있다.

기존 약제와 새로운 약제를 비교하면 기존 약제는 valproate 제외하고 치료 기전이 한가지인 반면에 새로운 약제는 광범위한 기전을 가지고 있다. 또한 발작형 혹은 증후군에 따른 약제 선택의 폭이 넓어져 이상적인 치료를 할 수 있으며 효과 면에서는 기존 약제보다 우수하지는 않다. 다만 약제의 내성, 약동력학적(pharmacokinetics) 특성 및 전신적인 부작용이 기존의 약제보다 개선되었다는 장점이 있다.

■ 치료약제

▣ 약제의 특징

뇌전증치료제는 뇌전증 자체에 단독으로 약제를 사용하는 경우보다 다른 기전의 약제들과 2제 이상 병용하는 경우 또는 현존하는 다른 질환에 사용하는 약제들과도 병용하는 경우가 거의 대부분이기 때문에 약제별 약물상호작용 및 이상반응이 매우 중요하다.

■ 약물상호작용

기존 약제 중 carbamazepine, phenytoin, phenobarbital은 cytochrome P450(CYP) 간대사 효소계의 유도 작용을 가지고 있고 valproic acid는 억제 작용을 가지고 있다. 한편 새로운 약제들은 CYP 효소계를 거치지 않거나 미약하고 약제 그 자체가 신장으로 배설되는 경우가 많다. 새로운 약제 중 gabapentin, levetiracetam, pregabalin, vigabatrin은 약물상호작용이 없는 약제로 보고되고 있다.

따라서 간대사 효소를 유도하는 약제의 경우 다른 약제의 혈중 농도를 감소시켜 효과가 떨어질 수 있는데, 대표적으로 경구용 피임약, 항응고제, 칼슘차단제, 부신피질호르몬, 일부 면역억제약제 및 항암제 등이 있다. 반대로 효소를 억제하는 약제의 경우 다른 약제들의 혈중 농도를 시켜 부작용을 일으킬 수 있다. 이러한 약물동력적 특징은 다른 약제를 복용하거나 예정인 경우 약제 선택하는데 중요한 요인이 된다.

■ 이상반응

새로운 약제들의 장점은 기존 약제에 비해 이상반응이 적다는 점이다. 하지만 중추신경계에 작용하는 약제이기 때문에 중추신경계에 관련된 이상반응은 피할 수는 없다. 이러한 중추신경계 부작용은 용량에 따라 증가하는 것이 일반적이다. 나트륨채널차단제들은 일반적으로 어지러움(복시, 운동실조)이 대표적인 이상 반응이다.

▣ 기전별 분류

일반적으로 새로운 뇌전증치료제는 기존 약제보다는 차별화된 작용 기전을 가지고 있고 다양한 기전을 동시에 가지고 있다. 뇌전증과 관련된 신경전달물질(neurotransmitter)은 중추신경계에서 볼 수 있는 아미노산이다. 이중 중추신경계에서 특히 중요한 역할을 하는 억제성 신경전달물질로 GABA(γ-aminobutyric acid)와 glycine이 있고, 흥분성 신경전달물질로 glutamate과 aspartate가 있다. 이중 aspartate와 glycine은 주로 뇌간과 말초신경계에서 관찰된다.

발작의 발생은 신경세포의 흥분과 억제의 평형이 깨져 과도하고 이상적인 전기적 흥분에 의하여 발생한다. 뇌전증치료제의 기전은 크게 전압-의존성 이온채널의 억제, 억제성 신경전달물질의 증강, 흥분성 신경전달물질의 억제로 구분할 수 있다.

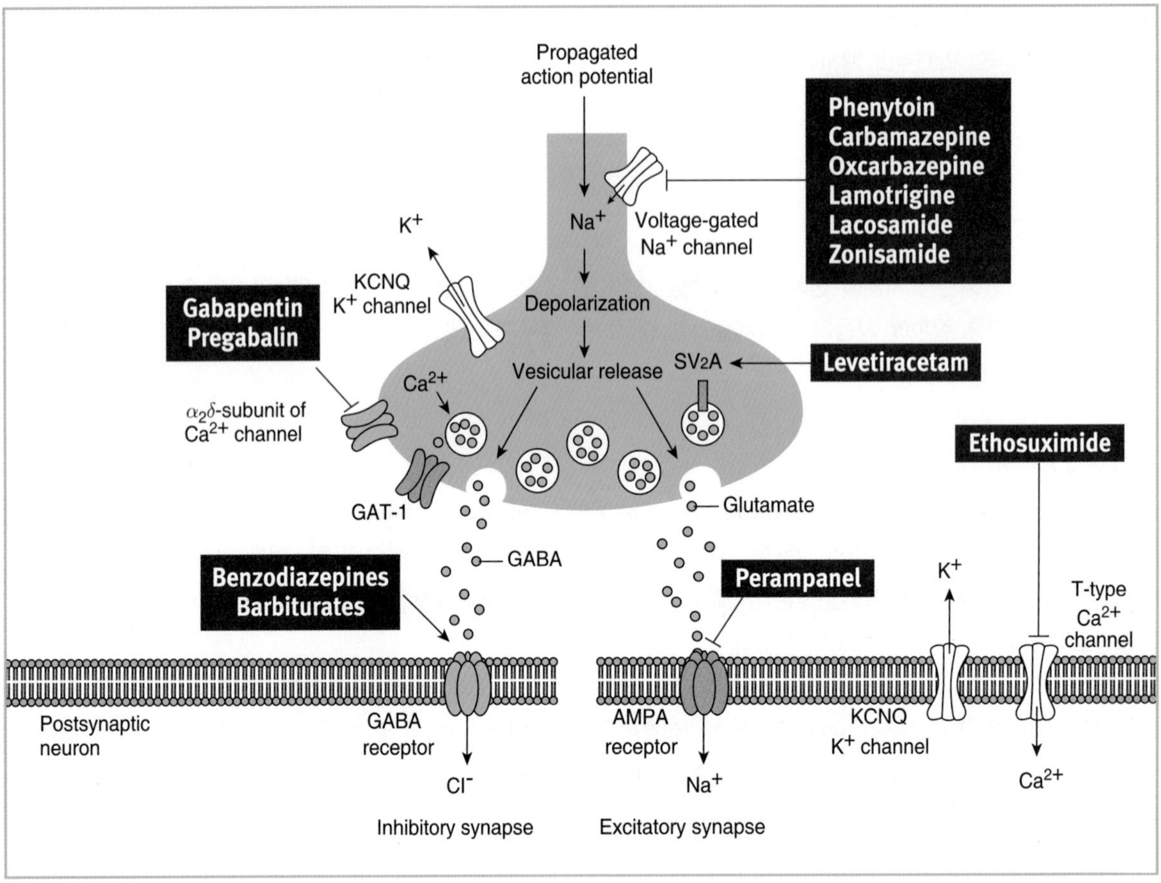

Figure 18. Antiepileptic Drugs

1. 전압-의존성 이온채널의 억제(Inhibition of voltage-dependent ion channel)

신경세포막의 이온채널의 이상으로 과도한 신경흥분이 유도하는 경우, Na^+와 Ca^{2+} 채널에서 Na^+, Ca^{2+} 유입이 증가하여 흥분성을 증대시키고, K^+ 채널에서는 K^+가 세포 외로 유출이 저하되어 과대한 탈분극으로 발작을 일으킬 수 있다.

1) Na^+ 채널 억제제

Na^+ 채널 억제제에는 phenytoin, carbamazepine, gabapentin, oxcarbazepine, lamotrigine, topiramate, zonisamide 등이 있다. 이 약제들은 Na^+ 채널을 억제하여 Na^+ 채널의 비활동적 상태를 연장시키거나 막횡단 전류 파동(transmembrane current pulse)에 의해 발생하는 지속적이고 급격한 반복적인 점화(sustained, rapid, repetitive firing, SRF)을 억제시킨다. 이중 고용량의 valproate나 diazepam은 Na^+ 채널의 비활성화 시간을 더 연장시켜 중첩증 환자에 사용한다.

Lamotrigine

Lamotrigine은 원래 folate를 억제하면 항경련 효과를 보일 것이라는 추정하게 folate antagonist로 개발되었다. 이 약제는 Na^+ 채널 및 Ca^{2+} 채널을 억제하고 glutamate 방출을 억제한다.

2) Ca^{2+} 채널 억제제

Ca^{2+} 채널은 L, T, N, P, Q type이 있으며 이들 채널을 차단하여 비정상적인 활동 전압 발생을 차단한다. T-type Ca^{2+} 채널 억제제에는 ethosuximide, valproic acid, zonisamide, lamotrigine, levetiracetam 등이 있으며, ethosuximide는 소발작에 효과적이다.

2. 억제성 신경전달물질의 증강(Enhancement of inhibitory neurotransmitter)

억제성 신경전달물질(γ-aminobutyric acid, GABA)은 신경세포의 흥분성을 억제시키는 작용을 하며, 이 신경전달물질이 감소하면 발작을 유발할 수 있다. GABA는 네 개의 탄소로 구성된 아미노산으로 신경세포를 과분극(hyperpolarization)하고 막전위를 점화 역치(firing threshold) 이하로 억제한다. 또한 GABA 수용체에는 $GABA_A$와 $GABA_B$ 수용체가 있으며 이중 거대분자 복합체인 $GABA_A$는 Cl^- 채널을 가지고 있어 활성화되면 Cl^- 이온이 세포 내로 유입되어 세포를 더욱 음성의 전위로 유지한다. $GABA_A$ 수용체는 시냅스 후에 위치하지만 $GABA_B$ 수용체는 시냅스 전에 위치하여 시냅스에서 $GABA_A$의 방출을 조절한다.

$GABA_A$ 수용체는 Cl^- 이온의 유입을 촉진하여 세포막을 과분극시키고 활동전위를 억제한다. $GABA_B$ 수용체는 Cl^- 채널 보다는 K^+ 채널을 자극하여 과분극을 일으키므로 $GABA_B$ 작용제인 baclofen은 오히려 흥분성을 촉진하고 경련을 유발하기도 한다.

1) 시냅스 후 $GABA_A$ 수용체 억제작용의 증강

$GABA_A$ 수용체에 작용하여 GABA의 억제 작용을 증가시킴으로써 Cl^- 채널의 개방을 증가시켜 GABA의 효과를 증강시킨다. 이에 해당하는 기존 약제는 phenobarbital과 benzodiazepines가 대표적이고 새로운 약제로는 vigabatrin, gabapentin, topiramate, clobazam 등이 있다.

1. Gabapentin

Gabapentin은 GABA 분자에 cyclohexane ring을 부착시켜 GABA를 혈액-뇌 장벽(BBB)을 더 잘 통과시킬 목적으로 개발되었다. 하지만 이 약제는 $GABA_A$ 를 생성하거나 대사하는 효소들과의 상호작용도 보고되지 않는다. 따라서 작용기전은 아직 완벽하게 알려지지 않았지만 amino acid transport system에 작용할 것으로 추측되며, CA^{2+} 채널의 2subunit에 결합한다는 것도 보고되었다.

2. Topiramate

Topiramate는 Na^+ 채널 억제 및 $GABA_A$ 수용체에 작용하여 GABA의 작용을 항진시킴으로써 GABA 농도의 증가, kainate/AMPA수용체 억제, carbonic anhydrase inhibitor 등의 다양한 작용 기전을 가지고 있어 각종 형태의 난치성 부분 발작 혹은 전신적 발작에 효과가 있는 것으로 보고되고 있다.

2) GABA 대사 억제에 의한 GABA 상승

GABA는 GABA transaminase에 의해 대사되는데, 이 효소를 억제하면 GABA를 상승한다. 이에 해당하는 약제는 vigabatrin 등이 있다. Vigabatrin은 GABA의 주된 효소인 GABA transaminase를 비가열적으로 억제하여 신경 말단(nerve terminal)에서 GABA의 양을 증가시킨다.

3. 흥분성 신경전달물질의 억제(Inhibition of excitatory neurotransmitter)

흥분성 신경전달물질(glutamate, aspartate)은 신경세포의 흥분성을 전달시키는 작용을 하며, 이 신경전달물질이 증가하면 발작을 유발할 수 있다. 이 신경전달물질들은 시냅스 후 수용체(NMDA, AMPA, Kainate receptor 등)를 활성화시켜 세포 내로 Ca^{2+}이 유입됨으로써 과대한 탈분극이 발생한다.

Glutamate는 중추신경계에서 중심적인 흥분성 신경전달물질로 중추신경계의 15~20%를 차지하며 NMDA(N-methyl-D-aspartate), AMPA(α-amino-3-hydroxy-5-methylisoxazole -4-propionic acid), Kainate 및 metabotropic glutamate(대사성 글루타메이트) 수용체에 의해 감지된다. Glutamate는 신경세포의 흥분성을 억제시키는 작용을 하며, 이 신경전달물질이감소하면 발작을 유발할 수 있다.

Glutamate는 AMPA나 Kainate 수용체에 결합하면 흥분성 연접후 전위(excitatory postsynaptic potential, EPSP)가 형성되어, NMDA 수용체에 결합하면 이온이 유입될 뿐 아니라 아니라 이차 메신저를 통한 뉴런의 생화학 및 구조적 변화가 일어난다. Glutamate는 뇌에서 지나치게 활성화되면 세포체 발화 역치가 비정상적으로 낮아지게 되어 뉴런에 비정상적인 발화가 일어나므로 뇌전증이 유발된다.

Glutamate는 재흡수하는 과정에서 과량의 산소가 필요하기 때문에 과도의 glutamate 양에 의해 뉴런이 과하게 흥분하면 산소 부족으로 뉴런이 괴사(흥분독성, excitotoxicity)된다. 또한 뇌혈관이 막혀 산소 공급이 되지 않으면 glutamate의 양이 많아져서 그 주변 뉴런이 괴사(국소빈혈, local ischemia)을 일으켜 알츠하이머 치매를 일으키는 원인이 되기도 한다.

Glutamate 수용체 길항작용으로 흥분성 신경전달과정을 저해하는 약제에는 topiramate, zonisamide 등이 있다. 또한 phenobarbital과 benzodiazepines는 glutamate의 흥분작용을 AMPA 수용체에서 차단시키며, valproate는 aspartate의 양을 감소시킨다.

▣ 신약

Perampanel(페람파넬, 제품명: 파이콤파 정, Fycompa®)

Perampanel은 2012년 미 FDA와 2015년 국내에서 '12세 이상의 뇌전증 환자에서 이차성 전신발작을 동반하거나 동반하지 않는 부분발작 치료 보조요법'으로 승인된 새로운 기전의 선택적 및 비경합적 AMPA(α-amino-3-hydroxy-5-methylisoxazole-4-propionic acid) 수용체 길항제이다.

이 약제는 시냅스 후 AMPA 수용체에서 발작과 연관된 뉴런의 이상 과흥분 상태를 감소시키는 기전을 가지고 있다. 이는 뇌에 존재하는 대부분의 흥분성 시냅스는 glutamate에 의해 개폐되는 이온 채널인 AMPA 수용체를 이용하기 때문이다.

19 다발성 경화증
Multiple Sclerosis

■ 질병에 대한 전반적인 이해

▣ 다발성 경화증(Multiple Sclerosis, MS)

다발성 경화증(MS)은 뇌와 척수를 포함한 중추신경계의 섬유신경을 보호하는 수초(말이집, myelin sheath)에 손상이 생겨서 발생하는 중추신경계의 대표적인 자가면역질환이다. 수초는 신체 여러 부위에 신경전달을 담당하는 중추신경계의 신경섬유를 감싸서 보호하는 지방물질로 뇌와 신체 각 부위 간 신경자극 전도를 신속하게 할 수 있도록 역할을 한다.

면역체계의 이상으로 이러한 수초가 손상되어 신경자극의 전도속도를 감소시키거나 차단함으로써 다양한 증상이 나타나게 된다. 특히 재발-이장성 다발성 경화증은 다발성 경화증의 가장 일반적인 형태로 급성 발병 후 증세의 완화와 재발이 반복적으로 나타나는 것이 특징이다.

MS은 염증성 탈수초병변(inflammatory demyelinating lesion)이 공간적 시간적으로 산재(dissemination)하여 발생하는데, 급격한 신경학적 결손 즉, 재발(relapse)의 발생 빈도 및 이로부터 회복되는 정도는 환자마다 매우 다양하며 일반적으로 일생동안 신경학적 장애가 다양한 정도와 속도로 진행하는 만성 진행성 경과를 보인다.

MS의 특징적인 조직학적 소견은 백질(white matter)내 혈관 주위의 염증 세포의 침윤이다. 이러한 염증세포의 중추신경계로의 침윤은 자가면역 체계의 이상에 의해 촉발되는 것으로 추측하지만, 어떠한 기전에 의해 면역체계가 활성화되어 자기 자신의 조직을 공격하게 되는지에 대해서는 아직 정확하게 밝혀지지 않았다.

■ 증상

MS의 병소는 중추신경계의 어느 부위에도 생길 수 있기 때문에 병소의 위치에 따라 다양한 신경학적 이상 소견을 보인다. 가장 흔한 증상으로는 감각저하 혹은 이상감각, 근 위약, 운동 조정 장애 등이 있다. 하지만 증상은 사람마다 모두 다르게 나타나고 동일한 사람에서도 시간에 따라 다양하게 나타나며 그 증상의 정도와 기간도 각각 다르다.

1. 시신경염(Optic neuritis)

시신경염은 가장 흔하게 나타나는 증상 중 하나로 MS 환자의 약 25%에서 첫 증상으로 발현한다. 많은 환자에서 시력 저하, 1~2일 전부터 안구 및 그 주위의 통증을 느끼게 되는데, 안구를 움직이거나 만지면 통증이 심해진다. 시신경염 환자 중 약 50%에서는 시력이 완전히 회복되며 나머지 50%에서도 상당한 정도로 회복되지만 일부에서는 일상 생활이 불가능할 정도로 악화되는 경우도 있다.

2. 급성 척수염(Acute myelitis)

급성척수염은 척수에 염증성 탈수초(demyelination) 병변이 발생하였을 경우로 발생 부위에 따라 사지 또는 그중 일부 및 몸통 근육의 마비, 또는 감각 증상, 대소변 장애, 성기능 장애 등이 나타날 수 있다. 감각 증상은 감각 저하로 나타날 수도 있고 날카로운 통증, 얼얼한 느낌, 화끈거림 등의 형태로 나타날 수도 있다. 특히 하지의 강직(spasticity)도 흔하게 동반된다.

3. 소뇌 증상

소뇌를 침범하는 병변에 의해서 조화운동불능(ataxia)이 발생할 수 있다. 이러한 증상은 사지에서 흔하게 관찰되지만 머리 및 몸통에도 떨림(tremor) 양상으로 나타날 수 있으며, 발음이 부정확해지는(scanning speech) 양상으로 나타나기도 한다.

4. 뇌간 증상

안구운동 장애 및 이로인한 복시, 안진(nystagmus), 얼굴 근육의 위약 또는 감각 이상, 어지럼증, 조화운동불능 등의 소견이 흔하게 나타난다.

5. 대뇌 증상

언어상실증(Aphasia)을 비롯한 대뇌 피질 기능 이상은 드물게 관찰된다. 병변의 크기가 클 경우 침범 부위에 따라 운동 증상 및 감각 증상 등이 나타날 수 있다.

6. 기타 증상

비교적 흔한 증상으로 정동장애, 피로, 인지기능 저하 등이 있다. MS 환자의 약 50%가 우울증을 경험하며 일부 환자(20% 미만)는 이상행복감(euphoria)을 경험한다. 피로 역시 흔한 증상으로 90%의 환자에서 나타나며 기온이 높아지거나 우울증이나 수면 장애를 동반할 경우 심해진다. 기억력 및 집중력 저하, 문제 해결 능력 저하, 정보 처리 속도 저하 등의 인지기능 저하도 흔하게 나타난다.

■ 분류

MS의 과정은 예측이 불가능하며, 이는 어떤 사람들은 이 질병에 의해 영향을 거의 받지 않는다. 또한 어떤 환자들은 급속히 진행되어 거의 불구의 상태가 되기도 한다. 임상 경과에 따라 반복적인 재발을 보이는 재발성 MS(relapsing-remitting MS, RRMS), RRMS로부터 어느 시점부터 점차적인 진행을 보이는 이차 진행성 MS(secondary progressive MS, SPMS), 급성 발병 없이 처음부터 계속적인 진행을 보이는 일차 진행성 MS(primary progressive MS, PPMS), 계속적인 진행과 급성 발병이 동반되는 진행 재발성 MS(progressive-relapsing MS, PRMS)의 4가지 형태로 분류한다.

1. 재발-이장성(완화형) 다발성 경화증(Relapsing-remitting MS, RRMS)

RRMS은 증상 악화와 완화를 반복하는 임상 경과를 보이는 가장 일반적인 형태로 재발(악화, 공격)에 대한 예측이 불가능하다. 재발의 기간 동안 새로운 증상이 나타나거나 기존의 증상이 더욱 악화되고 수일 내지 수개월간 지속할 수 있으며, 부분적 또는 전체적인 완화(회복)되기도 하고 수개월 또는 수년간 활성을 나타나지 않을 수도 있다.

2. 일차 진행성 다발성 경화증(Primary progressive MS, PPMS)

PPMS은 급성 발병 없이 처음부터 계속적인 진행을 보이는 형태이다. 이는 RRMS와는 달리 남녀 비율이 거의 같고, 발병 연령도 전반적으로 높을 뿐 아니라 치료에 대한 반응도 달라 과연 하나의 질환인지에 대한 논란이 계속되고 있다. 특히 뚜렷한 공격이 없고 느리게 발현되며 서서히 악화되는 증상을 나타내며 결함 및 장애가 누적되지만 언젠가 안정 상태가 될 수도 있고 수개월 및 수년간 지속될 수도 있다.

3. 이차 진행성 다발성 경화증(Secondary progressive MS, SPMS)

SPMS은 처음에는 RRMS로 시작했던 경우로 일정 기간 불규칙한 재발과 이환을 반복하는 형태이다. 신경계의 손상은 점차 축적되어 병의 재발 후 회복의 정도가 훨씬 줄어들거나 혹은 뚜렷한 재발 없이 마치 만성 퇴행성 질환과 같은 양상으로 계속해서 악화만을 보이게 되는 형태이다. 일반적으로 RRMS의 약 50%가 SPMS로 전환된다.

4. 진행-재발성 다발성 경화증(Progressive-relapsing MS, PRMS)

PRMS은 계속적인 진행과 급성 발병이 동반되는 형태이다.

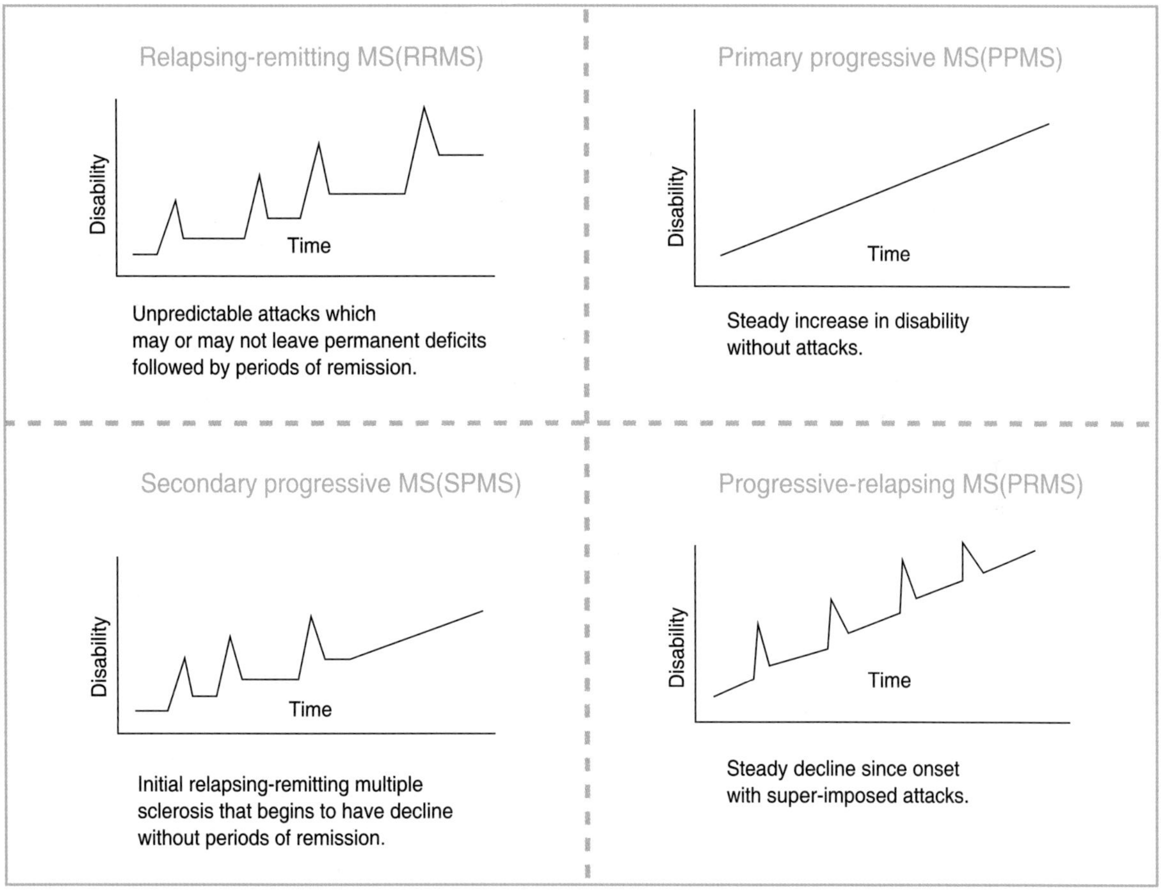

Figure 19-1. Types of Multiple Sclerosis

■ 확장 장애상태척도평가(Expanded Disability Status Scale, EDSS)

확장 장애상태척도(EDSS)는 MS 연구에서 가장 널리 사용되는 장애 평가 척도이다. EDSS는 엄격하고 표준화된 신경학적 검사를 기반으로 총 9단계의 비교적 복잡한 과정을 거치게 되어, 검사자에 따라 또는 한 검사자가 같은 환자에게 시행하였을 때마다 차이가 날 수 있어 올바르게 이해하고 측정하는 것이 중요하다.

EDSS는 MS에서 발생할 수 있는 알려진 모든 증상들을 7가지의 기능 계통(functional system, FS)으로 구분하여 등급을 측정하고 보행(ambulation) 능력을 평가하여 EDSS의 단계를 측정하게 된다. 기능 계통은 시각 기능(visual function), 뇌간 기능(brainstem function), 피라미드 기능(pyramidal function), 소뇌 기능(cerebellar function), 감각 기능(sensory function), 장과 방광 기능(bowel and bladder function)과 대뇌 기능(cerebral function)으로 구분된다.

■ 약물치료

다발성 경화증(MS)은 특히 발병초기에 발견하여 적절한 치료를 시작할 경우 진행을 늦출 수 있을 뿐아니라 거의 정상적인 생활을 할 수 있다는 점에서 조기 진단 및 치료에 대한 지속적인 관심이 필요하다. MS에 대한 치료는 크게 급성기 치료, 장기적인 질환조절치료(disease modifying therapy, DMT) 및 대증요법(symptomatic therapy)으로 나눌 수 있다.

▣ 급성기 치료

급성기(급성 시신경, 척수염, 의식장애나 뇌기능장애를 나타내는 심한 뇌병변이 있는 경우)에는 일반적으로 고용량 스테로이드제를 3~5일간 정맥투여하고, 이후 경구 투여 시작하여 2주에 걸쳐 천천히 감량하기도 한다. 스테로이드제는 증세를 완화하고 회복을 빠르게 하지만 장기적으로 병의 진행에 영향을 주는지에 대해서는 밝혀지지 않았다.

▣ 장기적인 질병완화치료(Disease modifying therapy, DMT)

DMT는 MS의 반복되는 재발 및 장애를 예방하기위해 중요하다. 19세기 후반 처음으로 interferon beta(IFN-β)가 사용되었다. 이후 MS의 자연경과와 면역병리학적 기전들이 밝혀지면서 현재는 여러 약제들이 치료에 사용되고 있다.

- 1차 약제로 분류되는 interferon-beta(IFN-β), glatiramer acetate(GA), teriflunomide, dimethyl fumarate(DMF)는 약제 간 비교 연구가 많지 않으며 연간 재발율 감소 효과에 큰 차이가 없으므로 환자의 순응도 등 개개인의 특성을 고려하여 선택한다. 하지만 충분한 기간의 치료에도 불구하고 질병활성도가 감소하지 않는 경우 혹은 부작용으로 인해 약물을 유지하기 어려운 경우에는 다른 일차 약제로 변경하거나, 활성도가 높은 경우 2차 약제로 변경한다.

- 2차 약제로는 natalizumab(국내에서는 1차 약제로 승인됨), alemtuzumab, fingolimod 등이 있으며 혈중 JCV(John Cunningham virus) 항체 여부와 부작용 등을 고려해 선택한다.

▣ 대증요법(Symptomatic Therapy)

대증요법은 MS으로 인한 여러 증상과 신경계장애를 줄여준다. 이 요법에는 경직을 줄여주는 baclofen, positive 혹은 negative myoclonus를 줄여주는 clonazepam, 뇨폐색에 도움이 되는 doxazosin(α1 blocker) 등이 있다.

■ 치료약제

DMT 약제들은 면역매개 염증반응이 주된 기전인 RRMS를 대상으로 하고 있다. 주사제로는 interferon beta(IFN-β), glatiramer acetate, mitoxantrone, 단클론항체 등이 있다. 경구제로는 fingolimod, teriflunomide, dimethyl fumarate 등이 있는데, MS은 진단하고 처음 약제를 사용하는 경우 단계적인 치료 혹은 관해요법을 시행한다.

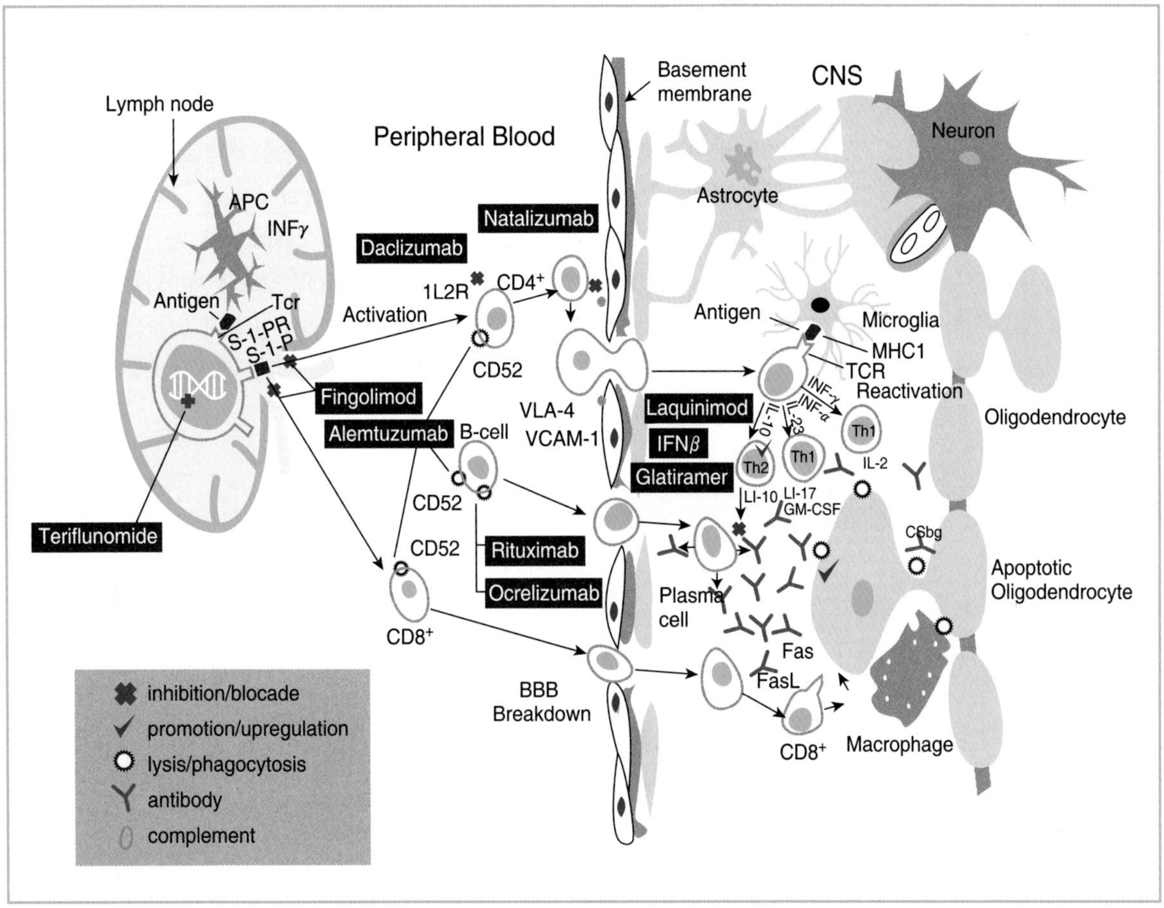

Figure 19-2. Treatment of Multiple Sclerosis

▣ 면역조절제(Immunomodulating agent)

대표적으로 interferon-β 와 glatiramer acetate(copolymer-1)가 있는데, 이 약제들은 악화와 완화를 반복하면서 중추 신경계의 여러 부위를 번갈아 가며 침범하는 양상을 보이는 RRMS에서 재발을 줄이고, 재발 시 병증을 완화시킨다.

1. Interferon beta(IFN-β)

1993년 최초로 cytokine 조절제인 IFN-β 1b가 다발성 경화증 치료제로 미 FDA 승인을 받은 이후, IFN-β 1a가 개발되어 치료에 이용되었고, 현재까지 치료효과와 더불어 우수한 내약성과 장기적인 안전성을 보여 다발성 경화증의 1차 치료제로 사용되고 있다.

IFN은 외부 침입에 반응하여 세포에서 분비되는 물질로 항바이러스효과와 항염증효과를 가진다. 이는 크게 두가지로 나누어 Type I에는 IFN-α 와 IFN-β 가 속하며 주로 섬유모세포(fibroblast)에서 분비되고 항염증효과를 갖는다. Type II에 속하는 IFN-γ 는 주로 면역에 관련되는 세포에서 분비된다.

IFN-β 가 처음 MS치료제로 도입된 것은 항바이러스효과를 얻기 위해서 였지만 이후 많은 연구를 통해 그 작용기전이 밝혀지고 있다. 우선 IFN-β 는 IFN-α 에 의해 유도되는 HLA class II 분자의 활성화를 억제함으로써 항원 발현을 저해하고 T 세포의 활성화를 막는다. 또한 IFN-β 는 co-stimulatory molecules을 비활성화시켜 T 세포의 활성화를 억제하며, 자가 반응성 T 세포가 자멸사(apoptosis)하도록 유도하기도 한다. 혈액-뇌장벽(Blood-brain barrier, BBB)에 대한 IFN-β의 효과는 T 세포가 혈관내피세포에 부착되는 것을 억제하고 뇌로 들어가는 능력을 감소시키는 것으로 생각된다.

현재 사용중인 IFN-β에는 IFN-β 1a(제품명: 아보넥스 주®, 레비프 주®), IFN-β 1b(제품명: 베타페론 주®)이 있으며, 부작용으로 흔히 주사 부위의 홍반, 통증, 부종 등 주사부위 반응(injection site reactions), 그리고 근육통, 오한 등 인플루엔자-유사 증상(influenza-like symptom)이 있으며, 드물게는 혈구 감소증(blood cytopenia), 자가면역질환 등이 있다. IFN-β 투여 중 그에 대한 중화 항체(neutralizing antibody)가 생성될 경우 IFN-β의 효과가 저하되기도 한다.

IFN-β는 재발-완화형 및 이차진행형 환자에 대해 사용되어 왔지만, 증상이 한 번만 발현된 임상적 단독증후군(clinically isolated syndrome, CIS) 환자에 투여하였을 경우에도 임상적으로 확실한 다발성 경화증(clinically definite MS, CDMS)으로의 진행을 억제한다는 일련의 임상 연구 결과가 발표되었다.

2. Glatiramer acetate(제품명: 코팍손 주, Copaxone®)

Glatiramer acetate(GA)는 IFN-β와는 전혀 다른 작용기전을 가진 약제이다. 이 약제는 4개의 아미노산(glutamic acid, lysine, alanine, tyrosine)의 무작위 결합된 합성 폴리펩티드(polypeptide)이다. 아직 기전은 명확하지 않지만 T 세포 활성을 억제하고 면역세포가 신경의 수초단백질(myelin basic protein, MBP)과 결합하는 것을 방해함으로써 면역반응을 억제하며, 손상된 신경의 재생을 촉진하는 것으로도 알려져 있다.

이 약제의 부작용으로는 주사부위 반응이 발생할 수 있고, 장기적으로 사용할 경우 부분적인 지방위축증(lipoatrophy)이 유발될 수 있다. 전신반응으로는 투여 후 수 초에서 수 분정도 지나 흉부 압박감, 호흡 곤란, 빈맥, 홍조, 심계항진 등이 발생하여 10~20분 정도 지속될 수 있으나 대부분 심각하지는 않다.

3. Mitoxantrone(제품명: 미트론 주, Mitron®)

Mitoxantrone은 세포독성제(cytotoxic agent)로 1987년 급성 백혈병에 대한 치료제로 미 FDA 승인을 받은 항암제로, 2000년 '고도의 활동성 RRMS과 SPMS 치료제'로도 승인을 받았다. 그러나 국내에는 '진행성유방암, 비호지킨림프종, 성인의 급성비림프성백혈병 및 원발성간세포암의 일시적 완화'에만 승인받았지만 허가사항을 초과하여 사용은 가능하다.

세포독성제들은 강력한 면역억제작용으로 다발성 경화증을 포함한 자가면역질환의 치료에 사용되고 있지만 면역억제와 관련된 효과와 위험성을 가지고 있다. 그러므로 급성기에서의 사용은 바람직하지만, 장기적으로 면역이 강하게 억제되면 클론(clone)의 소진과 삭제로 인해 후천성 면역관용과 같은 복구 기전들을 방해한다. 따라서 이 약제들은 기존의 면역조절제에 반응이 없는 매우 활동성이 높은 RRMS 혹은 SPMS 환자에게 주로 사용되고 있다.

이 약제는 분자량이 매우 작아 BBB를 통과하며, T 세포, B 세포, 대식세포의 증식을 억제하고, APC의 항원제시기능을 저하시킨다. 또한 염증성 cytokines의 분비를 감소시키고, T 세포의 억제기능을 항진시키며, B 세포 기능과 항체 생산을 억제하고, 대식세포와 연관된 수초 손상을 방해함으로써 다발성 경화증의 활성도를 감소시키는 기능이 있다.

이 약제는 심장독성으로 인해 일정 용량 이상은 사용할 수 없는 제한이 있다. 또한 약제 투여 수 일간 소변 색깔이 청녹색으로 변할 수 있고 눈의 흰자위도 약간의 청색을 띨 수 있다.

▣ 단클론항체(Monoclonal antibody)

이론적으로 단클론항체는 특정한 항원들을 표적으로 하는 매우 이상적인 치료법이다. 일부 약제는 진행성 다초점백질뇌병변(progressive multifocal leukoencephalopathy, PML)과 같은 심각한 부작용과 부정맥 등이 보고되어 장기 추적연구가 필요하다.

1. Natalizumab(제품명: 티사브리 주, Tysabri®)

Natalizumab은 very late antigen-4에 대한 인간화 단클론항체로 RRMS에서 재발의 빈도와 조영증강 병변을 줄이는 효과가 인정되어 2004년 11월 미 FDA의 승인을 받았다. 하지만 이 약제를 투여받은 환자에서 PML이 발생한 증례들이 보고되면서 2005년 2월 제조사 스스로 처방 사용을 철회하였다가 2006년 미국과 유럽에서 '활동성, 재발성 다발성 경화증' 에 대한 단일 치료제로 재승인을 받았으며, 국내에서도 '고활성인 RRMS의 단독 질병완화요법' 에 승인받았다.

이 약제는 백혈구 표면의 부착분자(adhesion molecule)인 alpha-4 integrin(CD49)에 결합함으로써 백혈구와 혈관내피세포가 결합하지 못하게 하여, 활성화된 T 세포가 BBB 통과를 억제시켜 중추신경계로 들어가지 못하게 하는 기전을 가지고 있다.

2. Alemtuzumab(제품명: 렘트라다 주, Lemtrada®)

Alemruzumab은 주로 T 세포와 B 세포에 많은 단백질인 CD52를 선택적으로 표적화하는 인간화 단클론항체이다. 이 약제는 다발성 경화증에서 손상된 염증과정을 일으키는 것으로 추정되는 T 세포와 B 세포의 순환을 대폭 감소시키며 다른 면역세포에 끼치는 영향은 매우 적다. 따라서 이 약제의 급성 항염증효과에 의해 즉각적으로 T 세포와 B 세포가 특이한 패턴으로 지속적으로 재증식되며, 이를 통해 잠재적으로 다발성 경화증의 질환 활성을 감소시키는 방향으로 면역체계가 재균형을 이루게 된다.

3. Ocrelizumab(오크레리주맙 주, 제품명: 오크레부스 주, Ocrevus®)

Ocrelizumab은 인간화 anti-CD20 단클론항체로 2017년 3월 미 FDA에서 '재발형 다발성 경화증 및 1차 진행성 다발성 경화증' 에 승인되었고 국내에는 아직 소개되지 않았다. 이 약제는 CD20에 결합하여 ADCC(antibody-dependent cell-mediated cytotoxicity)에 의해 B 세포르 파괴하는 면역억제제이다.

▣ 경구치료제

1. Fingolimod(제품명: 피타렉스 캡슐, Fytarex®)

Fingolimod는 2010년 미 FDA와 2011년 국내에서 'RRMS 치료제' 로 승인받은 최초의 경구용 다발성 경화증 치료제이며, 중추신경계에서 면역체계 공격을 줄이는 새로운 계열인 스핑고신 1-인산(sphingosine-1-phosphate, S1P) 수용체 조절제(modulator)이다.

이 약제는 T 세포에 있는 S1P 수용체와 결합하여 T 세포를 림프절에 잔류시킴으로써 염증부위로의 T 세포의 이동을 차단하여 치료효과를 나타낸다. 따라서 중추신경계로 이동하여 수초를 공격하고 손상시키는 T 세포의 수를 감소시킨다. 이 약제를 복용을 중지하게 되면 수 일 내 체내 백혈구 수가 증가하기 시작해 1-2개월 후엔 정상치로 돌아가게 된다.

2. Teriflunomide(제품명: 오바지오 필름코팅 정, Aubagio®)

Teriflunomide는 피리미딘 합성을 억제하는 약제로 2012년 미 FDA 승인후 '재발형 다발성 경화증(relapsing form multiple sclerosis) 치료제'로 2013년 7월 국내에서 승인되었다. 이 약제는 1일 1회, 음식물과 상관없이 복용할 수 있어 환자들의 복용편의성을 크게 개선되었다.

이 약제는 류마티스관절염치료제인 leflunomide의 활성 대사물로, 피리미딘 합성을 차단하는 dihydro-orotate dehydrogenase를 억제한다. 특히, 휴지기의 면역세포에는 영향을 주지 않으면서 다발성 경화증의 원인이 되는 T 세포와 B 세포의 활성과 증식을 선택적으로 억제하는 기전을 가지고 있다. 따라서 면역억제에 따른 심각한 부작용이 적다.

이 약제는 경구제로 주사제에 대한 순응도가 낮거나 주사부위 반응으로 투약이 어려운 경우 유용하다. 그러나 임신부에서 category X 약제로, 가임기 여성이나 남성에 투여시 주의와 모니터링이 필요하며 아직 기형아 출산에 대한 보고는 없으나 임신 2개월 전에는 약제를 중단해야 한다.

3. Dimethyl fumarate(디메틸푸르마산염, 제품명: 텍피데라 정, Tecfidera®)

Dimethyl fumarate, DMF)는 미 FDA 2013년, 유럽 EMA(2014, 국내 2016년 1월 '재발 이장성 다발성 경화증의 치료'에 승인되었다. 이 약제의 미 FDA 승인은 2개의 임상시험을 근거로 위약군 대비 다발성 경화증으로 인한 증상 악화를 지연시켜주는 것으로 나타났으며 부작용으로는 홍조, 오심, 구토 설사 등이 있었다.

또한 4년간 투여 받은 다발성 경화증 환자에서 진행성 다병소성 백질뇌증(progressive multifocal leukoencephalopathy, PML)으로 인한 사망례가 한 건 보고되었다. 따라서 환자에게 PML의 위험성을 알리고, PML로 추정되는 증상이나 징후가 나타나는 경우 이 약제를 중단하고 적절한 진단 평가를 받도록 교육해야 한다.

DMF와 그 중간대사체인 메틸푸마르산염(monomethyl fumarate, MMF)은 Nrf2[Nuclear factor (erythroid-derived 2)-like 2, NFE2L2)] 억제제인 Keap1(Kelch-like ECH-associated protein 1)을 직접 변형시켜 Nrf2 pathway를 활성화 시킴으로써 다발성 경화증 조직에서의 GSH(glutathione)의 생성을 유도하여 항산화반응을 촉진시키고, 항염증 및 세포보호 작용을 나타낸다.

20 류마티스관절염
Rheumatoid Arthritis

■ 질병에 대한 전반적인 이해

▣ 류마티스관절염(Rheumatoid arthritis, RA)

류마티스관절염(RA)은 손가락, 손목, 팔꿈 관절과 같은 말초관절의 활막에 염증 및 면역세포의 침윤, 신생혈관의 생성 등 활막염이 발생하고, 관절 연골의 파괴 및 골 손상이 진행되어 관절의 기능 손상과 변형이 나타나는 만성, 전신성, 염증성 자가면역질환이다. 관절증상 외에도 폐 침범, 골다공증, 혈관염, 신장 침범, 심장 침범 등 관절외 증상을 동반한다.

■ 자가면역질환(Autoimmune disease)

RA는 몇 가지 유전자, 환경적 요인, 면역학적인 요인 등이 서로 연관되어 다양한 임상 양상을 일으키는 자가면역질환이다. 특히 한 가지가 아닌 여러 유전자가 관여하는 복잡한 유전질환의 일종이라고 말할 수 있다.

RA를 유전질환이라고 말할 수 있는 근거는 RA이 잘 일어나는 가족력이 이미 보고되고 있고, 일란성 쌍생아의 일치율이 이란성 쌍생아 보다 4배가 높고, 특정 유전자의 검출빈도가 정상 대조군에 비하여 환자군에서 유의하게 높고, 유병률이 낮은 지역에서 높은 지역으로 이주하여도 여전히 유병률이 낮은 연구 결과들이 알려지고 있다.

연구 결과에서 anti-CCP(cyclic citrullinated peptide) 또는 류마티스 인자(rheumatoid factor, RF) 양성인 RA과 HLA-DR4의 B1 allele의 shared epitope들과 PTPN22 alleles 등과 같은 위험 유전자 등이 서로 관련이 있다고 알려져 있다.

■ 골 파괴(Bone destruction)

관절의 파괴는 RA와 관련된 cytokines(TNF-α, IL-1, IL-6, IL-17 등)들이 파골세포(osteoclast) 활성화를 일으키고 RANKL(receptor activator of NFκB ligand)의 활성화에 의해 일으키게 된다.

활막(Synovial membrane)의 염증 내부에는 여러 다른 면역세포들이 서로 상호작용을 하면서 존재하고 있다. 항원제시세포(antigen presenting cell, APC)가 T 세포 수용체(T-cell receptor, TCR)와 주조직적합복합체(major histocompatibility complex, MHC)의 상호작용에 의해 T 세포와 신호전달을 하면 T 세포 활성화가 일어나는데, 이때 CD28-B7 수용체 집단(CD80/86)을 통한 동시자극신호(co-stimulatory signal)가 필수적이다.

B 세포는 APC의 능력과 항체생성 기능을 모두 가지고 있다. T 세포로 부터의 신호와 면역복합체로 인해 활성화된 대식세포(macrophage)는 TNF-α, IL-1, IL-6와 같은 여러 가지 전염증성 싸이토카인(proinflammatory cytokine)들을 형성하게 되고 결국 세포접착분자들(cell adhesion molecules)과 다른 cytokines의 발현을 증가시킨다.

활성화된 T 세포는 T-helper 17(Th-17) 세포와 같은 표현형을 나타낸다. Th-17 세포는 IL -6 자극에 의존하고 IL-17을 생성한다. IL-17은 cytokines 생성을 유도하고 MMP 같은 효소 발생과 연골 파괴 촉진 등을 일으키고 골 파괴에 관련된 cytokines인 TNF-α, IL -1 등이 증가하여 OPG(osteoprotegerin), RANKL 등의 발현이 증가되어 뼈를 파괴하는 결과를 초래한다.

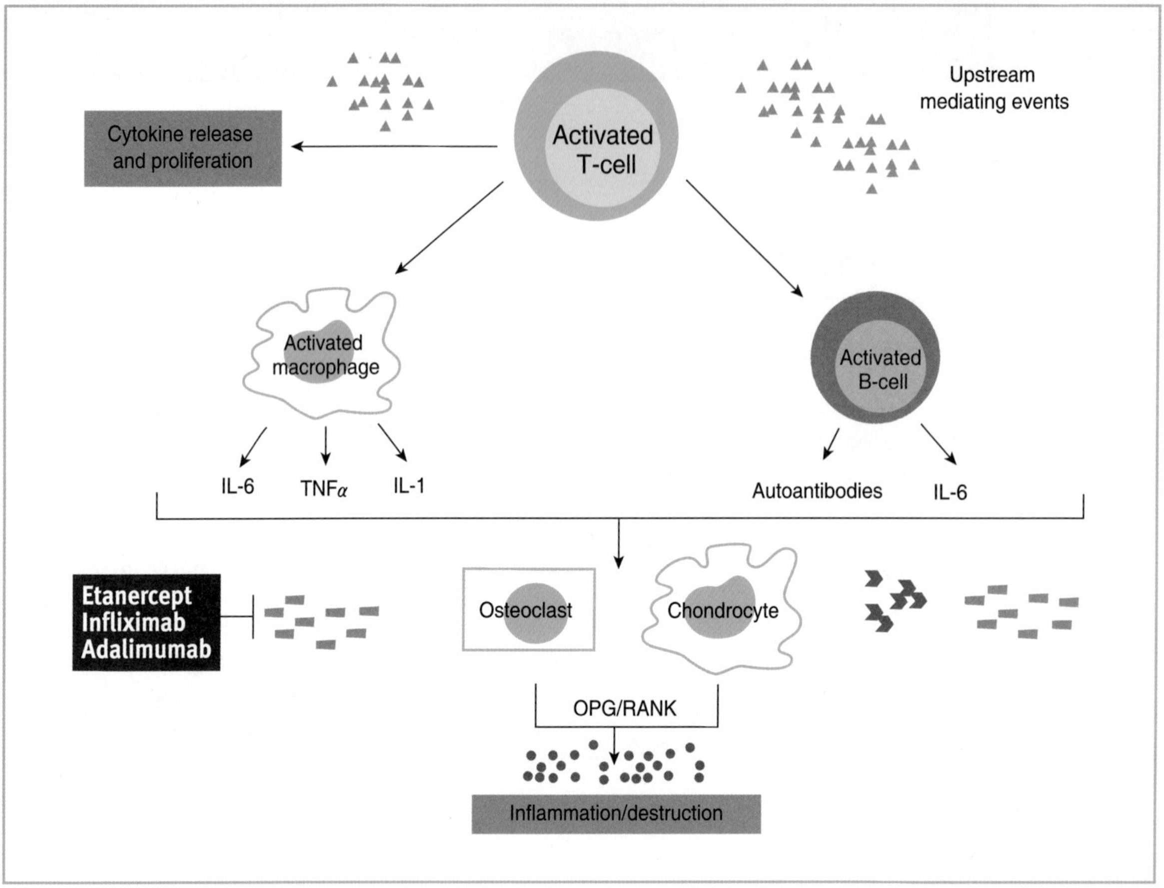

Figure 20-1. Bone Destruction

■ 진단 및 평가

RA 치료 시 각 약제들이 가장 적절히 사용하고 질환의 상태를 평가하기 위해 질환의 활성도, 기능 상태, 관절 손상 측정을 위한 타당하고 유용한 방법이 개발되었다.

RA의 질환의 활성도 평가에는 미국류마티스학회(American College of Rheumatology, ACR) response criteria, 유럽류마티스학회(European League Against Rheumatism, EULAR) response criteria 등이 사용된다. 또한 기능상태 평가는 HAQ(health assessment questionnaire) for arthritis가 많이 사용된다.

관절의 손상 정도를 평가하는 방법은 단순 방사선 사진을 통한 양적인 측정이 아직까지 표준이다. 하지만 단순 방사선 사진보다 초음파나 MRI를 통해 보다 초기에 골 미란을 발견할 수 있다. RA의 호전율(치료 성공률)은 ACR(%)으로 평가한다. 예를 들어 ACR 20은 관절염 증상에 대한 20% 이상 증상 개선도를 의미 한다.

또한 RA의 질병활성도는 EULAR 기준의 관해율(DAS 28, Disease Activity Score in 28 joints)을 사용하여 평가한다. DAS 28은 질병활성도를 결정하는 3가지 요소를 적용한 공식에 의하여 계산한다. 즉 28개 관절중 압통관절수(Tender Joint Count, TJC)와 부종관절수(Swollen Joint Count, SJC), 환자가 평가한 전반적 질병활성도(General Health, GH)를 이용한다.

DAS 28을 측정하여 DAS 28>5.1은 높음(high disease activity), 3.2<DAS 28≤5.1은 중등도(moderate disease activity), DAS 28≤3.2는 낮음(low disease activity), DAS 28<2.6은 관해(remission) 상태로 분류하며 점수가 높

을수록 질병활성도가 높은 것이다. 하지만 DAS는 복잡한 식을 이용해야 하므로 최근에는 clinical disease activity index(CDAI), simplified disease activity index(SDAI) 등을 제안하고 있다.

▣ JAK(Janus Janus Activated Kinase)

Janus(야누스)는 로마신화에서 문(gates)과 대문(doors), 문간(doorways), 처음과 끝(beginnings and endings)이자, 시작과 변화(starts and changes)를 상징하는 신이다. JAK 는 세포 내 신호전달과정은 세포 밖의 싸이토카인이 수용체와 결합하면서 일련의 kinase가 cascade로 활성화되고 전사 인자(transcription factor)가 활성화되면서 표적 유전자(target gene)가 암호화하고 있는 펩타이드 합성(peptide synthesis)을 증가시키거나 감소시키는 방향으로 영향을 나타낸다.

이러한 과정은 가역적인 단백질의 인산화(reversible protein phosphorylation) 반응에 의해 이루어진다. 즉 protein kinase와 phosphatase가 특정 단백질을 인산화(phosphorylation)하거나 탈인산화(dephosphorylation)함으로써 target protein의 기능 변화를 가져오고 결국 효소 활성도(enzyme activity)나 세포 내 위치(cellular location)를 변화시킴으로써 작용을 나타나게 된다.

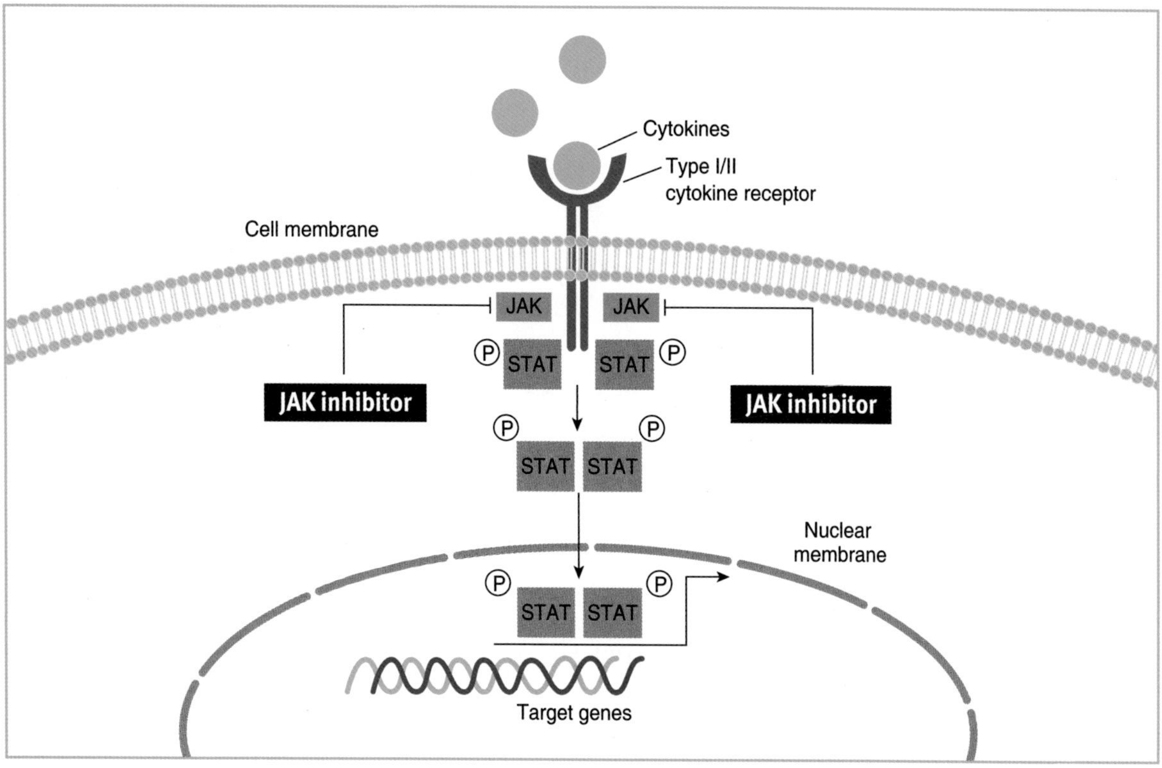

Figure 20-2. JAK-STAT Pathway

JAK는 염증성 싸이토카인(inflammatory cytokines)의 세포 내 수용체에 있으며 염증성 싸이토카인이 수용체와 결합하면서 인산화된 후 STAT와 결합해서 염증성 싸이토카인의 신호를 세포 내로 전달하는 역할을 한다. JAK-STAT 경로를 이용하는 싸이토카인은 40여종이며, class I/II cytokine과 growth factors들이 주로 이 시스템을 이용한다. JAK family에는 4종의 tyrosine kinase(JAK1, JAK2, JAK3, TYK2)가 있고 이들은 적어도 2개 이상씩 짝을 이루어 작용한다.

■ 약물치료

과거에는 휴식, 물리치료, 교육, 아스피린, 비스테로이드성항염제(NSAIDs) 등으로 일차적으로 치료하고, 치료에 반응 않거나 관절 손상 발생시, 부작용이 적은 DMARDs 부터 시작하여 강한 면역억제제로 단계적으로 올라가는 피라미드식 접근(pyramidal approach)을 사용하였다.

하지만 피라미드식 접근법이 관절의 기능적, 임상적, 방사선학적 손상을 막을 수 없고, 이차 약제의 부작용이 크게 문제되지 않았다. 따라서 질병의 진행이 빠르고 심할 것으로 예상되는 환자들을 선별하여 조기에 강력한 표적치료접근(treat-to-target appoach)을 시도하되 치료에 따르는 부작용이 적은 치료제를 선택하는 것이 약물치료의 핵심이라고 할 수 있다.

또한 RA의 진행 정도 및 예후는 환자 개개인에 따라 다양하므로 치료는 개별화되어야 한다. 이는 어떤 환자는 초기에 장기간의 관해기에 들어가는 반면, 어떤 환자는 치료 약제에 반응하지 않고 수개월 혹은 수년 내에 말기까지 진행하여 관절의 불구를 초래하기 때문이다.

치료에 충분히 반응하지 않은 환자에서 10~20년 이내에 심각한 관절 운동장애가 오며, 방사선학적 골 파괴가 환자의 70% 이상에서 질병 발생 2년 이내에 나타나며, 관절 손상이 첫 1년에 가장 급격히 진행되므로 조기 진단 및 조기의 적극적인 치료가 중요하다. 따라서 RA 치료의 궁극적인 목표는 염증을 조절하여 통증을 감소시키고 관절 손상을 예방하거나 늦추며 관절 기능을 최대한 유지함으로써 삶의 질을 향상시키는 데 있다.

RA의 약물치료에는 비스테로이드항염제(nonsteroidal antiinflammatory drugs, NSAIDs), 스테로이드제, 면역억제제(imunosuppressants), 질병완화항류마티스제(disease-modifying antirheumatic drugs, DMARDs) 등이 있다.

NSAIDs는 염증과 통증을 신속히 완화시킬 수 있지만 관절 손상을 예방하지는 못하므로 대부분의 경우 DMARDs와 함께 사용한다. 또한 NSAIDs의 종류는 다양하지만 절대적인 효과의 차이는 없으므로 개별 환자에서의 반응, 부작용 및 투여 횟수, 가격 등을 고려하여 선택하여야 한다. 특히 65세 이상 고령의 환자, 소화성 궤양 또는 출혈의 과거력이 있는 환자 및 항응고제나 스테로이드제를 사용하는 경우 위장관 부작용이 적고 선택적인 항염작용을 나타내는 COX-2 억제제 등의 투여를 고려할 수 있다.

스테로이드제는 강한 항염작용을 갖고 있어 활동성의 환자에게 통증 완화 및 관절기능의 개선 목적으로 사용한다. 하지만 심각한 부작용으로 인하여 가급적 장기적인 사용을 피하고 다음과 같은 경우에 사용할 것이 권고되고 있다. 따라서 첫째, DMARDs의 효과가 나타나기 전까지 질병 활성을 조절하는 목적으로 사용된다. 둘째, 질병 치료 중 악화가 된 경우 짧은 기간 동안 사용한다. 셋째, NSAIDs와 DMARDs를 적절하게 사용하였음에도 불구하고 RA 조절이 안 될 때 사용한다.

면역억제제로는 cyclophosphamide, azathioprine 등의 세포독성제(cytotoxic drug) 및 cyclosporine, mizoribine 등이 있다. 이들 세포독성제들은 DMARD에 비해 부작용의 빈도 및 심각도가 높은데 비하여 우월한 치료 효과는 입증되지 않았다. 다만 관절 외 증상, 특히 간질성 폐질환 및 혈관염 등 제한된 경우에만 사용되는 경향이다. 또한 tacrolimus는 calcineurin 억제제로서 최근에 사용하고 있다.

DMARDs는 크게 합성 DMARDs(synthetic DMARDs, sDMARDs)와 생물학적 DMARDs(biological DMARDs, bDMARDs로 나눌 수 있다. 다시 sDMARDs는 전통적 합성 DMARDs(conventional synthetic DMARDs, csDMARDs)와 표적 합성 DMARDs(target synthetic DMARDs, tsDMARDs)로 나눈다. 또한 bDMARDs도 생물학적 오리지날 DMARDs(biological original DMARDs, boDMARDs)와 바이오시밀라 DMARDs(biosimilar DMARDs, bsDMARDs)로 나누기도 한다.

■ 치료약제

▣ sDMARDs(synthetic DMARDs)

sDMARDs는 비생물학적(non–biologic) DMARDs라고도 하며, 질병의 경과를 변화시켜 관절 손상을 감소시키고 예방하는 목적으로 사용되며, 현재 비교적 안전하고 효과가 좋은 약제로 methotrexate(MTX)를 비롯하여 hydroxychloroquine, sulfasalazine 등이 있다. sDMARDs 중 대표적 약제는 MTX로, 단독 요법, 다른 sDMARDs와의 병합 요법, 생물학적 제제와의 병합요법 등으로 사용된다. MTX를 사용할 경우에는 시작 전에 부작용에 대한 위험인자를 평가해야 한다.

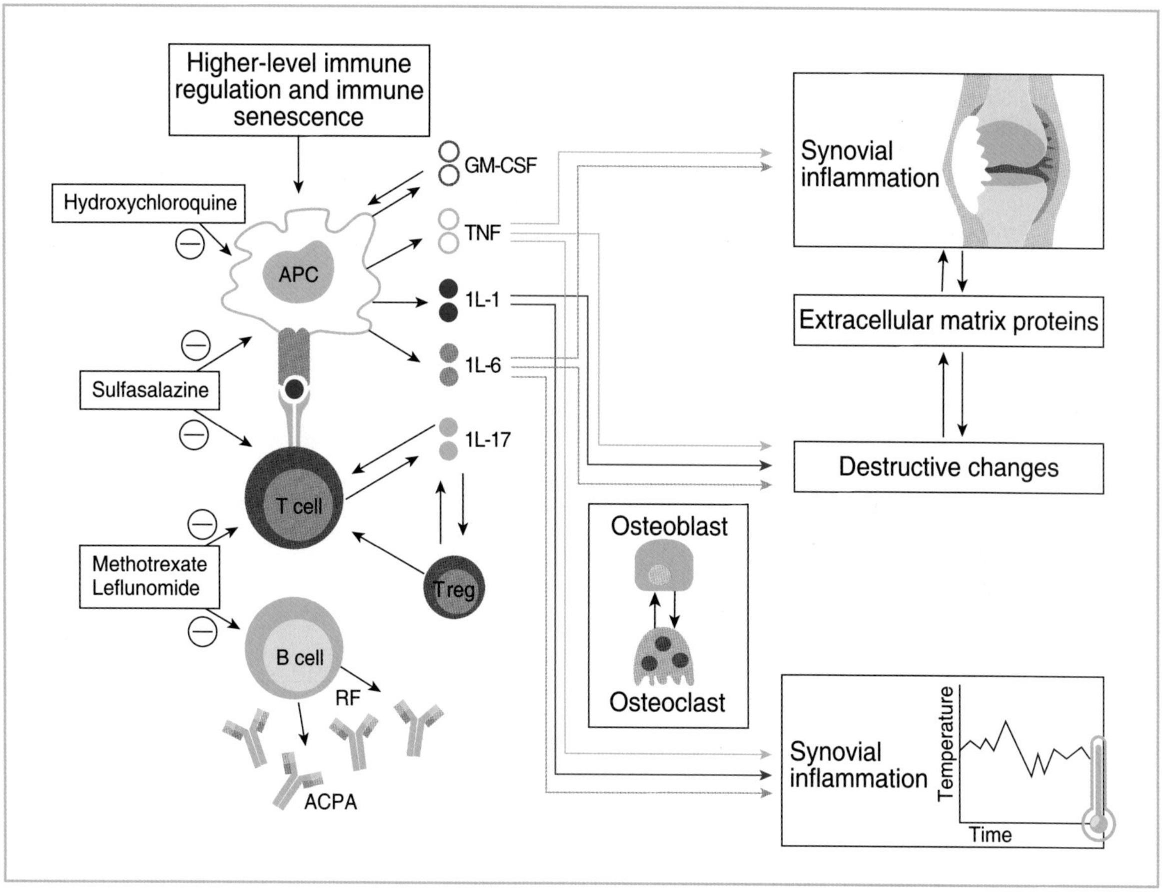

Figure 20–3. Synthetic DMARDs

sDMARDs는 단독 투여보다는 대개 2–3가지 약제를 병용 투여 한다. 일차약제에 효과가 없는 경우에는 leflunomide 등이 고려되는데, leflunomide는 pyrimidine 합성을 억제하여 효과를 나타내며, 간기능 장애 와 간질성 폐렴의 발생에 주의하여야 한다. 또한 iguratimod은 immunoglobulin과 inflammatory cytokines의 생성을 억제하는 약제이다.

sDMARDs의 독성이 NSAIDs 장기 사용시 위장관 출혈 등의 부작용에 비하여 크지 않다는 점과 RA 발병 첫 2~3년 이내에 골 미란이 발생한다는 연구 결과는 조기치료의 중요성을 강조한다. 따라서 RA의 진단이 확실히 내려지는 순간부터 sDMARDs를 사용할 것이 권장되고 있다.

sDMARDs는 공통된 특성이 있다. 대체적으로 임상적 효과가 나타나는데 NSAIDs에 비해 오랜 시간이 요구되고 약제의 적절성 여부를 평가하는 데도 상당한 기간이 소요된다. 또한 각각의 sDMARDs는 약제마다 특이한 독성 및 부작용이 있어 세심한 주의가 요구된다.

이러한 약제들의 특이성으로 인해 환자의 전신상태에 따라 약제의 선택이 달라질 수 있다. 대개 RA가 경한 경우는 안전성에 기초하여 부작용이 적은 hydroxychloroquine, sulfasalazine 등을 초기 약물로 많이 선택하며 류마티스성 인자(rheumatoid factor, RF) 역가가 높고, 골 미란, 관절 외 증상 등이 나타나는 심한 RA의 경우 다른 금기사항이 없는 한 MTX가 일차적인 약제로서 선호된다.

▣ bDMARDs(biological DMARDs)

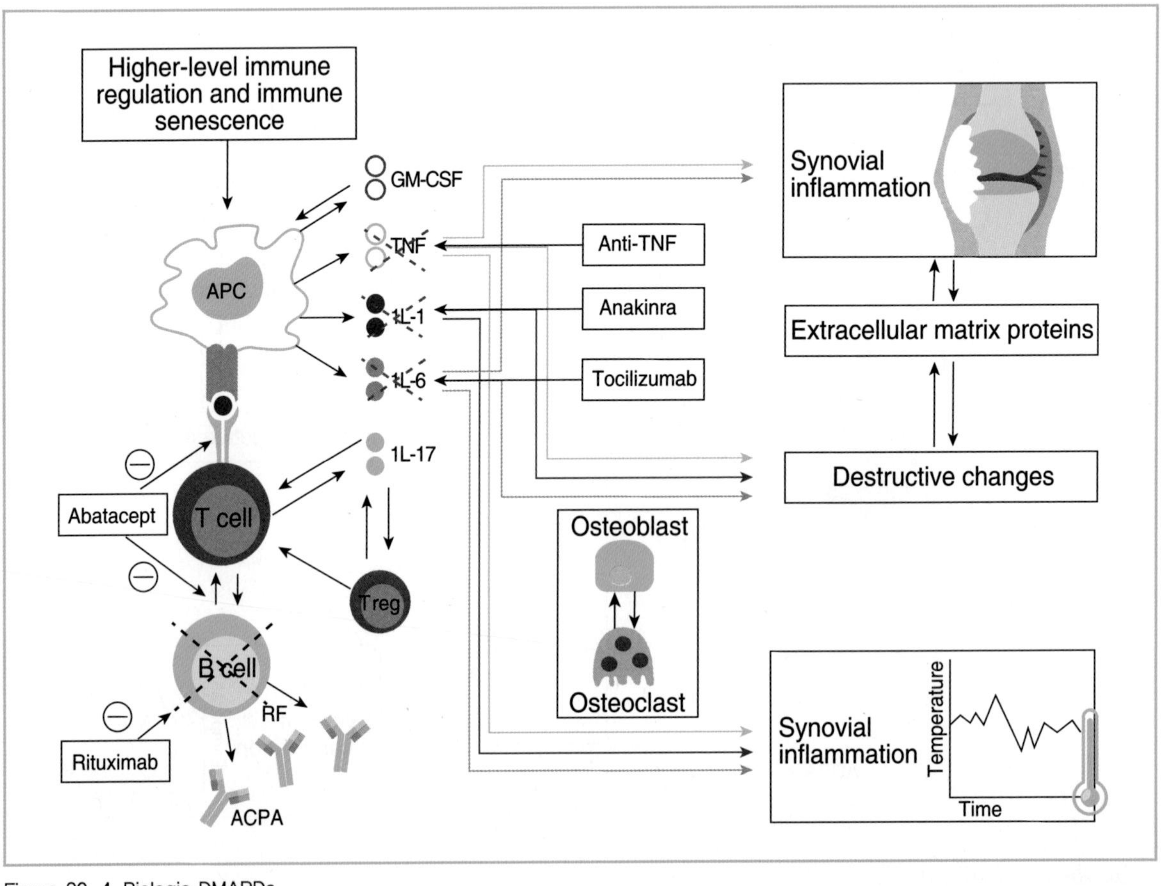

Figure 20-4. Biologic DMARDs

bDMARDs는 RA 발병에 관여하는 물질이나 세포의 기능을 유전자 재조합 기술을 이용하여 차단하는 생물학적 제제를 말하며, 항체 또는 그 유사물질들이 이에 해당한다. 이들 약제들은 전(前)염증성 싸이토카인(proinflammatory cytokines)들의 기능을 차단하거나 항염 싸이토카인(anti-inflammatory cytokines)들의 기능을 증가시켜 침범된 조직의 염증과 파괴를 억제하는 작용을 한다.

1990년 후반부터 bDMARDs는 MTX와 병합요법을 권고하고 있는데, 이는 MTX 단독 투여에 비해 중증이거나 만성 경과를 보이는 환자, 중증 활성도를 보이는 환자에서 관절 파괴의 진행을 억제하거나 예방할 수 있다. bDMARDs에 의한 표적치료(targeted therapy)는 질병을 유발하거나 악화시키는 병적인 물질을 찾아 표적으로 삼고 그 활성을 선택적으로 억제하거나 차단하는 치료법이라 할 수 있다.

표적치료는 정상세포의 손상을 최소화하면서 선택적으로 병소 부위에만 공격하기 때문에 효과를 극대화 시키고 부작용은 최소화 할 수 있다. 하지만 특정 표적인자가 나타나지 않는 경우에는 효과가 나타나지 않을 수 있고 지속적으로 약제를 투여하다 보면 내성이 생길 수 있으며 매우 고가라는 점도 문제이다.

처음 표적치료의 대상은 싸이토카인 종양괴사인자(tumor necrosis factor, TNF)-alpha이였다. TNF는 1960년대, 인체 내에서 암세포에 대한 독성 작용이 있는 물질이 자연적으로 생성된다는 사실이 알려져 '종양괴사인자' 라는 명칭을 얻게 되었다.

1990년대, TNF의 특정 타입인 TNF-α가 염증성 관절질환에서 염증반응 촉발한다는 것을 밝혀지면서 TNF-α에 대한 단클론 항체(monoclonal antibdy)인 infliximab(제품명: 레미케이드 주, Remicade®)이 개발되었다.

현재까지 개발된 bDMARDs는 목표로 하는 물질과 세포에 따라 싸이토카인의 기능 을 억제하는 약제, T 세포(림프구)의 활성을 차단하는 약제, 발병 기전에 관여하는 특정 세포군을 제거하는 약제로 크게 구분할 수 있다.

1. Cytokines의 기능 을 억제하는 약제(cytokine 억제제)

Cytokine 억제제는 RA의 발병 기전에 관여하는 TNF-α, interleukin-1(IL-1), IL-6 등의 생체 내에서의 기능을 억제하는 작용을 한다.

Anti-TNF제에는 infliximab, adalimumab(제품명: 휴미라 주, Humira®), certolizumab(제품명: 퍼스티맙 주, Perstymab®), golimumab(제품명: 심퍼니 주, Symponi®) 등이 있고, type II TNF receptor-Fc fusion protein으로써 etanercept(제품명: 엔브렐 주, Enbrel®) 등이 있다. 이 약제들은 soluble cytokine을 neutralization(중화)함으로써 TNF가 수용체에 결합을 차단한다.

IL-6 억제제에는 tocilizumab(제품명: 악템라 주, Actemra®)은 IL-6가 부착할 수용체에 미리 결합합하여 IL-6의 염증성 반응을 나타내지 못하도록 하는 차단한다.

2. T 세포의 활성을 차단하는 약제(T 세포 억제제)

T 세포 억제제는 RA의 활막 내에 있는 활성화된 T 세포는 단핵구, 대식세포, B 세포, 활막세포 및 파골세포의 활성에 관여하여 관절염의 진행에 관여하는 조정자의 역할을 한다. T 세포의 활성은 CD28-CD80/CD86 작용에 의해 좌우되는데, 유전자 재조합 CTLA-4(Cytotoxic T Lymphocyte Antigen-4)-Ig fusion protein인 abatacept(제품명: 오렌시아 주, Orencia®)는 이들 작용을 차단하여 T 세포의 활성을 억제하고, 2차적으로 다른 염증 현상을 억제하는 작용을 하며 TNF 억제제에 반응하지 않는 환자에 사용한다.

3. 발병 기전에 관여하는 특정 세포군을 제거하는 약제(B 세포 억제제)

B 세포는 항체를 생성하는 기능뿐만 아니라 자체적으로 다양한 염증성 싸이토카인을 분비할 수 있으며 HLA-Class II molecule을 통하여 T 세포를 활성화시키는 항원제시세포(antigen presenting cell, APC)의 기능도 가지고 있다.

RA의 활막 내에 있는 일정 부분의 B 세포는 RA의 진행에 관여하고 있으므로 B 세포의 여러 표면항원 중에서 premature B cell에서부터 activated mature B cell에서 발현되는 CD20를 표적으로 억제하는 anti-CD20 chimeric monoclonal antibody인 rituximab(제품명: 맙테라 주, Mabthera®)이 있다.

지금까지 개발되어 온 대부분의 bDMARDs는 cytokines을 표적으로 하는 monoclonal antibody 또는 soluble fusion protein 제제였다. 이들 약제들은 세포 밖 cytokines인(extracellular cytokines)과 결합하여 이를 직접 억제하거나 cytokines이 그들의 수용체에 결합하는 것을 억제하는 작을 한다. 그러나 tsDMARDs는 JAK 활성과 JAK-STAT 경로를 통한 세포 내 신호전달(intracellular signaling)를 조절하는 작용하는 합성 소분자물질(synthetic small molecule)이다.

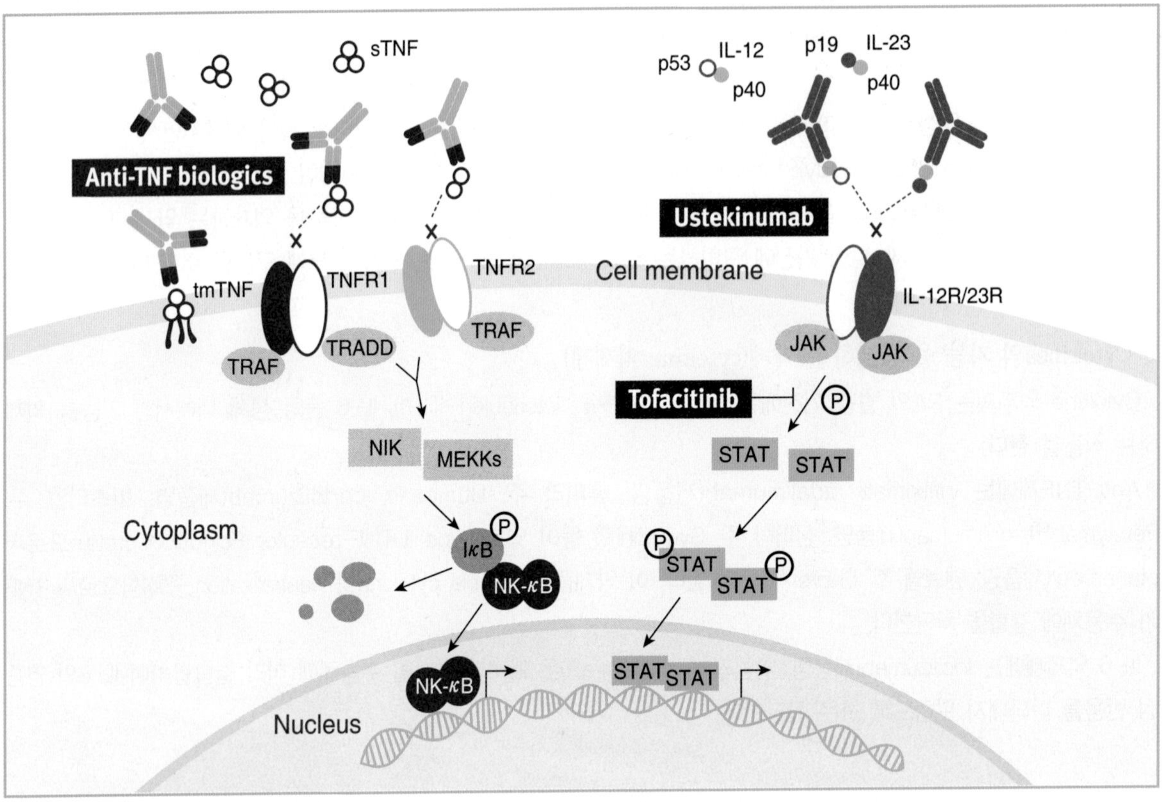

Figure 20-5. Targeted RA Therapy

▣ tsDMARDs(Target Synthetic DMARDs)

■ 신약

Tofacitinib(토파시티닙, 제품명: 젤잔즈 정, Xeljanz®)

Tofacitinib은 Janus activated kinase(JAK) 분자를 선택적으로 차단하는 경구용 소분자억제제로 2012년 미 FDA와 2014년 국내에서 '메토트렉세이트에 적절히 반응하지 않거나 내약성이 없는 성인의 중등증 내지 중증의 활동성 류마티스관절염의 치료에 단독투여 또는 메토트렉세이트나 다른 비생물학적 항류마티스제제(DMARDs)와 병용투여' 에 승인받았으며, 생물학적 항류마티스제제 또는 아자티오프린 및 사이클로스포린과 같은 강력한 면역억제제와 함께 사용해서는 안 된다.

이 약제는 염증성 싸이토카인이 사용하는 세포 내 신호전달경로인 JAK 경로(JAK1, JAK2, JAK3와 소량의 TyK2)를 억제하여 염증성 싸이토카인의 증가를 억제시키는 경구용 small molecule multi-kinase 억제제로 특히 JAK1과 JAK3를 차단한다. JAK1은 IL6와 interferon-γ 의 신호전달에 관여하며, JAK3는 γ 사슬을 공통적으로 갖는 염증성 싸이토카인(IL2, IL4, IL7, IL9, IL15, IL21)의 신호전달을 차단한다.

21 건선·건선성 관절염·강직성 척추염
Psoriasis·Psoriatic Arthritis·Ankylosing Spondylitis)

■ 질병에 대한 전반적인 이해

▣ 건선(Psoriasis)

건선은 피부의 각질세포가 너무 빨리 증식되어 각질층이 비정상적으로 두꺼워지는 만성 염증성 피부질환으로 면역체계가 피부를 외부물질로 오인, 공격하는 일종의 자가면역질환으로 믿고 있다. 특히 피부에 경계가 뚜렷하고 크기가 다양한 붉은색 구진이나 발진이 반복적으로 발생한다.

따라서 건선의 정확한 발병 원인은 확실하지 않지만, 비정상적으로 T 세포의 활동성 증가에 의한 과다한 면역물질이 피부의 각질세포를 자극해 각질세포의 과다한 증식과 염증을 일으키는 것으로 알려져 있다.

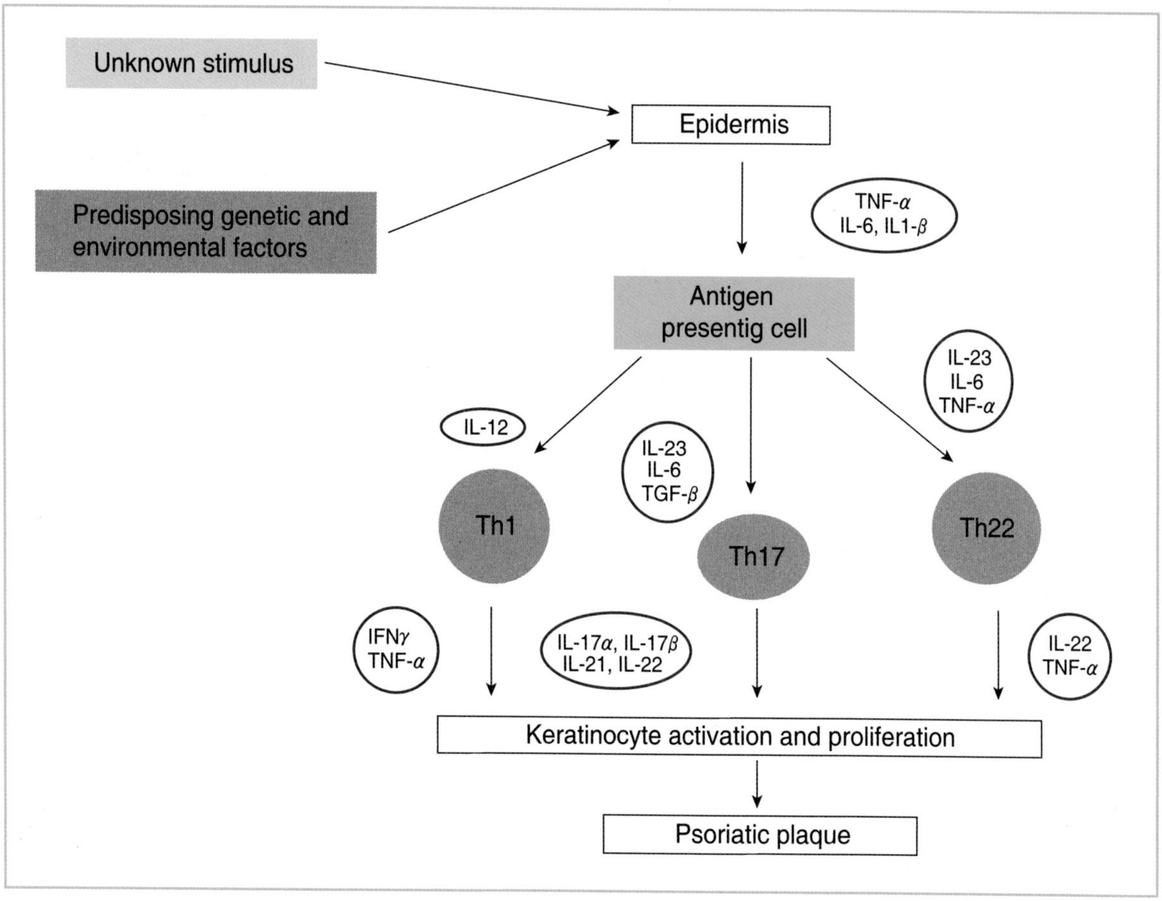

Figure 21-1. Pathogenesis of Psoriasis

그중 판상 건선(plaque psoriasis)은 가장 흔한 형태의 건선으로 건선환자의 80%를 차지한다. 특징적으로 팔꿈치, 무릎, 두피, 등 피부의 어느 부위에서 나타날 수 있는데, 처음에 작은 붉은 점으로 나타나 점차 커져서 눈에 잘 띄는

붉게 솟아오른 판과 같은 모양으로 변한다. 이 반점들은 벗겨지기 쉽고 은백색의 겹겹이 쌓인 죽은 각질세포(인설)들로 덮여 있고, 인설들은 피부로 부터 느슨해 끊임없이 떨어지며, 환부는 매우 건조하고, 통증과 가려움과 피부가 갈라지는 증상을 나타낸다.

판상 건선은 여러 인자에 표피가 자극을 받으면 항원제시세포(antigen presenting cell, APC)에서 Th1, Th17, Th22을 생성시켜 각질세포를 활성 및 증식시켜 경로를 이루게 되면서 발생한다.

▣ 건선성 관절염(Psoriatic Arthritis, PsA)

건선성 관절염(PsA)은 건선이 있는 환자에서 발생하는 관절염으로 처음에는 류마티스관절염이나 척추염의 한 변형이라고 생각하였다. 그러나 1950년대 이후 건선성 관절염은 류마티스성 인자 음성, HLA B27 양성, 부착부염(enthesitis)과 척추염 등을 나타내고 류마티스성 결절이 동반하지 않으므로 류마티스관절염과 다른 독립된 질환으로 간주되고 있다.

따라서 PsA은 건선 환자에서 생기는 인대, 건, 근막, 척추 및 말초관절의 자가면역성질환으로, 피부 또는 조갑의 건선이 동반된 염증성 관절염이다.

▣ 강직성 척추염(Ankylosing Spondylitis, AS)

강직성 척추염(AS)은 척추의 인대나 힘줄에 만성 염증이 발생하면서 등과 허리가 서서히 굳어지는 척추관절병증(spondyloarthropathy)이다. 척추관절병증은 혈청 류마티스성 인자 음성이면서, 척추염 및 천장관절염(sacroilitis), 비대칭적 말초관절염, 건이나 인대가 뼈에 붙는 부위의 염증인 부착부염(enthesitis), 관절외 증상으로 염증성 안질환이나 피부점막 병변을 동반한 경우 등의 특징을 가지고 있다.

▣ IL-17

IL-17은 전염증성(pro-inflammatory) cytokine으로 IL-17A부터 IL-17F까지 6가지 종류가 있는데, 이중 IL-17A이 전형적인 타입(prototype)이다. T 세포인 naïve CD4+(T naïve)는 TGF-β (transforming growth factor), IL-6 그리고 IL-1β의 존재하에 Th17를 분화시키고 Th17세포는 IL-17 cytokine을 생성한다. 이때 IL-17의 생존과 활성은 IL-23에 의해 조절된다.

T 세포에서 분화된 Th17에서 생성된 IL-17A는 IL-17A 수용체에 결합하여 각질형성세포(keratinocyte, KC)의 과분화시키고 건선 병변을 두껍게 한다.

■ 약물요법

▣ 건선

건선의 치료에는 크게 국소치료(topical therapy), 전신치료(systmic therapy)가 있으며, 건선의 병인에 근거하여 생물학제제(anti-TNF제, anti-IL제)들이 개발되었다. 그 외에, 효과는 높이고 부작용은 감소시키는 복합요법이 있고, 각종 치료법을 순환하며 사용하는 순환요법이 있다. 그러나 이들 치료법들은 모두 장·단점을 가지고 있으므로 환자의 여러 면을 고려하여 치료방법, 시기 등을 적절히 잘 선택하여야한다

PASI(Psoriasis Area and Severity Index)는 병변의 침범면적과 병변의 중증도(intensity)를 결합시킨 일종의 복합지

수(composite index)이다. PASI는 건선 병변의 붉어짐, 인설(각질), 두께의 분포범위를 계산하여 건선 침범부위 심각성 정도를 측정하는 지표로 치료제의 효능을 평가하는 척도이다.

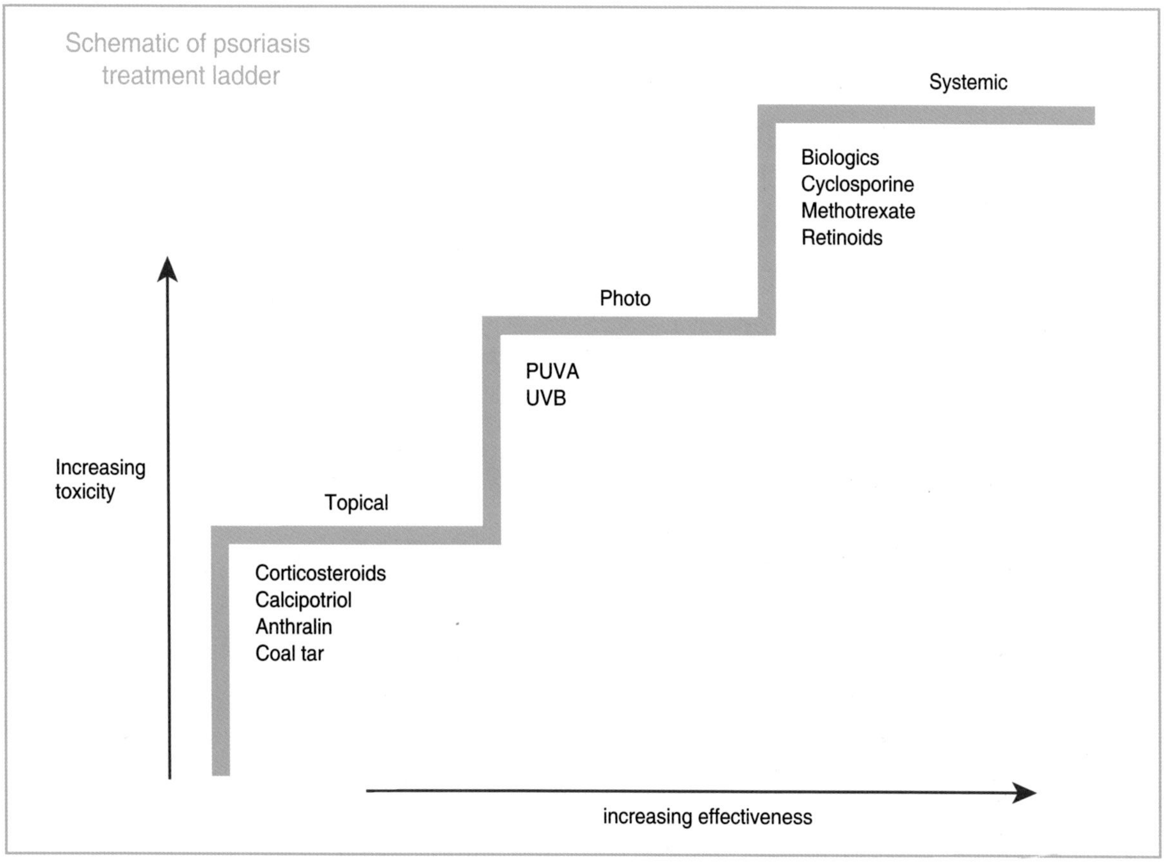

Figure 21-2. Schematic of Psoriasis Treatment Ladder

Table 21. PASI(Psoriasis Area and Severity Index)

Degree of severity (per body region)	Values given
No symptoms Slight Moderate Marked Very marked	0 1 2 3 4
Surface area involved	Values given
Less than 10% 10 - 29% 30 - 49% 50 - 69% 70 - 89% More than 90%	1 2 3 4 5 6
PASI=0.1(Eh+Ih+Dh)+0.2(Eu+Iu+Du)+0.3(Et+It+Dt)+0.4(El+Il+Dl)	E: erytheman, I: infiltration D:desquamation h: head, u: upper limbs, t: trunk, l: lower limbs

PASI는 개별 병변의 중증도를 홍반, 두께 및 인설의 3개 분야로 나누어 각각 0–4단계까지 5단계로 구분하고, 병변의 침범면적을 6단계로 구분하여 각각에 할당된 가중치를 합산하는 방식을 택하고 있다. 따라서 PASI 점수는 0–72까지 나올 수 있다.

▣ 건선성 관절염(PsA)

PsA의 일반적인 치료원칙은 경도의 관절염만 있는 경우 비스테로이드성항염제(NSAIDs) 또는 관절강 내 스테로이드 주사(intra–arrticular steroid)로 먼저 시작하고, NSAIDs에 반응하지 않거나 처음부터 다발성 관절염이나 골미란을 동반한 심한 관절염이 있을 경우 non–biologic DMARDs를 사용한다.

약물요법으로 methotrexate나 sulfasalazine을 우선적으로 선택하며, 이들 약제로 3개월 이상 치료하여도 호전이 없을 경우 leflunomide 또는 cyclosporine 단독, 또는 methotrexate와 병용한다. 이와 같이 적극적인 DMARDs 치료를 6개월 이상 시행함에도 불구하고 활동성의 관절염이 있을 경우 TNF inhibitor(anti–TNF제)의 사용을 고려한다.

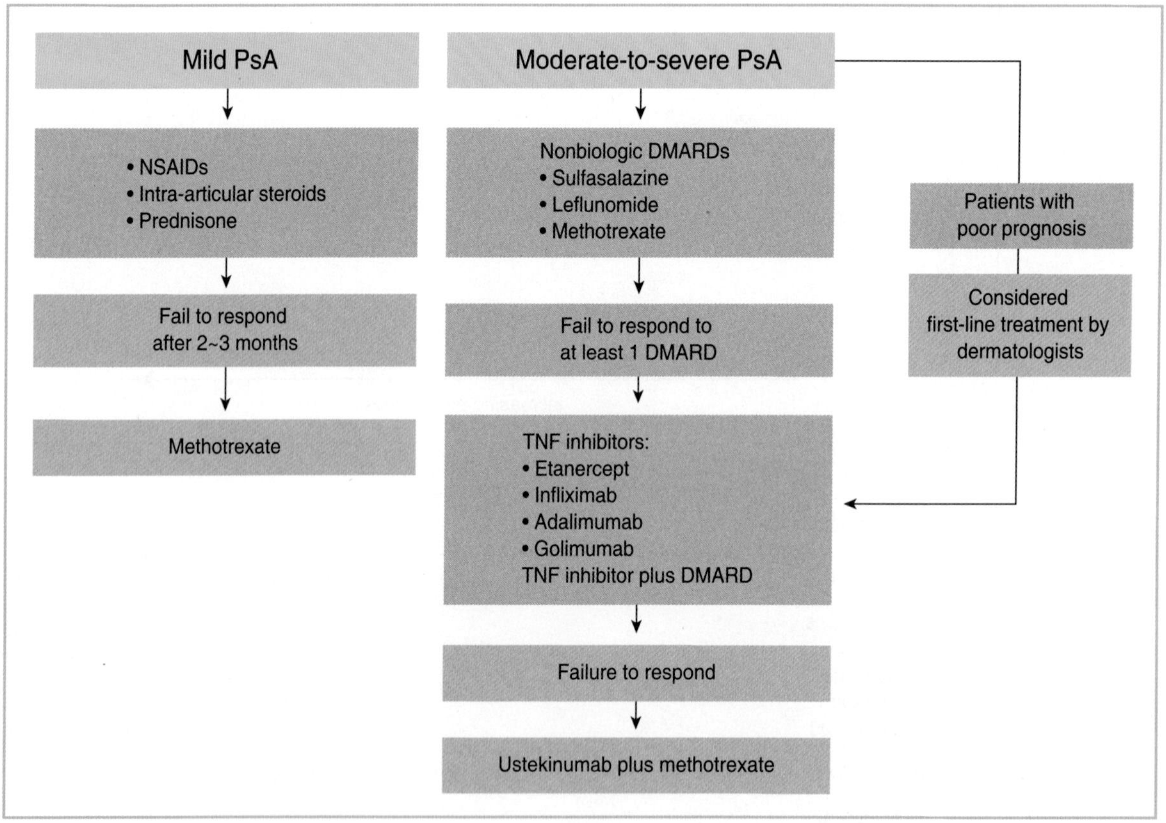

Figure 21–3. Management of Psoriatic Arthritis

▣ 강직성 척추염(AS)

AS의 치료에 있어 주로 NSAIDs를 사용하고, DMARDs와 스테로이드제는 효과가 크지 않았기 때문에, 조기 진단을 하여도 치료 방향 결정에 큰 도움을 주지 못한다. 최근 anti–TNF제가 등장하면서 과거에 비해 획기적인 치료효과를 보여주고 있다.

▣ 국소치료(Topical Therapy)

건선의 경증의 치료로 흔히 선택되는 방법으로 외용제(연고나 크림, 또는 로숀제 등의 국소용제를 환부에 바르는 방법) 사용과 광 치료법 및 광화학 치료법이 있다.

■ 외용제

외용제는 건선 환자의 필수 치료제로 건선의 증상 조절에 가장 먼저 그리고 가장 많이 사용된다. 특히 경증 건선은 외용제 단독으로도 좋은 효과를 보는 경우가 많은데, 소화 장애나 간, 신장 장애 등 전신 질환이 있는 환자에서 더욱 그러하다. 외용제로 스테로이드, anthralin, tar제, 비타민 D 유도체(calcipotriol, calcitriol), 비타민 A 유도체(tazarotene) 등이 있다. 그 외 salicylic acid과 같은 각질용해제(keratolytics)와 피부연화제(emollients)도 사용된다.

■ 광 치료법 및 광화학 치료법

건선 치료에서 외용제가 필수적이지만, 건선이 전신에 퍼져 있는 경우 광 치료법 및 광화학 치료법이 사용된다. 광 치료법은 자외선 B(UVB)를 방출하는 인공 등(light)을 만들어 환부에 쪼이는 방법이다. 광화학 치료법은 광감작 약제를 복용하고 자외선 A(UVA)를 쪼이는 방법이다.

▣ 전신치료(Systemic Therapy)

1. Retinoid(건선에만 사용)

Retinoid는 비타민 A와 자연 또는 합성 비타민 A 유도체를 총칭한다. 비타민 A의 합성 유도체는 1960년대 후반부터 본격적으로 개발되기 시작하였으며, 현재 임상에서 사용중인 합성유도체는 tretinoin(all-trans-retinoic acid), isotretinoin, etretinate, acitretin 등 4가지이다. Etretinate는 1972년에 처음 합성되었고 80년대 후반에는 acitretin이 합성되었으며 그 후 건선 치료 효과가 입증되었다.

이 약제들의 주요 작용기전은 DNA의 합성을 억제하여 세포의 증식을 억제하고 분화를 조절한다. 또한 항염증 작용을 일으키며, 호중구의 표피이동 억제, 호중구의 활성 억제와 화학주성을 억제한다. 이 약제들은 태아 기형을 유발할 수 있으므로 임산부와 수유중인 여성은 절대로 해당 약제를 복용해서는 안 되며, 임신 가능성이 있는 여성 역시 주의하여야 한다. 또한 일시적으로 콜레스테롤 및 중성지방 수치가 증가할 수 있으므로 고지혈증 및 지방 대사 관련 질환자도 주의하여야 한다.

2. 비스테로이드성항염제(Non-steroidal anti-inflammatory drugs, NSAIDs)

건선성 관절염의 경우 보통 비선택성 NSAIDs 또는 선택성 COX-2 억제제로 시작하는데, 말초관절염과 척추염 모두에 효과적이다. 강직성 척추염의 경우 NSAIDs의 지속 투여가 질병의 진행을 방지하는데 유효하지만 비활동성인 환자의 지속 투여여부는 아직까지 결론이 없는 상태이며, 염증성 장질환이 동반된 경우에는 NSAIDs 사용을 주의하여야 한다.

3. 스테로이드제

건선성 관절염의 경우, 국소 스테로이드 주사는 말초관절염이나 통증이 있는 골부착염(enthesitis)에 도움이 되는 것으로 되어 있으나 전신 스테로이드의 투여는 추천되지 않는다.

4. Cyclosporine

Cyclosporine은 면역억제제로 1979년 처음 건선 치료에 대한 효과가 보고되었다. 건선은 T 세포 활성화에 의해서 각질형성세포의 증식이 일어나게 된다는 면역학적 병인론이 대두되었다.

이 약제는 T 세포 활성을 억제하는 기능이 있으며 건선에 사용하는 경우 저용량으로 치료 효과를 기대할 수 있고 약제의 용량을 줄임으로써 부작용 발생 위험을 줄일 수 있다.

5. Disease modifying antirheumatic drugs(DMARDs)

DMARDs는 주로 NSAIDs에 반응하지 않을 경우에 사용된다. 또한 초기에 다발성 관절염으로 발현하는 환자의 경우에도 DMARDs를 조기에 시작하는 것이 유리하다. DMARDs는 관절의 변형이나 방사선 검사 상 골미란과 같은 중증 관절염의 경우에는 반드시 사용하여야 한다.

건선성 관절염에 사용하는 약제에는 methotrexate sulfasalazine, cyclosporine, leflunomide 등이 있다. 그러나 이들 전통적인 DMARDs가 단기적으로 관절의 염증을 감소시키는 것은 확인이 되었으나 이들 약제가 장기적으로 관절파괴를 지연시키는지에 대한 근거는 아직 없다.

1) Methotrexate(MTX)

Methotrexate는 retinoid와 PUVA(Psoralen + UVA) 요법이 소개되기 전 중증 건선, 박탈성 건선, 전신성 농포성 건선 등에 거의 40년간 중증 건선의 치료제로 사용되어 왔다.

이 약제는 DNA 합성에 필수적인 dihydrofolate reductase를 억제하여 DNA 합성을 억제하며 그 결과 세포주기의 S-phase를 억제하게 되므로 건선에서 증가되어 있는 각질형성세포의 증식을 억제한다.

이 약제는 건선성 관절염에 실제 임상에서 가장 많이 사용하지만, 강직성 척추염에서는 현재까지 충분한 임상 근거가 없고, ASAS(Assessment of Spondyloarthritis International Society) 권고 사항에서도 추천하지 않고 있다.

이 약제는 간독성, 신독성 부작용을 유발할 수 있으므로 간장애, 신장애가 있는 환자들은 주의하여야 하며, 임산부나 임신 계획이 있는 여성 모두 복용이 금기이다. 임신 계획이 있는 남성도 3개월 전부터는 복용을 중단해야 한다.

2) Sulfasalazine

Sulfasalazine은 건선성 관절염을 포함한 혈청 음성 척추관절병증의 척추외 관절염에 효과적이며, 특히 건선성 관절염의 피부증상도 호전시킨다. 강직성 척추염의 경우 염증성 요통의 치료에 권장되지 않고, 말초 관절염이 동반된 경우에만 추천된다.

이 약제는 위장관계 부작용 등으로 중단하는 경우가 흔하며, 백혈구 감소증과 sulfa제의 과민반응도 나타날 수 있다.

3) Leflunomide

Leflunomide는 건선성 관절염의 경우 methorexate에 반응이 없는 환자들에게 추천된다. 하지만 강직성 척추염의 경우에는 추천하지 않는다.

6. 생물학적제제(Biologics)

생물학적제제는 피부 또는 근육에 주사하거나 점적하는 치료법으로, 다른 치료법으로 T면역세포의 면역 매개 물질인 TNF-α 를 억제하는 anti-TNF제와 interleukin을 억제하는 anti-IL제가 있다.

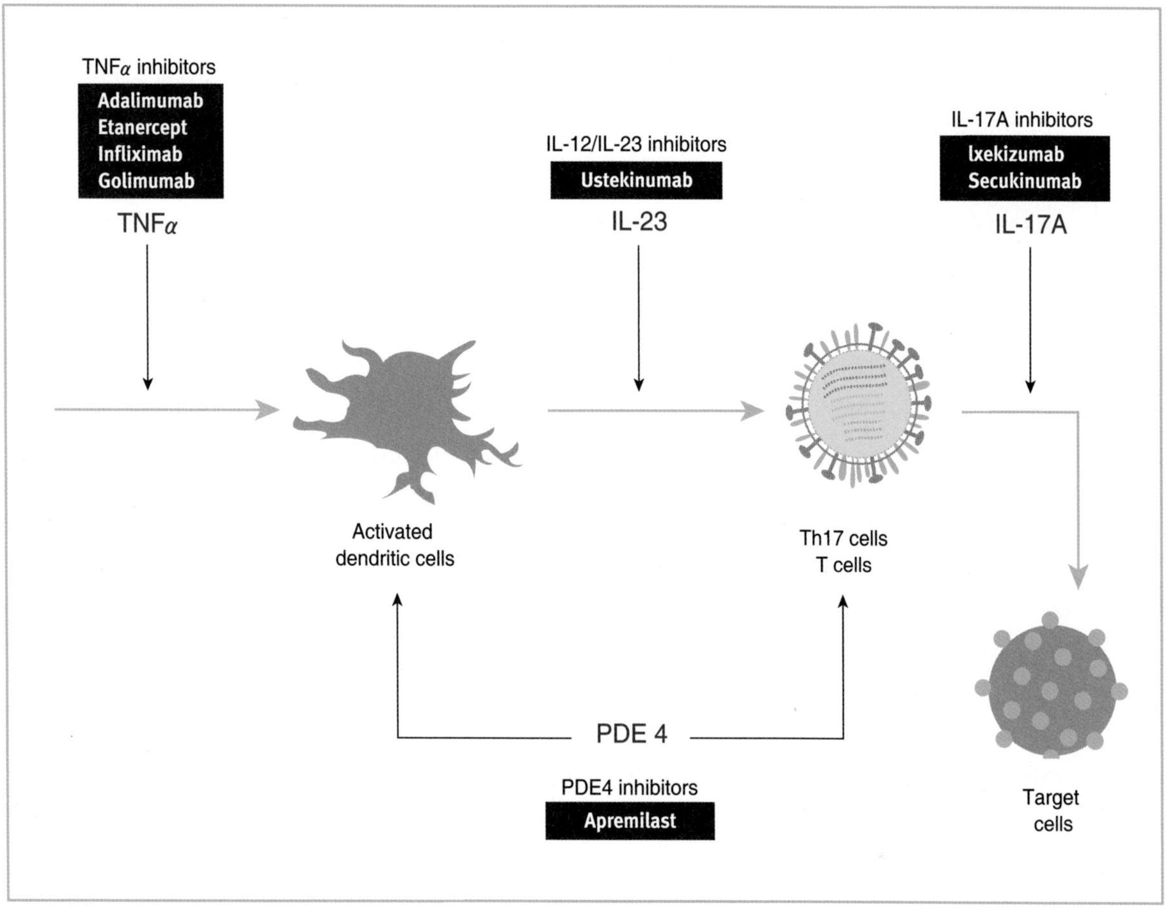

Figure 21-4. Pathogenesis-based Approach to Treatment of Psoriasis, Psoriatic Arthritis

■ 치료약제

Anti-TNF제

지난 10년간 anti-TNF제(또는 TNF 단클론항체)를 이용한 류마티스관절염의 치료는 눈부시게 발전하였다. 이에 따라 단클론항체는 키메릭 항체(chimeric antibody)에서 완전 인간형 항체(fully human antibody)로 발전하면서 면역반응을 최소화 시켰다. 단클론항체는 염증성 cytokine 또는 cytokine 수용체를 표적으로 중화시키거나 공동자극(co-stimulation) 분자를 억제하여 세포용해(cytolysis), 세포 자멸사(apoptosis)를 유도한다.

현재까지 보고되어 있는 anti-TNF제의 부작용은 약제에 따라 차이가 있으나 잠복결핵의 재활성화, 중증 감염 및 기회 감염의 증가, 탈수초성 신경질환, 주사부위 홍반, 두드러기, 소양증, 루푸스양 피부질환, 건선양 피부질환 등이 있다.

1. Infliximab(제품명: 레미케이드 주, Remicade®)

Infliximab은 가장 먼저 개발된 TNF-α에 대한 키메라 단클론항체로 반복적으로 장기간 투여할 경우 약제에 대한 항체가 생성하여 효과가 감소할 수 있다.

2. Adalimumab(제품명: 휴미라 주, Humira®)

Adalimumab은 TNF-α 에 대한 재조합 인간형 IgG1 단클론항체로 항체의 constant 및 variable region 모두가 인간 단백질로 이루어져 있다.

3. Etanercept(제품명: 엔브렐주 주, Enbrel®)

TNF-α 의 수용체에는 I형(p55)과 II형(p75)이 있는데, 세포외 영역(extracellular domain) 부분이 떨어져 나간 가용성 TNF 수용체(soluble TNF receptor, sTNFR)는 TNF-α 의 자연적인 억제 물질이 된다. Etanercept는 sTNFR(p75)와 인간 IgG1을 합친 약제로 반감기와 친화력을 증가시킨다.

이 약제는 TNF와 결합하여 직접적으로 TNF의 작용을 억제하는 것 이외에도 유착 물질(adhesion molecule)의 발현, 기질금속단백분해효소-3(matrix metalloproteinase-3, MMP-3) 농도 및 각종 cytokine 농도 등을 조절하는 과정에도 관여한다.

4. Golimumab(제품명: 심포니 주, Symponi®)

Golimumab은 TNF-α 에 대한 재조합 인간형 IgG1 단클론항체이다.

▣ Anti-IL제

Anti-IL제에는 IL12/23 억제제로 ustekinumab가 있고, IL-17A 억제제로 secukinumab, ixekizumab 및 brodalumab이 있다. IL-17A 억제제 중 secukinumab과 ixekizumab은 IL-17A를 중화시키는 작용을 하고 brodalumab은 IL-17A를 차단하는 작용을 하는데, ixekizumab과 brodalumab은 아직 국내에 소개되지 않았다.

1. Ustekinumab(제품명: 스텔라라 주, Stelara®)

Ustekinumab은 IL-12/IL-23 p40 subunit에 결합하는 인간 단클론항체로 2007년 미 FDA와 2011년 국내에서 Th1 림프구와 Th17 림프구의 분화에 작용하여 cytokine에 의해 진행되는 '중증의 판상 건선' 에 승인되었다. 이후 2014년 국내에서 '건선성 관절염 치료' 에 승인되었고 2016년에는 크론병에도 승인되었다.

2. Secukinumab(세쿠키누맙, 제품명: 코센틱스 주, Cosentyx®)

Secukinumab은 염증성 IL-17A와 결합하는 단클론항체로 2015년 1월 미 FDA에서 '중등도에서 중증의 판상 건선', 11월 유럽 EMA에서 '건선성 관절염과 강직성 척추염' 치료에 승인되었다. 이후 2016년 2월 미 FDA에서 '건선성 관절염과 강직성 척추염' 치료에도 승인되었다.

국내에서는 2015년 9월 '판상 건선(광선요법 또는 전신치료요법(생물학적 요법 포함)을 필요로 하는 성인에서 중등도에서 중증의 판상 건선 치료)에 승인받았고, 추가하여' 2016년 2월 '건선성 관절염(기존 DMARD 치료에 대한 반응이 적절하지 않은 활동성 건선성 관절염을 가진 성인 환자의 치료. 이 약제는 단독 또는 메토트렉세이트와 함께 투여할 수 있다' 와 '강직성 척추염(기존 치료에 대한 반응이 적절하지 않은 활동성 강직성 척추염을 가진 성인 환자의 치료)' 에도 승인받았다.

22 골다공증
Osteoporosis

■ 질병에 대한 전반적인 이해

▣ 골다공증(Osteoporosis)

골다공증은 여러가지 원인에 의하여 골질량이 감소하고 골조직의 미세구조학적 퇴화로 골절의 위험이 지속적으로 증가하는 질환이다. 골질량의 감소는 뼈를 구성하는 미네랄(특히 칼슘)과 기질이 감소하면서, 골생성과 골손실의 균형이 파괴되어 조골작용보다 파골작용이 증가된 상태이다. 뼈 조직의 미세구조학적 퇴화는 뼈 내부의 그물망처럼 치밀한 구조가 사이의 간격이 넓어지고 얇아 약해지는 상태로 약한 충격에도 뼈가 쉽게 골절되는 상태이다.

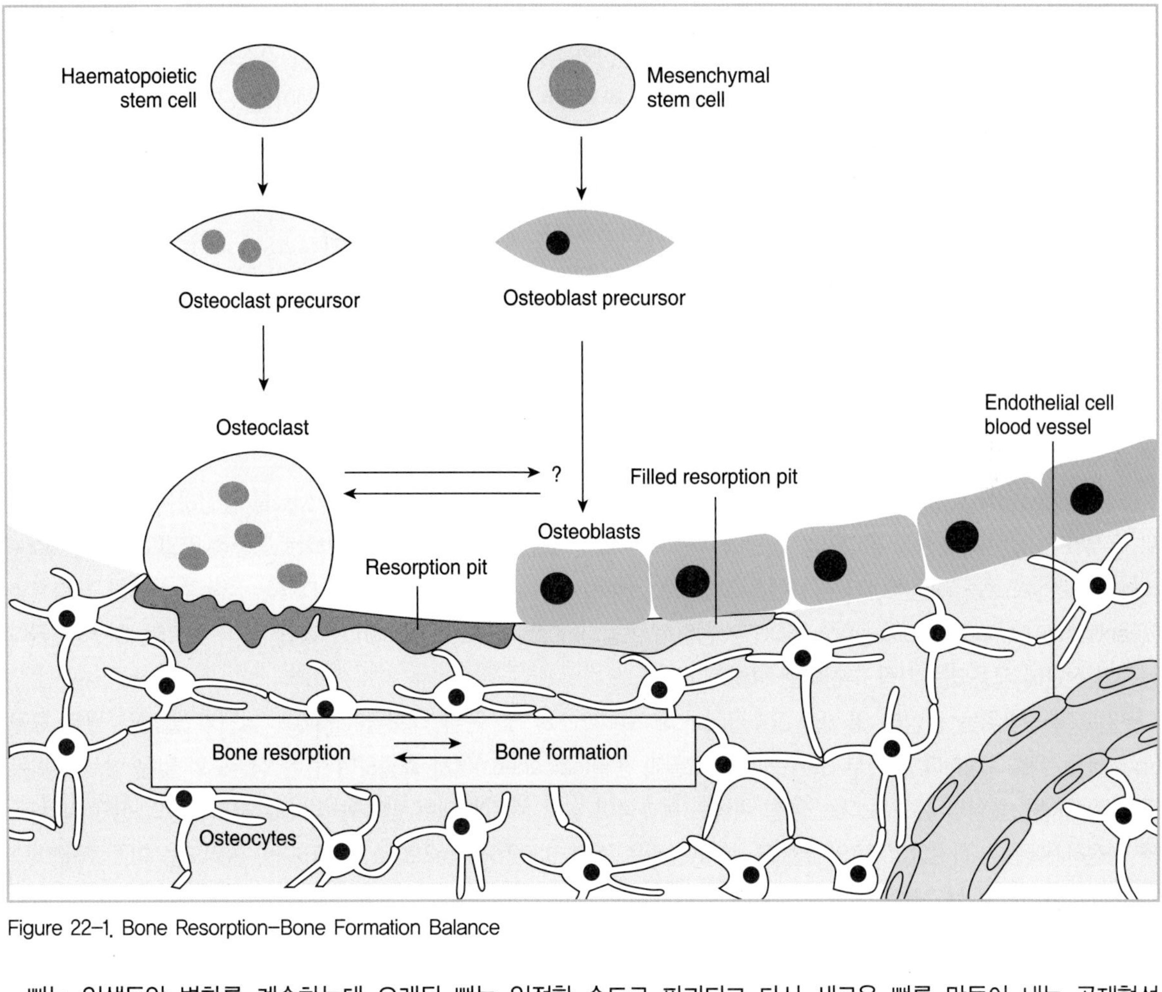

Figure 22-1. Bone Resorption-Bone Formation Balance

뼈는 일생동안 변화를 계속하는데 오래된 뼈는 일정한 속도로 파괴되고 다시 새로운 뼈를 만들어 내는 골재형성(bone remodeling) 과정을 거친다. 이러한 골교체(bone turnover)는 성장 뿐만 아니라 지속적인 미세한 손상을 회복시키고 뼈의 기능을 유지하도록 하는데 필수적이다.

골흡수(Bone resorption)와 골형성(bone formation)의 균형은 파골속도와 조골속도가 동일해야만 일정하게 골밀도

(bone density)를 유지할 수 있다. 오래된 뼈의 흡수 또는 파괴는 조혈모세포(hematopoietic stem cell)에서 생성되는 파골세포(osteoclast)에 의해 이루어지며, 이는 부갑상선호르몬과 vitamin D 등에 의해 자극받으면 뼈에 있는 칼슘이 혈류로 방출되어 신체기능을 유지하는데 사용된다. 한편 중간엽 줄기세포(mesenchymal stem cell)에서 생성되는 조골세포(osteoblast)는 새로운 뼈를 만들어 골격을 재건하는데, 이는 estrogen, calcitonin 등에 의해 자극받으면 교원질로 뼈를 채우고 칼슘과 인의 침착물(수산화회인석, hydroxyapatite)을 덮어서 단단한 뼈를 만든다.

■ 골다공증의 분류

골다공증은 일차성(원발형)과 이차성(속발형) 골다공증으로 분류한다. 일차성 골다공증은 폐경기성(1형) 골다공증과 노인성(2형) 골다공증으로 분류하고 이차성은 특정 질병이나 수술, 약제복용 등에 의해 골형성에 장애가 있거나 골소실이 증가되는 경우에 발생한다.

폐경기성은 estrogen 결핍으로 인해 골흡수를 촉진하는 IL-1, IL-6 및 TNF-α의 생성이 증가되어 혈중 칼슘농도가 증가된다. 이로인해 부갑상선호르몬 분비가 감소되고 신장의 1,25(OH)2 vitamin D 생성이 감소되며 장관 내 칼슘 흡수가 저하된다. 또한 혈중 칼슘농도가 증가되면 골형성을 촉진하는 IGF-1과 TGF-β의 생성이 감소되고 결국 골형성이 감소하게 된다. 이 외에도 estrogen 결핍은 파골세포의 세포사멸(apoptosis)을 억제하여 파골세포의 수명을 연장시킨다.

노인성은 70세 이후 신장의 1,25(OH)2 vitamin D 생성이 감소되면서 부갑상선호르몬에 대한 신장 1α-hydroxyline의 반응감소와 장관 1,25(OH)2 vitamin D의 감수성 저하로 조골세포의 골형성이 감소된다.

이차성은 원인이 다양하지만 임상적으로 뚜렷한 특징이 없는 경우가 많다. 가장 대표적인 것이 스테로이드제로 인한 골다공증이다. 스테로이드제는 조골세포의 생성을 감소시키고 성숙한 조골세포의 세포사멸도 증가시킨다. 결국, 골괴사(osteonecrosis)로 인한 대퇴골두(femoral head)의 괴사를 일으킬 수 있다.

■ 골밀도 측정 및 판정

골밀도(Bone density)의 평가는 골다공증성 골절 위험도의 예측과 적절한 골다공증 치료를 결정하는 중요한 과정으로, 골밀도는 골량의 측정과 골다공증 진단에 사용되는 표준 도구이다. 골밀도를 측정하는 정량적 골밀도 측정법(bone densitometry)으로는 이중에너지 방사선흡수법(dual energy X-ray absorptiometry, DXA), 정량적 전산화 단층촬영(quantitative computed tomography, QCT), 정량적 초음파(quantitative ultrasound, QUS) 등이 있으며, DXA가 골다공증의 진단에 사용되는 가장 추천되는 방법이다.

골밀도 측정부위는 중심부 골격인 요추골(lumbar vertebrae) 및 근위 대퇴골(femur)과 말단부 골격인 원위 요골(radius)을 주로 측정한다. 말단부 DXA는 원위 요골과 종골(calcaneus)에서 측정하며 높은 정밀도와 낮은 방사선 피폭량을 가지지만, 중심부 DXA 보다는 골절 위험도 예측능이 낮고 치료에 대한 반응이 적어서, 골다공증의 진단 및 치료를 결정하기에는 부족하다. DXA의 골밀도 측정 단위는 면적 밀도인 g/cm2으로 표시되지만, 골밀도는 이를 T-값이나 Z-값으로 환산하여 보고하며, 골밀도 검사의 결과는 종족, 연령, 성별에 따른 정상 대조 군의 평균값과 비교하여 표시하도록 되어 있다.

골밀도 검사 결과의 T-값은 측정 대상의 골밀도 수치가 같은 성별의 젊은 집단의 평균값으로부터 몇 표준편차인지이며, Z-값은 측정 대상의 골밀도 수치가 같은 성별의 동일 연령 집단의 평균값으로부터 몇 표준편차인지를 의미한다. 골다공증의 WHO 진단 기준은 골밀도 검사 결과를 다음과 같이 분류하여 골다공증을 진단하고 있다. T-값이 -2.5 이하인 경우 골다공증으로 진단하며, -2.5~-1.0 범위는 낮은 골량(골감소증), -1.0 이상은 정상 골량으로 분류한다.

▣ RANKL(Receptor Activator of Nuclear Factor Kappa B Ligand)

RANKL는 TNF super family에 속하는 cytokine으로 파골세포를 활성화하는데 가장 중요한 역할을 하며 조골세포 또는 활성화된 면역세포에서 생성된다.

조골세포의 표면에 RANKL가 발현되면 파골전구세포(pre-psteoclast)가 파골세포로 분화가 시작되며, 분화가 끝난 성숙 파골세포(mature osteoclast)를 거쳐 활성화된 파골세포(activated osteoclast)의 RANK 수용체에 RANKL가 결합하면서 골흡수를 증가시킨다. 또한 RANKL에 대한 생체내의 길항제가 존재하는데 이를 OPG(osteoproteogerin)라고 한다. OPG와 RANKL과의 균형에 의하여 파골세포의 형성과 활성이 조절되게 된다.

골흡수를 자극하는 원인인 estrogen 결핍, 부갑상선호르몬항진증 등은 RANKL와 OPG와 의 균형을 깨뜨려 골흡수를 촉진시킨다. 활성화된 파골세포는 골포면에 단단히 부착되어 부착면이 주름지면서 강한 골용해(osteolysis)물질인 cathepsin K을 특이적으로 분비한다.

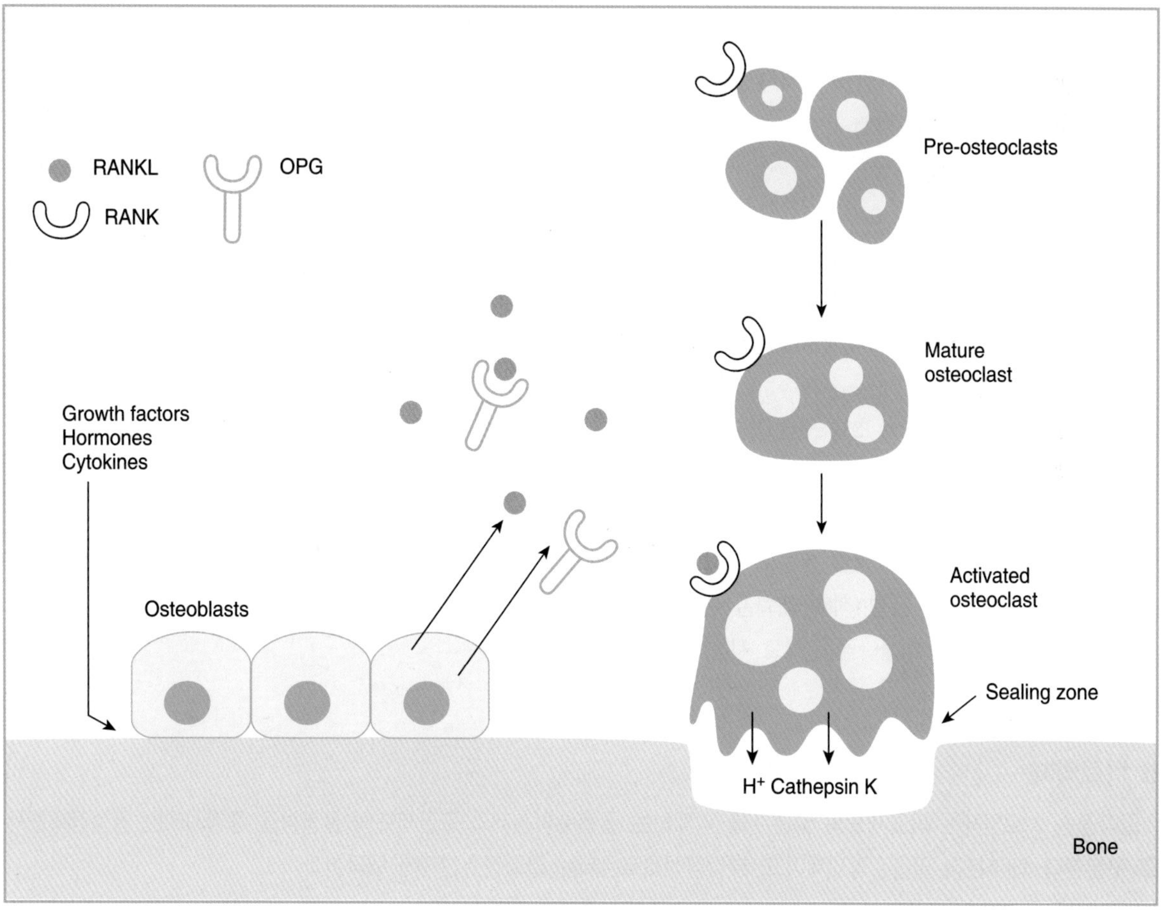

Figure 22-2. RANKL-RANK-OPG Regulatory Pathway and Osteoclastic Bone Resorption

골흡수에 관여하는 RANKL를 억제하여 골흡수를 억제시키는 방법으로 체내 OPG의 증가, OPG를 투여하는 방법, soluble RANK 또는 RANKL 항체 등과 골용해물질인 cathepsin K를 억제하는 방법 등이 향후 골다공증치료제로 고려할 수 있다.

▣ 부갑상선호르몬(Parathyroid Hormone, PTH)

부갑상선호르몬(PTH)은 84개의 아미노산으로 구성된 펩타이드로 골재형성의 주요 매개체이며 칼슘의 항상성을 유지하는데 핵심적 조절인자이다. PTH은 혈청 칼슘농도가 감소할 때 반응하여 부갑상선에서 분비되는 호르몬으로 정상적인 칼슘농도를 복원하기 위해 여러가지 효과를 나타내는데, PTH이 지속적으로 높은 상태가 유지될 경우 골손실이 일어나는 반면, 일시적으로 PTH에 노출될 경우 전체적으로 뼈를 형성하는 작용을 일으키게 된다. 따라서 PTH이 가지는 골흡수와 골손실의 두 가지 작용은 투여형태에 따라 달라질 수 있다.

부갑상선기능항진증에서 PTH이 지속적으로 상승되어 있으면 골소실이 초래되지만 PTH를 간헐적으로 저용량 투여할 경우 골질량을 증가시키는 것으로 알려져 있다. 직접적으로는 조골세포의 증식력을 촉진하고 세포 자멸사를 억제해 주며, 간접적으로는 성장호르몬인자 분비촉진 및 조골세포억제자인 sclerostin의 분비를 막아줌으로 골형성을 촉진하게 된다.

PTH는 우선적으로 조골세포를 활성화 시키며, 이후 파골세포도 자극하게 되는 상황에서 골형성 촉진기간(anabolic window)이 발생하게 된다. 이때가 골형성수치가 최고에 이르는 기간이 된다. 즉 PTH 투여 후 골형성 촉진인자가 먼저 상승하고 약 3개월 이후에 골흡수 표지자가 상승하면서 전체 골질량이 증가하게 된다.

■ 약물요법

약물요법은 다음의 경우 시작한다.

1. 골다공증성 대퇴 골절 및 척추 골절(임상적 및 영상학적 골절 모두 포함)이 있는 경우
2. 골밀도 검사(Lumbar Spine, Femur Neck, Total Hip) T값 −2.5 이하인 경우(QCT의 경우 요추 평균 80mg/이하 cm3 이하)
3. 골밀도 검사상 T값 −2.5 초과 −1.0 이하인 경우

1) 과거 기타 부위(상완골·요골·골반골·늑골 포함) 골다공증성 골절이 있을 때
2) 골절 위험이 증가하는 이차성 원인이 있을 때
3) WHO가 제시한 10년 내 골절 위험도 평가 도구 (FRAX)를 이용해 10년 내 대퇴골 골절 위험도가 3% 이상이거나 주요 부위 골다공증 골절 (척추·대퇴골·손목·상완골 포함) 위험도가 20% 이상일 때

*2015 대한골다공증학회(골다공증 치료 지침)

■ 치료약제

골다공증 치료약제는 파골세포의 골흡수를 억제하는 골흡수억제제와 조골세포의 골형성을 증가시키는 골형성촉진제로 구분한다. 대부분이 골흡수억제제이고, 부갑상선호르몬제는 골형성촉진제에 해당한다.

폐경기성 골다공증은 골교체율(bone turnover rate)이 증가한 경우로 골흡수억제제를 사용하면 골흡수가 억제되고 골형성은 지속되므로 치료효과가 높힐 수 있다. 그러나 골흡수와 골형성은 긴밀하게 연관되어 있으므로 골흡수가 억제되면 결국 골형성도 억제되므로 장기간 투여하면 초기에 사용한 것만큼 효과가 크지 않다. 또한 골재형성 장애로 이한 미세골절이 발생할 수 있다.

노인성 골다공증은 골형성이 저하된 경우로 골형성촉진제를 사용하는 것이 좋다. 그러나 부갑상선호르몬의 사용이 제한적이라 골흡수억제제를 사용하는 경우가 많다. 골흡수억제제를 장기간 사용에 따른 대퇴골 취약골절(fatigue fracture)의 경우 골형성촉진제의 사용이 바람직하다.

▣ 칼슘제 및 Vitamin D제

■ 칼슘제

칼슘과 인의 결정체인 hydroxyapatite[수산화회인석, Ca5(PO4)3OH)]는 골조직의 주요 구성성분으로 칼슘이 부족하면 이들 결정체가 줄어들면서 골격강도가 저하된다 이는 혈중칼슘은 부갑상선호르몬 등으로 인해 일정한 농도를 유지하는데, 혈중칼슘이 부족하면 골조직에서 무한정 칼슘을 유리하기 때문이다. 그러므로 골다공증치료에서 칼슘 섭취는 기본이다. 또한 bisphosphonate를 복용하는 경우 약제성분이 칼슘과 결합하여 저칼슘혈증을 일으킬 수 있기 때문에 칼슘 섭취가 중요하다.

■ Vitamin D제

Vitamin D는 소장에서 칼슘 흡수를 촉진시키고 골기질에 hydroxyapatite를 침착시키는 등 중요한 역할을 하며, 자외선 노출로 인해 생성된 내인성 vitamin D3는 간에서 25-OH vitamin D로 1차 수화(hydration)되고 신장에서 2차 수화되어 활성형인 1,25(OH)2 vitamin D로 전환된다.

고용량의 vitamin D는 고칼슘혈증과 고칼슘뇨를 일으켜 신장에 손상을 줄 수 있고 장기간 지속되면 신결석증이나 신석회화증이 발생할 수 있다. 또한 thiazide계 이뇨제와의 병용으로 식욕감퇴, 오심, 허약 등의 증상이 나타나면 고칼슘혈증을 의심할 수 있다.

▣ 골흡수억제제

■ Estrogen제

Estrogen은 조골세포로부터 생성되는 cytokine의 생성을 억제하고 파골세포의 활동을 감소시켜 골소실을 예방한다. 폐경이후 여성에게 estrogen의 투여는 가속화된 골소실을 방지하고 장관을 통한 칼슘의 흡수를 증가시키며 소변의 칼슘 손실을 감소시키는 효과가 있다. 그러므로 estrogen의 효과를 최대로 얻기 위해서는 estrogen의 분비가 급격히 저하되는 폐경 직후부터 사용하는 것이 좋다.

Estrogen의 장기간 사용은 자궁내막암, 유방암, 정맥혈전증, 담낭질환, 난소암 등, 천식의 악화, 루푸스의 악화 등이 발생할 수 있으므로 이런 과거력이나 가족력이 있는 경우에는 여성호르몬 치료는 피하는 것이 좋다.

■ 선택적조직에스트로젠작용조절제(Selective tissue estrogenic activity regulator, STEAR): tibolone

Tibolone은 norethindrone유도체로 대사되어 estrogen, androgen 및 progesterone과 유사한 작용을 하는데, 3α-hydroxy tibolone, 3β-hydroxytibolone은 estrogen과 유사한 작용을 나타내고 Δ4-isomer는 androgen 및 progesterone과 유사한 작용을 나타낸다.

또한 각 조직에 따라 효소활성화의 차이가 있다. 즉 골조직과 뇌에서는 estrogen과 유사한 작용을 하지만 유방과 자궁에서는 그 작용이 없거나 미미하므로 유방과 자궁 내막 세포는 자극하지 않으면서 폐경기 증상과 골소실을 억제한다. 따라서 골절되기 쉬운 폐경후 골다공증에 사용하지만, 골절의 감소와 심혈관질환의 예방, 유방암의 감소 등에 대한 효과는 아직 임상근거가 충분하지 않다.

■ 선택적에스트로젠수용체조절제(Selective estrogen receptor modulator, SERM): raloxifen, bazedoxifen

SERM은 비스테로이드성제제이지만, 선택적으로 α 수용체(골조직, 심혈관 등)에는 작용제로, β 수용체(유방, 자궁내막 등)에서는 길항제로 작용한다. 따라서 현재 1세대 tamoxifen, 2세대 raloxifen, 3세대 bazedoxifen, lasofoxifen 등이 있는데, 1세대는 유방암에 사용하며, 2, 3세대만 폐경후 골다공증의 치료 및 예방에 사용한다.

■ Bisphosphonates

Bisphosphonates는 pyrophosphate와 유사한 구조로 pyrophosphate의 P-O-P 구조 중 산소가 탄소로 바꾸어진 P-C-P 구조이고, 탄소원소에 결합하는 두 개의 측부사슬(R1, R2)에 따라 약효의 차이를 나타내며, 골조직의 미네랄과 결합하는 정도와 파골세포 내에서 파골세포의 기능을 저하시키는 정도에 따라서도 약효가 결정된다.

이러한 bisphosphonates는 질소를 함유 여부에 따라 차이가 있는데, 질소 함유 약제는 콜레스테롤 합성과정을 차단하여 파골세포의 골흡수 기능이 저하되고 세포사멸까지 이르게 한다. 한편 질소 미함유 약제는 파골세포 내에서 세포 독성이 있는 ATP유도체를 형성하여 파골세포의 기능을 억제하고, 세포 자멸사도 증가시킨다. 질소 미함유 약제는 함유 약제에 비해 약효가 떨어진다.

Bisphosphonates는 1960년 처음으로 임상에 소개된 이래, 폐경후골다공증, 스테로이드유발골다공증, 남성골다공증 등의 치료에 가장 많이 사용되고 있다. 이 약제들이 사용하기 시작한 시기 및 골흡수 억제 효과 정도에 따라 1세대, 2세대 및 3세대로도 나누고, 질소 미함유 약제와 함유 약제로 나누며, 경구제와 주사제로도 나눌 수 있다. 그중 1세대 etidronate와 clodronate는 질소를 함유하지 않은 약제이다. 2세대 alendronate와 pamidronate는 질소를 함유한 약제로 etidronate에 비하여 골흡수 억제효과가 100~1,000배 정도 증가되었으며, 3세대 risedronate, ibandronate, zoledronate는 1,000~10,000배 정도 증가되었다. 그중 zoledronate가 가장 강력하다. 또한 경구용으로 alendronate, risedronate, ibandronate 등이 있고, 정맥주사로는 pamidronate, ibandronate, zoledronate 등이 있다. 다시, 1주 1회 복용하는 alendronate, risedronate, 1개월 1회 복용하는 ibandronate, 3개월 1회 주사하는 ibandronate와 pamidronate, 1년 1회 주사하는 zoledronate가 있다.

이 약제들은 위장으로 흡수된 후 골조직의 무기질(hydroxyapatite)에 결합하여 침착되어 있다가 파골세포 내로 유입된 후 파골세포의 대사장애를 초래하여 파골세포의 기능을 감소시키고 결국 파골세포의 골흡수를 강력하게 억제하고 세포사멸(apoptosis)를 일으킨다.

이 약제들은 생체흡수율이 매우 낮으며 음식, 칼슘, 철분 등과 함께 복용하면 흡수율이 더욱 감소되므로 공복에 충분한 양의 물과 함께 복용해야 한다. 또한 위장장애, 심방세동, 악골괴사, 비전형적 골절(장기간 사용) 몸살증세(정맥주사) 등이 나타날 수 있다.

■ Calcitonin

Calcitonin은 갑상선의 C세포에서 생산되는 32개 아미노산으로 구성된 펩티드호르몬으로 파골세포의 활성과 수를 감소시켜 골흡수를 억제하고 골소실 속도를 늦춘다. 임상에서는 비강분무제와 피하주사제가 사용되고 있으나 골밀도의 증가는 bisphosphonate에 비해 적으며 폐경 이후 여성에서 척추골절의 예방에는 어느 정도 효과적이지만 1년 이상 사용시 항체의 발생으로 그 반응도가 저하되고 골절에 미치는 영향에 대해서는 연구가 부족하다. 2013년 3월 미 FDA 자문위원회가 '발암 잠재성' 을 이유로 calcitonin을 골다공증 치료제로 사용을 금지할 것을 권고하였다.

■ 골형성촉진제(부갑상선호르몬제)

1. Teriparatide(테리파라타이드, 제품명: 포스테오 주, Fosteo®)

Teriparatide는 2006년 국내에 소개된 34개 아미노산으로 이루어진 재조합인간부갑상선호르몬[recombinant human parathyroid hormone 1-34 amino acid, rhPTH(1-34)]로 골생성을 촉진시키는 최초의 약제이다. 이 약제는 폐경후 여성 및 골절의 위험이 높은 남성에 대한 골다공증과 골절의 위험이 높은 여성 및 남성에 있어서 지속적인 글루코코르티코이드 요법과 관련된 골다골증의 치료에 승인되었다. 이 약제는 1일 1회 20㎍을 대퇴부 또는 복부에 피하주사하며 한 환자의 일생에서 24개월이상 사용할 수 없다.

2. Teriparatide acetate(제품명: 테리본 주, Teribone®)

Teriparatide acetate는 포스테오와 동일한 성분(teriparatide)이며 국내에서는 두 번째 골형성촉진제로 재조합 인간부갑상선호르몬 1-34(recombinant human parathyroid hormone, rhPTH 1-34)이며, 2015년 11월 '폐경기 이후 여성에 있어서 골다공증의 치료' 으로 국내승인이 되었다.

이 약제는 골형성에 관여하는 부갑상선호르몬의 일부를 합성한 제제로 주 1회 피하주사(최대 72주)로 골절의 위험성이 높은 폐경후여성의 골다공증의 치료에 효과를 나타낸다. 일본에서 실시한 임상시험 결과, 테리본은 위약군에 비해 척추골절 발생률을 78.6% 감소시켰다.

■ 신약

Denosumab(데노수맙, 제품명: 프롤리아 주, Prolia®)

Denosumab 60mg은 파골세포의 분화 및 활성화와 관련된 RANKL(receptor activator of NFkB ligand)를 억제하는 항체로 2010년 미 FDA에서 '골절 발생 고위험도인 폐경후 여성골다공증', 2011년 9월 '안드로젠 차단요법을 받고 있는 비전이성 전립선암 환자 및 아로마타제 저해제 보조요법을 받고 있는 여성 유방암 환자의 골소실 치료' 및 2012년 9월 '골절 발생 고위험도인 남성골다공증 환자의 치료' 에 차례로 승인하였다. 국내는 2014년 9월 '폐경후 여성골다공증, 남성골다공증 환자의 골밀도 증가를 위한 치료, 안드로젠 차단요법을 받고 있는 비전이성 전립선암 환자 및 아로마타제 저해제 보조요법을 받고 있는 여성 유방암 환자의 골 소실 치료' 에 승인받았다.

이 약제는 파골세포의 활성화(분화)를 촉진시키는 세포막 단백질 RANKL을 억제하여 골 파괴를 줄여주고 골질량 및 골강도를 증가시키는 작용을 한다. 즉, 조골세포 또는 활성화된 면역세포의 RANKL은 파골세포에 위치한 RANK 수용체와 결합해야 파골세포가 형성되기 때문이다.

또한 denosumab 120mg(제품명: 엑스지바 주, Xgeva®)은 미 2013년 6월, 국내는 2014년 9월 '고형암의 골전이 및 골거대세포종' 에 승인되었다.

23 통풍
Gout

■ 질병에 대한 전반적인 이해

▣ 통풍(Gout)

통풍은 purine 대사의 이상으로 체내에 과잉 축적된 요산이 결정화되면서 관절과 관절 주위 조직에 재발성 발작성 염증을 일으키고 심한 관절통과 관절의 변형으로 삶의 질을 저하시키는 만성 전신성 질환이다. 혈중 요산이 증가하는 원인은 요산 생성 과잉, 요산 배설 감소, 그리고 두 가지가 혼합된 경우이다.

요산 생성 과잉은 원발성 HGPRT(hypoxanthine-guanine phosphoribosyl transferae) 결핍증, PRPP(phophoribosy lpyrophosphate) synthetase 과활성화, 용혈성질환, 림프증식질환, 골수증식질환, 적혈구 증가증, 건선, 파젯병, 횡문근 융해증, 운동 과다, 과음, 비만, 퓨린 과잉 섭취 등에 의한다.

요산 배설 감소는 요산 생성은 정상이지만 신장기능 이상, 요붕증, 고혈압, 다낭성 신질환, 산혈증, 케톤혈증, 기아, 사르코이드증, 납중독, 부갑상선기능항진증, 갑상선기능저하증, 임신중독증 등에 의해 발생될 수 있고 저용량의 아스피린, 이뇨제, 알코올, ethambutol, pyrazinamide, nicotinamide 등 약제에 의해서도 발생될 수 있다.

두 가지가 혼합된 경우는 glucose-6-phosphatase 결핍증, fructose-1-phosphate 결핍증, 알코올, 쇼크 등에 의해서 발생될 수 있다.

따라서 통풍은 극심한 관절통을 일으키고 다양한 합병증으로 생명을 위협할 수 있다. 그러므로 급성 통풍 발작을 가능한 빨리 중지시켜야 하며 급성 통풍성 관절염의 재발을 예방하여야 한다. 또한 관절과 신장 또는 다른 부위에 있는 요산염(monosodium urate)의 침착이나 요산 결정에 의해 발생되는 합병증을 예방하고 통풍과 관련된 대사증후군을 예방하여 치명적인 심혈관 또는 뇌혈관 질환의 발생을 조기에 차단하여야 한다.

▣ 요산(Uric Acid)

요산은 purine의 마지막 대사물질로 혈장, 체액, 관절액 내에서 요산의 이온화된 상태인 요산염 형태로 존재한다. Purine은 DNA 및 RNA를 통한 유전 정보의 저장 및 전달, 신호의 전이와 변위, 에너지의 공급에 중요한 역할을 한다. Purine은 대부분(600mg/d) 생체 내 de novo 합성과정이나 핵산의 분해과정을 통해 생성되고, 나머지 소량(100mg/d)은 식이를 통해 섭취된다. 식이로 섭취된 purine은 xanthine oxidase를 함유하고 있는 간과 소장에서 요산염을 합성한다.

HGPRT는 요산의 생성 및 purine 합성 경로를 조절하는데, PRPP를 이용하여 hypoxanthine과 guanine을 inosine monophosphate(IMP)와 guanosine monophosphate(GMP)로 각각 전환하는 촉매 작용을 하며, nucleotide 생성을 위한 구제 경로(salvage pathway)에 관여한다.

Purine은 간에서 분해 및 합성 과정을 거쳐 purine 복합체를 만들고, 이는 다시 xanthine oxidase의 작용을 통해 요산으로 대사된다. 요산을 allantoin으로 분해시키는 uricase(또는 urate oxidase)는 인체 내에 존재하지 않기 때문에 인간은 매일 700mg 가량의 요산을 장과 신장을 통해 배설되어야 한다. 이중 30%의 요산은 장을 통해 배설되는데, 이는 장내 세균에 의해 분해되므로 정상 대변에서는 검출되어서는 안 된다. 나머지 70%의 요산은 신장을 통해 배설되는데 사구체 여과(glomerular filtration), 초기 근위 세뇨관 재흡수(early proximal tubular reabsorption), 세뇨관 분비(tubular secretion), 세뇨관 재흡수(tubular reabsorption) 등의 과정을 거친다.

요산의 신장 배설은 사구체와 근위 세뇨관을 통해 배설되는데 사구체에서의 분획 배설은 신장을 통한 총 배설의

10% 미만이며, 주 배설 통로인 근위 세뇨관에서는 uric acid 또는 urate transporter-1(URAT1)이라는 선택적 요산 운송 단백질에 의해 그 배설이 조절된다. 신장을 통한 배설의 장애가 생겨 장기간 고요산혈증에 노출되면 불용성 요산이 연부 조직이나 관절 내에 침착되어 통풍 결절이 생기게 된다.

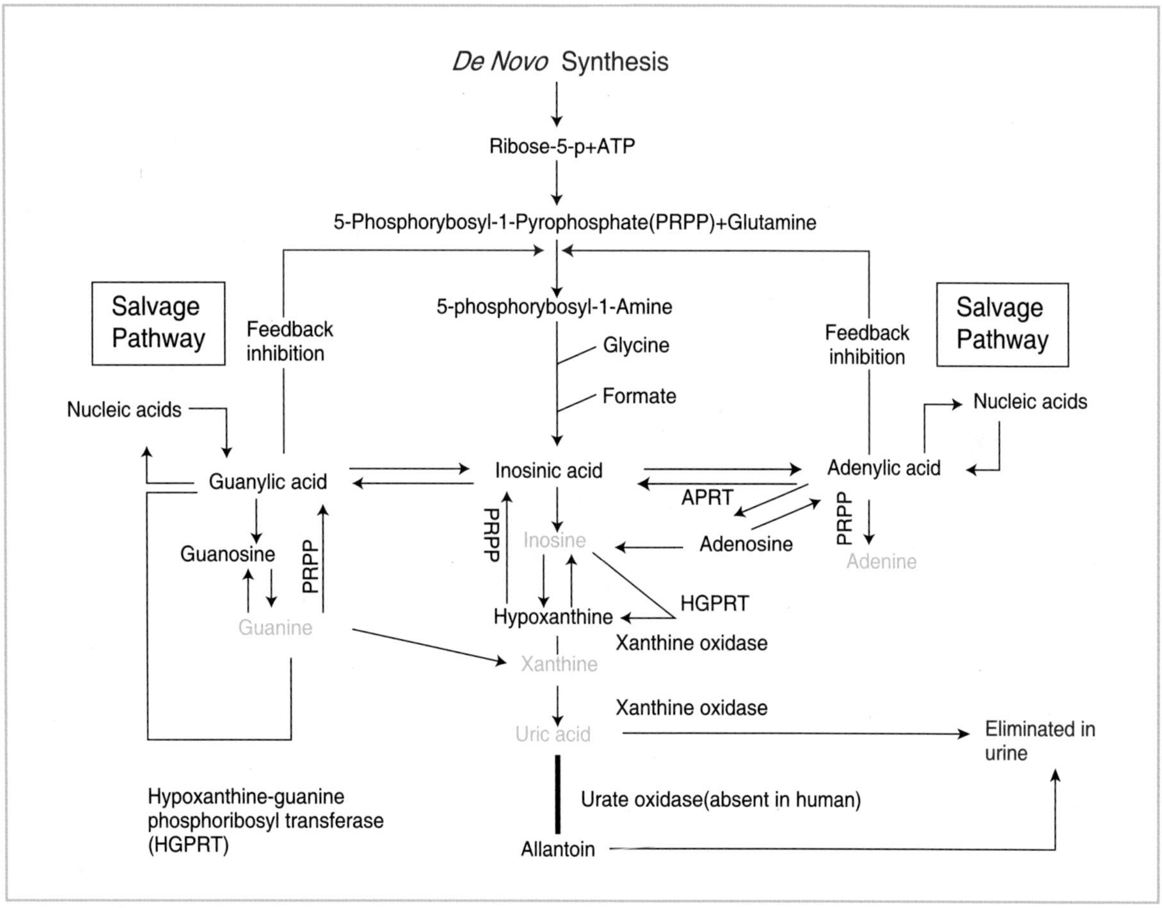

Figure 23-1. Synthesis and Elimination of Uric Acid

▣ 고요산혈증(Hyperuricemia)

고요산혈증은 혈액에 요산의 농도가 증가되어 있는 상태로 혈청에서 요산염의 농도가 일정한 용해도의 한계를 넘을 때 발생된다. 혈장의 요산 포화도는 37℃에서 약 7mg/dL이므로 이 농도를 넘으면 물리화학적으로 과포화 상태가 된다. 무증상 고요산혈증(asymptomatic hyperuricemia)은 통풍의 증상 없이도 혈중 요산 농도가 7.0mg/dL이상으로 나타나는 경우이다.

▣ 급성 통풍 발작(Acute Gout Flare)

고요산혈증이 장기간 지속되어 체내의 요산이 과잉 축적되면 요산 결정(monosodium urate crystals, MSU crystals)들이 만들어지고, 그 결정들은 면역반응을 유발하여 다양한 임상 증상들이 발생시킨다. 즉 조직에서 새로이 만들어진 요산 결정들은 면역글로불린이나 보체와 같은 염증성 물질들을 유인하여 요산 결정들 표면에 부착하게 되면 조직 내에 있는 대식세포(macrophage)나 섬유아세포(fibroblast), 비만세포(mast cell) 등이 활성화되고 이 세포들에서 화학주성 인자(chemotactic factor)와 interleukin-1(IL-1), 종양 괴사 인자 알파(TNF-α) 등과 같은 염증성 cytokines가 분비된다.

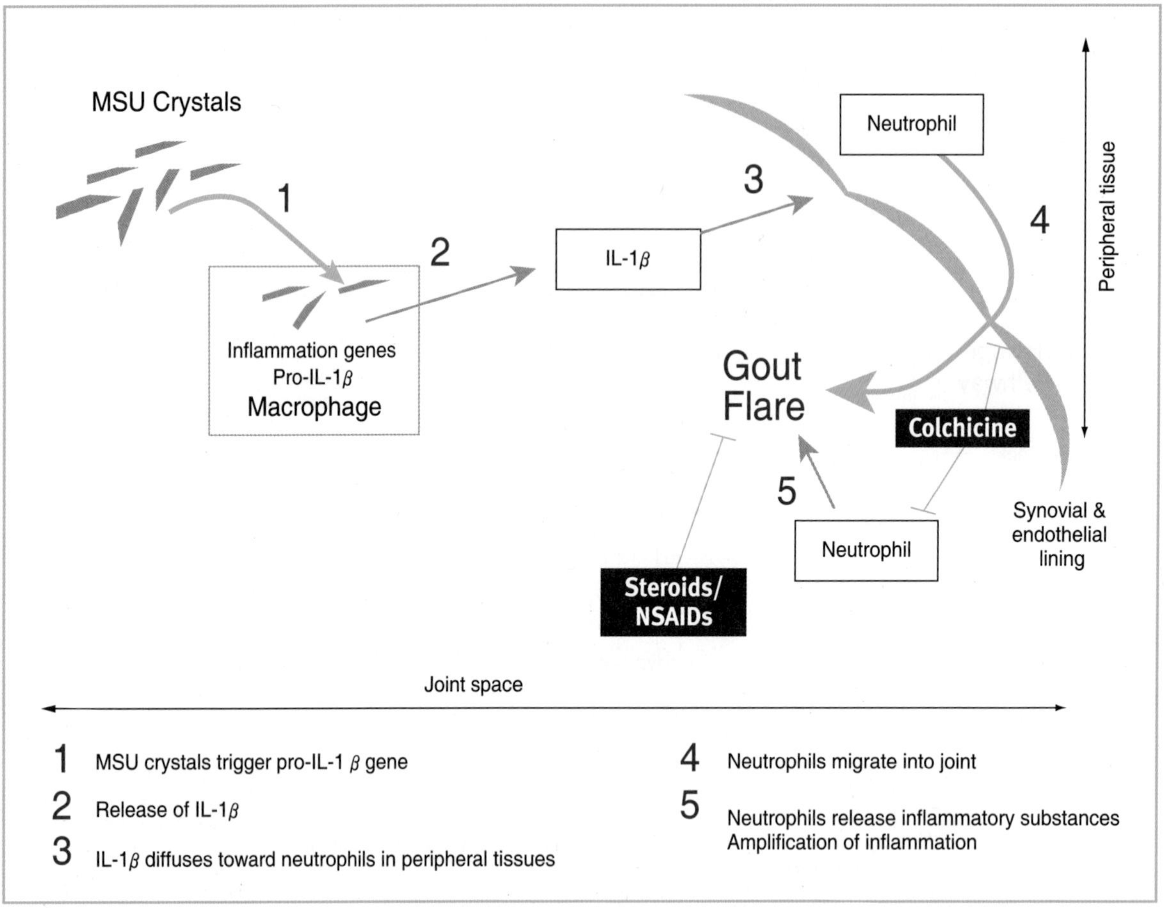

Figure 23-2. Acute Gout Flare

그러면 혈중에 있던 백혈구(neutrophil)들이 혈관 벽을 통과하여 염증 반응이 일어나고 있는 부위로 이동하여 요산 결정들을 탐식한다. 요산 결정을 탐식한 백혈구는 다량의 염증 반응 물질을 분비하지만 요산 결정은 남겨 둔 채 자신은 죽는 악순환이 반복되면서 염증을 일으키게 된다. 결국 백혈구가 분비한 염증 반응물질들의 발열 반응으로 요산 결정이 녹아 없어질 때까지 이런 염증반응은 지속되면서 심한 통풍 발작이 발생하고 지속하게 된다.

■ 약물요법

▣ 고요산혈증

고요산혈증의 치료 목표는 혈중 요산 수치를 6.0mg/dL 미만으로 유지하고, 다른 만성질환을 앓고 있는 무증상 고요산혈증 환자에서는 8.0mg/dL, 다른 만성 질환을 앓고 있지 않으면 9.0mg/dL 초과 시 요산저하요법(urate lowering therapy, ULT)을 시행하는 것이다.

미국과 유럽에서는 무증상 고요산혈증에 대해서는 특별히 약물치료를 권장하지 않는다. 그 대신 혈청 요산이 증가된

원인을 찾고 생활습관 개선을 통해 혈청 요산 농도를 낮추도록 권고하고 있다. 그러나 일본에서는 고혈압이나 이상지질혈증, 허혈성 심질환, 당뇨병, 대사증후군 등의 위험인자가 있으면서 혈중 요산 농도가 8.0mg/dL 이상의 경우 요산저하 요법을 시작하도록 권장하고 9.0mg/dL 이상의 경우 위험인자가 없다하더라도 신장 기능 장애를 예방하기 위해 적극적인 약물치료를 권고하고 있다.

특히 ULT시행 시 요산 수치와 통풍 발작의 재발률 간의 연관성을 조사한 연구에서 혈중 요산 농도가 낮을수록 통풍 발작의 재발률이 낮게 나타나 6.0mg/dL 미만으로 유지하는 것이 통풍 발작의 재발을 최소화할 수 있다는 결론을 내린 바 있다.

▣ 통풍

통증 치료는 급성기와 만성기로 나누며, 급성기에는 통풍 발작을 치료하기 위하여 염증반응을 억제하는 약제가 중심이 되며, 만성기로 진행하면 급성 발작을 예방하기 위하여 혈중 요산 농도를 낮추고, 침착된 결절을 흡수시키는 약제에 중점을 두어야 한다.

통풍의 일반적인 치료는 3단계로 진행된다. 첫째로 급성 발작에서는 NSAID, 스테로이드제, colchicine 등의 항염제를 통해 염증을 빠르게 완화시켜야 하며, 그 다음 분해요법(resolve therapy)으로 ULT를 시행해야 한다. 이때 이동 발작(mobilization flare)을 막기 위해 NSAIDs 또는 colchicine 절반 용량을 최대 6개월 동안 병행하기도 한다. 그 후에는 혈중 요산 수치를 6mg/dL 이하로 유지시키는 유지요법을 시행한다.

■ 급성 통풍 발작

급성 통풍 발작에 대한 치료의 목표는 통증과 염증을 조기에 완화하고 삶의 질을 향상시키는데 있다. 이를 위한 일반적인 치료원칙은 발작이 생기면 가능한 빠른 시간 이내(24시간이내)에 약물치료가 시작되어야 하며, 발작 전에 시행되던 ULT는 발작 도중에 중단하지 말아야 한다. 급성 통풍 발작이 생기면 먼저 중증도를 평가하여야 한다.

작은 관절 1개 또는 소수의 작은 관절에 침범하였거나 큰 관절 1-2개를 침범한 경도-중등도의 통증은 NSAIDs, 스테로이드제, colchicine 중 한 가지를 단독으로 사용할 수 있다. 또한 여러 관절을 침범하였거나 큰 관절을 여러 개 침범한 심한 중증의 통증은 처음부터 NSAID나 스테로이드제, colchicine 등을 병합하여 사용할 수 있다. 만약 무릎이나 어깨같이 큰 관절을 침범하였을 경우 관절강 내 주사 스테로이드제를 사용하면 빠른 진통효과를 볼 수 있다.

다만 급성기에는 요산농도를 변화시키는 치료는 관절염이 악화되거나 장기화시킬 수 있기 때문에 피해야 한다. 따라서 요산강하제를 복용중인 경우 사용하던 용량대로 사용을 지속하고, 요산강하제를 복용하지 않았던 경우 투여를 시작하지 말아야 한다.

■ 통풍 발작의 예방

통풍 발작을 예방하는 치료는 ULT 시작과 동시에 시작하거나 ULT 시작 직전에 시작한다. 1차 예방치료에 사용되는 약제는 저용량 colchicine(0.6mg 1정 하루 한 번 또는 두 번 복용)을 사용하거나 저용량의 NSAIDs를 위장관계 부작용을 고려하여 프로톤펌프억제제(proton pump inhibitor)와 함께 사용한다. 1차 예방치료제인 colchicine이나 NSAIDs에 부작용이 발생되거나 효과가 없거나 다른 이유로 사용하기 힘든 상황이라면 2차 예방치료제로 저용량의 prednisole을 하루 10mg 이하로 사용할 수 있다.

예방치료의 목적은 ULT를 하면서 발생될 수 있는 요산의 이동 발작(mobilization flare)를 막고자 함이다. ULT를 하면서 통풍발작 예방치료를 함에도 불구하고 통풍의 증상이나 징후가 지속적으로 나타난다면 통풍발작 예방치료를 지속해서 해야 하지만 통풍의 증상이나 징후가 없다면 적어도 6개월간 예방치료를 유지해야 하는 것이 권장한다. 다만 통풍결절이 없는 환자라면 3개월 동안만 예방치료를 유지해도 좋다.

ULT는 반복적인 통풍 발작과 만성 결절성 통풍으로의 진행을 예방하고, 요산 신증 혹은 요산 결석과 같은 합병증 발생을 감소시키기 위해서는 고요산혈증을 장기간 조절하는데 중요한 역할을 한다. 혈청 요산의 목표치에 대한 가장 최근의 지침은 6mg/dL 이하로 유지하는 것이며, 요산결정은 혈중 요산 농도 7mg/dL 이상부터 침착되는 것으로 알려져 있다. 고요산혈증에 대한 치료는 평생 지속하는 것이 일반적이다. 혈중 요산 농도를 포화상태 이하로 장기간 유지하면 급성 통풍성 관절염의 예방뿐 아니라 이미 생긴 통풍 결절(tophi)의 크기를 줄일 수 있다.

■ 치료약제

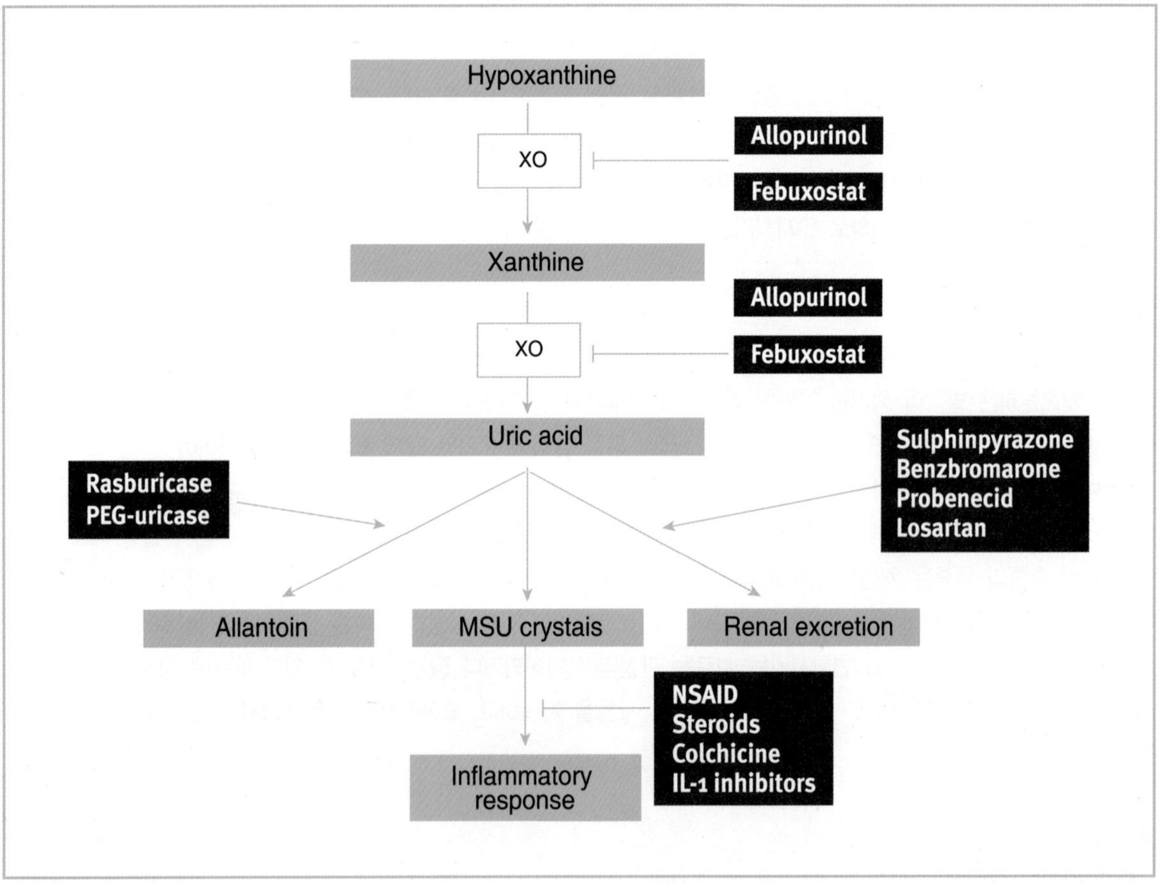

Figure 23-3. Antigout Drugs

▣ 급성 통풍 발작의 치료

■ 비스테로이드항염제(NSAIDs)

NSAIDs는 통풍성 관절염으로 확진된 환자에게 가장 흔히 사용되는 약제이다. 과거에는 경험적으로 indomethacin을 선호하였으나 항염 효과를 보이는 용량이라면 NSAID 종류에 상관없이 효과적이므로 어떤 종류의 약제를 사용하느냐는 문제보다는 발병 후 얼마나 빨리 투여하는지가 중요하다. 일반적으로 naproxen, indomethacin, sulindac, aceclofenac, ibuprofen, nabumetone, meloxicam, celecoxib 등을 사용하는데, 이 약제들은 최대 용량으로 사용하여 발작이 완전히 사라질 때까지 투여하여야 한다.

■ 스테로이드제

스테로이드제의 경우 prednisolone을 30mg씩 1~3일간 투여하고 1주 동안 감량하며, 이때 감량속도가 너무 빠르면 반동현상이 일어날 수 있으므로 주의하여야 한다. 따라서 스테로이드제는 경구, 정주, 관절강 내 주사 모두 사용할 수 있고, 약제를 복용할 수 없는 경우나 신기능 저하, 소화성 궤양이 있는 경우 스테로이드제를 비경구적으로 주는 것이 유용하다. 이 약제를 갑자기 중단하였을 때 통풍 발작이 다시 악화될 수 있으므로 예방적으로 저용량 colchine(0.6~1.2 mg/day)을 함께 사용하기도 한다.

■ 식물 알카로이드 성분

Colchicine

Colchicine은 기원전부터 사용되어 온 Colchicum autumnale이라는 식물에서 추출한 알칼로이드 약제이다. 기전은 microtubule의 polymerization을 방해하고 다양한 세포의 유전자 발현, 분화, 증식에 영향을 미치며, 백혈구의 cAMP(cyclic adenosine monophosphate)를 억제하고 각종 염증성 cytokines에 영향을 미쳐 항염 작용을 나타낸다. 2008년 2월 colchicine 주사제는 사망 사례가 보고되면서 사용이 중지되었다.

이 약제를 이미 사용하고 있는 환자들에게 발작이 생긴 경우 NSAIDs나 스테로이드제로 바꾸고, 사용하지 않았던 환자에게 발작이 생긴 경우 처음에 1.2mg을 경구투여하고 한 시간 후에 다시 0.6mg을 경구로 투여한다. 그 후 12시간이나 그 후에 발작이 사라질 때까지 계속 0.6mg을 하루 한 번 또는 두 번씩 경구로 투여한다. 그러나 설사나 복통 등의 위장관 부작용이 나타나면 투여를 중단한다.

▣ 통풍 발작의 예방

요산저하요법(ULT)은 기전에 따라 요산합성억제제(xanthine oxidase inhibitors), 요산배설촉진제(uricosuric agents) 및 요산 분해제(uricolytic drugs)로 구분할 수 있다.

■ 요산합성억제제(Xanthine oxidase inhibitors, XOIs)

요산합성억제제(XOIs)는 신장 기능이 정상이고 요산 배설량이 하루 800mg 이상이면 요산배설촉진제의 효과가 유사하다. XOIs는 신기능 부전(혈청 creatinine ≥2 mg/dL 혹은 CrCl ≤50 mL/min)이나 신결석이 있는 경우에도 사용할 수 있어, 요산배설촉진제보다 선호된다. XOI에는 전통적으로 널리 사용되어온 allopurinol과 2009년 소개된 febuxostat가 있다.

1. Allopurinol

Allopurinol은 purine analog의 xanthine oxidase 억제제로, 1965년 미 FDA에서 승인을 받은 후 지금까지 통풍의 표준치료제로 사용되어 왔다. 이 약제는 xanthine에서 uric acid으로 전환시키는 xanthine oxidase(XO)를 억제하며 allopurinol의 반감기는 1~2시간으로 짧으나 활성 대사산물인 oxypurinol은 반감기가 18~30시간이다.

이 약제는 위장관 장애, 골수억제 및 피부발진 등의 부작용을 일으킬 수 있고 약제를 중단해야 할 정도의 알레르기

반응은 2% 정도에서 나타난다. 가장 심각한 부작용은 과민성증후군(hypersensitivity syndrome)으로 발열, 홍반, 호산구 증가, 간염, 신부전 등이며 치명적일 수 있는데, 신기능 저하와 이에 따른 oxypurinol의 혈청농도 상승과 관련이 있을 것으로 알려져 있다. 또한 이 약제는 경구 항응고제, theophylline, azathioprine 등의 간 대사를 방해하므로 병용투여할 때 주의하여야 한다.

2. Febuxostat(페부소스테이트, 제품명: 페브릭 정, Fabric®)

Febuxostat는 비 purine analog의 xanthine oxidase 억제제로 2009년 미 FDA와 국내에 승인되었다. 이 약제는 XO의 산화형과 환원형을 모두 억제하는 반면 allopurinol은 XO의 산화형 만을 억제한다. 즉 purine과 상관없는 구조의 XO이로 요산과잉생성(overproducer) 및 요산배설감소(underexcretor) 모두에 유용하다. 또한 만성 신장질환 환자에도 유용하며 경구 1회 요법으로 강력한 요산저하효과 및 이상적인 안전성 프로파일을 가지고 있다.

이 약제는 임상시험에서 allopurinol과 비교하여 요산강하 효과가 좋고 통풍발작 억제 면에서도 좋은 성적을 보였다. 특히 신기능 저하 환자에서도 용량을 조절할 필요가 없이 사용해도 부작용이 증가하지 않으며 신기능저하 환자에서도 요산강하효과가 좋다는 장점이 있다.

■ 요산배설촉진제(Uricosurics)

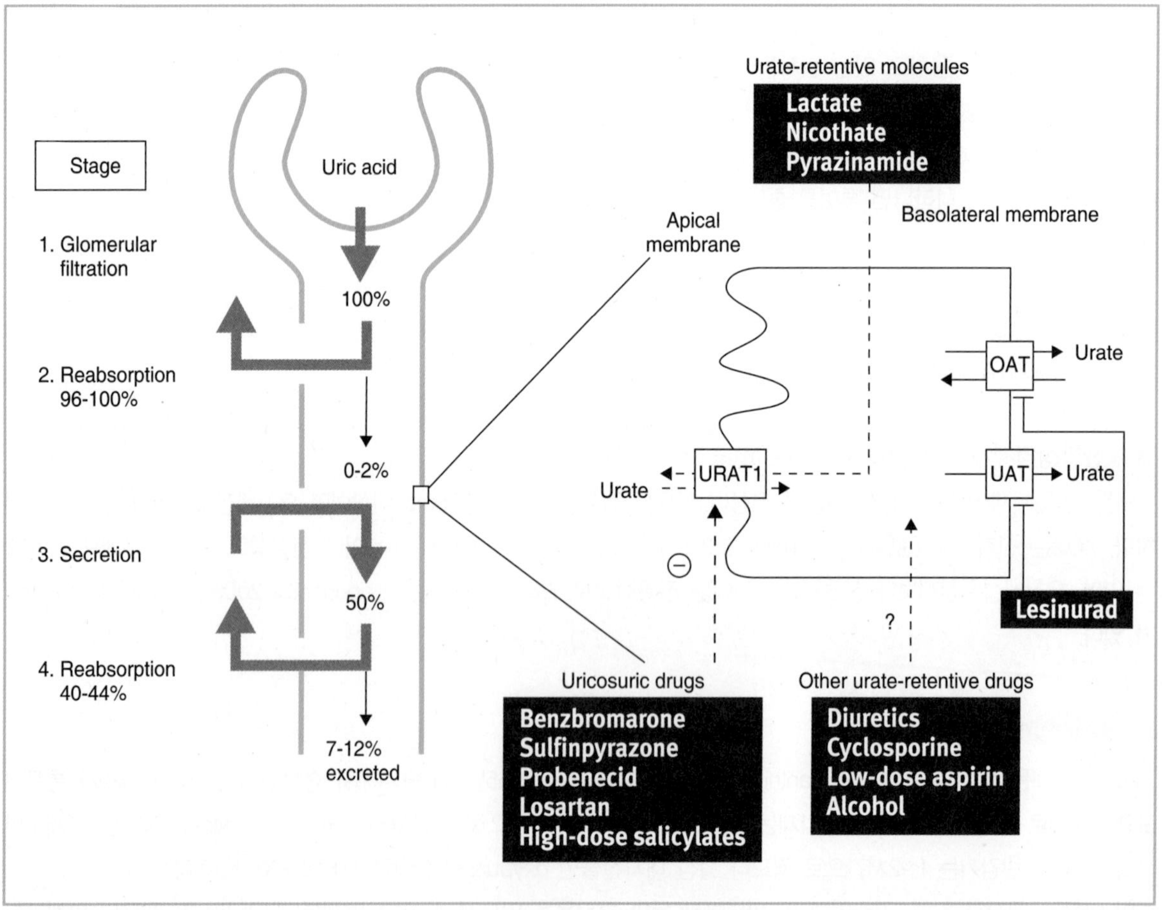

Figure 23-4. Uricosurics

요산배설촉진제는 신장의 근위세뇨관에 작용하여 요산의 재흡수를 억제함으로써 소변으로의 배설을 촉진한다. 요산은 근위세뇨관에서 양방향으로 이동하게 되는데, 재흡수되거나 분비되면서 그 균형에 의해 소변으로의 배설량이 결정된다. 근위세뇨관의 apical membrane에는 organic anion transporter(OAT) family에 속하는 URAT1이 있어서 요산염의 재흡수를 담당한다. 요산배설촉진제의 문제점은 소변 내 요산농도가 증가되어 신세뇨관에 요산 결정이 침착되거나 요산결석이 생길 수 있다는 점이다. 그러므로 저용량으로 시작하여 서서히 증량하여야 하며 하루 2L 이상의 수분섭취가 요로결석의 예방에 필요하다. 또한 60세 이상, 신기능 이상이 있는 경우, 통풍결절이 있거나 요로결석이 있는 경우, 요산배설이 증가되어 있는(>700mg/day) 경우에는 사용을 피하며, 요산합성억제제로 대체하여야 한다.

요산배설촉진제에는 URAT1에 의한 요산염 재흡수를 억제하여 신장으로 요산을 배출시키는 약제로 현재 benzbromarone이 있고 losartan, amlodipine, atorvastatin, fenofibrate 등도 간접적인 uricosuric agent에 해당한다.

■ 요산분해제(Uricolytics)

Uricase(urate oxidase)는 요산을 allantoin으로 산화시켜 분해하는 효소이다. Allantoin은 요산에 비해 용해도가 5~10배 높아 신장으로 배설되기 쉬운데, 포유동물에는 정상적으로 존재하지만 인간과 같은 영장류에는 결핍되어 있다. 따라서, uricase가 있는 경우 요산이 allantoin으로 분해되어 쉽게 신장을 통해 배설되지만, 없는 경우 고요산혈증 또는 통풍이 발생하게 쉽다.

현재 Aspergillus fluvus에서 추출한 uricozyme이나 재조합 uricase인 rasburicase(제품명: 패스터텍 주, Fasturtec®)는 악성종양과 관련된 고요산혈증과 종양용해증후군(tumor lysis syndrome, TLS)에 사용하고 있다. Rasburicase는 요산 강하 효과가 강력하고 신속하지만 반감기가 짧고 부작용으로 항체가 형성되고 아나필락시스 위험이 있어 장기간 사용하기에는 적당하지 않다. 이런 문제를 해결하기 위해 polyethylene glycol(PEG)로 처리하여 항원성을 줄이고 반감기를 증가시킨 페글로티카제(PEGuricase, Pegloticase®)가 2010년 미 FDA에서 '중증, 지료가 힘든 및 만성 통풍 '에 승인되었다.

▣ 신약

Lesinurad(레시누라드, 제품명: 주람픽 정, Zurampic®)

Lesinurad는 URAT1(urate transporter 1)와 (OAT 4(organic anion transporter 4)에서 요산 재흡수를 차단하여 혈중 요산치를 저하시키는 요산배설촉진제로 2015년 12월 미 FDA에서 'xanthine oxidase inhibitor(XOI) 단독으로 혈청 요산 수치 목표에 도달하지 못하는 통풍을 가진 고요산혈증 환자에서 XOI와의 병합요법'으로 승인되었고 국내에는 아직 소개되지 않았다.

이 약제는 1일 1회 200mg을 XOI(allopurinol 또는 febuxostat)와 병용하여 복용하여야 하며 약 용량을 증가시 신장계 부작용의 위험이 증가할 수 있다. 이 약제 복용시 충분한 물(1L)의 섭취가 필요하며, 무증상 고요산혈증에 권고되지 않는다.

24 아토피피부염
Atopic Dermatitis

■ 질병에 대한 전반적인 이해

▣ 아토피피부염(Atopic Dermatitis, AD)

아토피피부염(AD)은 특징적으로 소양감, 발적, 태선화(lichenification), 피부 감염을 보이는 만성 피부질환이다. 원인은 선천적인 요인(유전적인 요인)과 후천적인 요인으로 나눌 수 있다. 유전적인 요인으로는 filaggrin(필라그린) 등 유전자의 돌연변이가 잘 알려져 있으며, 후천적인 요인으로는 피부를 자극할 수 있는 다양한 유발물질의 자극과 면역학적인 요인 등이 있다.

AD의 가장 큰 특징은 소양증이 심하다는 점과 외부의 자극 혹은 알러지 유발물질에 매우 민감하게 반응한다는 점이다. 소양증의 원인은 뚜렷하지 않으나 여러 염증세포에서 분비되는 화학매개물질에 의한다고 알려져 있다. AD 환자는 소양증에 대하여 역치가 낮아 쉽게 가려워하고 알러젠, 낮은 습도, 과도한 발한, 다양한 자극물질(양모, 아크릴, 비누, 세정제) 등에 의하여 더욱 악화된다. 피부를 긁거나 문지른 후 피부의 습진성 변화가 나타나고, 습진이 심해지면 다시 소양증을 유발하는 악순환을 반복하게 된다.

AD의 임상양상은 매우 다양하며 나이에 따라 차이가 있는데 유아기에는 뺨이나 이마, 두피 등에 호발하고 진물(oozing)이나 가피 형태의 급성 습진성 병변의 양상을 흔히 나타내는 반면에 소아기로 가면서 팔꿈 앞부위, 오금부 등의 굽힘쪽에 병변이 뚜렷해지며, 건조증의 형태로 나타나는 경우가 많다. 사춘기와 성인기로 가면서 간찰부위, 목뿐 아니라 안면과 손에도 흔히 침범하고 양진(prurigo)과 태선화가 관찰된다.

▣ 아토피피부염(AD)의 원인

AD은 유전적 요인, 피부장벽의 결손, 면역 이상, 감염 환경요인 등의 복잡한 상호작용 의하여 발생되는 피부질환으로 표피를 구성하는 구조단백, 지방, 단백분해효소 또는 분해억제효소 등의 이상에 의한 피부장벽의 손상과 이로 인한 외부 항원의 침투 증가 및 이어지는 면역조절이상(immune dysregulation)이 원인으로 알려져 있다.

1. 유전적 요인(Genetic factor)

AD을 가진 부모에서 태어난 아이들은 아토피피부염 발생률이 정상 부모에서 태어난 아이들 보다 높다. 이는 여러 요인 중 피부장벽을 구성하는 핵심 구조 단백인 filaggrin(필라그린)의 돌연변이가 가장 많이 관련되어 있다.

2. 피부장벽 결손(Epidermal barrier defect)

피부장벽의 가장 중요한 역할은 약 80%의 수분으로 구성된 인체를 건조한 외부환경으로 부터 안전하게 지켜주는 것이며 이러한 기능은 피부 바깥층인 표피에서 유지하고 있다. 피부장벽을 포함한 표피층은 인체의 조직 가운데에서도 가장 역동적인 기관으로 표피세포의 형성, 분화 및 탈각과정이 끊임없이 반복되면서 표피의 항상성(epidermal homeostasis)을 유지한다.

표피의 주요 구성세포는 각질형성세포(keratinocyte)이며, 이 세포의 분화는 기저세포의 분열과정, 유극세포에서의 합성 및 정비과정, 과립세포에서의 자기 분해과정, 각질세포에서의 재구축(remodeling) 과정의 4단계에 걸쳐서 일어나며 분화의 마지막 단계로 각질층이 형성되는데, 이를 각질화(keratinization) 과정이라 한다.

이러한 각질형성세포의 분화가 비정상적으로 일어나게 되면 피부장벽 기능에 결함이 생기게 되는데, 이는 피부건조를 유발시켜 아토피피부염 등과 같은 만성 피부 염증질환을 발생시킨다.

피부장벽의 결손은 유전적인 원인이나 다양한 cytokine들에 의해 피부장벽의 결손이 발생하고 이로인해 알레르기 유발물질이나 미생물이 피부를 통한 침투가 용이해져 만성 염증성 피부반응이 일어난다. 그리고 다양한 대기오염 물질이 피부장벽에 손상을 일으켜 피부염증을 유발 또는 악화시킬 수 있다는 보고도 있다.

1) Ceramide(세라마이드)의 감소

각질세포간 지질막을 형성하는 주된 지질은 ceramide, 콜레스테롤, 유리 지방산으로 형성하는데, 이들 중 ceramide가 50% 정도를 차지하고 있다. Ceramide의 감소는 모든 AD 환자에서 건조한 피부의 원인으로 지목되고 있다.

2) Serine proteases(SP) 증가와 SP 억제물질의 감소

AD 환자 피부표면의 pH는 정상인 보다 높은데 병변부위에서 더 높으며 가려움증의 정도가 심할수록 더 높다. 피부표면의 pH가 증가하면 각질세포의 탈락을 유도하는 serine protease의 활성이 촉진되고 SP 억제물질은 감소된다.

3) Anti-microbial peptides(항균 펩타이드)의 감소

Anti-microbial peptides는 인체의 선천성 자연면역(innate immunity)를 유지하는 중요한 요소이며 양이온을 띤 peptides로 상피조직에서 생성되어 바이러스, 세균, 진균 등 모든 균에 대하여 광범위한 항균작용을 나타내는 1차 방어선을 구축하고, 후천성 적응면역(adaptive immunity)을 활성화시키고, 생체 손상 후 상처회복 기능에 관여한다.

4) Filaggrin 유전자의 돌연변이

Filaggrin은 과립층에서 keratohyalin granule을 구성하는 단백질인 pro-filaggrin 형태로 있다가 각질형성세포의 최종 분화과정에서 filaggrin으로 되어 각질세포막을 형성할 때 keratin filament와 응집하여 단단하고 편평한 구조를 만들어 피부장벽에서 벽돌(brick)의 역할을 한다. 이후 각질층 상부로 올라가면서 아미노산으로 분해되고, 보습에 매우 중요한 유리 아미노산과 pyrrolidone carboxylic acid(PCA), urocanic acid(UCA) 등 자연보습인자(natural moisturizing factor, NMF)의 주요한 구성성분이 된다. 이들 성분들은 각질층의 수화, 각질층 pH의 정상화, 투과장벽 및 각질층의 견고함(integrity/cohesion), 항균 및 항염작용 등을 한다.

5) 밀착연접(Tight junction)의 감소

밀착연접은 상피세포에 존재하며 이웃한 세포막의 측면을 서로 고정시키고 세포 사이를 통한 수분의 흐름을 방지하는 기능을 수행한다. 표피에서는 과립층 상부의 각질형성 세포막 측면에 존재하며 두 세포를 고정시키고 형태를 잡아 주는 역할을 수행한다.

3. Cytokines

다양한 cytokines이 아토피피부염의 발병과 관련이 있다. 대표적으로 IL-4와 IL-13이 피부에 비정상적으로 높게 발현되어 있으며 filaggrin을 비롯한 피부장벽 단백질의 발현을 억제할 뿐만 아니라 anti-microbial peptides의 발현도 억제하여 피부장벽의 결손을 유발하고, IL-33도 피부에 높게 발현이 되는데 Th2 cytokines의 발현을 유도하여 피부장벽

결손과 염증성 반응을 유발하는 것으로 알려져 있다.

4. 감염

Filaggrin 결핍과 anti-microbial peptides 등의 저하로 인한 미생물의 감염은 아토피피부염의 임상증상을 악화시키며 치료에 저항하게 하고 유병기간을 길게 한다. 포도상알균(Staphylococcus)이나 herpes 바이러스에 의한 감염이 가장 흔하며 임상적으로 중요하다.

특히 포도상알균은 AD 환자의 약 90%에서 동정되며 포도상알균에 의해 분비되는 독소(α-toxin, staphylococcal enterotoxin B 등)들은 Th2 cytokines 분비를 자극하여 filaggrin 등의 피부장벽 단백질의 발현을 억제할 뿐만 아니라 anti-microbial peptides의 발현도 억제하여 염증을 더욱 악화시키고 바이러스의 감염도 유도한다.

▣ 아토피피부염(AD)의 급·만성 염증

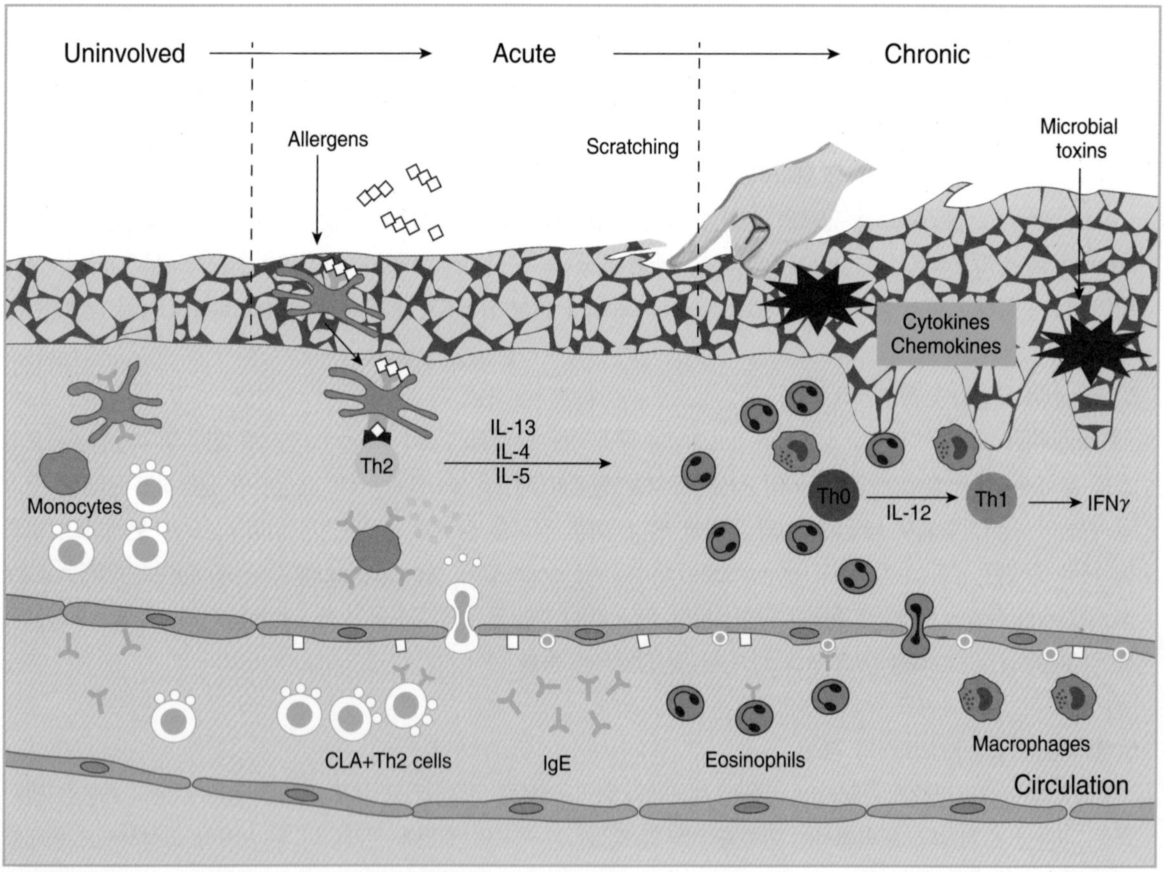

Figure 24-1. Immune Reaction of Atopic Dermatitis

1. 면역학적 반응

면역력적 반응에는 감염으로 부터 피부를 보호하는 역할을 주로 담당하는 선천성 자연면역(innate immunity)과 후천성 적응면역(adaptive immunity)이 있고 적응면역은 B 세포에서 생산되는 항체에 의한 체액면역(humoral immunity)과 T 세포에 의한 세포매개성 면역(cell-mediated imunity)이 있다.

외부에서 알러젠이 들어오면 제1형 보조 T 세포(Th1)와 제2형 보조 T 세포(Th2)가 AD의 발생에 관여하는데, 이 T 세포들은 피부병변의 활성도와 기간에 의존하여 피부염증의 발병에 기여한다. 급성의 경우 피부 병변에 CLA(cutaneous lymphocyte antigen)+Th2의 생성이 증가되고 IL-4, IL-5, IL-13 등의 발현이 연관된다. 그러다 만성으로 진행되면 Th2가 Th1 형태로 전환되고 염증 상태의 유지에 호산구(eosinophil)와 대식세포(macrophage)의 침윤과 동반된 IL-5, GM-CSF, IL-12, IFN-γ 등의 발현이 증가된다.

2. 비면역학적인 반응

백혈구의 cyclic AMP(cAMP)의 감소가 유력한 AD의 비면역학적 반응에 대한 가설이지만 정확하지는 않다. 과거에는 이 가설이 β-adrenergic 수용체 차단에 의해 발생할 것으로 추정하였지만 근래에는 단핵구의 cAMP-PDE(phosphodiesterase) 효소의 비정상적인 활성화로 알려져 있다. cAMP의 감소는 B 세포의 IgE 합성과 T 세포의 IL-4, IL-10 및 PGE2의 생성을 증가시켜 외부의 자극이나 항원에 대해 과민반응이 일어나 염증을 일으킨다.

▣ Phosphodiesterase(PDE)와 PDE4 억제제의 종류

Cyclic nucleotide phosphodiesterase(PDE)는 diester-orthophosphoric-phosphohydrolase라고도 하는데, 소세포기관 내에 있는 2차 전령(second messenger)인 cyclic nucleotide cAMP(adenosine 3', 5'-cyclic monophosphate) 또는 cGMP(guanosine 3', 5'-cyclic monophosphate)의 phosphodiester 결합을 가수분해하는 효소(hydrolase)로 세포 내 2차 전령의 분포, 지속시간 및 진폭을 조절하는 역할을 한다.

PDE family는 11개(PDE1~PDE11)의 isoenzyme으로 구성되어 있고 각각의 isoenzyme은 4개의 gene(A, B, C, D)으로 coding되어 있서 개수로 따지면 44개가 존재하며 variant가 많아서 실제로는 50개 넘게 존재하는 것으로 보고되어 있다. 예를 들어 PDE1C3인 경우 family: 1, gene: C, splicing variant: 3으로 명명된다. PDE는 서로 다른 기질 특이성(substrate specificity)를 가지는데, PDE4, 7, 그리고 8은 cAMP에 선택적이고 PDE5, 6, 그리고 9는 cGMP에 선택적이며 PDE1, 2, 3, 10, 그리고 11은 cAMP와 cGMP 모두에 작용하는 hydrolase이다.

cAMP는 cAMP-dependent PDE에 의해 5'-AMP(adenosine 5'-monophosphate)로 분해되면서, 세포 밖 칼슘이 칼슘채널을 통해 세포 안으로 유입되거나 세포 내부 저장소(예, sarcoplasmic reticulum, SR)로 부터 방출되어 세포 내 칼슘이온의 증가된다. 이어 칼슘이온은 칼슘결합단백질(calmodulin)과 결합하여, calcium-camidulin은 ATP 존재 하에서 myosin light chains(MLC)을 인산화시키는 효소인 myosin light chain kinase(MLCK)를 활성화시킨다. MLC의 인산화는 myosin과 actin filament 사이의 cross-bridge formation을 만들고 평활근의 수축이 일어난다.

PDE 억제제는 DNA 서열에 있는 아미노산 및 염기 서열에 따라 또는 가수분해되는 기질과 다른 약물에 대한 민감도에 따라 크게 6종류로 나누어 볼 수 있는데, 이 억제제들은 중추계, 심혈관계, 폐, 소화기관 그리고 염증과정에 있는 cyclic nucleotides에 의해 만들어지는 반응의 생리적 변화를 조절하는데 사용된다.

그중 PDE4 억제제에는 COPD(chronic obstructive pulmonary disease) 치료제로 roflumilast(제품명: 닥사스, Daxas®)가 있다. PDE4는 COPD와 관련된 염증세포 및 구조세포(structural cell)의 거의 대부분에서 발현되어 특이적으로 cAMP를 가수분해시켜 불활성화시킨다. 즉 ATP는 adenyl cyclase에 의해 3', 5'-cAMP로 전환되고 다시 PDE4에 의해 5'-AMP가 된다. 따라서 PDE4 억제제는 세포내 3', 5'-cAMP 양을 증가시키고 이는 protein kinase A(PKA)를 불활성형에서 활성형으로 전화시킨다. 활성화된 PKA는 protein을 인산화시켜 염증세포의 활성을 떨어뜨리며 섬유화(fibrosis)를 억제하고 평활근을 이완시키는 작용을 한다.

이 약제는 산화 스트레스를 억제하고 점액섬모 기능부전(mucociliary malfunction)과 폐실질 파괴를 억제하며 소기도의 비후를 감소시킨다. 또한 폐혈관 개형(remodeling)과 염증을 감소시키며 임상적으로는 급성 악화율을 떨어뜨리고 기류제한을 개선시킨다.

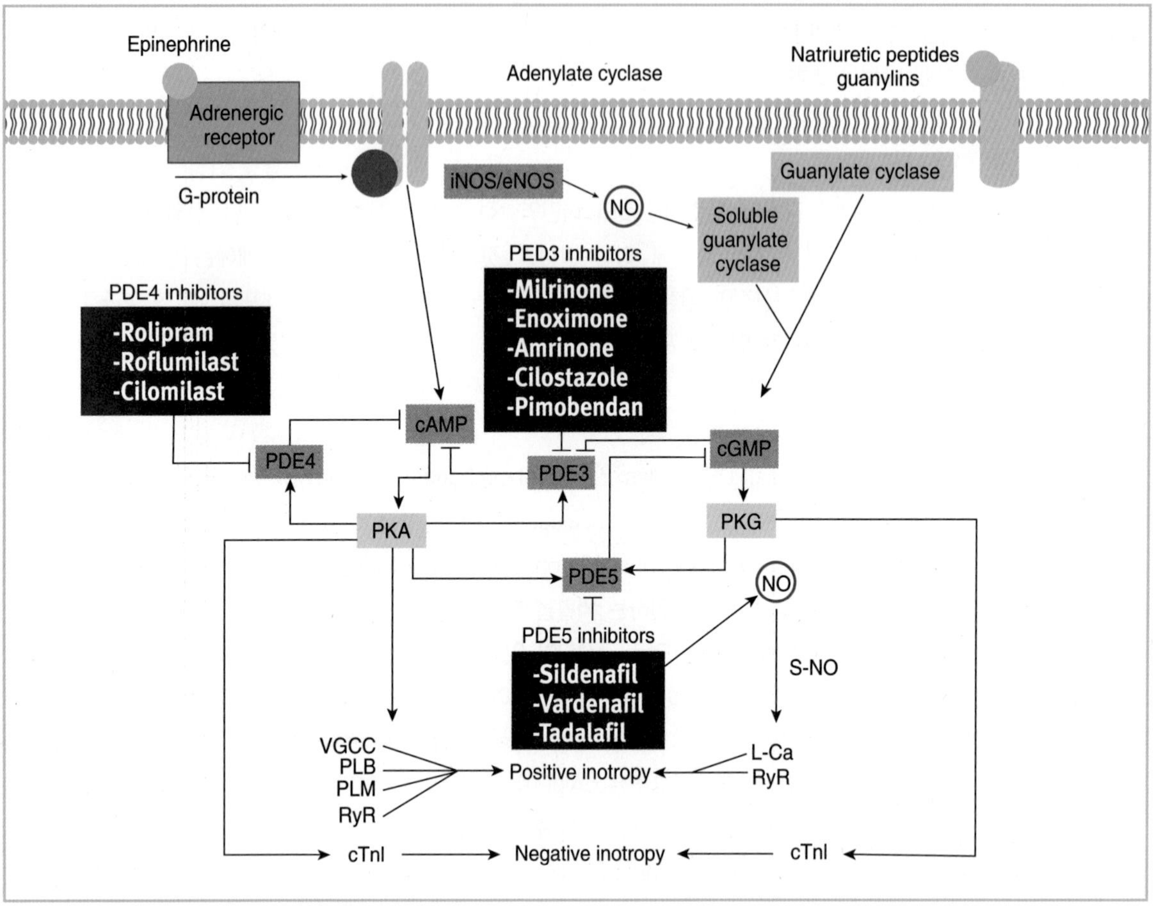

Figure 24-2. PDE Inhibitors

Abbreviation〉
VGCC=Voltage-Gated Calcium Channel; PLB= Phospholamban; PLM=Phospholemman; RyR= Ryanodine Receptor; cTnI= Cardiac Troponin I; S-NO=S-Nitrosylation; L-Ca= L-type Calcium Channel.

또한 apremilast(제품명: 오테즐라 정, Otezla®)는 2014년 미 FDA에서 'psoriatic arthritis(건선성 관절염)와 plaque psoriasis(판상성 건선) 치료'로 승인된 경구용 PDE4억제제이다. 이 약제는 PDE4를 억제하여 세포내 cAMP을 증가시키는데, 염증세포에 나타나는 cAMP는 전염증성(proinflammatory) 매개물질(예, TNF-α, IL-12, -23, 또는 IFN-γ)의 방출을 억제시키고 항염증성(anti-inflammatory) 매개물질(IL-10)의 방출을 증가시켜 면역 항상성을 유지시킨다.

■ 약물요법

현재 아토피피부염을 100% 완치시킬 수 있는 방법은 없다. 아토피피부염 환자는 피부의 장벽기능이 손상되어 있기 때문에, 적절한 보습제의 규칙적인 사용과 같은 보조적인 기본치료가 필수적이다. 그러므로 피부를 보호해 주는 기본적인 방법과, 피부에 대한 수분 공급 및 소양감을 감소시키기 위한 대증요법, 피부염증에 대한 치료, 그리고 유발인자의 확인 및 제거와 같은 방법들을 사용할 수 있다.

치료방법을 결정함에 있어 환자의 나이, 성별, 비용, 병변의 위치와 중증도 등을 고려하여야 하며, 환자마다 개인화하여 악화요인을 규명하고 이에 대처하는 방법을 교육하여야 한다. 아울러 초기 단계에서 치료를 개시하여 병변의 악화를 예방하며, 가능한 한 재발을 방지하여 궁극적으로 질병의 진행과정을 조절하여야 한다.

■ 치료약제

▣ 국소 스테로이드제(Topical corticosteroids, TCS)

국소 수테로이드제(TCS)는 항염증, 면역억제, 증식억제 및 혈관수축 등 네가지 작용을 가지고 있다. 항염증작용은 국소 phospholipase A2의 분비를 억제하고 염증반응과 관련된 전사인자를 억제하며, 염증 회복에 관여하는 lipocortin I 같은 물질을 증가시켜 염증을 억제한다. 또한 염증성 cytokine인 IL-1a의 분비를 낮춘다. 면역억제작용은 백혈구가 염증부위로 이동(migration)을 막고, 내피세포, 과립구, 비만세포, 섬유아세포(fibroblast) 등의 면역기능을 방해한다. 또한 IL-2의 억제를 통해 T 세포의 증식을 감소시키고 세포 자멸사(apoptosis)를 유도한다. 증식억제작용은 DNA 합성과 유사분열을 억제한다. 또한 각질형성세포의 크기와 증식을 감소키고 섬유아세포의 합성과 collagen 형성을 억제한다. 혈관 수축작용은 histamines, prostaglandins 등 혈관 확장물질의 분비를 억제한다. 또한 상부 진피층의 모세혈관을 수축시킴으로써 홍반(erythema)을 감소시키기도 한다.

아토피피부염 치료에서 국소 스테로이드제는 보습제와 함께 가장 중요한 기초가 되는 약제로 항염증 작용과 면역억제 작용 등을 가지고 있다. 약제의 강도에 따라 1~7등급 혹은 4등급으로 나눌 수 있으며, 피부염증의 심한 정도와 치료부위, 환자의 나이에 따라 적절한 약제를 선택한다.

TCS는 초기에 피부염증을 호전시킬 수 있는 충분히 강한 약제를 사용하여 하루에 두 번씩 도포하고 이후 호전되면 도포 횟수나 약제의 강도를 낮춘다. 얼굴이나 외음부의 경우 상대적인 약물 흡수가 높은 부위이고, 각종 스테로이드제 부작용이 쉽게 발생하기 때문에 가급적 낮은 강도의 외용제를 사용해야 하며 몸, 팔과 다리 등은 중등도 혹은 높은 강도의 외용제를 사용해야 한다. 손바닥이나 발바닥의 경우 외용제의 경표피 흡수가 가장 낮으므로 가장 높은 단계의 약제를 단기간 사용하는 것이 좋다.

TCS는 특히 지속적으로 사용할 경우 심각한 문제를 일으킬 수 있어 주의하여야 한다. 부작용은 외용제의 강도, 도포 부위, 밀폐 유무, 도포 면적 등과 관계가 있다. 소아, 특히 영유아는 체중에 비해 체표면적이 넓으므로 스테로이드제 성분이 전신으로 흡수되어 부신억제와 같은 부작용이 나타날 가능성이 크며, 기저귀 착용 부위는 밀폐가 되므로 흡수율이 높아질 수 있다는 것을 염두에 두어야 한다.

대표적인 국소 부작용으로 팽창선(striase distensae), 피부위축, 입주위 피부염, 스테로이드 여드름을 동반하는 주사가 있으며, 전신 부작용으로는 체중에 비해 체표면적이 넓은 영, 유아에서 간혹 부신억제가 발생하기도 한다. 위와 같은 부작용을 최소화하기 위해서는 연고를 도포하는 횟수를 줄이면서 다른 치료법을 병행해야 한다.

▣ 국소 calcineurin 억제제(Topical calcineurin inhibitor, TCI)

항원이 T 세포를 활성화하여 염증을 유발하는 과정은 항원이 T 세포의 수용체에 결합하여 T 세포가 활성화되면 세포내의 칼슘이온이 증가하고 이러한 칼슘이온이 calmodulin과 결합하여 phosphatase인 calcineurin을 활성화시킨다.

활성화된 calcineurin이 세포질내의 NF-ATp(nuclear factor of activated T cells)에서 phosphate기를 제거하면 NF-ATp가 핵내로 이동하고 핵내의 NF-ATn과 결합하여 유전자의 promotor에 결합함으로써 IL-2, IL-3, IL-4, TNF-α 같은 염증성 cytokines의 전사(transcription)를 유도하게 된다.

국소 calcineurin 억제제(TCI)는 보조 T 세포의 활성화를 억제하는 기전을 가지고 있는데, 이는 세포질내의 immunophilin(FKBP)과 결합하여 calmodulin-dependent phosphatase인 calcineurin의 작용을 억제하여 NF-ATp가 핵내로 이동하는 것을 차단함으로서 염증성 cytokines의 생성을 막는다.

TCI는 기존의 치료방법에 보충적으로 사용하거나, 국소 스테로이드제와 달리 장기간 사용 시에도 비교적 부작용의 가능성이 작으므로 병변 재발의 예방 목적으로 장기간에 걸쳐 사용할 수 있다. TCI는 기본적인 작용기전은 스테로이드제와는 달리 calcineurin을 억제하여 활성화된 T 림프구 및 다른 염증세포 들에서 염증을 매개하는 cytokine의 전사를 억제하는 것이다.

TCI는 광범위한 부위에 장기간 사용할 수 있고, 국소 스테로이드제에서 나타날 수 있는 피부의 위축, 녹내장 및 기타 국소 부작용뿐만 아니라 HPA(hypothalamic-pituitary-adrenal) axis 억제나 성장장애와 같은 전신적인 부작용이 없다.

1. Tacrolimus(타크로리무스, 제품명: 프로토픽 연고, Protopic®)

Tacrolimus는 Streptomyces tsukubaensis에서 추출되어 개발된 약제이다. 원래 간이나 신장 등의 장기 이식환자에서 거부 반응을 억제하기 위하여 전신적으로 사용되어 왔던 면역억제제이다. 이 약제는 cyclosporin보다 면역억제 효과가 10~100배 강한 것으로 알려져 있고, cyclosporin은 국소제로 사용할 경우 효과가 없는 반면에 tacrolimus는 분자량이 상대적으로 작아 적어도 염증이 있는 피부에는 비교적 잘 흡수되어 효과를 나타낸다. Tacrolimus는 Tsukuba의 'ť' macrolide의 acrol, immunosuppressant에서 'imus'를 따 만들어진 이름이다.

이 약제는 소아에서 0.03% 성인에서는 0.1% 농도를 많이 사용하며, 국소 스테로이드제에 의한 피부위축이나 혈관확장을 일으키지 않기 때문에 얼굴이나 접히는 부위에 효과적이다. 도포 초기에 환자에게 화끈거림이나 피부발진 등이 생길 수 있지만 국소 스테로이드제처럼 collagen 합성을 억제하여 피부위축을 유발하는 부작용이 없고, 장기간 도포하여도 전신적으로는 흡수되는 양이 미미하여 전신 부작용의 우려가 거의 없는 장점이 있다.

2. Pimecrolimus(피메크로리무스, 제품명: 엘리델 크림, Elidel®)

Pimecrolimus는 Streptomyces hygroscopicus var. ascomyceticus에서 추출한 항진균제를 스크린하는 과정에서 발견된 ascomycin 유도체이다. 같은 계열인 tacrolimus와 함께 아토피피부염의 치료에 매우 효과적으로 그리고 우려할 만한 부작용 없이 사용할 수 있는 국소 면역억제제이다.

이 약제 1% 크림은 경증에서 중증의 유아, 소아 및 성인 아토피피부염 환자에서 안전하고 효과적인 치료성과를 나타내었으며, 매우 민감한 부위의 피부에도 큰 자극 없이 사용할 수 있다. 이는 지질친화성으로 피부에 흡수가 잘 될 뿐만 아니라 도포 초기에 환자에서 나타나는 화끈거리는 증상이 tacrolimus보다 적은 것으로 알려져 있다.

보조 치료제

■ 항히스타민제

아토피피부염의 소양증 치료에 항히스타민제가 얼마나 효과가 있는지에 대하여는 논란이 있지만 대부분 경구 항히스타민제를 사용한다. Hydroxyzine, diphenhydramine 등 주로 진정작용이 있는 H1 항히스타민제가 유효하며, 이러한 항히스타민제는 수면장애를 일으킬 정도로 심한 소양감을 효과적으로 조절할 수 있다. 진정작용이 없는 항히스타민제는 아토피피부염의 소양증 조절에 거의 효과가 없는 것으로 알려져 있으나 leukotriene이나 platelet activating factor(PAF)의 작용을 억제하는 항히스타민제는 효과를 기대할 수 있다.

■항생제

Staphylococcus aureus은 균 자체가 생산하는 독소가 초항원(superantigen)으로 작용하여 아토피피부염을 악화시키는 것으로 알려져 있다. 갑자기 피부염이 심해지는 경우 전신적으로 항생제를 투여함으로써 치료효과를 볼 수 있으며 피부염이 심한 국소부위에는 항생제 외용제를 도포하는 것이 도움이 될 수 있다. 경구약제로는 cephalosporin 및 erythromycin 혹은 같은 계열인 azithromycin, clarithromycin을 많이 사용하고 국소적으로는 주로 mupirocin을 도포한다.

▣ 신약

1. Crisaborole(크리사보롤 2%, 제품명: 유크리사 연고, Eucrisa®)

Crisaborole는 PDE4 억제제로 2016년 12월 미 FDA에서 '2세 이상의 경증에서 중등도 아토피피부염' 에 1일 2회 도포 연고제로 승인되었고, 국내에는 아직 소개되지 않았다.

이 약제는 PDE4를 억제하여 세포내 cAMP를 증가시키는데, 염증세포에 나타나는 cAMP는 전염증성(proinflammatory) 매개물질(예, TNF-α, IL-17, 또는 IFN-γ)의 방출을 억제시키고 항염증성(anti-inflammatory) 매개물질(IL-10)의 방출을 증가시켜 면역 항상성을 유지시켜 피부염증을 조절한다.

2. Dupilumab(두필루맙, 제품명: 두픽센트 주, Dupixent®)

Dupilumab은 인간 IL-4α 수용체 단클론항체로 2017년 3월 미 FDA에서 '외용 스테로이드제로 치료 안되는 중증에서 중증의 성인 아토피피부염 환자 치료' 에 승인되었고 국내에는 아직 소개되지 않았다. 이 약제는 아토피피부염, 천식 등 알레르기질환의 주요 원인으로 알려진 제2형 보조림프구(Th2) 면역반응에 필요한 IL-4와 IL-13의 신호전달을 억제하는 기전을 가지고 있다.

25 과민성 방광
Overactive Bladder

■ 질병에 대한 전반적인 이해

▣ 과민성 방광(Overactive Bladder, OAB)

과민성 방광(OAB)은 요로감염이 없고 다른 명백한 병인이 없는 조건하에서 절박성 요실금(urgency urinary incontinence, UUI)의 유무에 관계없이 요절박(urgency)이 있는 경우를 말하며, 흔히 주간 빈뇨(frequency)와 야간 빈뇨(nocturia)를 동반하는 증상으로 정의한다.

절박성 요실금(UUI) 환자는 요절박과 동반하여 또는 요절박이 선행된 직후에 불수의적인 요누출(involuntary loss of urine)을 호소한다. 요절박이란 강하고 갑작스럽게 요배출 욕구가 일어나 늦출 수 없는 증상이고, 주간 빈뇨는 주간에 환자가 지나치게 자주 배뇨해야 하는 증상이며, 야간 빈뇨는 환자가 배뇨를 위해 야간에 1회 이상 일어나는 증상이라 할 수 있다.

OAB은 근육성 변화, 신경학적 변화, 특발성 원인, 그 외에도 요로상피의 변화, 방광 간질세포의 변화 및 다양한 병태생리학적 변화 등이 원인이 된다.

■ 근육성 변화

배뇨근(Detrusor muscle) 세포의 변화는 방광내압(intravesical pressure)을 불안정하게 증가시켜 불수의적인 배뇨근의 수축을 유도한다. 이러한 근육성의 변화들은 모두 세포 간 흥분성과 전기적 상호작용(electrical coupling)을 증가시키며, 부분적으로 배뇨근 신경이 차단되면 신경전달물질에 대한 배뇨근의 초민감성(supersensitivity)을 유발하여 결과적으로 자극에 대한 반응을 증가시키게 된다.

■ 신경학적 변화

OAB는 뇌와 척수의 중추신경계 억제경로(inhibitory pathway)에 대한 직접적인 손상이나 방광에 존재하는 말초신경계의 구심성 경로(afferent pathway)의 감작(sensitization)에 의해 발생한다. 즉 교뇌상부 억제신경(suprapontine inhibition)을 억제시키는 뇌의 손상과 척수(spinal cord)의 축삭경로(axonal pathway)의 손상 등에 의해 발생하며 신경전달물질의 수용체와 연관되어 발생될 수도 있다.

1. 무스카린수용체(Muscarinic receptor)

인체에는 5가지의 무스카린수용체(M1∽M5)가 존재한다. 이중 M2 수용체가 주로 방광근에 분포하고 교감신경을 차단하여 방광을 이완시키는 작용을 하며, 심장 및 중추신경계에도 분포되어 있다. M3 수용체는 방광근의 수축 및 침샘의 분비에 영향을 미친다.

무스카린수용체는 배뇨근 뿐 아니라 요로상피세포(urothelial cell)에도 분포하는데 요로상피를 제거하면 아세틸콜린 분비가 현저히 감소한다. 이는 아세틸콜린이 부분적으로는 요로상피세포에서 분비될 것으로 추측되는 점이다. 따라서 저장기에 아세틸콜린은 신경 뿐 아니라 요로상피세포와 같은 신경계 이외의 장소에서도 분비되어 요로상피 하층과 배뇨근에 있는 구심신경을 직접 또는 간접적으로 흥분시킨다.

2. β3-교감신경수용체(β3-adrenergic receptor, β3-수용체)

β3-수용체는 방광체부에 존재하며 배뇨근의 수축과 이완에 작용한다. 최근에는 요로상피 세포의 β3-수용체도 방광의 수축과 이완에 관여한다는 이론이 제기되고 있다. 한 연구결과에 의하면 β3-수용체 효능제는 요로상피에 작용하여 요로상피로 부터 억제물질을 분비하고 배뇨근 수축을 억제하는 것으로 보고되었다.

▣ 과민성 방광(OAB)과 요실금(Urinary Incontinence, UI)과의 차이

요실금(UI)은 크게 절박성(urgency), 복압성(stress) 및 복합성(mixed)으로 그 증상에 따라 나눌 수 있다.

절박성 요실금(Urge urinary incontinence, UUI)은 요절박이 발생한 직후 또는 동시에 나타난다. 요절박이란 국제 요실금 학회(international continence society, ICS) 정의로는 소변 마려운 느낌이 갑자기 온 후 참지 못하고 바로 화장실을 가야 하는 증상이다. UUI는 요도 괄약근의 약화로 발생되는 복압성 요실금(Stress urinary incontinence, SUI)과는 달리 방광 기능의 이상으로 생긴다. 즉 본인의 의도 없이 신경말단에서 아세틸콜린이 분비되어 배뇨근의 무스카린 수용체를 자극함으로써 불수의적인 배뇨근이 갑자기 수축하거나 방광 자체의 저장 능력이 감소된 경우이며, 신경계의 이상이 있는 경우가 많지만 원인 없이 발생하는 경우도 많다.

SUI은 신체 운동이나 기침, 재채기를 할 때 갑작스런 복압의 상승으로 증가된 방광의 압력이 소변의 누출을 막는 괄약근의 압력보다 높아져 발생한다.

복합성 요실금(Mixed urinary incontinence, MUI)은 요도 괄약근의 약화와 함께 방광의 기능 이상도 존재하여 SUI와 UUI의 특성을 모두 갖고 있다. 이런 경우 어느 쪽이 원인인지 또는 어느 쪽을 환자가 더 불편해 하는지에 따라 한 쪽을 먼저 치료하는 것이 원칙이다.

따라서 국제 요실금학회(ICS)에 따라 OAB는 UUI 유무에 관계없이 요절박이 있는 증상군으로 대개 주간 빈뇨와 야간 빈뇨를 동반하는 질환이고 UI는 본인의 의지와는 관계없이 소변이 누출되어 개인위생과 사회적인 문제를 발생시키는 질환이라 할 수 있다.

▣ 과민성 방광(OAB)과 신경인성 방광(Neurogenic bladder, NB)과의 차이

과민성 방광(OAB)은 나이가 들어감에 따라 발생할 확률은 증가하여 남녀 비는 비슷하지만 절박성요실금(UUI)은 여성에서 더 흔히 발생한다. 반면 신경인성 방광(NB)은 하부요로(lower urinary tract)를 조절하는 신경계에 영향을 주는 다양한 질환이나 사고(accident)에 의해 발생할 수 있고 신경학적 병변의 위치와 범위에 의해 좌우된다.

NB는 대뇌나 척수의 억제 신경경로에 손상(다발성 경화증이나 뇌혈관 질환, 파킨슨질환 등 등)을 입었을 때 나타난다. 또한 억제성 신경전달에 이상이 생긴 연수상부 대뇌의 병변, 원시척수-방광 반사를 일으키는 축삭손상, C-신경섬유에 의한 천수신경의 새로 반사경로 형성, 방광의 구심신경 말단의 감작 등으로도 나타난다.

그러므로 NB는 신경학적 이상을 일으킬 수 있는 선천성, 외상성, 대사성 질환과 요로감염의 경력과 이와 관련된 수술경력 등에 대한 판단이 필요하다. 이외에도 하부요로의 기능에 영향을 줄 수 있는 약제복용 여부와 생리상태, 성기능과 장기능 그리고 산과병력에 대한 내용도 포함되어야 한다.

따라서 OAB는 나이가 들어감에 따라 발생할 수 있는 질환이고 NB는 하부요로를 조절하는 신경계에 영향을 주는 다양한 질환이나 사고에 의해 발생하는 질환이라는 점이 다르다.

■ 약물요법

약물치료는 방광의 수축을 억제하는 항무스카린제가 중심이 되며 복합작용제, 선택적 β3-수용체 효능제(selective β3-receptor agonist) 등이 사용된다. 기타 imipramine, amitriptyline 등의 삼환계 항우울제(tricyclic antidepressant)도 사용된다.

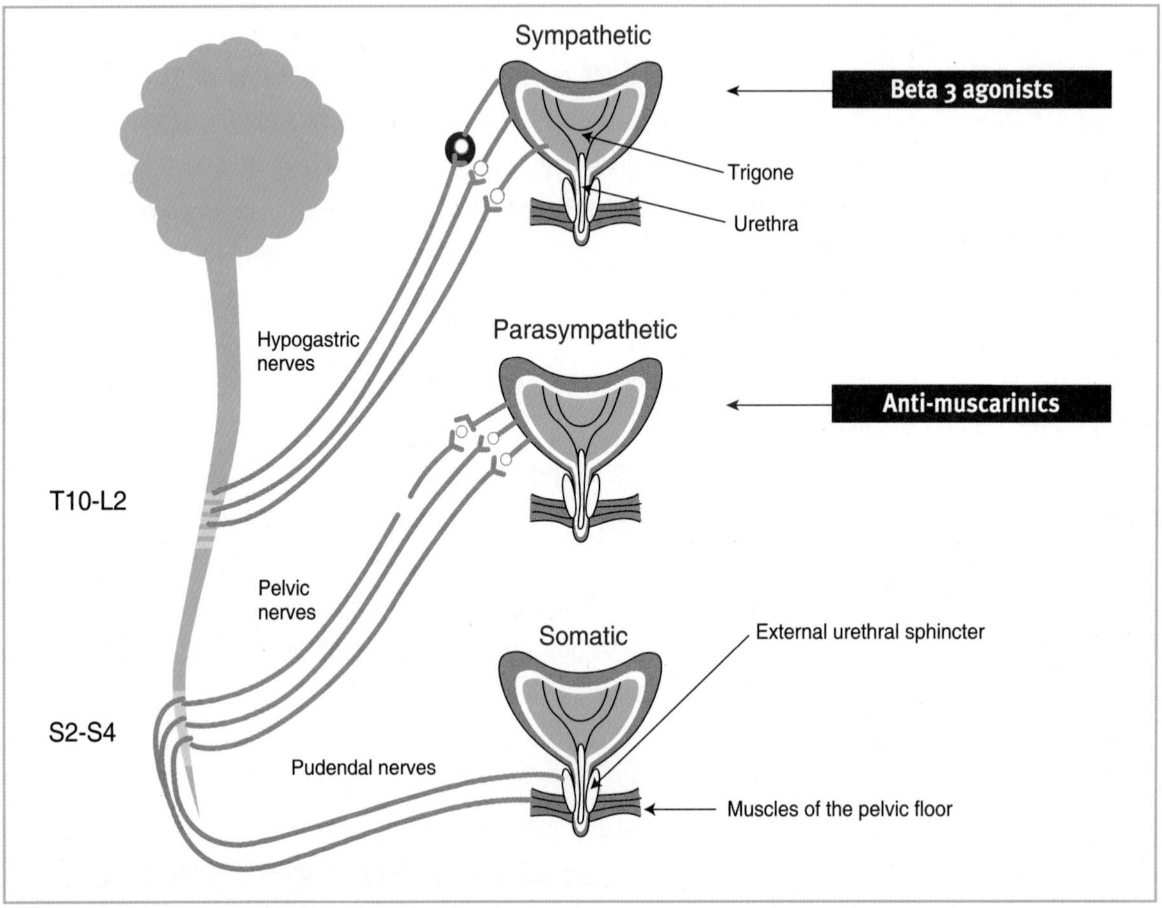

Figure 25. Treatment of Overactive Bladder

2004년 요실금에 관한 국제자문회의 약물분과위원회는 약물에 대해 과학적 증거 수준과 추천 정도를 요약하여 발표하였다. 이 약제들은 정도의 차이는 있으나 대부분 구갈, 변비, 시야 몽롱, 졸림, 인지 장애, 소화기 장애 등의 부작용이 있으므로 약물선택시 이를 고려하여야 한다. 특히 심각한 부정맥이 있거나 협각 녹내장, 소화기의 폐색성 질환, 중증 근무력증 등은 금기로 되어 있다

아울러 β3-수용체 효능제와 보톡스(botulinum toxin)가 있으며, 일부 알파차단제(α1-교감신경 차단제, α1-adrenergic antagonist)는 신경성 방광(neurogenic bladder, NB)에 사용하고 있다.

■ 치료약제

▣ 항무스카린제(Antimuscarinics)

항무스카린제에는 tolterodine, solifenacin, trospium, fesoterodine, imidafenacin, glycopyrrolate 등의 약제가 있다. 이 약제들은 불수의적 배뇨근 수축 정도를 줄이면서 방광내 용적이 증가시키는 작용을 한다. 배뇨를 위하여 방광이 수축하는 단계에서 많은 양의 아세틸콜린이 분비되기 때문에 치료 용량에서 이 약제들은 배뇨시 배뇨근 수축에는 영향을 미치지 않아 방광의 수축력이 정상인 경우에는 배뇨후 잔뇨량을 증가시키지 않는다. 하지만 배뇨근 수축력이 약한 환자에게 사용 시 잔뇨량이 증가하거나 요폐(urinary retention)가 발생할 수 있다.

이 약제들은 UUI와 같이 갑자기 소변이 마려운 경우 참을 수 있는 시간을 늘리지 못하므로 항상 약제 사용과 함께 시간에 맞춰 소변보기나 방광훈련을 같이 하여야 한다. 또한 항무스카린제는 무스카린수용체의 일부 혹은 전부에 작용하여 다양한 효과를 나타내지만 이로인해 반대로 부작용이 발생한다.

이 약제들의 주요 부작용은 광범위한 항콜린작용으로 구갈(구강건조), 변비, 위장관계 기능저하, 요정체, 인지기능의 변화가 초래될 수 있다. 특히 항콜린작용을 가지고 있는 다른 약제(삼환계 항우울제, 항파킨슨병제, 항치매제, 항구토제 등)와 병용할 경우 이러한 부작용이 심하게 나타날 수 있으므로, 만성 질환을 가지고 있는 노인환자, 녹내장, 경미한 인지기능 장애 환자에게는 제한적으로 사용하거나, 가능한 적은 용량으로 단기간에 사용하여야 한다.

1. Tolterodine (추천도 A)

Toleterodine은 3가 아민으로 비선택성 항무스카린제이지만, 침샘보다 방광에 대해 조직선택성이 우수하므로 구갈 등의 부작용이 경미하다. 또한 비교적 지용성이 낮아 혈액-뇌 장벽(blood-brain barrier, BBB)의 통과가 힘들고, 따라서 인지 기능에의 영향이 적다. 서방형 tolterodine은 속효성과의 위약간 대조연구에 따르면 구갈이 낮게 발생하였다.

2. Solifenacin (추천도 A)

Solifenacin은 3가 아민으로 경쟁적 항무스카린제이며 비교적 M3 수용체에 선택적으로 작용한다. Oxybutynin이나 tolterodine에 비해 구갈 등의 부작용이 적다. 연구결과에 따르면 서방형 tolterodine에 비해 solifenacin이 요실금 횟수를 감소시키는데 효과적이라고 보고되었다.

3. Trospium (추천도 A)

Trospium은 다른 비선택적 항무스카린제와 유사한 효과를 가지며 친수성 4가 아민으로 BBB을 통과하지 못하므로 중추신경계 부작용이 적고 다른 약물과 상호작용이 적다. 하지만 경구 생체이용률은 10% 정도로 낮아 식사와 같이 복용 시 생체이용률이 유의하게 저하될 수 있으므로 식전에 복용해야 한다.

4. Fesoterodine

Fesoterodine은 tolterodine의 경구복용에 따른 부작용을 줄이기 위해 활성물질의 전구물질(prodrug) 형태로 개발된 항무스카린제이다.

▣ 복합작용제(Drugs with mixed action)

복합작용제에는 oxybutynin, propiverine, flavoxate 등이 있다. 이 약제들은 향근육성 이완제(musculotropic relaxant)라고도 하며, papaverine 기전과 유사하게 칼슘채널차단작용으로 직접 평활근을 이완시켜 항진경작용(spamolytic action)을 한다. 또한 항콜린 및 국소마취 작용을 동시에 갖고 있다. 따라서 나타나는 부작용도 항무스카린제와 유사하다.

1. Oxybutynin (추천도 A)

Oxybutynin은 3가 아민으로 비교적 강력한 항콜린작용을 나타내는 전통적인 약제이다. 이 약제는 항무스카린작용에 직접 평활근이완작용과 국소마취 작용도 가지고 있다. 아울러 BBB을 통과하여 중추신경계 부작용(인지장해, 기억력 감퇴, 수면 장애 등)을 일으킬 수 있으므로 주의하여야 하며 특히 고령자 또는 뇌신경질환 환자에서의 사용에는 주의를 요한다.

현재 속방형과 서방형이 있는데 대부분 서방형으로 대체되고 있다. 서방형의 작용은 속방형과 유사하지만 서방형은 복약 순응도를 개선시키고 부작용을 줄일 수 있다.

2. Propiverine (추천도 A)

Propiverine은 3가 아민으로 칼슘차단작용과 항무스카린작용을 동시에 가지고 있는 약제이며 oxybutinine과 마찬가지로 OAB 및 배뇨근과 활동성에 대한 효과는 주로 항무스카린작용에 의한다.

3. Flavoxate (추천도 C)

Flavoxate는 방광 평활근에 대한 작용 기전에 대해서는 명확하게 알려져 있지 않지만, 항무스카린작용은 미미하고 중등도의 칼슘차단작용이 있으며 phosphodiesterase의 저해 작용 또는 국소 평활근 마취작용도 가지고 있다.

▣ 삼환계 항우울제(Tricyclic antidepressant, TCA)

삼환계 항우울제(TCA)는 항무스카린작용, 진정 및 항히스타민작용, 교감신경 말단부의 세로토닌과 노르아드레날린의 재흡수를 억제하여 α1-교감신경을 자극하는 작용이 있다. 따라서 하부 요로에서 요저장을 촉진하는 작용으로 방광 수축력을 감소시키고 괄약근 저항을 증강시키는 이중작용을 한다. TCA는 기립성 저혈압, 심실성 부정맥 등 심혈관계에 대한 심각한 부작용이 일어날 수 있으므로 주의를 요한다.

Imipramine(추천도 C)은 약한 항무스카린작용, 세로토닌과 노르아드레날린의 재흡수 저해 작용, 항이뇨 작용 등이 있다. 하지만 배뇨근 과활동성에 대한 작용에 대한 정확한 기전에 대해서는 아직 밝혀져 있지 않았다.

▣ Botulinum A toxin(BTX-A, 제품명: 보톡스 주, Botox®)

Botulinum A toxin(BTX-A)은 Clostridium botulinum 세균에서 생성되며 콜린신경의 전시냅스(presynapse)에서 아세틸콜린의 방출을 억제하여 신경 차단작용을 일으킨다. BTX에는 7가지 종류가 있으며 임상에서 사용되는 것은 BTX-A로 OAB의 새로운 치료법으로 대두되고 있다.

BTX-A 방광 내 주입술은 신경인성 및 원발성 배뇨근 과반사에 효과적이며 배뇨근 수축을 억제함으로써 증상을 완화시킨다. 방광내 주입은 방광 내 국소마취 후 방광 내시경하에 주사기를 이용하여 통상 20군데 정도 주사를 하게 된다. 약효 지속기간은 보통 6개월 전후로 보고 있으며 효과가 떨어지면 다시 주사를 하여야 한다.

▣ α1-교감신경수용체 차단제(α1-adrenergic receptor blocker, 알파차단제)

알파차단제의 전립선에 대한 효과는 α1-교감신경수용체(α1A, α1B, α1D)중 α1A-수용체와, 방광 자극증상에 대한 효과는 α1D-수용체와 관련된다. 따라서 α1A와 α1D에 모두 작용하는 terazosin, doxazosin, alfuzosin, silodisin, tamsulosin은 전립선비대증과 NB를 경감시킬 수 있다. 하지만 이들 약제들은 OAB에는 임상적으로 입증되지 않았다.

▣ 부교감신경효능제

Bethanechol

Bethanechol은 콜린작용을 기전으로 배뇨근 저활동성(detrusor underactivity) 증상을 개선하여, 수술후, 분만후 기능성 요정체, 방관의 신경성 근이완증에 사용한다.

▣ 신약

Mirabegron(미라베그론, 제품명: 베타미가 정, Betamiga®)

Mirabegron은 2012년 미 FDA와 2013년 국내에서 '성인의 과민성 방광 환자에서 발생할 수 있는 절박뇨, 빈뇨 및/또는 절박요실금 증상의 치료' 에 승인되었다. 이 약제는 선택적 β3-수용체 효능제(selective β3-receptor agonist)로 97%가 분포된 방광의 β3-수용체를 활성화시켜 배뇨근을 이완시킨다. 이로인해 방광의 용적이 확장되고 배뇨 간격이 연장되며 항무스카린제와는 달리 부교감신경 작용에 영향을 주지 않기 때문에 배뇨 단계에서 급성 요정체(acute urinary retention)의 발생 위험을 감소시킨다.

정상적으로 방광이 이완되면서 발생하는 기계적 자극은 주로 Aδ 구심신경섬유(afferent nerve fiber)를 통해 척수로 전달되고 척수에서 뻗어 나온 원심신경섬유(efferent nerve fiber)가 방광을 다시 수축시키게 된다. 이에 이 약제는 Aδ 신경섬유를 억제시켜 방광의 미세수축(microcontraction)을 차단하므로 OAB의 개선에 효과적이다.

26 안구건조증
Dry Eye Disease

■ 질병에 대한 전반적인 이해

▣ 안구건조증(Dry Eye Disease, DED)

안구건조증(DED)은 눈물생성이 부족하거나 눈물막이 정상 보다 빠르게 소멸되어 눈물막이 불안정하게 되고, 이에 따라 이물감이나 따가움 등 여러 가지 증상과 시력 장애 및 불편감을 초래하 증후군이다. 그 원인으로 노화에 의한 경우가 가장 많고, 쇼그렌증후군 등의 류마티스질환 등의 전신질환이거나 항히스타민제, 베타차단제, 삼환계 항우울제, 에스트로젠 등 약제를 사용하는 경우 등이다.

DED는 크게 aqueous-deficient(수분 부족) 형과 evaporative(수분 증발) 형으로 나눌 수 있다. Aqueous-deficient 형은 DEWS Ⅰ, Ⅱ, Ⅲ 또는 Ⅳ의 단계로 안구표면 상피 손상(염증) 정도에 따라 분류하고, evaporative 형은 눈물 분비보다는 눈물막의 불안정성에 따라 BUT으로 심한 정도를 분류한다. 따라서 aqueous-deficient 형은 Schirmer' s test(쉬르머 검사)와 BUT 수치가 모두 감소하고 염색 점수(staining score)가 높은 반면, evaporative 형 특히 Short BUT 형에서는 BUT의 감소하지만 Schirmer' s test와 염색점수는 상대적으로 정상적이다.

* DEWS(Dry Eye Workshop) level

Level 1은 경도 및 중등도 증상, Level 2는 경도의 각막 염색이 되는 경우, Level 3는 심한 증상으로 각막 중앙부까지 염색되는 경우, Level 4는 심한 각막 염색이 되고 미란이 있는 경우이다.

* Schirmer' s test

눈물의 분비량을 측정하는 방법으로 아래 눈꺼풀 결막낭 안쪽에 검사용지를 삽입하여 검사한다.

* BUT(Break-Up Time, 눈물막 파괴시간)

눈물막의 안정성을 평가하는 방법으로 검사 전 형광 염색액을 안구에 점안하여 세극등 현미경의 청색광 필터를 선택한 후 환자의 눈을 깜빡이게 하여 처음으로 눈물막이 갈라지는 시간을 초 단위로 측정한다.

■ 발생기전

안구건조증은 크게 두 가지 기전으로 인해 발생한다.

첫 번째는 눈물의 삼투압 증가(tear hyperosmolarity)에 따른 염증반응으로 안구표면 상피의 손상과 눈물막의 기능 장애가 일어나는 경우이다. 즉 눈물샘에서 수성 눈물 분비가 감소되어 나타는데, 쇼그렌증후군(Sjogren' s syndrome, Sicca syndrome) 등 면역질환과 전신성 약제의 사용이 관련된다.

두 번째는 눈물막의 불안정성(tear film instability)으로 지방층의 장애가 눈물의 증발(evaporation)을 증가시켜 일어나는 경우인데, 마이봄샘(Meibomian gland) 기능부전 등과 관련된다. 위험인자로는 고령, 여성, 눈 수술의 과거력, 갑상선 질환 등이 있으며, 비타민 A나 오메가 3 지방산 부족 등의 영양소 결핍과 관련성도 보고되고 있다.

아울러 순간적으로 눈물막의 불안정성과 증발에 의한 눈물막 파괴는 국소부위에 눈물의 삼투압을 증가시키고 이로 인해 상피손상과 염증을 일으키기도 한다.

▣ 눈물막(눈물층, Tear Film)

눈물막은 안구표면(각막과 결막)을 덮고 있는 점액층(mucin layer), 수성층(aqueous layer), 지방층(lipid layer)의 3개

층으로 구성되어 있다. 가장 아래층인 점액층은 각결막 상피표면을 덮고 있으며, 그 위에 수성층이 존재하고, 지방층이 수성층을 덮음으로써 눈물의 증발을 막는 다.

점액층은 눈물이 퍼지지 않게 잘 모아 주면서 각막의 습윤 및 눈물막을 고정시켜 일정하게 눈물층 을 유지 시킨다. 수성층은 98%가 수분이고 적당한 수준의 산도와 염기도를 유지하며 눈물의 대부분을 차지한다. 지방층은 지방성분인 왁스, 콜레스테롤 에스테르 등으로 구성되어 수성층의 증발 방지하고, 표면이 부드럽게 광학면을 유지하면서 눈물층의 파괴를 예방한다.

▣ 세포접합분자(Cell Adhesion Molecules, CAMs)

세포접합분자(CAMs)는 T 세포들이 혈관내피세포에 부착하여 면역세포간 상호작용(염증반응)에 관여하는 단백질이다. 즉 CAMs는 T 세포들이 혈관내피세포사이를 통과하는 과정(extravasation)에 중요한 역할을 한다.

이 과정은 혈액에서 순환하는 T 세포들이 혈관벽의 특정한 장소에서 구르기(selectin 에 의한 rolling)로 시작하여 활성화(chemokines에 의한 activation)가 되어 혈관내피세포에 정착 및 부착(integrin에 의한 arrest and adhesion)하게 되고 결국 내피세포사이를 통과하여 이동(transendothelial migration)하는 과정으로 이루어져있다.

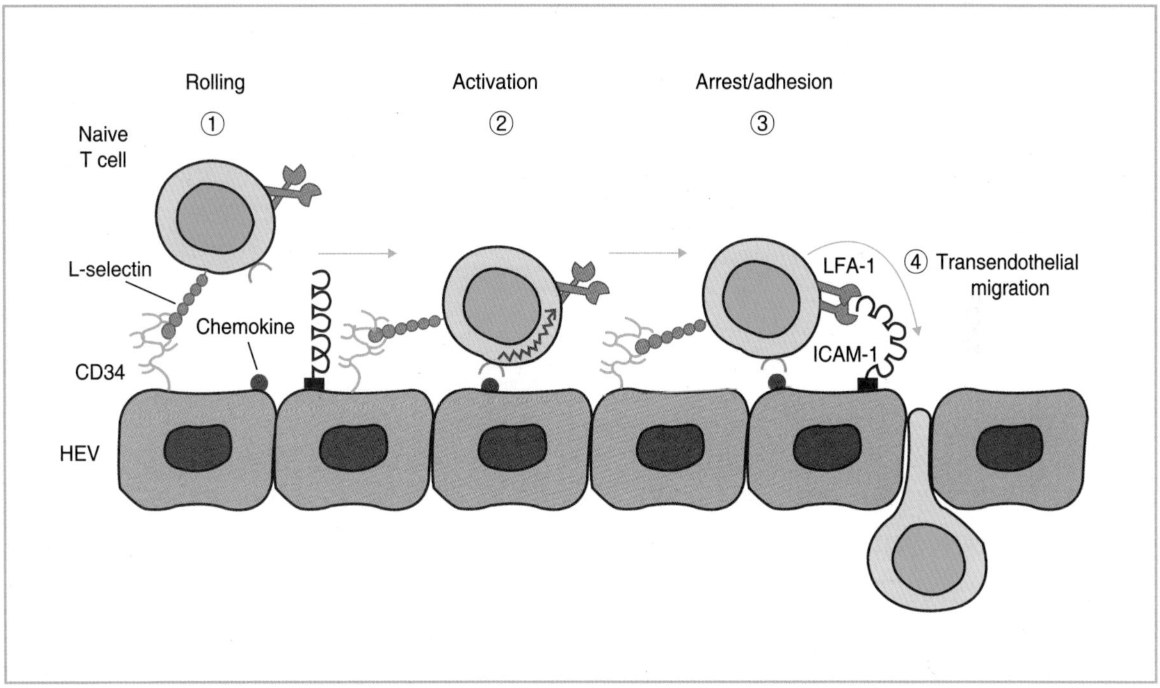

Figure 26-1. Transendothelial Migration of T cells

혈관내피 통과과정은 혈관내피세포에 발현되는 CAMs가 T 세포들과의 결합을 유도하는데, 그 결과 T 세포들이 조직으로 들어올 수 있게 된다. CAMs는 유전자나 단백질의 유사성에 따라 selectin family, mucin-like family, integrin family, Ig superfamily 등으로 분류한다.

이중 integrin family는 α와 β 두 개의 단백질이 모여서 이루어진 이형이량체 수용체(heterodimeric receptor)로 주로 T 세포 표면에 발현되어 T 세포가 혈관내피세포에 결합하거나 다른 세포와 상호작용할 때 CAMs로 작용한다.

T 세포 표면에 존재하는 LFA-1(lymphocyte function-associated antigen-1)은 항원제시세포(antigen-presenting cell, APC)의 표면에 발현되어 있는 ICAM-1(intercellular adhesion molecule-1, ICAM-1)와 결합한다. ICAM-1은 특히 안구건조증 환자들의 각막(cornea) 및 결막(conjunctiva) 조직에서 과다 발현(over-expressed)되어 T 세포들과 관련 cytokines에 의해 염증반응을 일으키게 된다. 즉 LFA-1과 ICAM-1이 서로 상호작용하여 면역 시냅스들의 형성을 촉진시켜 T 세포 활성화와 표적조직들의 전위(轉位)를 유도해 만성적인 염증을 일으키게 된다.

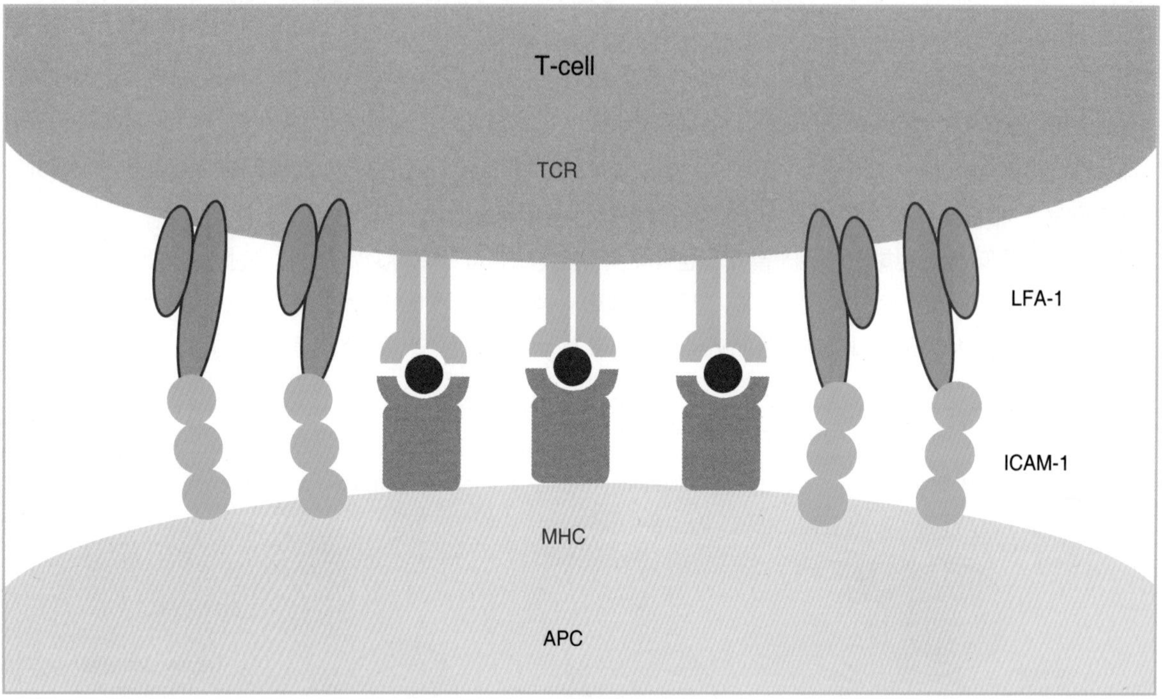

Figure 26-2. LFA-1 and ICAM-1

■ 약물요법

DEWS와 한국형 건성안 가이드라인에서 공통적으로 제시하고 있는 치료방법은 단계적으로 인공눈물, 항염증제, 누물분비 촉진제 등을 사용한다는 점이다. 현재 국내에는 점안약으로 hyaluronic acid, povidone 등의 인공눈물, 스테로이드제와 cyclosporine 항염제 및 눈물분비 촉진제인 diquafosol 등이 있다.

▣ 경증 안구건조증

경증 안구건조증에 해당하는 DEWS 가이드라인 level I의 경우, 환경조절 및 인공눈물의 사용이 권고된다. 그러나 안구건조증의 증상이 심한 환자에서는 인공눈물 보충뿐만 아니라 눈물분비 촉진제를 점안하면 더 나은 효과를 기대할 수 있다.

따라서 level I에 해당하거나 불안정한 눈물막 소견(short BUT형)을 보이는 경우에서는 인공눈물과 눈물분비 촉진제 병용요법이 효과적이라 할 수 있다.

▣ 중등증 및 중증 안구건조증

중등증 및 중증 안구건조증에 해당하는 level II와 III의 경우, 인공눈물, 눈물분비 촉진제, 염증을 억제하는 항염증제 등을 사용할 수 있다. 한국형 건성안 치료가이드라인에서는 인공눈물과 스테로이드제, cyclosporine 등의 약제를 기본적으로 권고하고 있다.

따라서 level II 이상에서는 인공눈물 이외에 서로 다른 기전을 가진 항염증제와 눈물분비 촉진제를 같이 사용하는 것이 증상과 여러 눈물막 및 안구표면 인자들을 개선시키는데 효과적이라 할 수 있다.

■ 치료약제

안구건조증에는 국소적으로 사용하는 점안약과 전신성 약제가 있다. 그중 점안약은 점안액, 점안겔, 점안연고가 있으며, 점안액과 점안겔로는 인공눈물(눈물층을 보강하는 약제), 눈물샘을 자극하는 약제, 눈물샘의 염증을 줄어주는 약제 등으로 크게 구분할 수 있고 점안연고는 지방(lipid) 성분을 함유하고 있는 약제이다.

▣ 인공눈물(인공누액, 안구표면 윤활제)

국내에서 가장 많이 사용하는 인공눈물은 hyaluronic acid 제제와 methylcelluose base 제제 등이다. 인공눈물은 안구표면의 눈물을 보충해 줄 뿐만 아니라, 저삼투 성분으로 구성되어 있어 안구건조증에서 동반되는 고삼투 성분의 눈물층 삼투 농도를 낮추어 주고, 이로 인하여 안구표면 염증을 감소시키는 효과가 있다.

■ Methylcelluose base, povidone, polyvinyl alcohol(PVA) 등 계면활성제

계면활성제를 주성분으로 하는 인공눈물들은 자연눈물처럼 습기를 제공하고 오랫 동안 촉촉함을 지속시켜주기 때문에 습윤제 또는 윤활제(안구 코팅제)라고도 불리운다. 이 약제들은 주성분외에도 보존제와 생리적 등장액 역할을 하고 pH를 유지하기 위해 무기 전해질 등을 함유하고 있다.

Methylcelluose base는 carboxylmethylcellulose(CMC)와 hydroxymethylcelluose(HMC)가 있고, povidone(polyvinylpyrrolidone, PVP), polyvinyl alcohol(PVA), propylene glycol(PG), polyethylene glycol(PEG), polysorbate 80 등이 있다.

■ Retinol, retinal, retinoic acid 등 비타민 A 제제

비타민 A를 주성분으로 하는 인공눈물들은 각막상피세포와 저장된 결막 술잔세포의 증식과 분화를 조절하는 것으로 알려져 있다.

■ Hyaluronic acid(Sodium hyaluronate) 제제

Sodium hyaluronate는 세포외 기질에 존재하는 glycosaminoglycan으로 닭 벼슬 성분을 가수분해하여 만드는데, D-glucuronic acid와 N-acetyl glucosamine이 반복적으로 결합되어 구성된 다당체(polysacharide)이다.

이 성분은 점도가 높고 점탄성이 있으며, 이로인해 안구표면에서 오래 지속된다. 또한 자체 무게의 100배 이상의 수분을 흡수할 수 있으며 세포의 성숙, 대사, 증식, 이동 등에 관여하여 각막치유작용이 있는 것으로 알려져 있다.

이 약제들(sodium hyaluronate 0.1%, 0.18% 및 0.3% 점안액)은 각막 상피세포를 보호하기 위하여 안구건조증에 많이 사용하고 있으며, 2007년 DEWS에서 안구건조증 분류 1단계(level 1)부터 사용을 권장하고 있다. 그러나 이 약제들은 약효 지속 및 세균의 오염을 방지하기 위해 보존제(benzalkonium chloride, chlorobutanol, parahydroxybenzoate 등)를 사용하는데, 이 성분들은 각막 상피세포에 독성을 일으키고 상피세포의 재생을 지연한다는 보고가 있다. 따라서 각막 상피층의 손상이 동반되는 경우는 보존제를 첨가하지 않은 무보존제 인공눈물을 사용이 권고된다.

■ Lanolin, mineral oil, paraffin, petrolatum, wax 등 지방분

지방분을 주성분으로 하는 인공눈물은 점안연고(일명 눈물연고)로 점탄성이 매우 높아 안구표면에서 오래 지속되는 장점이 있으나, 시야가 흐려지고 끈적거려 불편하기 때문에 주로 밤에 취침 전에 사용하도록 권장된다.

▣ 눈문분비 촉진제

Diquafosol tetrasodium(디쿠아솔, 제품명: 디쿠아스, Diquas®) 3% 점안액

Diquafosol은 uridine nucleotide analog로 P2Y2 수용체 길항제이다. 이 약제는 결막의 상피세포에 있는 P2Y2 수용체에 결합하여 수분을 분비하게 하고, 결막의 배상세포(술잔세포, goblet cell)에서는 점액 분비를 유도한다. 또한 눈물샘(lacrimal gland)에서 눈물 분비를 증가시키기도 한다.

이 약제는 수분 및 점액 분비를 촉진시켜 안구표면의 눈물막을 정상화시키므로 각결막 상피의 장애를 가지고 있는 중증의 환자에서 효과적이라 할 수 있다.

▣ 항염증제

눈물막 불균형은 눈물의 삼투압의 상승으로 인해 안구표면의 염증반응이 일으키고, 다시 이러한 염증반응이 눈물 분비 이상과 눈물막의 불균형을 일으키는 악순환을 가져온다.

■ 스테로이드 점안액

스테로이드 점안액에는 fluorometholone 점안액을 흔히 사용하고, 경우에 따라 약효가 강한 loteprednol 점안현탁액 등을 사용하기도 한다. 이 약제들은 사용 시 안압 상승, 백내장 촉발, 그리고 안구표면의 기회 감염 등의 부작용 발생을 유의하여야만 한다.

Fluorometholone 점안액은 외안부의 및 전안부의 염증성 질환(안검염, 결막염, 각막염, 공막염, 상공막염, 홍채염, 홍채모양체염, 포도막염, 수술 후 염증 등)에 사용한다.

Loteprednol 점안현탁액은 계절성 알러지성 결막염, 거대 유두 결막염의 스테로이드 반응성 염증 치료 및 안과 수술 후 염증의 치료에 사용한다.

▣ 면역억제제

Cyclosporine(싸이클로스포린, 제품명: 레스타시스, Restasis®) 0.05% 점안액

자가면역질환이나 전신성 항암제의 사용 등으로 안구건조증이 나타날 때 조직학적으로 눈물분비 기관에 염증 소견이 보이며, 이는 주로 T 세포들에 의해 매개된다. 염증반응에서 활성화된 T 세포들은 더 많은 T 세포들을 유도하고, IL-1, TNF-α 같은 각종 cytokines와 신경전달물질을 분비하여 안구 표면조직과 눈물샘을 직접적으로 손상시킨다.

Cyclosporine 점안액은 각결막 상피의 면역 활성, 세포 자멸사(apoptosis) 및 염증성 cytokines 등을 감소시키는 등 안구표면의 염증반응을 감소시켜 안구건조증의 증상개선은 물론 눈물막 파괴시간 및 눈물 분비량을 증가 및 결막의 배상세포수를 증가시킨다.

이 약제는 최초의 눈물분비 촉진제로 안구건조증이 단순히 눈물의 부족에 의한 것만이 아니라 안구표면의 염증에 기인한다는 것이 밝혀져, 안구표면의 염증을 조절하는 약제로 개발되었다. 따라서 안구표면 및 눈물분비 기관의 만성적인 염증반응에 의해 유발된 안구건조증을 대상으로 사용할 수 있다. 또한 스테로이드 점안액의 부작용을 줄일 수 있는 장점을 가지고 있다.

이 약제는 활동성인 염증이 있는 경우에 금기이며 헤르페스성 각막염의 환자에서는 연구가 되지 않았다. 또한 임신부에는 사용하지 않는 것이 좋으며, 가장 흔한 부작용은 안구 작열감(ocular burning)이다.

▣ 신약

Lifitegrast(리피테그라스트, 제품명: 지이드라, Xiidra®) 5% 점안액

Lifitegrast는 integrin(LFA-1)의 소분자 길항제(small molecule antagonist)로 2016년 7월 미 FDA에서 '성인 환자에서 나타나는 안구건조증의 제 징후 및 증상들을 치료' 에 승인되었고, 국내에는 아직 소개되지 않았다.

이 약제는 LFA-1과 결합하여 LFA-1와 ICAM-1과의 상호작용(LFA-1/ICAM-1 interaction)을 억제하여 T 세포들에 의해 매개되는 염증세포 활성과 이동을 차단시켜 눈물분비를 촉진한다.

이 약제는 1일 2회(total dose of 5 mg/eye/day, 50 μL drop volume) 안구 부위에 사용하며, 약을 사용할 때에는 콘텍즈 렌즈를 제거하고 약을 넣은 후 15분 후에 다시 삽입하여야 한다.

27 MRSA 감염
Methicillin-Resistant Staphylococcus Aureus Infection

■ 질병에 대한 전반적인 이해

▣ 메티실린내성 황색포도알균(Methicillin-Resistant Staphylococcus Aureus, MRSA)

황색포도알균(Staphylococcus aureus)은 피부 및 연조직감염, 패혈증, 폐렴 등 원내 및 원외감염의 주요 원인균이다. 이 균은 다른 병원성 세균과 달리 여러 병독성 인자를 가지고 있어 거의 모든 임상검체에서 분리된다. 또한 다수 항생제에 대한 내성도 가지고 있다.

Penicillin은 1928년 황색포도알균 감염을 치료하기 위한 항생제로 최초로 발견되었다. 그 후 1940년 후반 임상에 도입되었고, 그 당시에는 대부분의 황색포도알균에 감수성이 있었다. 그러나 1년이 지난 1941년부터 penicillin 내성균이 출현하여 급속히 증가하면서 1950년대에는 이미 60% 이상을 넘겼다.

이를 치료하기 위하여 1960년 개발된 methicillin이 임상에 도입 되었으나, 역시 1년이 지난 1961년 처음으로 MRSA가 분리되었고, 1970~80년대에는 전 세계적으로 확산되기 시작하였다. 그 후 1990년대 부터는 병원내 MRSA(원내) 감염 뿐만 아니라 지역사회(원외) MRSA 감염까지 보고되면서 2000년대에는 전 세계적으로 지역사회 MRSA 감염이 광범위하게 확산되었다.

또한 1954년 임상에 도입된 vancomycin에서도 1996년 vancomycin 중등도 내성 황색포도알균(vancomycin-intermediate S. aureus, VISA)이 보고되었고, 2002년 vancomycin 고도내성 황색포도알균(vancomycin-resistant S. aureus, VRSA)이 보고되었다.

▣ 항생제의 내성(Antibiotic Resistance)

항생제의 사용이 증가함에 따라 항생제 내성을 가진 병원성 세균들은 점점 더 강력한 내성균주를 생성한다. 이로 인해 결국 패혈증(敗血症, sepsis)을 유발시켜 생명을 위협하는데, 이러한 세균들을 다제내성균(multidrug-resistant bcteria) 또는 일명 수퍼 박테리아(super bacteria)라 한다.

현재 국내 '감염병의 예방 및 관리에 관한 법률' 에서 지정된 다제내성균은 다음과 같다.

- 반코마이신내성 황색포도알균(VRSA, vancomycin-resistant Staphylococcus aureus)
- 반코마이신내성 장알균(VRE, vancomycin-resistant Enterococci):반코마이신을 포함한
- 메티실린내성 황색포도알균(MRSA, methicillin-resistant Staphylococcus aureus) :
- 다제내성 녹농균(MRPA, multidrug-resistant Pseudomonas aeruginosa)
- 다제내성 아시네토박터바우마니균(MRAB, multidrug-resistant Acinetobacter baumannii) -카바페넴내성 장내세균 속균종(CRE, carbapenen-resistant Enterobacteroceae)

아울러 항생제 내성이 문제가 되는 세균 종을 'ESKAPE' 균종이라 하는데, Enterococcus(장알균), Staphylococcus aureus(황색포도알균), Klebsiella pneumoniae(폐렴막대균), Acinetobacter(아시네토박터), Pseudomonas aeruginosa(녹농균), Enterobacter species(엔터로박터)가 있다.

■ 항생제의 내성(Resistance) 기전

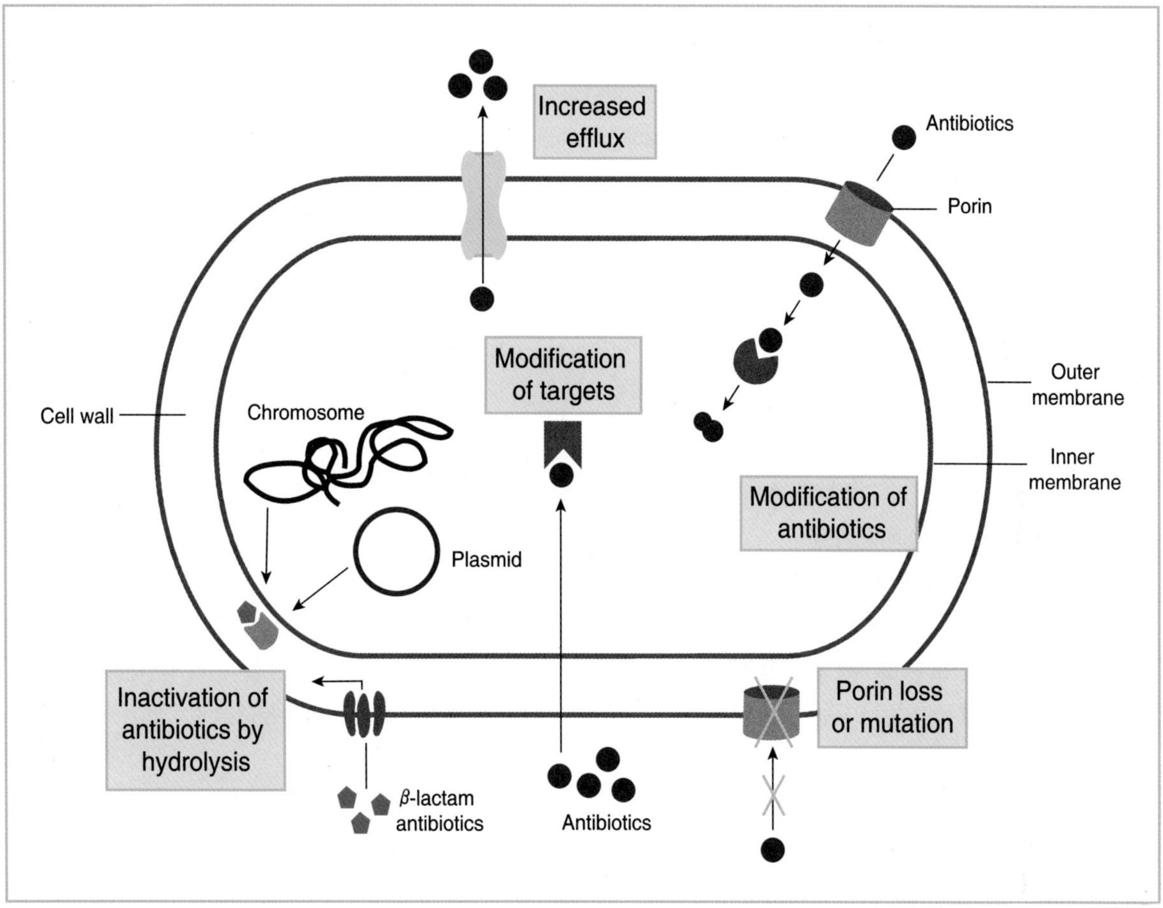

Figure 27-1. Antibiotic Resistance

1. 항생제 표적(Target)의 접근 차단

1) 유입(Influx)의 감소

Gram 음성균은 외막(outer membrane)이 있기 때문에 gram 양성균과 비교하여 항생제들이 투과하기 힘들다. 친수성 항생제들은 외막에 있는 porin을 통해 유입되고, 대부분의 장내세균들은 비특이적인 채널을 통해 유입된다. 따라서 porin의 수를 감소시키거나 특이적인 채널로 대체시키면 세균 세포 내로 항생제의 유입을 제한할 수 있다. 이러한 유입의 감소는 gram 음성균의 고유한 항생제 내성 기전이 된다.

2) 유출(Efflux)의 증가

세균의 유출펌프(efflux pump)는 세포 외로 항생제들을 운반(배출)하는 역할을 한다. 만약 유출펌프가 과발현(over-expression)되면 이전에 임상적으로 효과를 보이던 항생제들이 내성을 일으킬 수 있다. 일부 유출펌프는 제한된 기질 특이성(substrate specificity)을 가지고 있으나, 다약제 내성(multiple drug resistance, MDR) 유출펌프는 다양한 범위의 비특이적 기질을 운반하기도한다. 이러한 유출의 증가는 gram 양성균 치료시 사용하는 항생제에 대한 gram 음성균의 항생제 내성 기전이 된다.

2. 항생제 표적(Target)의 변형(modification)

1) 돌연변이(Mutation)에 의한 변형

대부분의 항생제는 특이적으로 표적에 대한 높은 친화력을 가지고 있으므로, 항생제가 표적에 결합하면 표적의 정상적인 활동이 방해된다. 따라서 항생제의 표적을 암호화하는 유전자에 돌연변이가 발생한다면 항생제 내성을 일으킬 수 있다. 이러한 돌연변이에 의한 변형은 linezolid의 폐렴구균과 황색포도상알균에 대한 내성 기전이 된다.

2) 분자적 변형

표적의 분자적 변형을 통한 자체 보호는 표적을 암호화하는 유전자 돌연변이 없이도 항생제 저항성을 나타내는 효과적인 방법이 될 수 있다. 이러한 분자적 변형은 erythromycin이 메틸화(methylation)하여 macrolides, lincosamines 등의 항생제의 결합을 방해하는 내성 기전이 된다.

3. 항생제 자체의 변형(modification)

세균은 항생제를 파괴하거나 변형할 수 있을 뿐만 아니라 항생제가 세포 내로 진입하는 것을 차단하고 표적을 변화시킴으로써 항생제의 작용에 저항한다.

1) 가수분해(Hydrolysis)에 의한 항생제의 불활성

세균 효소에 의한 항생제의 불활성은 penicillin 내성의 주된 기전이다. 또한 β-lactams, aminoglycosides, chloramphenicols, macrolides 등도 동일 내성 기전으로 변형된다. 내성에 관여하는 효소는 동일 종 내에서도 다른 항생제들을 분해할 수 있는 아종(subclasses)이 있으며, 효소의 다양한 농도에서도 가수분해될 수 있다.

2) 화학기(Chemical group)의 전달에 의한 항생제의 불활성

세균의 변형효소(modifying enzyme)에 의해 항생제에 취약한 부위에 화학기(chemical group)가 전달되면, 입체장애(steric hindrance)를 일으켜 표적에 결합하는 항생제를 방해하여 항생제 내성을 일으킨다. Aminoglycosides는 화학기의 변형을 통해 항생제에 높은 내성을 나타내고, 변형효소로는 acetyltransferases, phosphotransferases, nucleotidyl transferases 등이 있다.

▣ MRSA의 내성 기전

황색포도알균의 penicillin 결합 단백인 PBP(penicillin-binding protein)에는 5가지 종류의 PBP(PBP1, PBP2, PBP3, PBP3', PBP4)가 있고, MRSA의 경우 정상적인 PBP들에 비해 β-lactams에 친화력이 떨어지는 PBP2a가 추가적으로 존재한다. 따라서 PBP2a은 PBP가 항생제에 의해 억제되더라도 세포벽을 생합성 할 수 있다.

PBP2a는 세포벽에 있는 mecA 유전자에 의해 만들어지며, 이와 같은 유전자를 포함하여 methicillin 내성을 전파하는 이동성 유전 인자(mobile genetic element)를 SCCmec(staphylococcal cassette chromosome mec)이라 한다.

SCCmec은 Ⅰ형부터 Ⅴ형까지 밝혀져 있으며, 일반적으로 병원내 MRSA 감염의 경우는 Ⅱ형이 가장 흔한 반면 지역사회 MRSA 감염은 β-lactams이외에 다른 계열 항생제에 내성을 매개하는 유전자가 포함되어 있지 않은 Ⅳ형을 갖고 있는 것이 특징이다.

■ 약물요법

▣ 항생제의 기전별 분류

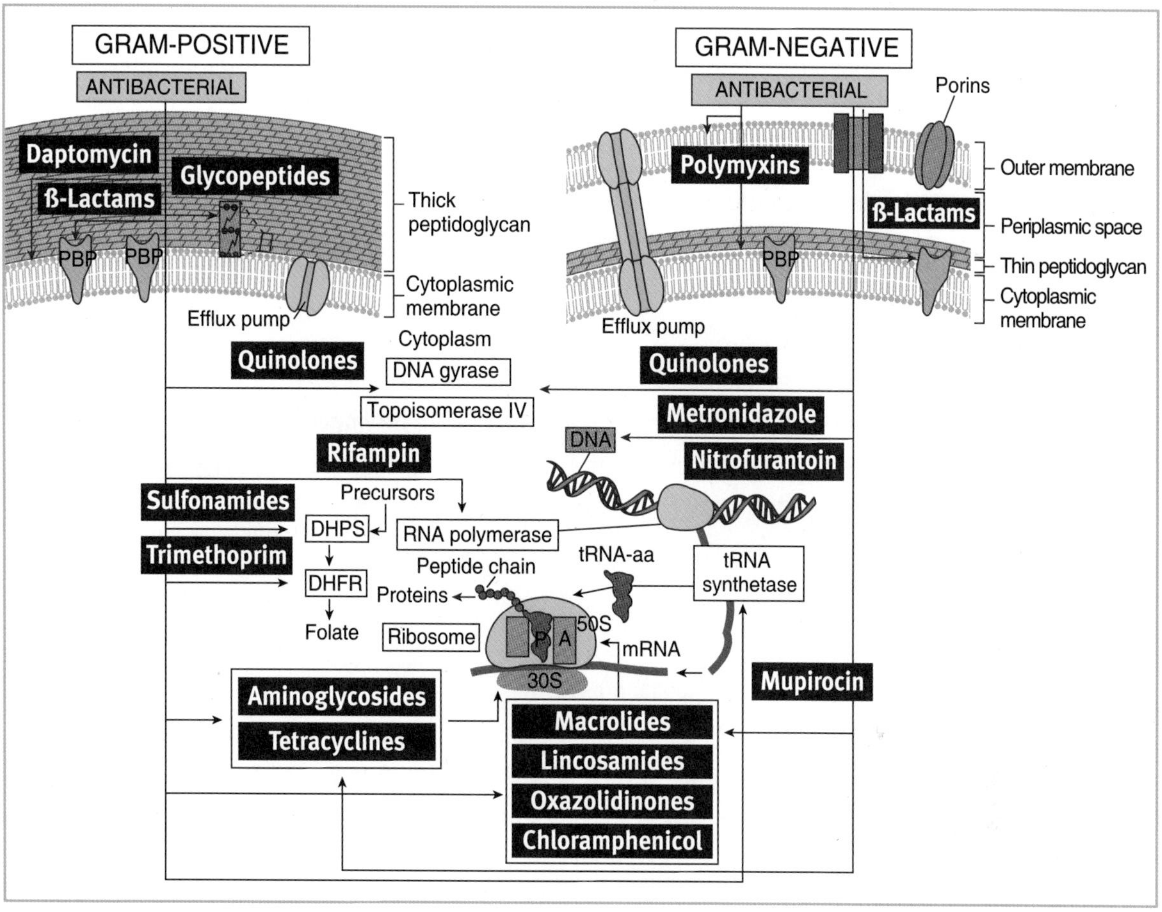

Figure 27-2. Mechanism of Antibiotics

1. 세포벽 및 세포막에 작용하는 기전

세균은 세포벽의 구조적 차이에 따라 gram 양성균과 음성균으로 나눈다. Gram 양성균은 세포벽이 하나의 thick peptidoglican으로 구성되어 있고, gram 음성균은 세포벽이 thin peptidoglycan 외에 외막(outer membrane)이 한층 더 있으며, 두 막 사이에 주변세포질 공간(periplasmic space)이 있다. 또한, gram 음성균은 각종 물질이 왕래하는 통로(porin)가 있다. 두 세균 모두 안쪽에 세포질막(cytoplasmic membrane)이 있는데, 이곳에는 유출펌프(efflux pump)와 penicillin 결합 단백(penicillin binding protein, PBP)이 있다.

Peptidoglycan은 세포벽의 구성 성분으로 peptide 결합에 의해 서로 연결된 glycan 단위의 중합체이다. 즉 N-acetylglucosamine(NAG)과 N-acetylmuramic acid(NAM)가 서로 연결된 중합구조(기둥)와 NAM에 달려있는 4개의 아미노산 사슬 그리고 이를 연결하는 peptide까지 그물망과 유사한 구조를 가지고 있다.

1) 세포벽에 작용하는 항생제

① β-lactams

β-lactams에는 penicillins, cephalosporins, monobactams, carbapenems 등이 있다. 이 약제들은 세균의 세포질막에 있는 PBP와 결합하고 세균벽의 peptidoglycan 사슬을 교차 연결하는 peptide 전이 효소(transpeptidase)와 결합하여 세포벽 합성(transpeptidation, 교차결합)의 최종 단계를 방해한다.

② Glycopeptides

Glycopeptides에는 vancomycin, teicoplanin 등이 있다. 이 약제들은 세포벽의 벽돌에 해당하는 D-alanine 잔유기에 결합하여 NAG-NAM 반복 중합체 형성에 관여하는 glycosyl 전이 효소(glycosyltransferase)의 작용을 방해한다.

2) 세포막에 작용하는 항생제

세포막을 파괴하는 항생제로는 polymyxins와 daptomycin이 대표적이다. Polymyxin은 cationic cyclic polypeptide의 화학적 구조를 가지고 있으며, lipopolysaccharide에 친화성이 높아 잘 결합하므로 세포막을 직접 파괴한다. 또한 daptomycin은 칼슘과 함께 세포막에 구멍을 내어 세포 내 내용물 특히 칼륨을 나오게 함으로써 세포막을 탈분극 시켜 세포막을 파괴한다.

2. DNA 및 RNA에 작용하는 기전

1) DNA 합성을 억제하는 항생제

DNA 합성을 억제하는 항생제는 1세대 약제로 nalidixic acid가 있고, quinolones에는 norfloxacin, ciprofloxacin, levofloxacin, moxifloxacin, gemifloxacin 등이 있다. 이 약제들은 세균의 합성에 관여하는 DNA gyrase와 DNA topoisomerase IV를 억제하여 DNA 사슬의 일부를 절단함으로써 DNA 증식 과정을 초기에 원천 봉쇄한다.

2) DNA를 손상하는 항생제

Metronidazole이 대표적 약제로 혐기성 세균과 혐기성 protozoa에도 제한적으로 활성이 있다. 이 약제는 혐기성 세균의 세포 내 전자전달 체제(electron-transport system)에 작용하여 질소(nitro)군으로 환원된 중간 부산물을 생성시킨다. 이 부산물은 세균 DNA를 손상시켜 핵산의 생성을 차단한다. 또한 nitrofurantoin은 DNA의 strand(가닥)을 절단하는 작용을 한다.

3) RNA 합성을 억제하는 항생제

Rifamycins은 반합성 유도체로 rifampin, rifabutin 등이 있다. 이 약제들은 세균의 polymerase(중합효소)의 β-subunit에 결합하여 mRNA의 elongation(신장)을 차단한다.

3. 핵산 대사에 작용하는 기전

세균의 핵산 대사에서 folate는 단일탄소 전이반응(one-carbon transfer reactions)에 중요한 조효소(cofactor) 역할을 한다. 따라서 folate는 DNA 생합성에 필요한 thymidylate를 합성하기 위해 두 단계를 거친다.

첫 번째 단계에서 para-amino benzoic acid(PABA)는 dihydropteroate synthase(DHPS)에 의해 dihydropteroate를

합성하면서 dihydrofolate로 전환된다. 다음 두 번째 단계에서 dihydrofolate는 dihydrofolate reductase(DHFR)에 의해 tetrahydrofolate로 합성된다. 이를 원료로 purine에 이어 최종적으로 DNA를 합성한다. Folate는 포유류 세포의 경우 세균처럼 자체 생합성하지 않고 외부로 부터 공급되어 사용한다.

Sulfonamides에는 sulfadiazine, sulfamethoxazole 등이 있다.

이 약제들은 PABA와 구조적으로 유사하여 첫 번째 단계의 DHPS를 경쟁적으로 억제한다. 또한 trimethoprim은 pteridine과 구조적으로 유사하여 두 번째 단계의 DHFR를 경쟁적으로 억제한다. 따라서 sulfonamides와 trimethoprim과 병용하면 상승효과를 갖는다.

4. 단백질 합성에 작용하는 기전

세균의 단백질 합성은 ribosomes에서 이루어진다. Ribosomes은 불규칙한 모양이고 두 개의 ribosomal subunits(소단위)로 구성되어 있다. 이 subunits에는 작은 subunit(30S)와 큰 subunit(50S)가 있고, 각각의 subunit는 rRNA와 수많은 단백질을 가지고 있다.

30S ribosome은 적절하거나 부적절한 codon–anticodon interaction을 구분하는 decoding 하는 기능이 있고, 50S ribosome은 ribosome의 peptidyl transferase activity를 갖고 있어 peptide 결합을 촉매하는 기능이 있다.

또한 세 종류의 RNA는 단백질 합성에서 중요한 역할을 한다. mRNA(messenger RNA)는 단백질 합성 명령을 전달하고, rRNA(ribosomal RNA)는 ribosome의 구성요소로 polypeptide 사슬(chain)을 조립하며, tRNA(transfer RNA)는 아미노산을 ribosome으로 하나씩 운반하는 역할을 한다.

30S ribosome은 mRNA와 결합하고, 유전자를 장전한 tRNA(charged tRNA)와 결합하여 개시복합체(initiation complex)를 형성한다. 50S ribosome은 개시복합체와 결합하는데, 이 50 S ribosome에는 세 개의 tRNA 결합부위(binding site)가 있다. A site(aminoacyl–tRNA binding site)는 charged tRNA의 anti–codone과 결합하는 부위이고, P site(peptidyl–tRNA binding site)는 tRNA가 성숙 중인 polypeptide에 아미노산을 추가하는 부위이고, E site(exit)는 tRNA가 ribosome이 나가는 부위이다.

단백질 합성과정은 개시(initiation), 신장(elongation), 종결(termination) 등 세 단계를 거친다. 즉, 개시복합체의 유전정보는 tRNA를 사용하여 nucleotide 서열을 아미노산 서열로 번역한다. 이어 한번에 codon 하나씩을 번역하여 정확한 아미노산은 polypeptide 사슬 말단에 붙여 단백질을 합성한다.

1) 30S ribosome을 억제하는 항생제

① Aminoglycosides

Aminoglycosides에는 amikacin, gentamicin, kanamycin, netilmicin, streptomycin, tobramycin 등이 있다. 이 약제들은 30S ribosome에 비가역적으로 결합하여 A site에서 P site로 옮기는 과정을 차단함으로써 tRNA가 제대로 옮겨 놓지 못하도록 방해한다. 또한 mRNA를 오독(misreading)하게 만들어 잘못 만들어진 아미노산들이 단배질 합성에 끼어들도록 유도한다.

② Tetracyclines

Tetracyclines에는 tetracycline, doxycycline, minocycline 등이 있다. 이 약제들은 30S ribosome에 가역적으로 결합하여 tRNA가 A site로 결합하는 것을 방해한다. 또한 세균 내부로 들어가는 과정에서 세균 세포막 고유의 능동 펌프를 역이용해서 진입하여 작용한다.

2) 50S ribosome을 억제하는 항생제

해당하는 약제로 macrolides(erythromycin, azithromycin, clarithromycin, roxithromycin 등), lincosamides(clindamycin 등), oxazolidinones(linezolid, tedizolid) 및 chloramphenicol 등이 있다.

3. 기타

Mupirocin(pseudomonic acid)은 isoleucyl tRNA synthetase의 isoleucine을 억제하여 isoleucyl tRNA가 양적으로 고갈되게 함으로써 단백질 합성을 방해한다.

▣ 치료원칙

MRSA에 의한 중증 감염증에서 가장 효과적으로 사용할 수 있는 항생제는 vancomycin이며 가장 우선적으로 권고되는 약제이기도 하다. 그런데 vancomycin은 혈중 최저 혈중농도(trough level)를 높이기 위해 투여 용량을 증가시키면 신독성이 발생하기 쉽다. 이러한 경우에는 vancomycin 대신 teicoplanin을 사용할 수 있다.

또한 vancomycin, teicoplanin에 치료 실패한 경우 또는 부작용이 발생한 경우 사용 가능한 약제로 linezolid가 있다. 특히 MRSA 폐렴에 대해서 vancomycin보다 우월한 치료 효과를 보고한 연구들이 있어 vancomycin 신독성 등의 부작용을 고려한다면 MRSA 폐렴에서 linezolid의 사용을 고려해볼 수 있다.

Table 27. MRSA 감염의 항생제 치료 권고

Manifestation	Treatment	Adult dose
Skin and soft tissue infection(SSTI)		
Purulent cellulitis	Clindamycin	300~450 mg PO TID
	TMP-SMX	2~4 T PO BID
	Doxycycline or minocycline	100 mg PO BID
Complicated SSTI	Vancomycin	15~20 mg/kg IV every 8~12 hr
	Linezolid	600 mg PO/IV BID
	Clindamycin	600 mg IV TID
Bacteremia and infective endocarditis	Vancomycin	15~20 mg/kg IV every 8~12 hr
Pneumonia	Vancomycin	15~20 mg/kg IV every 8~12 hr
	Linezolid	600 mg PO/IV BID
	Clindamycin	600 mg IV TID
Bone and joint infections	Vancomycin	15~20 mg/kg IV every 8~12 hr
	Linezolid	600 mg PO/IV BID
	Clindamycin	600 mg IV TID
	TMP-SMX	5 mg/kg/dose PO/IV every 8~12 hr

Abbreviations: MRSA, Methicillin-resistant *Staphylococcus aureus*; TMP-SMX, Trimethoprim/sulfamethoxazol; BID, twice a day; TID, three times a day; IV, intravenous; PO, per os.

■ 치료약제

1. Linezolid(리네졸리드, 제품명: 자이복스 정, Zyvox®)

Linezolid는 최초의 oxazolidinones로 50S ribosome subunit와 결합하여 tormyl-methionyl transfer RNA와 30S ribome이 함께 이루는 단백질 합성의 초기 단계를 방해한다. 즉 다른 항생제들은 단백질 합성과정중 신장 주기(elongation cycle)에 작용하지만 이 약제는 세균의 단백질 합성 전 단계에 작용함으로써 단백질 합성을 원천적으로 봉쇄하는 기전을 가지고 있다. 이러한 기전 때문에 기존의 항생제들과 교차내성을 갖지 않아 병용요법이 가능한 큰 장점을 가지고 있다.

이 약제는 경구 생체이용률(oral bioavailability)이 거의 100%에 달할 만큼 우수하여 정맥 내 투여 없이도 경구 복용 후 한 두시간 내에 혈중 최고농도에 도달하며, 신기능 장애자에서도 용량감소가 필요하지 않다. 또한 연령, 성별, 인종, 나이에 제한 없이 사용이 가능하며 대사과정이 비효소 갈변작용(non-enzymatic oxidation)을 통해 이루어지기 때문에 대사산물이 다른 기관의 기능에 영향을 미치지도 않는다.

이 약제는 gram 양성균에 매우 효과적이며 피부연조직감염, 폐렴, MRSA와 VRE를 대상으로 연구한 결과 다른 항생제에 비해 좋은 효과를 입증되고 있다.

2. Tedizolid phosphate(테디졸리드, 제품명: 시벡스토로 정, Sivextro®)

tedizolid는 두 번째 oxazolidinones로 2014년 6월 미 FDA승인, 2015년 3월 유럽 EMA 승인을 받았으며 국내에는 2015년 4월 국내 개발신약 24호와 25호로 '다음 그람양성균으로 인한 급성 세균성 피부 및 연조직 감염(비복합성 피부 및 피부구조 감염 환자 제외)의 치료' 에 '200mg을 1일 1회 6일간 식사와 관계없이 경구투여 또는 점적정맥주사' 에 승인되었다.

참고로, 미 FDA는 항색포도알균 및 화농성 사슬알균 등의 몇몇 민감성 세균들에 의해 유발된 급성 세균성 피부 및 연조직 감염(acute bacterial skin and skin structure infection, ABSSSI)에 사용하는 항생제 신약으로, 2014년 5월 달반스(Dalvance®, 성분명: 달바반신, dalbavancin), 오르박티브(Orbactiv®, 성분명: 오리타반신, oritavancin)를 승인하였다. 이들 중 달반스와 오르박티브는 반합성 glycopeptides이다.

28 전이성 유방암
Metastatic Breast Cancer

■ 질병에 대한 전반적인 이해

▣ 전이성 유방암(Metastatic Breast Cancer)

유방암(Breast cancer)은 발생 부위에 따라 유관(duct)과 소엽(lobule) 등의 실질조직(parenchyma cell)에서 생기는 암과 그 외 간질조직(interstitial tissue)에서 생기는 암으로 나눌 수 있으며, 유관과 소엽에서 발생하는 암은 암세포의 침윤 정도에 따라 침윤성 유방암과 비침윤성 유방암(상피내암)으로 나눌 수 있다. 침윤성 유방암은 유관이나 소엽의 기저막을 침범한 암으로서 비침윤성 유방암보다 진행한 상태이므로 더 나쁜 예후를 보이고, 비침윤성 유방암은 자신의 구역 내에 한정되어 있는 아주 초기의 암이라 할 수 있다.

전이성 유방암(Metastatic breast cancer)은 국소적 유방암으로 치료받은 환자 중 거의 절반 정도에서 진행되는데, 대부분의 환자들은 결국 이로 인하여 사망하게 된다. 또한 전이는 초기 1/3 가량이 연조직, 뼈 그리고 내부 장기들(폐와 간)에서 나타나며, 재발은 초기 치료 이후 언제든지 나타날 수 있다. 따라서 치료 목표는 질병의 치료이지만 그 이상으로 진행된 경우에는 치료가 불가하므로 완치보다는 증상 완화, 생존 연장 그리고 삶의 질을 향상시키는 것을 목표로 한다.

Table 28. 유방암 진행 단계 및 단계별 특징

유방암 진행 단계

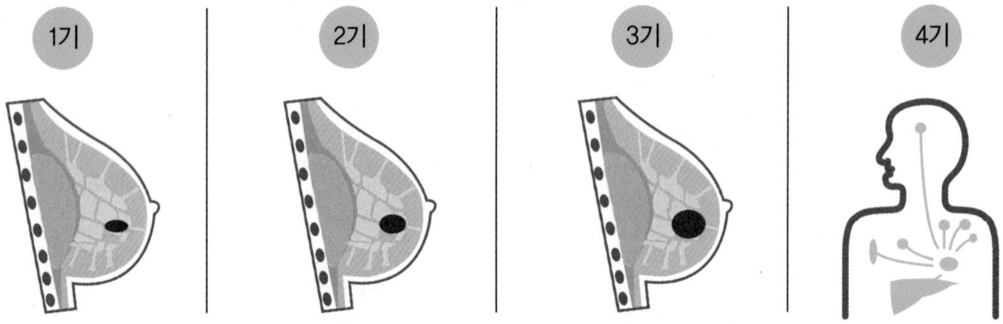

유방암의 단계별 특징

단계	병기	내용
조기 유방암	1기	종양 크기 2cm 미만, 유방에 한정
	2기	종양 크기 최대 2cm, 림프절 침범 있음, 종양 크기 2~5cm이면서 림프절 침범있거나 없음, 종양 크기 5cm 이상이지만 림프절 침범 없음
진행성 유방암	3-A기	종양 크기 5cm 미만이면서 서로 또는 다른조직과 엉켜 있는 국부적 림프절로 전이, 종양 크기 5cm 이상으로 림프절 침범 있음
	3-B기	종양이 흉벽, 피부, 늑골로 전이. 종양이 가슴뼈를 따라 흉벽 내의 림프절로 전이
	4기	종양이 크기에 상관없이 다른 기관 및 피부, 목의 림프절로 전이

Estrogen의 유방암에 대한 영향

난소에서 분비되는 estogen은 여성의 정상 유방조직의 성장과 분화에 필수적인 호르몬이지만 초경이 아주 빠르거나 폐경이 늦게 오는 경우와 같이 일생 동안 estrogen에 노출되는 기간이 길수록 유방암의 발생 위험도가 높고, 반대로 폐경 전에 난소절제술을 시행한 경우와 같이 estrogen에 노출되는 기간이 짧으며 유방암의 위험도가 낮아지며, 폐경 후 여성에서 비만한 경우 혈중 estrogen의 수치가 높아지면 유방암의 위험도가 높아진다.

Estrogen은 유방암 세포에서 발현된 특이한 호르몬 수용체와 결합하는데, 이들 수용체는 모든 유방암 환자에서 나타나는 것이 아니라 전체 환자 중 폐경 전 여성의 50-60%, 그리고 폐경 후 여성의 60-75%에서 발현된다. 따라서 유방암 환자에서 이들 수용체의 존재 여부를 측정하는 것은 항호르몬제 치료여부를 결정하는데 반드시 필요하고 항호르몬제에 대한 반응을 예측하는데도 의미가 매우 크다.

싸이클린 의존성 인산화효소(Cyclin-dependent kinase, Cdk)

세포의 분열은 한 개의 세포가 두 개의 동일한 세포를 만들어내는 과정이다. 세포주기(cell cycle)는 하나의 세포가 분열하여 두 개의 세포로 나누어지는 일련의 과정이 순차적으로 일어나는 것으로, 이는 분열의 시작에서부터 다음 분열이 시작되기까지의 기간을 말한다. 한편 주기가 완전히 순환하는데 걸리는 시간을 세대시간(generation time)이라고 하며 세대시간은 세포에 따라 매우 다양하다. 인체 세포들은 분열하는데 걸리는 시간은 각 세포마다 다른데, 일반적으로 약 10시간에서 48시간 정도 걸리며 어떤 세포들은 몇 년에 한 번 분열을 하거나 또는 분화 후에는 더 이상 분열을 하지 않는 세포들도 있다.

세포주기는 G1→S→G2→M phase의 4단계를 거친다. G1 phase에서 외부의 신호전달에 의해 세포주기의 시작이 결정되며 DNA 합성이 일어나는 시기를 S phase, 세포분열이 일어나는 시기를 M phase(mitosis)라 한다. 세포주기는 M phase와 간기(interphase)로 나누어 간기는 다시 S phase와 휴지기인 G1, G2 phase로 구성된다. 간기는 세포가 새로운 물질과 세포 내 소기관을 합성하고 성장하는 시기이며 G2 phase까지 초기 세포 함유물을 거의 두 배로 증가시킨다. 일반적으로 세포주기의 시작은 G1 phase 후기에서 시작된다.

세포주기는 이와 같은 시작점을 지나게 되면 다시는 뒤쪽으로 되돌아 갈 수 없게 된다. S, M phase 사이에 존재하는 G1과 G2 phase는 S, M phase를 준비하는 단계로 이 시기에 checkpoint라는 세포 주기 감시 시스템이 작동하게 된다. 세포주기는 방향성을 가지며 순차적으로 진행되는 과정이므로 만약 DNA 복제 과정에 문제가 발생하거나 복제된 상동염색체 분리에 이상이 발생할 경우 비정상적인 세포가 만들어 질 수 있다.

이렇게 만들어진 비정상 세포들은 세포 자멸사(apoptosis)이라는 과정을 거쳐 제거되지만 그렇지 않은 경우 비정상적으로 계속 분열을 하여 암을 일으키는 원인이 된다. 그러므로 세포는 checkpoint라는 감시체계를 가동하여 세포주기의 각 단계마다 세포 주기가 정상적으로 진행되고 있는지를 조사하게 된다. 만약 checkpoint system에 의해 어떤 이상이 발견되면 세포는 더 이상 세포 주기 과정을 진행시키지 않고 복구 기작(repair system)을 활성화시켜 잘못된 것을 고치도록 한다. 이러한 checkpoint system 에서 세포주기 조절이 제대로 이루어지지 않으면 암과 같은 비정상적인 세포 증식을 유발하게 된다.

이러한 세포주기 조절을 위해서는 많은 인자들이 필요한데, 그 중에 가장 중요한 역할을 담당하고 있는것이 cyclin-dependent kinase(Cdk)이다. Cdk는 세포주기의 각 단계마다 특이적으로 발현되는 cyclin 이라는 조절 단백질과 결합함으로써 기능적 단위체를 형성하게 한다. 이들에 의해 세포주기의 각 단계마다 cyclin은 Gl/S-Cdk, S-Cdk, M-Cdk과 결합하여 cyclin-Cdk 복합체가 만들어지게 되고 이 복합체의 활성은 여러 메커니즘에 의해서 세포주기를 조절된다.

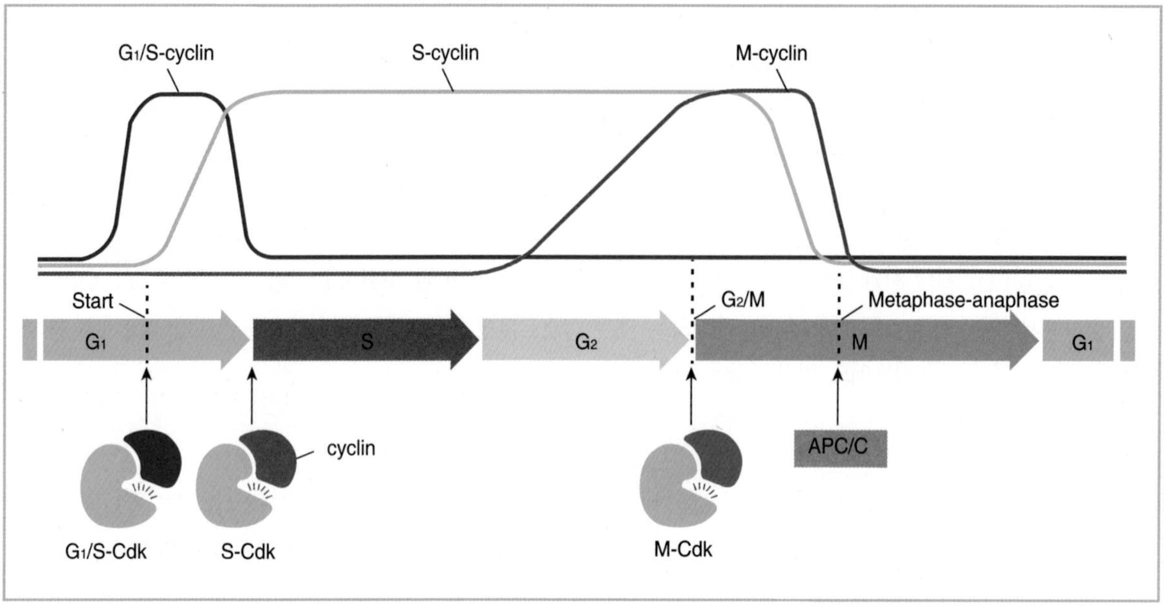

Figure 28-1. Cyclin-Cdk Complex and Cell Cycle

■ 약물요법

전이성 유방암의 전신치료는 항호르몬요법, 항암화학요법, 생물학적 치료인 표적치료제 및 기타로 분류할 수 있다. 이 요법들은 hormone receptor(HR) 및 사람 상피세포 성장인자 수용체 2(human epidermal growth afctor receptor-2, HER 2) 유무, 암 재발기간, 전이가 진행된 속도, 전이 부위 등을 고려하여 결정하여야 한다.

항암화학요법은 수술 전 종양의 크기를 줄여서 가능한 한 유방을 보존하기 위한 경우, 수술 후 재발을 막기 위한 경우, 재발이 된 후 병의 진행을 최대한 늦추고 증상을 완화하기 위해 사용한다. 전이성 유방암에는 주로 HR 음성이거나, HR 양성이나 항호르몬요법에 내성을 발현될 경우 사용한다.

항호르몬요법은 암세포의 성장을 촉진할 수 있는 호르몬이 HR와 결합하는 것을 방해하거나 호르몬 자체의 생성을 억제하는 방법이다. 특히 항호르몬요법은 estrogen receptor(ER) 또는 progesterone receptor(PR)가 존재(양성)하며 연조직, 뼈, 또는 폐로 전이가 되었을 경우 선택하며 치료 반응은 항암화학요법과 비슷한 반면 독성이 적은 장점이 있다. 과거엔 항호르몬제와 항암제를 동시에 사용하기도 했는데 두 약제에 의한 부작용이 커지는 반면 항암효과의 증대는 크지 않아 최근에는 따로 투여하도록 권고하고 있다.

표적치료제는 암세포에서 특이하게 나타나는 수용체나 단백질 또는 유전자를 선택적으로 차단함으로써 정상 세포에는 피해를 최소한 줄이려는 방법이다. 즉 유방암 세포 증식과 관련된 HER 2(human epidermal growth Factor receptor 2)의 세포 전달경로만을 선택적으로 차단한다.

따라서 HR 음성 또는 HER 2 음성인 경우 항암화학요법, HR 양성(ER 양성이던지 ER 양성이면서 PR 양성)인 경우 항호르몬요법, HER 2 양성인 경우 항HER 2 차단제을 사용하는 것이 원칙이다.

▣ 항호르몬요법(Anti-Hormonal Therapy)

항호르몬요법은 내분비요법(endocrine therapy, ET)라고도 하며, 1896년 폐경 전 유방암 환자에서 난소 적출술 후 유방암의 진행이 억제되는 것을 보고되면서 estrogen이 유방암 발생에 중요한 역할을 하고, 이를 억제 또는 차단하면 유방암 치료에 효과적일 것이라 예상하게 되었다. 폐경 전 난소가 estrogen 생성의 가장 주요 부위인 반면, 폐경 후에는 대부분이 난소 외의 말초조직에서 aromatase 효소에 의해 estrogen이 생성된다. 이 요법에는 항estrogen제(SERM, SERD)와 estrogen 박탈요법 등이 있는데, 폐경 전 환자와 폐경 후 환자에서 서로 치료약제가 다르다.

NCCN(National comprehensive cancer network) 가이드라인에 따르면 HR(ER, PR) 양성 환자는 암이 진행되거나 환자가 견디기 어려운 이상반응이 발생할 때까지 ET(endocrine therapy)를 권고하고 있다. 또한 다양한 종류의 ET를 3번에 걸쳐 투여해도 반응이 없거나 증상이 있는 내장 전이가 발생한 환자는 다음 단계의 화학요법을 고려하거나 새로운 ET를 진행해야 한다고 권고하고 있다.

따라서 폐경 전 환자는 SERM 또는 GnRH 유사체를 사용하고, 폐경 후 환자는 aromatase inhibitor, fulvestrant, SERM을 사용하는 것이 원칙이다.

▣ 표적치료제(Targeted Therapy)

정상세포나 암세포가 성장하고 분열하는 과정에는 여러 성장인자들이 관여하고 있다. 그중 HER 2는 인체 세포에 정상적으로 존재하며 세포분열을 조절하는 작용을 한다. 전이성 유방암 환자에서 약 25~30%가 HER 2 유전자 과발현(HER 2 overexpression)되는데, 이는 재발이 빠르고 생존기간이 짧아 나쁜 예후인자로 알려져 있다.

HER 2는 유방암과의 연관성이 알려지면서 세포막 표면의 HER 2와 강하게 결합하여 HER 2 유전자 신호를 차단하는 재조합 인간화 단클론항체(monoclonal antibody)와 HER 2의 세포 내 티로신 키나제를 불활성화시키는 티로신 키나제 억제제(tyrosine kinase inhibitor)가 있다. 또한 mTOR 억제제 및 CDK 억제제도 소개되었다. 표적치료제는 항호르몬제(exemestane 또는 letrozole)와 병용하며 HR 양성 전이성 유방암환자에서도 좋은 효과를 보이고 있다.

NCCN 가이드라인에 따르면 전이성 유방암에서 가장 많이 사용하는 HER 2 억제제는 trastuzumab이다. 최근에는 pertuzumab이 HER 2와 HER 3에 모두 결합하면서 중합 작용을 억제하는 기전을 갖고 있으며 cytotoxic agent을 결합한 T-DM1 등의 약제도 개발되었다.

■ 치료약제

▣ 항estrogen제

항estrogen제는 estrogen receptor(ER)를 차단하여 estrogen이 ER와 결합하는 것을 방해함으로써 암세포의 성장을 억제하는 약제이다.

■ 선택적 estrogen 수용체 조절제(Selective estrogen receptor modulator, SERM)

Selective estrogen receptor modulator(SERM)은 선택적으로 유방조직과 뇌에서 ER 길항제로 작용하지만 지질 대사, 혈관계통, 혈액응고 기전, 자궁, 뼈에 대해서는 ER 효능제로 작용을 한다. 따라서 SERM은 유방에 있는 ER와 경쟁적으로 결합하여 estrogen의 활성을 억제하는 길항제로 tamoxifen, raloxifene, toremifene 등이 있다.

이중 tamoxifen은 지난 수십년간 호르몬 치료의 근간을 이루어 왔고 특히 폐경 전, 폐경 후 ER 양성 유방암에서 표준 보조 요법으로 사용되고 있으며 ER과 결합하게 되면 세포주기 중 G1 기(제 1 휴지기)의 순환을 막게 되어 종양의 성장을 억제하고 세포 자멸사(apoptosis)를 유도한다.

■ 선택적 estrogen 수용체 저하제(Selective estrogen receptor degrader, SERD)

Selective estrogen receptor degrader(SERD)에는 대표적인 약제로 fulvestrant가 있다.

Fulvestrant는 순수한 항estrogen제로 estrogen과 경쟁적으로 ER과 결합하여 ER의 이합체형성과 DNA와의 결합을 방해하고 ER을 하향조절(down-regulation)하면서 효과를 나타내는 estrogen 유사작용이 없는 스테로이드성 ER 순수 길항제이다.

▣ Estrogen 박탈요법(Estrogen Deprivation Therapy)

■ 아로마타제 억제제(Aromatase inhibitor, AI)

Aromatase는 생식샘, 유방 종양 조직, 지방, 근육 뇌에 존재하는 물질로 androgen을 estrogen으로 전환시키는 기능을 하며, 이 과정은 폐경 후 여성에게 estrogen의 주요 공급원이 된다. 폐경 후 환자에서 난소의 기능이 저하됨에 따라 난소 외의 피하지방이나 근육에서 분비되는 estrogen을 차단할 목적으로 aromatase inhibitor(AI)가 개발되었다.

따라서 AI는 폐경 후 여성에서 부신 피질의 스테로이드 형성에는 영향을 주지 않으면서 aromatase의 기능을 억제하여 혈중 estradiol의 공급을 줄일 수 있다. AI는 1세대 aminoglutethimide, 2세대 formestane, fadrozole, 3세대 비스테로이드계(anastrozole, letrozole)와 스테로이드계(exemestane)가 있지만 현재는 3세대 AI만이 사용되고 있다.

Anastrozole과 letrozole은 가역적 반응을 하지만 exmestane은 비가역적인 반응을 한다. 폐경 후 환자는 난소의 기능이 저하된 상태이기 때문에 aromatase를 억제함으로써 estrogen의 생성을 억제할 수 있지만 폐경 전 환자에서는 난소의 기능이 활발하기 때문에 AI로는 효과적으로 estrogen의 생성을 억제하기 어렵다.

■ 성호르몬 방출호르몬 유사체(Gonadotropin releasing hormone, GnRH analog)

Gonadotropin releasing hormone(GnRH) 유사체는 항체형성호르몬 방출호르몬(luteinizing hormone-releasing hormone, LHRH) 효능제라고도 하는데 대표적 약제로 goserelin이 있다.

GnRH 유사체는 난소가 estrogen을 생성하도록 자극하는 뇌하수체로부터 나오는 신호를 방해함으로써 estrogen의 주 생산 을 담당하고 있는 난소의 기능을 억제하여 혈중 estrogen의 농도를 낮춘다.

▣ Human Epidermal Growth Factor Receptor 2(HER 2) 억제제

HER 2 억제제는 HER2 양성인 재발성 또는 전이성 유방암에 사용하는데, 재조합 인간화 단클론항체(monoclonal antibody)로 trastuzumab(제품명: 허셉틴 주, Herceptin®), pertuzumab(제품명: 퍼제타 주, Perjeta®) 등이 있고 티로신 키나제 억제제(tyrosine kinase inhibitor)로 lanitinib(제품명: 타이커브 정, Tykerb®)이 있다.

Trastuzumab은 유방암의 대표적인 표적치료제로 1998년 미 FDA에서 승인되었고 국내에서도 사용되고 있다. 이 약제는 HER 2/neu 단백질만을 표적으로 HER-2 기능을 억제하여 암세포의 분열을 늦추거나 막음으로써 HER 2 양성인 경우에 효과가 있고 재발성과 전이성 유방암뿐만 아니라 조기 유방암에서도 1년간 투여했을 때 재발률이 50%, 사망률은 30% 낮아지는 것으로 보고되었다. 또한 lapatinib은 HER-1과 HER-2라는 물질의 신호를 세포 내에서 tyrosine kinase의 ATP 부위에 경쟁적으로 결합하여 신호전달을 가역적으로 차단하는 소분자 경구용 약제이다.

▣ 신생혈관 형성 억제제(Angiogenesis Inhibitor)

신생혈관 형성 억제제에는 재조합 인간화 단클론항체로 bevacizumab(제품명: 아바스틴, Avastin®)가 대표적인 약제인데, 암세포에 산소 및 영양분을 공급하는 신생혈관의 생성을 억제함으로써 암세포의 성장을 억제한다.

▣ 신약

Palbociclib(팔보시클립, 제품명: 입랜스 캡슐, Ibrance®)

Palbociclib는 최초의 사이클린 의존성 키나아제(cyclin-dependent kinase, Cdk) 억제제로서, 2015년 2월 미 FDA, 2016년 8월 국내에서 '호르몬 수용체(hormone receptor, HR)-양성 및 사람 상피세포 성장인자 수용체 2(human epidermal growth afctor receptor 2, HER 2)-음성 진행성 또는 전이성 유방암 치료' 에서 '폐경 후 여성의 일차 내분비 요법으로 레트로졸(letrozole)과 병용하거나 내분비 요법 후에도 암이 진행된 여성에서 풀베스트란트(fulvestrant)와 병용' 에 승인되었다.

이 약제는 암세포의 성장에 주요 역할을 수행하는 효소를 차단하여 경구 항암제이다. 즉 암세포분열과 성장을 조절하는 세포주기(cell cycle) G1 phase에서 Cdk 4/6을 선택적으로 억제함으로써 암세포의 증식을 막는다.

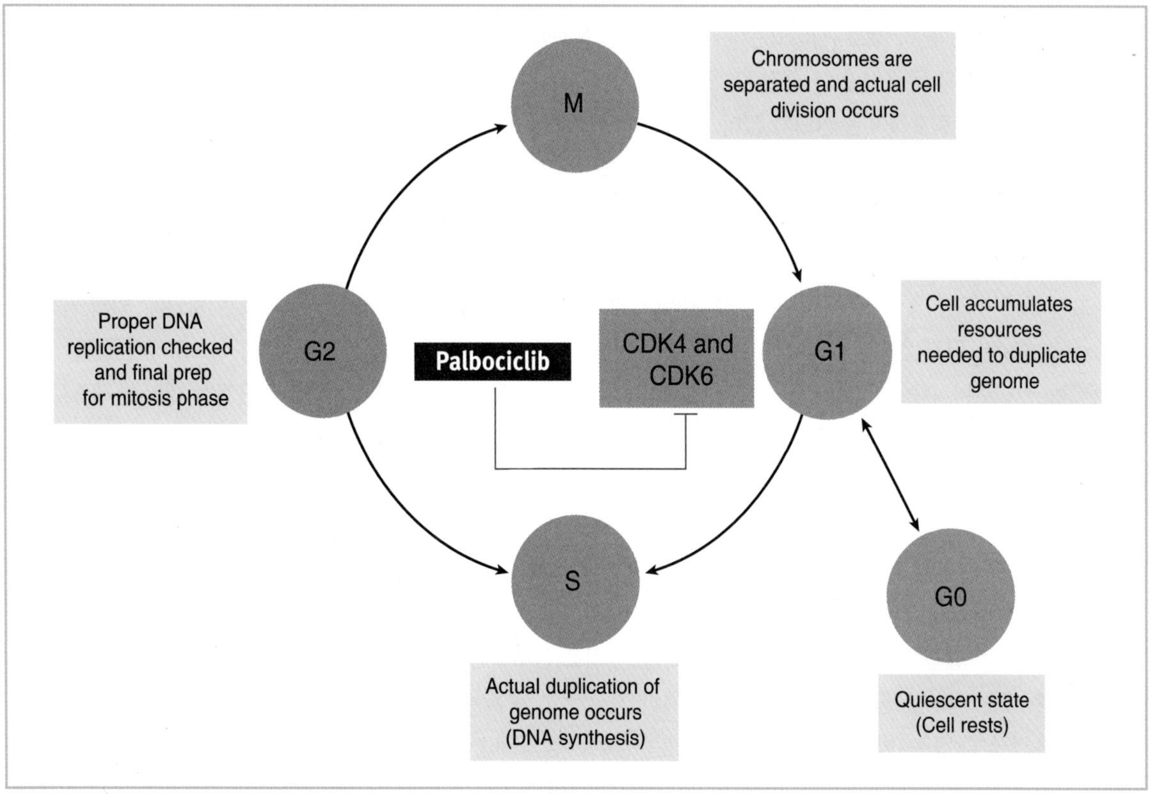

Figure 28-2. Palbociclib

이 약제는 조기 유방암이 아니라 폐나 뼈 등 다른 신체부위에 암이 전이된 4기 유방암 환자에 사용할 수 있으며 임상연구에서 폐경 후 환자의 1차 내분비 요법으로서 letrozole과 병용 또는 내분비 요법 후 유방암이 진행된 경우 fulvestrant와 병용하여 항호르몬제 단독 사용에 비해 항암화학 요법을 시작하는 시기를 2배 이상 지연시키는 효과를 나타냈다. NCCN 가이드라인에서도 이 약제는 letrozole와의 병용요법으로 치료받지 않은 전이성 유방암 환자에 대한 1차 치료제로 권고하고 있다.

29 전립선암
Prostate Cancer

■ 질병에 대한 전반적인 이해

▣ 전립선암(Prostate Cancer)

전립선암은 주로 전립선의 가장자리 말초부위에 발생하며 요도에 직접 영향을 주기까지는 비교적 시간이 필요하며 암의 초기에는 별다른 증상을 느끼지 않는 경우가 많다. 하지만 암조직이 요도를 압박하여 소변이 잘 나오지 않고, 약해지며 보고 난 후에도 남아있는 것 같은 잔뇨감, 마렵기 시작하면 참기 힘든 요절박, 자꾸 보게 되는 빈뇨, 참지 못해 지리는 요실금까지 다양한 배뇨 증상을 보일 수 있고 정액에 피가 섞여 나오는 혈정액증이나 혈뇨 등을 보일 수도 있다. 더 진행하여 방광과 요관에 영향을 주면 요관 폐색에 의해 수신증(hydronephrosis)과 신부전을 유발하기도 한다.

■ 전이성 전립선암(Metastatic Prostate Cancer)

전이성 전립선암은 흔히 뼈로 전이되는데, 골수에서는 혈액을 만드는 조혈작용이 일어나므로 전립선암이 뼈로 전이되면 혈액이 생성되지 못해 빈혈이 생길 수 있다. 뼈 중에서도 특히 척추뼈와 골반뼈로 잘 전이된다. 또한 골반 림프절로 전이되면 하지의 림프절이 순환되지 않아 다리가 부을 수 있다.

■ 거세 저항성 전립선암(Castration Resistant Prostate Cancer, CRPC)

전이성 전립선암인 경우 남성호르몬 억제를 위해 거세술을 시행하거나 호르몬을 투여하면 암이 억제된다. 이들 치료법은 초기에는 비교적 좋은 반응을 보이지만 시간이 경과하면서 전립선암 세포들이 남성호르몬 차단에 의해 세포 자멸사(apoptosis)가 되지 않고 더 이상 호르몬 치료에 반응하지 않는 거세 저항성 전립선암(CRPC)으로 전환된다.

CRPC는 안드로젠 수용체(androgen receptor, AR)의 활성에 따라 단계적으로 진행된다. 1단계는 내분비 테스토스테론에 반응하는 단계로 CRPC로 진행되기 이전 단계이며 4단계는 안드로젠 또는 AR를 거치지 않고도 암 세포가 진행하는 마지막 단계이다. CRPC의 진행은 고환에서 테스토스테론이 생성되지 않아 부신과 전립선암 세포에서 테스토스테론을 생성할 수 있고 AR가 안드로젠 이 외의 리간드(ligand)에 의해 활성화되거나 안드로젠에 대한 수용체 결합력이 증가되기 때문이다. 또한 AR가 과다 발현될 때, 안드로젠 활성에 관여하는 다양한 인자가 과다 발현될 때에도 CRPC로 진행된다.

따라서 CRPC은 혈중 테스토스테론이 거세(무고환) 수치로 감소되어 있는 상태에서 안드로젠 수용체를 통하여 작용을 나타내는 모든 약제를 중단한 후에도 전립선특이항원(prostate specific antigen, PSA)의 감소를 보이지 않으며 의미있는 PSA의 상승 또는 방사선학적 진행을 보이는 경우로 정의된다. CRPC를 치료 없이 방치하였을 경우 평균 생존기간은 12개월 미만이며 각종 치료에 따른 전이성 전립선암 환자의 평균 생존 기간은 3년 이내이고, 국소 침윤성 질환의 경우 평균 생존 기간은 4.5년에 불과하다.

▣ 남성호르몬 테스토스테론(Testosterone)

전립선세포는 남성호르몬(androgen)인 테스토스테론에 의존하여 성장 및 기능을 유지한다. 시상하부에서 황체형성호르몬분비호르몬(luteinizing hormone-releasing hormone, LHRH)의 분비는 뇌하수체 전엽을 자극하여 황체형성호르몬(luteinizing hormone, LH)과 난포자극호르몬(follicle-stimulating hormone, FSH)의 분비를 자극하며, LH는 고환의

Leydig세포에서 테스토스테론의 생합성과 분비를 유도한다.

한편 전립선세포 내에서는 테스토스테론이 5-α-reductase(5-AR)에 의해 기존의 테스토스테론보다 10배 더 강한 디히드로테스토스테론(dihydrotestosterone, DHT)로 변환된다. 테스토스테론에 비해 안드로젠 수용체에 대한 친화력이 4-7배 높은 DHT는 전립선 세포질 내 안드로젠 수용체를 활성화 시키며, 세포핵 내로 이동하여 전사인자로 작용하여 전립선의 성장 및 기능에 중요한 역할을 담당한다. 고환과 부신에서 분비된 테스토스테론은 시상하부와 뇌하수체에서 음성 되먹임(negative feedback) 작용을 통해 LHRH 및 LH 분비를 억제한다.

■ 약물요법

▣ 전이성 전립선암

전이성 전립선암의 치료로는 남성호르몬을 억제하는 호르몬 치료가 대표적이다. 남성호르몬의 생성을 차단하거나 작용을 억제하면 암세포가 죽거나 성장이 억제된다. 따라서 남성호르몬을 차단해 전립선암의 진행을 막거나 속도를 늦추는 것이다. 호르몬 치료로 환자 대부분이 반응을 보여 임상적으로 호전된다. 남성호르몬을 박탈하는 호르몬 치료(androgen deprivation therapy, ADT)에는 goserelin, leuprolide, triptorelin 등의 LHRH 유사체 및 길항제, bicalutamide, flutamide, cyproterone 등의 항안드로젠제가 단독 혹은 병합요법으로 사용되고 있다.

▣ 거세 저항성 전립선암(CRPC)

CRPC는 docetaxel을 이용한 세포독성제로 생존기간 및 통증 완화 등의 삶의 질 향상을 기대할 수 있다. 하지만 docetaxel의 독성이 매우 강해 더 이상 치료를 받지 못하게 되거나 docetaxel을 사용했음에도 병이 계속 진행하는 경우에는 docetaxel을 중지하고 enzalutamide나 abiraterone 등의 2차 호르몬 치료를 시도해볼 수 있고 cabazitaxel(제품명: 제브타나 주, Jevtana®)과 같은 2차 항암화학요법을 사용해볼 수 있다.

Cabazitaxel은 일반적인 항암화학요법의 부작용과 함께 특히 백혈구 감소증의 위험을 잘 확인하며 치료해야 하고 G-CSF를 같이 투여해 주어야 하는 불편이 있다.

■ 치료약제

테스토스테론은 그 자체로는 발암성이 없지만 전립선암에서 종양세포의 성장과 유지에 필수적이다. 따라서 테스토스테론 및 DHT를 제거함으로써 전립선암을 조절할 수 있기 때문에 대개 전이된 전립선암의 일차 치료에 남성호르몬 박탈치료(Androgen Deprivation Therapy, ADT)를 사용한다.

남성호르몬 박탈치료는 고환을 제거(거세)하는 방법인데, 외과적(수술) 방법과 화학적으로 제거하는 내과적(약물치료) 방법이 있다. 외과적 거세는 정신적 충격 및 미용학적 측면, 그리고 시술 자체가 비가역적이라는 점 등이 있으므로 내과적 거세가 선호된다.

내과적 거세는 주로 LHRH 유사체를 사용하며, 일시적으로 전립선암의 안드로젠 생성을 억제한다. LHRH 작용제 투여 시 모든 환자에서 혈중 테스토스테론 치가 거세 수준에 도달하는 것은 아니다. 그러므로 항안드로젠제(antiandrogens)를 추가하면 좀 더 완벽하게 안드로젠을 차단할 수 있다. 또한 이러한 호르몬 치료 시 처음에는 매우 효과적이지만 시간이 지나 저항성이 생기면 더 이상 효과가 없어지는 경우가 많다. 이를 호르몬 저항성 혹은 거세 저항성 전립선암(CRPC)이라고 한다.

최근에 개발된 스테로이드성 항안드로젠제 abiraterone과 LHRH 길항제 enzalutamide의 경구용 이차 호르몬약제 치료를 통해 과거에 비해 훨씬 좋은 치료 결과를 얻게 되었다.

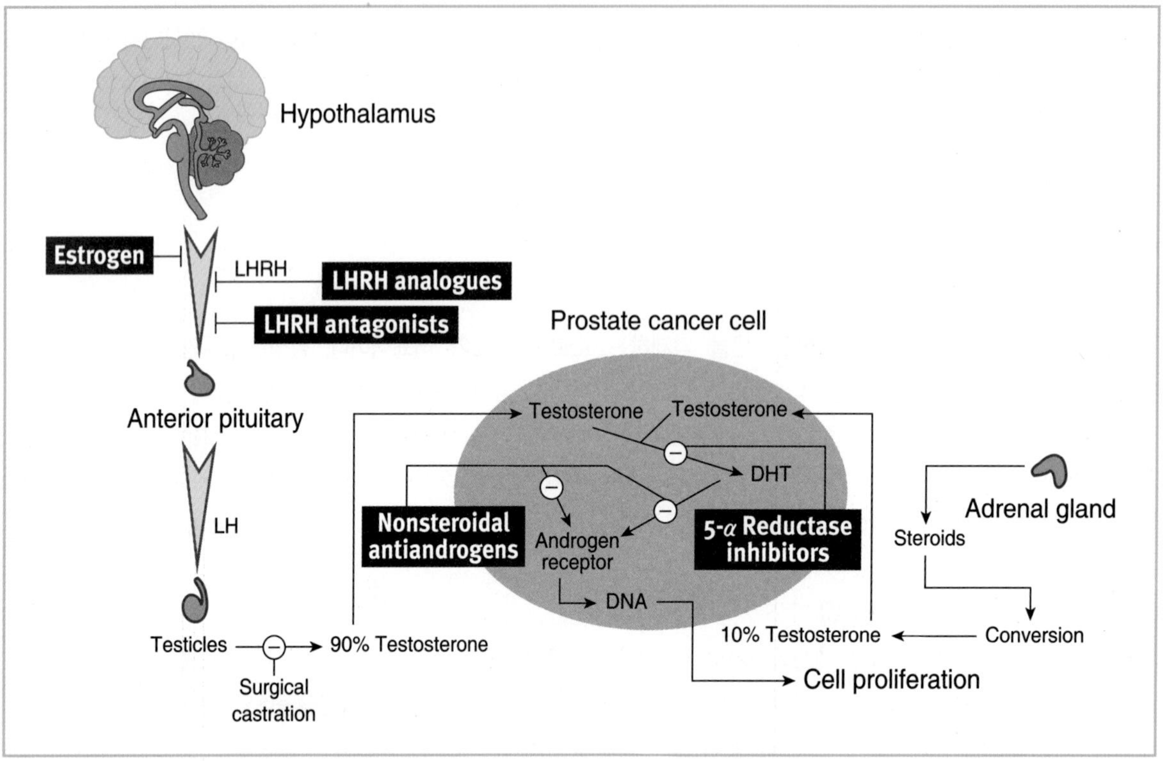

Figure 29-1. Androgen Deprivation Therapy(ADT)

▣ LHRH(Luteinizing Hormone-Releasing Hormone, 황체형성호르몬분비호르몬) analogs

지속성 LHRH 유사체에는 goserelin(제품명: 졸라덱스 데포, Zoladex Depo®), leuprolide (제품명: 루크린 데포, Lucrin Depo®), triptorelin(제품명: 데카펩틸 데포, Decapeptyl Depo®) 등이 있다. 이 약제들은 1970년대 LHRH의 구조가 밝혀지면서 진행성 전립선암 환자에게 사용되어온 가역적인 ADT이다. 이 약제들은 투여 초기에는 성선 스테로이드를 일시적으로 상승시키나, 지속투여 시 음성 되먹임 작용(feed-back mechanism)에 의해 황체호르몬(LH)과 난포자극호르몬(FSH)의 분비가 억제되어 결국에는 남성호르몬인 테스토스테론이 감소되고 전립선의 성장과 기능에 영향을 주게 된다.

LHRH 유사체는 주사 후 3~4주 이내에 혈중 테스토스테론의 농도를 거세 수준인 90%(<0.5 ng/ml)까지 감소시키지만, 치료 시작 초기 2~3주 동안에는 LH와 테스토스테론의 일시적인 분비 증가로 인해 많은 환자에서 전립선암과 관련된 증상(배뇨 증상이나 골 통증, 척수압박으로 인한 증상, 요폐색으로 인한 요독증 등)이 더 심해지거나 전립선특이항원(PSA)의 증가도 동반되는 발적 현상(flare phenomenon)이 나타난다. 이러한 현상을 경감시키기 위해 항안드로젠제를 LHRH 유사체 주사하기 1주일 전부터 또는 동시에 시작하여 약 3~4주간 투여한다.

▣ 항안드로젠제(Antiandrogens)

항안드로젠제는 안드로젠 수용체(AR) 길항제로 테스토스테론 및 DHT와 경쟁적으로 전립선세포의 핵에 있는 AR와 결합하여 전립선암의 성장을 억제하거나 세포 자멸사(apoptosis)을 촉진시키는 작용을 한다.

■스테로이드성 항안드로젠제(Steroidal antiandrogens)

스테로이드성 항안드로젠제에는 cyproterone, abiraterone(제품명: 자이티가 정, Zytiga®) 등이 있다. 이 약제들은 황체호르몬(progesterone)과 유사한 작용을 나타내며 뇌하수체의 분비기능을 저하시켜 LH의 분비를 감소시킴으로써 안드로젠의 생합성과 활성화를 거세 수준까지 감소시키며 또한 말초에서도 AR를 세포 수준에서 차단시키는 이중차단 효과를 가진다. 따라서 비스테로이드성 항안드로젠제와는 달리 혈중 테스토스테론, DHT, 에스트라디올, LH를 감소시킨다. 부작용으로는 성욕 소실과 발기부전이 가장 흔하고 드물게는 심혈관계 부작용, 간독성 등이나타나며 홍조, 기면, 집중력 저하 등의 부작용은 없다.

Abiraterone(아비라테론, 제품명: 자이티가 정, Zytiga®)

Abiraterone은 2011년에서 2015년에 걸쳐 미 FDA와 국내에서 '무증상 또는 경미한 증상의 전이성 거세 저항성 전립선암 치료제' 와 '이전에 도세탁셀로 치료받았던 전이성 거세 저항성 전립선암 치료제' 에 승인되었다. 이 약제는 프레드니솔론과 같이 투여해야 하고 간기능, 혈압, 혈청 칼륨과 체액 정체를 매달 확인해야 한다.

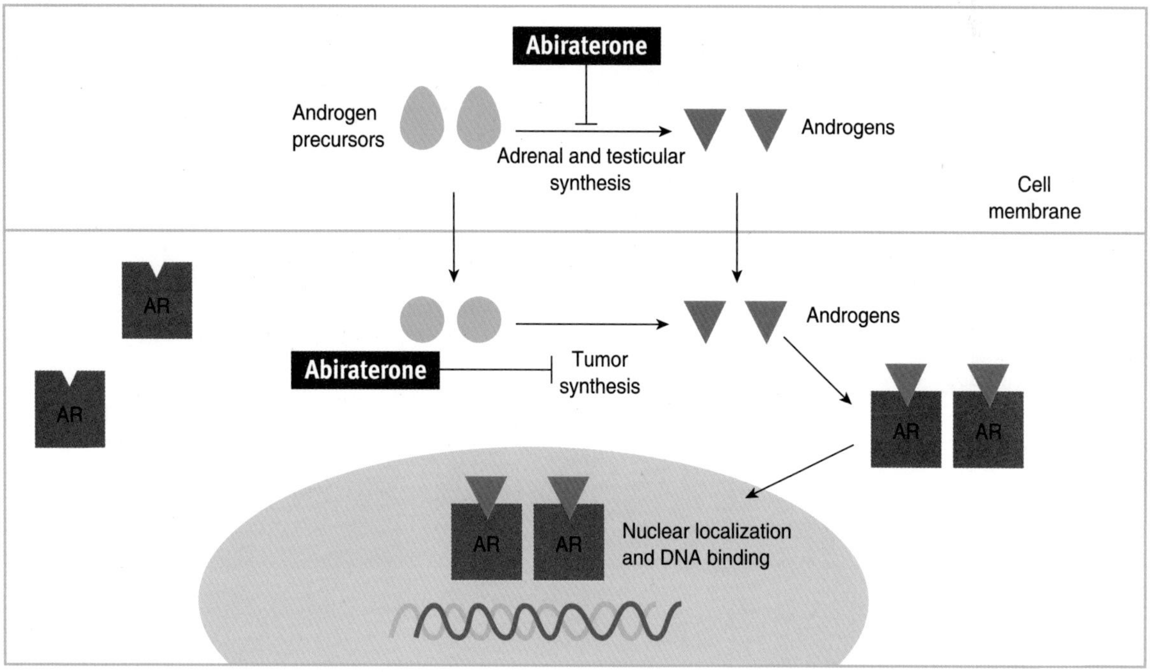

Figure 29-2. Abiraterone

■ 비스테로이드성 항안드로젠제(Non-steroidal antiandrogens)

비스테로이드성 항안드로젠제에는 flutamide, bicalutamide(제품명: 카소덱스 정, Casodex®), enzalutamide(제품명: 엑스탄디 연질캡슐, Xtandi®) 등이 있다. 이 약제들은 전립선 내의 AR에 대해 DHT와 경쟁적으로 작용하여 안드로젠의 효과를 차단하는 약제로 안드로젠의 억제에도 불구하고 성욕과 성기능이 유지될 수 있다는 장점이 있다.

이 약제들은 스테로이드성 항안드로젠제의 경우와 달리 혈중 테스토스테론이 증가되는데, 이는 LHRH의 분비와 혈중 테스토스테론의 되먹임 기전에 중요한 역할을 하는 간뇌에 있는 AR에도 억제함으로써 결과적으로 LH의 분비를 촉진하기 때문으로 추정하고 있다.

Enzalutamide(엔자루타마이드, 제품명: 엑스탄디 연질캡슐, Xtandi®)

Enzalutamide는 2012년 미 FDA와 2013년 2013년 국내에서 '무증상 또는 경미한 증상의 전이성 거세 저항성 전립선암 치료제'와 '이전에 도세탁셀로 치료받았던 전이성 거세 저항성 전립선암 치료제'에 승인되었다. 이 약제는 안드로젠이 수용체와 결합하는 것을 차단하여 암세포 증식을 막는다. 또한 이 약제는 bicalutamide보다 AR에 대한 친화도가 높다.

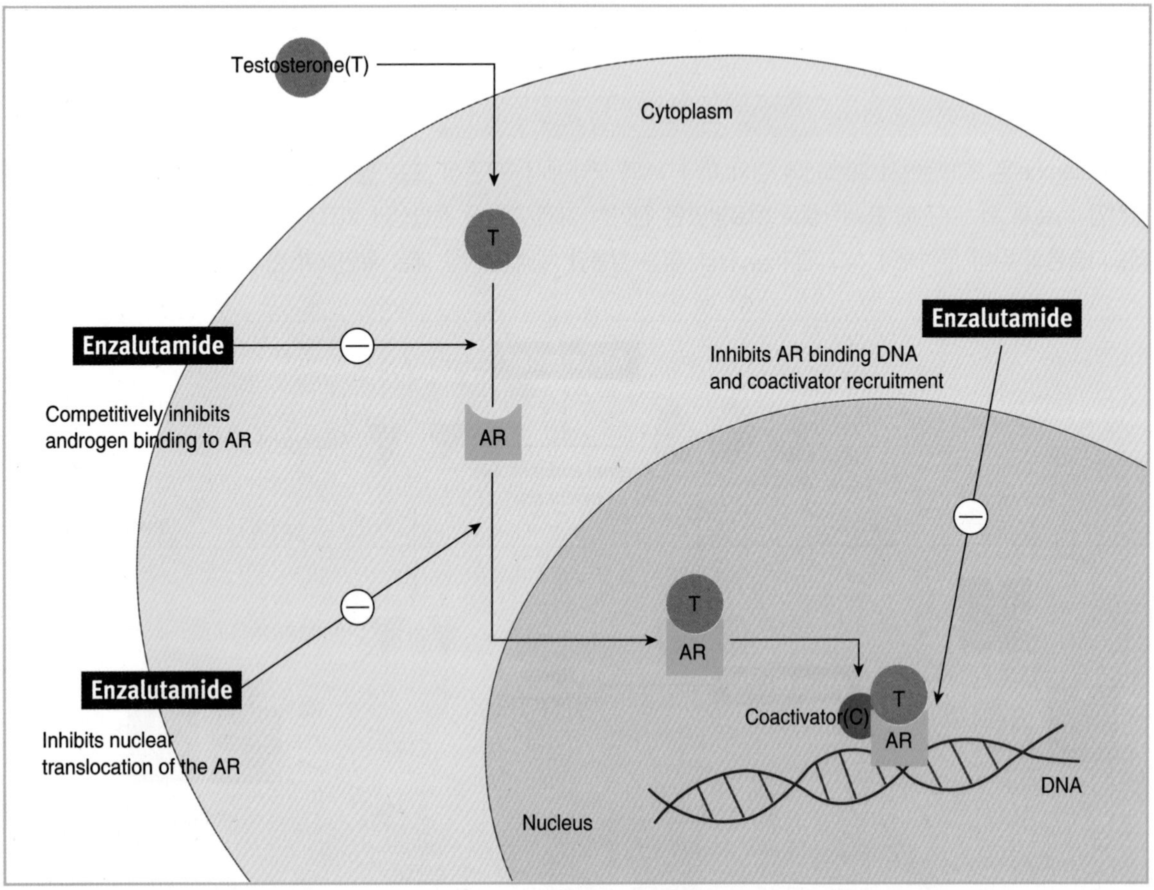

Figure 29-3. Enzalutamide

▣ LHRH Antagonists(길항제)

LHRH 길항제에는 degarelix(제품명: 퍼마곤 주, Firmagon®)가 있다. 이 약제는 뇌하수체에서 경쟁적으로 LHRH 수용체와 결합하여 LH, FSH, 테스토스테론 수준을 급격하게 줄이는 작용을하며 '호르몬 의존성 진행성 전립선암 치료'에 승인되었다.

30 비소세포폐암
Non Small Cell Lung Cancer

■ 질병에 대한 전반적인 이해

▣ 폐암(Lung Cancer)

폐암은 암세포가 기관지나 폐포에서 처음 발생한 원발성 폐암과 암세포가 다른 기관에서 생겨나 혈관이나 림프관을 타고 폐로 이동해 증식하는 전이성 폐암으로 나눈다. 또한 조직학적으로 암세포의 크기와 형태에 따라 비소세포폐암(non small cell lung cancer, NSCLC)과 소세포폐암(small cell lung carcinoma, SCLC)으로 구분되는데, 이는 임상적 경과와 치료가 다르기 때문이다.

■ 비소세포폐암(NSCLC)

비소세포폐암(NSCLC)은 전체 폐암 중 80-90%를 차지하며 세포의 크기, 모양 및 화학적 구성에 따라 세 종류로 구분한다. 전체 NSCLC 중 32-40%는 기관지폐포암(bronchoalveolar carcinoma, BAC)을 포함한 선암(adenocarcinoma), 25-30%는 편평상피세포암(squamous cell carcinoma, SCC), 그리고 8-16%는 대세포암(large cell carcinoma)이다.

선암(Adenocarcinoma)은 주로 폐의 선세포에서 시작하여 폐의 말초 부위에서 잘 발생하고 폐의 외부에서 발견되는데, 여성이나 비흡연자에게도 발생하며 크기가 작지만 발견 시 이미 전이가 되어 있는 경우가 많다. 편평상피세포암은 폐의 기관지 점막의 구성세포인 편평상피세포의 변성에 의하여 발생하며, 주로 폐 중심부에서 발견되고 흡연과 관련이 많으며 임상증상은 주로 기관지를 막아 나타난다. 대세포암은 폐의 표면 근처(폐의 말초)에 주로 발생하고, 절반이 큰 기관지에서 발견된다. 세포가 대체적으로 크기가 크며, 그중 일부는 빠르게 증식 또는 전이되는 경향이 있어 다른 NSCLC에 비하여 예후가 나쁜 편에 속한다.

소세포폐암(SCLC)은 폐암 중 10%-15%를 차지하며, 흉부 중앙에 위치하는 기관지에서 시작하는 경우가 많으며 암세포는 작지만 빠르게 증식하여 몸 전체에 퍼질 수 있는 큰 종양을 형성할 수 있다. 주로 대부분 흡연으로 인해 발생하며, 비흡연자는 매우 드물다. 치료법에는 넓게 퍼진 암세포를 시멸하는 약제를 사용하며, 수술은 드물며 또한 수술이 단독적인 치료 방법이 될 수 없기 때문이다.

따라서 폐암을 치료하기 위해서는 환자마다 조직학적인 유형이 다르므로 폐암의 분류가 우선이다. 비소세포폐암은 조기에 진단하여 수술적 치료를 함으로써 완치를 기대할 수 있지만, 소세포폐암은 대부분 진단 당시 수술적 절제가 어려울 정도로 진행되어 있는 경우가 많으며 암세포가 급속히 성장하여 전신으로 전이를 잘 하지만 항암 화학요법이나 방사선 치료에 잘 반응하기도 한다.

▣ 표피세포 성장인자 수용체(Epidermal Growth Factor Receptor, EGFR)

성장인자는 세포의 분열과 이동, 신생혈관 생성 등 세포활성에 필요한 많은 요소들을 조절한다. 이러한 과정에 관련된 성장인자들로는 epidermal growth factor(EGF), vascular endothelial growth factor (VEGF), platelet derived growth factor(PDGF), fibroblast growth factor(FGF), keratinocyte growth factor(KGF), transforming growth factor-β (TGF-β), granulocyte colony stimulating factor (GCSF) 등이 있다.

EGF(표피세포 또는 상피세포 성장인자)는 1962년 쥐의 침샘에서 처음 발견되었고 사람의 EGF(human EGF, hEGF)는 1975년에 분리되었으며 암세포의 성장, 분화 및 생존에 대한 신호전달 경로의 활성화에 중요한 역할을 한다.

EGFR은 EGF가 결합할 수 있는 세포막 당단백질 수용체로 정상상피에서 발현되고 세포 내 tyrosine kinase영역과 연결(EGFR tyrosine kinase)되어 tyrosine kinase의 활성도를 가지고 있다. EGFR 발현에 의한 tyrosine kinase의 활성은 세포주기의 진행, 세포 자멸사의 억제, 신생혈관생성 및 암세포 전이를 통하여 암의 성장과 전이에 있어서 중요한 역할을 한다.

■ 약물요법

2007년 이전에는 폐암 치료에 있어 어떤 치료제가 어떤 환자에게 더 효과적인지에 대한 임상 경험이 부족하였다. 현재는 진행성 비소세포폐암(NSCLC)에서 백금(platinum)계 약제인 cisplatin 또는 carboplatin를 기본으로, 1차 화학요법에서 질병 진행이 없는 경우에 4-6주기(cycle) 투여를 권고하고 있다. 특히 EGFR 돌연변이를 보이는 비소세포 폐암이거나 수술이 불가능한 진행성, 전이성 또는 재발성 비편평상피세포폐암에는 표적치료제를 사용한다.

▣ 화학요법제(세포독성제)

1978년 cisplatin이 미 FDA 승인된 후, 백금제 기반의 복합 화학요법 치료가 모든 비소세포폐암의 치료에 사용하게 되었다. 당시에는 단순히 소세포폐암인지 비소세포폐암인지만을 구분하여 치료하였으며, NSCLC 중 선암, 편평상피세포암 등 조직을 구분하지는 않았다.

1990년대 paclitaxel, docetaxel, gemcitabine, vinorelbine 등 폐암에 대한 2세대 항암제가 개발되었지만, 약제별 치료 효과에 대한 우열을 가리기 어려웠다. 2002년 cisplatin과 2세대 항암제의 복합 치료는 치료 성적이 모두 같다고 발표되면서, 비소세포폐암에서 백금제 항암제와 이들 2세대 항암제의 복합 치료가 표준 치료로 사용하게 되었다.

이후 백금제 cisplatin에 pemetrexed와 gemcitabine을 각각 추가하여 복합 치료한 임상연구에서, 전반적인 폐암에 대한 성적은 비슷하였다. 하지만 비편평세포암(선암 등)에서는 cisplatin+pemetrexed의 복합 치료가 성적이 더 우수하였고, 편평상피세포폐암에서는 cisplatin+gemcitabine의 성적이 더 우수하였기 때문에, 이때부터 비소세포 폐암을 편평상피세포암과 비편평상피세포암을 구분하여 달리 치료하게 되었다.

주로 사용하는 항암화학요법으로 세포 주기에 비특이적으로 작용(cell cycle non-specific, CCNS)하는 약제인 백금제 cisplatin과 carboplatin이 있고, 세포주기에 특이적으로 작용(cell cycle specific, CCS)하는 약제로 항대사제(antimetabolites)중 pyrimidine 길항제 gemcitabine, folate 길항제 pemetrexed가 있고, 항미세소관제(antimicrotubules)로 taxaceae 생약추출물 paclitaxel과 doxetaxel, vinka alkaloid vinorelbine가 있으며, topoisomerase 억제제로서 irinotecan, ifosfamide, etoposide 등이 있다.

▣ 폐암 표적항암제

폐암 표적항암제는 폐암 중에서도 주로 NSCLC에 사용한다. NSCLC 세포들은 유전자 돌연변이로인해 EGFR이 활성화되어 있는 것이 특징이기 때문이다. EGFR이 부적절하게 활성화되면 걷잡을 수 없는 세포분열이 일어나는데, 이는 암세포의 전형적인 특징 중 하나이다.

NSCLC 표적치료제는 EFGR의 활성화를 차단하여 종양의 증식을 억제하는 약제로 세포 내에서 EGFR tyrosine kinase 영역(domain)의 인산화 과정에서 ATP와 경쟁적으로 방해하는 소분자(small molecule)제제인 EGFR-TKI와 세포 밖에서 ligand의 EFGR 결합을 방해하는 단클론항체(monoclonal antibody)가 있다. 이 약제들은 EGFR이 활성화된 환자의 3/4이 반응을 보인다. 그러나 나머지 1/4의 환자들은 반응하지 않는다는 문제점을 가지고 있다.

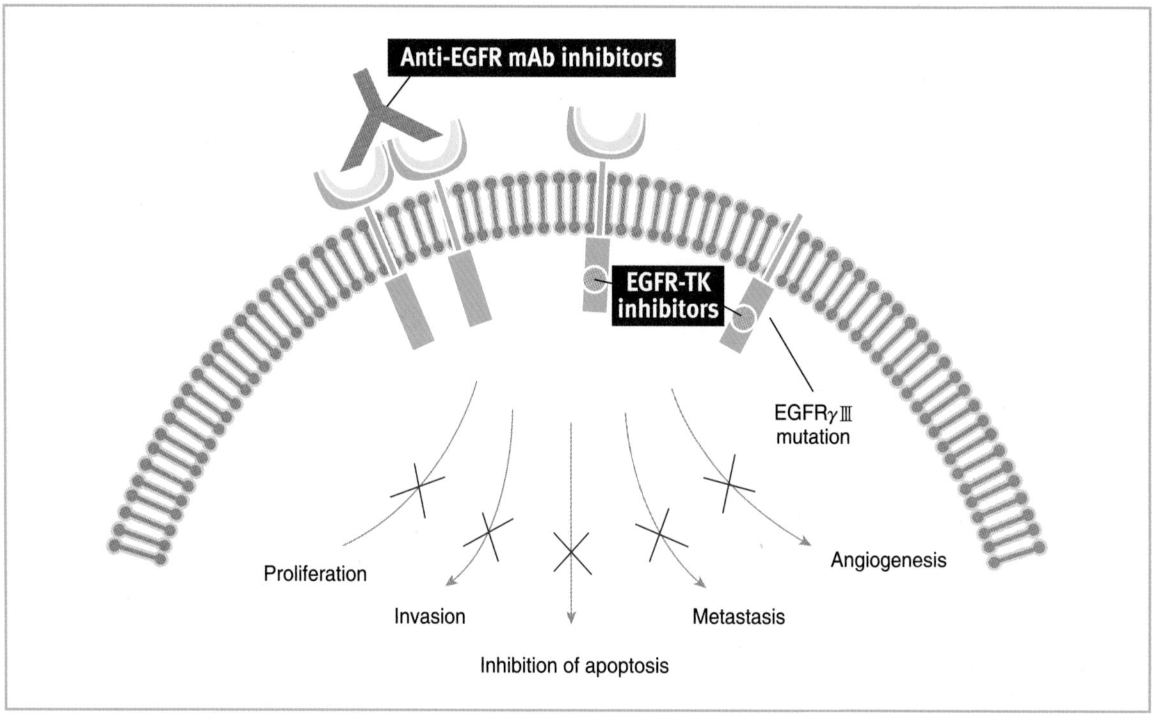

Figure 30. EGFR Inhibitors

또한 수술이 불가능한 진행성, 전이성 또는 재발성 비편평상피세포폐암에서는 암세포의 혈관신생(angiogenesis)을 억제하는 혈관내피세포 성장인자(vascular endothelial growth factor, VEGF) 억제 단클론항체(monoclonal antibody) bevacizumab(제품명: 아바스틴 주, Avastin®)을 paclitaxel+carboplatin 또는 gemcitabine+cisplatin과 병용하여 사용하고 있다.

▣ EGFR tyrosine kinase inhibitors(EGFR-TKIs)

암세포의 성장, 분화 및 생존은 신호전달 경로의 활성화가 중요한 역할을 하는데, tyrosine kinase는 이 신호전달경로를 활성화시키는 중요한 매개 효소이다. EGFR-TKIs는 EGFR를 활성화시키는 tyrosine kinase를 선택적으로 억제해 암세포의 생존, 증식, 전이를 막는 약제이다.

EGFR은 receptor tyrosine kinase(RTK) 중에서 가장 먼저 밝혀진 성장인자 수용체로 비소세포폐암의 70% 이상에서 과발현됨이 알려져 있으며 이러한 EGFR 과발현은 불량한 예후와 관련이 있다고 판단된다. EGF에 의해 EGFR이 ligand와 결합하면서 세포내 tyrosine kinase 영역의 활성화 고리(activation loop)가 자가인산화(autophosphrylation)되어 mitogen activated protein kinase(MAPK)와 Akt 등의 신호경로를 통해 세포증식, 세포생존, 혈관신생 및 전이 등의 암유전자의 핵심적인 신호전달체계를 활성화 시키게 된다.

따라서 EFGR을 차단하는 방법으로 세포 내에서 EGFR tyrosine kinase 영역의 자가인산화 과정에서 ATP와 경쟁적으로 방해하는 소분자 EGFR-TKIs가 있고, 세포 밖에서 EFGR에 결합을 방해하는 EGFR 단클론항체가 있다.

EGFR과 관련하여, tyrosine kinase라는 세포 내부 단백질을 차단하면 암세포의 성장을 억제할 수 있는 사실이 밝혀지면서 다양한 EGFR-TKIs가 개발되기 시작하였다. 현재 임상에서 EGFR 돌연변이에 비소세포폐암 환자에게 투여할 수 있는 약제는 gefinib, erlotinib, afatinib 등이 있다. 특히 EGFR 돌연변이에 의한 폐암 유형은 비소세포폐암 중 선암이 10~40%를 차지하는데, 서양인에 비해 동양인이 더 높게 보고되고 된다는 점에서 EGFR-TKI는 우리나라 환자에게 중요한 역할을 한다. 특히, EGFR-TKIs는 매우 작은 분자로 이루어져 있어 경구투여가 가능하므로 환자의 복약 순응도도 좋을 것이라 판단된다.

■ 치료약제

◙ 1세대 EGFR-TKIs

1세대 약제는 EGFR중 ErB1만을 차단하기 때문에 이차 변이로 인한 획득 내성이 생길 수 있다는 문제점을 가지고 있다.

1. Gefitinib(제피티닙, 제품명: 이레사 정, Iressa®)

Gefitinib은 2003년 미 FDA에서 최초로 '진행성 비소세포암 치료' 의 EGFR-TKI로 승인되었으며, 예후가 좋지 않은 대표적인 암종인 폐암에서의 항암화학요법의 한계를 극복한 첫 번째 표적치료제라 할 수 있다.

이 약제는 EGFR 유전자 돌연변이가 있는 폐암환자에서 높게 반응한다는 점이 밝혀지고, EGFR 유전자 중 exon 19 deletion과 exon 21의 L858R의 유전자 돌연변이가 EGFR-TKIs에 민감하다는 점을 알게 되었다. 특히 이러한 돌연변이는 서양인 에서 10~15%, 아시아인에서 30~40%의 빈도를 보인다고 보고되고 있고 특히 여성, 비흡연자, 선암 폐암 환자에서 이런 변이의 빈도가 높다고 알려져 있다.

이 약제는 IPASS 연구에서 평균 생존기간 21.6개월, 무진행 생존기간(progression-free survival, PFS: 약제를 사용하여 암의 성장이 멈춘 상태부터 종양이 다시 성장할 때까지의 기간) 9.5개월로 기존 화학요법제 대비 질병 진행 또는 사망위험율을 절반가량 감소시켰으며 종양반응률은 71%이였다.

이 약제는 표피세포의 EGFR-tyrosine kinase를 억제함으로써 암세포의 성장을 막는 기전을 가지고 있지만, EGFR이 폐암세포뿐만 아니라 다른 암세포 그리고 정상세포에도 존재하므로 정상세포의 재생까지도 방해하고 특히 더 많은 EGF를 요구하는 조직의 재생에 영향을 미친다는 것이 단점이다.

2. Erlotinib(엘로티닙, 제품명: 타세바 정, Tarceva®)

Erlotinib은 2004년 미 FDA에서 '1차 항암제의 치료에 실패한 진행성 혹은 전이성 비소세포암 치료' 의 EGFR-TKI로 승인되었으며, gefitinib과 대사과정이 다르지만 작용기전이 같고 비슷한 구조를 가지고 있어서 비슷한 효능과 부작용을 나타내는 것으로 알려져 있다.

◙ 2세대 EGFR-TKIs

Afatinib(아파티닙, 제품명: 지오트립 정, Giotriz®)

Afatinib은 2013년 미 FDA에서 'EGFR 활성변이가 있는 국소 진행성 또는 전이성 비소세포폐암 환자의 1차 치료' 의 EGFR-TKI로 승인되었으며 1차 치료에 대해 최초의 비가역적 ErbB family 차단제로는 첫 번째 표적치료제이다.

이 약제는 가역적 EGFR-TKI인 1세대인 gefitinib, erlotinib와는 달리 EGFR ATP 결합 부위에 공유 결합하는 비가역적 TKI이다. 즉 EGFR가 활성이 되려면 ATP라는 에너지가 필요한데, TKI는 ATP의 활성인자가 붙을 수 없도록 직접 붙어서 ATP의 활성인자가 EGFR에 붙는 것을 억제한다. 이에 1세대는 가역적으로 붙었다가 떨어지는데, 이 약제는 한 번 붙으면 약효가 소멸할 때까지 떨어지지 않는 것으로 억제력이 높다고 할 수 있다.

이 약제는 Erb family 모두를 차단하여 신호전달을 비가역적으로 완전히 억제함으로써 내성 위험을 줄였지만 기존 치료제의 내성을 극복하지는 못하였다.

▣ 3세대 EGFR-TKIs

1. Olmutinib(올리티닙, 제품명: 올리타 정, Olita®)

Olmutinib은 3세대 EGFR-TKI로 27번째 국산 신약이며, 2016년 5월 '티로신 키나제 저해제(EGFR-TKI)로 치료받은 적이 있는 T790M 변이 양성 국소 진행성 또는 전이성 비소세포폐암 환자의 치료'에 희귀의약품으로 승인받았다.

2. Osimertinib(오시메티닙, 제품명: 타그리소 정, Tagrisso®)

Osimertinib는 미 FDA에서 2015년 12월 'EGFR T790M 돌연변이 양성 전이성 비소세포폐암(metastatic EGFR T790 mutation-positive NSCLC) 치료'와 국내에서 2016년 5월 '티로신 키나제 저해제(EGFR-TKIs)로 치료받은 적이 있는 T790M 변이 양성 국소 진행성 또는 전이성 비소세포폐암 환자의 치료'에 승인되었다

이 약제는 EGFR-TKI로 야생형(wild-type) 보다 약 9배 낮은 농도에서 비가역적으로 변이 형태(T790M, L858R, 그리고 exon 19 delation)의 EGFR에 결합한다.

▣ ALK(Anaplastic Lymphoma Kinase) and ROS1(c-Ros Oncogene 1) Ihibitor

Crizotinib(크리조티닙, 제품명: 잴코리 캡슐, Xalkori®)

Crizotinib은 2011년 미 FDA에서 '역형성 림프종 인산효소(anaplastic lymphoma kinase, ALK) 양성을 나타내는 국소 진행성 또는 전이성 비소세포폐암 치료'에 승인되었는데, 이 질환은 전체 폐암환자 중 3-5%를 차지하는 희귀질환이다.

이 약제는 암 발생과 성장에 중요한 역할을 하는 echinoderm microtubule-asso-ciated protein-like 4 anaplastic lymphoma kinase(EML4-ALK) 융합유전자에 의해 형성된 ML4-ALK 융합단백질 중 ALK kinase 영역를 억제하여 항암효과를 나타낸다. 비소세포폐암 환자의 2-7%에서 이 융합유전자에 의해 만들어진 단백질을 가지고 있고 이런 환자들을 대상으로 치료 시 50-61%의 높은 반응률이 보고되었다.

이 약제는 2015년 미 FDA에서 최초로 'ROS-1 돌연변이를 동반한 진행성(전이성) 비소세포폐암 환자 치료'가 추가 승인되었는데, 이 질환 또한 전체 폐암환자 중 1%를 차지하는 희귀질환이다.

▣ 혈관신생 표적치료제

Bevacizumab(제품명: 아바스틴 주, Avastin®)

Bevacizumab은 VEGF에 대한 IgG1 frame을 갖는 recombinant, humanized, monoclonal 항체로 VEGF가 VEGFR에 결합하는 것을 차단한다. 이 약제는 종양 크기가 2~3mm에 이르면 혈관 공급이 반드시 수반되어야 한다는 점에서 혈관신생을 차단하는 작용을 한다. 따라서 혈관신생은 종양 조절에 있어서 매우 중요한 목표가 된다.

이 약제는 2016년 6월 유럽 EMA와 10월 국내에서 '상피세포 성장인자 수용체(EGFR) 활성 변이를 동반한 절제 수술 불가형 진행성, 전이성 또는 재발형 비 편평 비소세포 폐암 성인환자들을 위한 1차 치료제'로 bevacizumab과 erlotinib 병용요법이 승인되었다

31 자궁경부암 예방백신
Cervical Cancer Preventive Vaccine

■ 질병에 대한 전반적인 이해

▣ 자궁경부암(Cervical Cancer)

자궁경부암은 자궁의 입구인 자궁경부(cervix)에 발생하는 여성 생식기 암이다. 자궁경부암은 자궁경부 표면의 정상 상피세포에서 시작하여 미세한 현미경학적인 변화가 발생하는 자궁경부 상피세포 이형성증(dysphasia, 정상조직과 암조직의 중간)을 거쳐 상피내에만 암세포가 존재하는 자궁경부 상피내암(자궁경부암 0기)으로 진행하게 되고, 이 단계에서도 발견 하여 치료하지 못하면 다시 침윤성 자궁경부암으로 진행하게 된다.

정상 상피세포 에서 침윤암이 되는 과정은 수년 내지 수십 년에 걸쳐 서서히 진행된다. 상피내암이란 암세포가 상피에는 존재하나 기저막까지는 침범이 되지 않은 상태를 말하는 것으로, 흔히 암 병기로는 0기암으로 표시한다. 피부나 인체 각 장기 모두 가장 바깥층에 상피가 위치하고 그 아래 부분에 기질이 위치하는데, 이 상피와 기질 사이의 경계를 형성하는 부분을 기저막이라 한다. 기저막을 침범한 경우를 침윤성 암으로 분류한다.

▣ 인유두종바이러스(Human Papillomavirus, HPV)

인유두종바이러스(HPV)는 점막 감염(mucosal infection)만을 일으키고 혈액 내로 침투하지 않고 조직 파괴를 일으키지 않음으로써 인체 면역반응을 피해가는 특성이 있다. 또한 HPV oncoprotein인 E6, E7 단백질이 세포독성 면역반응을 억제하는 것으로 알려져 있다. 이에 따라 자연적인 HPV 감염 이후 약 50~60%의 여성에서만 항체 형성이 관찰되고 자궁경부암 환자에서 모두 항체가 발견되지는 않는다. 항체가 형성되더라도 재감염을 완전히 예방하지는 못하는 것으로 알려져 있다.

HPV 감염은 자궁경부암의 가장 중요한 위험인자이며 자궁경부암의 99% 이상에서 HPV DNA를 발견할 수 있다. HPV는 주로 성접촉에 의해 감염되므로 콘돔과 같은 barrier의 지속적인 사용으로 감염 위험을 약 70%까지 낮출 수 있지만 완벽하지는 않다. 이에 자궁경부암을 예방하기 위해 HPV 백신이 개발되었다.

HPV는 8kb double-stranded DNA 바이러스로 100여 개의 유전형이 있고, 이중 자궁경부암을 유발하는 고위험군에는 HPV 16, 18, 31, 33, 35, 39, 45, 51, 52, 56, 58, 59, 66형 등 13개의 유전형이 속한다. HPV 감염은 주로 성접촉을 통해 감염되며, 20대에 가장 높은 유병률을 보인다. HPV 감염은 대개 수개월 내에 자연 치유되며 2년 내에 90%의 감염이 사라진다. 하지만 일부 환자에서 12개월 이상 감염이 지속되면 자궁경부 상피내암을 거쳐 자궁경부암으로 진행하게 된다. 고위험군 바이러스인 경우 지속적 감염의 위험성이 높으며, 이중 HPV 16, 18에 의한 자궁경부암은 전체 암의 약 70%를 차지한다.

고위험군 바이러스는 자궁경부암 이외에도 항문암, 외부생식기암(외음부암, 질암, 음경암) 및 두경부암을 일으키기도 한다. 저위험군 바이러스 중에서는 HPV 6과 11이 대표적이며 콘딜로마(condyloma)의 90%이상에서 발견된다. HPV 6, 11과 관련된 다른 질환으로는 재발성 호흡기 유두종(recurrent respiratory papillomatosis)이 있다. 이는 분만 중에 바이러스의 수직전파로 발생한다고 알려져 있으며 유병률은 매우 낮지만 일단 발병하면 재발이 잦아 평균 20회의 반복적인 수술을 받게 된다.

▣ 백신의 종류

1. 유전자 백신

초기 백신제제는 주로 감염성질환에 대한 예방을 목적으로 병원균을 화학약품 처리하여 균을 사멸시킨 사균백신이나 독소를 제거하여 약독화 생균백신(attenuated vaccine)이 주로 사용되었으며, 항원 단백질을 분리 정제한 아단위(subunit) 백신 등도 사용되었다. 특히 항체 형성에 의한 면역반응 유도하는 기전으로 감염성 병원체 약독화 또는 사멸 상태로 고감염성 및 병원성 질환에서 안전성 문제점 항상 존재하였다. 또한 보관, 관리가 어려울 뿐만 아니라, 생균백신은 투여 후 체내에서 증식하거나 발열, 쇼크 등 심한 부작용을 유발할 가능성이 있었다.

그러나 유전자 백신은 병원균 자체를 사용하는 것이 아니라 이들 유전자(gene)를 사용하기 기 때문에 기존 백신보다 안전하다. 또한 항체반응 위주로 유도하는 기전에 비해도 항체 반응과 세포성 면역반응 모두를 유도하기 때문에 다양한 병원균의 예방 및 치료에 더 효과적이다.

유전자 백신은 유전자를 전달하는 방법에 따라 DNA 백신, 재조합 viral vector백신, 약독화 박테리아 백신 등으로 구분할 수 있다.

2. DNA 백신

DNA 백신은 면역반응을 일으키는 단백질(펩타이드) 항원을 코딩하는 유전자 및 조절 유전자들이 포함된 플라스미드(plasmid) 를 적절한 숙주 시스템에서 생산 될 수 있도록 디자인된 정제된 플라스미드 DNA을 이용하는 방법이다. Plasmid는 세포 내에서 발견되는 염색체외 DNA 분자로서 독립적 복제 능력을 가지는 유전인자들의 집합체이다.

따라서 DNA 백신은 병원균 감염으로 유발되는 질병을 예방 또는 치료하기 위해 면역반응을 유도하는 항원을 코딩하는 유전자를 포함한 정제된 플라스미드 DNA라는 운반체에 삽입하여 생체 내에 주입하고 숙주 시스템에서 전사 및 번역 과정을 통하여 단백질 형태로 발현된 항원이 세포성 및 체액성 면역반응을 동시에 유도되는 기전을 가진다.

특히 여러 항원을 하나의 플라스미드 DNA에 삽입이 가능하여 항원 디자인 및 제작이 용이하고, 대장균을 숙주세포로 이용하여 쉽게 대량생산이 가능하다. 플라스미드 DNA가 매우 안정한 고분자 물질이므로 타 백신에 비해 실온에서도 장기간 보관이 가능한 특징을 가지고 있다.

현재 DNA 백신은 플라스미드 DNA 백신 단독사용에 국한되지 않고 바이러스 벡터나 단백질 항원으로 추가 면역하는 경우, 싸이토카인이나 T 세포의 다양한 항원 결정기를 코딩하는 플라스미드 DNA를 직접 주입하는 경우, 보강제(adjuncts)를 사용하여 DNA가 세포 안으로 들어가게 하거나 특정 표적세포로 가게 하는 것을 도와주거나 또는 면역반응을 일으키는 등 다양하게 개발되고 있다.

3. 재조합(Recombinant) viral vector 백신

바이러스는 스스로가 세포 내로 들어갈 수 있는 능력을 가지고 있기 때문에 유전자를 전달하는 매개체로 적합하다. 따라서 재조합 viral vector 백신은 viral vector 백신 자체가 면역원성 가지고 인체에 danger signal을 줌으로써 재조합 viral vector에 의해 전달되는 유전자에 대해 생 백신, 약독화 백신과 비슷한 정도의 높은 면역반응을 유도할 수 있다.

하지만 viral vector 백신은 DNA 백신에 비하여 안전성 우려가 있고 일부 viral vector의 경우 이전의 감염이나 면역 접종에 의해 인체에 이미 존재하는 면역반응 때문에 어느 정도 사용에 제한이 있다.

4. 약독화(Attenuated) bacterial vector 백신

박테리아가 유전자를 전달하는 매개체로써의 역할만을 하고 사람에서 질병을 일으키는 것을 막기 위해 약독화(attenuated)된 형태의 박테리아를 사용하게 된다. 박테리아의 세포벽을 만들지 못하는 돌연변이나 phage lysine gene을 이용하여 인체의 세포내에서 박테리아의 세포벽이 분해되어 더 이상 증식은 하지 못하게 하는 방법이다.

문제점은 이들 박테리아들이 다시 병원성을 가진 형태로 전환(reversion)될 가능성과 이전의 감염에 의해 이미 이들 박테리아들에 대해 형성된 면역반응들이 면역 접종을 방해할 수도 있다는 점이다.

5. 혼합(Mixed-modality) 백신

서로 다른 형태의 면역접종 방법을 사용하여 첫 면역접종(priming)과 반복 접종(boosting)을 수행하는 heterologous prime-boost 방법이다. DNA 백신을 제외한 다른 형태의 유전자 백신의 경우 반복 면역접종을 수행할 때, 첫 면역접종 시에 생성된 유전자 전달매개체에 대한 면역반응이 항원유전자의 전달을 방해하고 그 결과로 항원 특이적인 면역반응(특히 세포성 면역반응의 경우)의 증폭도 잘 이루어지지 않는다. 이런 문제점을 해결하고 항원 특이적인 면역반응을 선택적으로 증폭할 수 있는 방법이 서로 다른 백신방법을 이용한 prime-boost 방법이다. 그중에서도 DNA 백신으로 priming을 하고 재조합 viral vector 백신으로 boosting해 준 경우에는 두 유전자 백신 효능의 단순합보다 훨씬 증가된 시너지 효과를 보이는 경우가 많다.

6. VLP(Virus-like particle) 백신

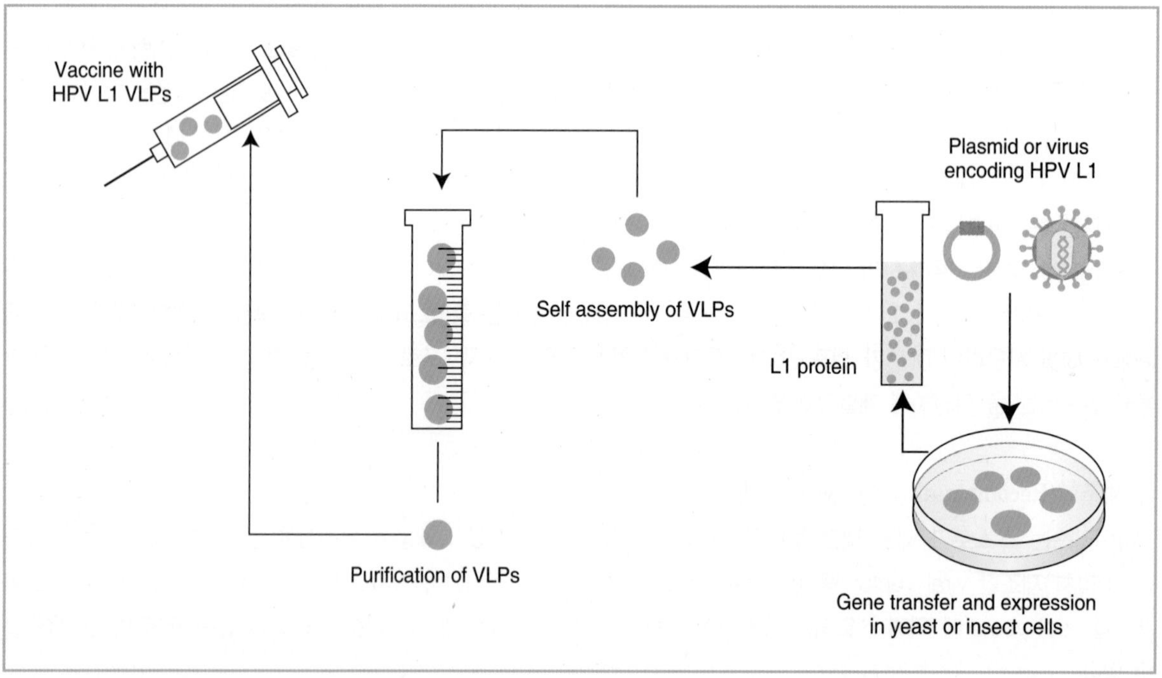

Figure 31. VLP vaccine

재조합 백신은 안전성은 높으나 면역성이 감소하는 단점이 있다. 이를 보완하기 위해 항원의 면역원성을 증강하는 방법으로서 바이러스와 유사한 입자(VLP) 형태로 생산하는 방법이다. 인유두종바이러스(Human Papillomavirus, HPV)

백신은 재조합 기술(recombinant technology)을 이용하여 HPV 바이러스의 capsid protein인 L1 단백질로 이루어진 VLP를 항원으로 한다. HPV 백신은 HPV virion과 형태적으로 유사한 VLP를 통해 인체에서 HPV에 대한 중화 항체(neutralizing antibody) 생성을 유발하지만 HPV DNA를 포함하고 있지 않기 때문에 감염의 위험은 없다.

■ 약물요법

현재 자궁경부암 백신은 만 12세 여성 청소년을 대상으로 국가필수예방접종(NIP) 사업에 포함되면서 무료접종이 가능하다.

▣ 임상 권고안(대한부인종양 콜포스코피학회)

MPV은 접종 연령의 경우 Gardasil®은 9~26세의 여성, 9~15세 남성, Cervarix®는 10~25세의 여성으로 정하고 있다. 최적 접종연령은 성접촉을 시작하는 평균연령을 고려하여 15~17세를 권장하고 있다. 또한 유효성과 면역원성 연구결과에 근거하여 접종 가능한 연령을 Gardasil®은 27~45세, Cervarix®는 26~55세로 두고 있다.

접종 간격의 경우 Gardasil®(4가 백신)은 2, 3차 접종을 1차 접종 후 2, 6개월 후에 시행하며, 1~2회 사이의 간격이 최소 4주, 2~3회 사이의 간격이 최소 12주가 되어야 하고 이보다 짧은 경우 재접종 하여야 한다. 2가 백신인 경우에는 1차 접종 이후 1, 6개월 후에 2, 3차 접종을 시행한다. 접종 사이의 간격이 길어진 경우는 가능한 빨리 접종하면 되고 처음부터 다시 접종하지는 않는다.

이 약제들은 1회 투여량인 0.5 mL를 근육주사로 접종하며 총 3회를 6개월에 걸쳐 투여한다. 3회 접종 후 거의 100%의 항체가 형성되며 자연 감염 시 형성되는 항체가(antibody level)보다 10배에서 많게는 104배까지 높은 항체가를 나타낸다. 항체가는 접종 나이와 반비례 관계를 보여 15세 미만의 여성에서 접종 시 가장 높은 항체가를 보이지만, 그보다 나이가 많은 여성에서도 역시 자연 감염 때보다는 높은 항체가를 보인다.

▣ 백신의 부작용

가장 흔하게 관찰되는 국소 부작용은 주사부위 통증(70~80%)이었으며, 부종과 발적이 약 25%에서 나타나며 심각한 부작용은 3% 미만에서만 나타났다고 보고되었다. 전신 부작용은 발열이 11~16%로 가장 흔하였다. 그 외의 전신 부작용으로 구토, 인후두염, 현기증 등이 1~6%의 빈도로 보고되었고 기관지 연축, 위장관염, 고혈압, 질출혈, 운동장애 등이 백신과 관련된 심각한 부작용으로 0.1% 미만에서 보고되었으나 대조군과 차이는 없었다.

HPV 백신은 아직 임신부에게 권장되지는 않지만 백신 투여 후 임신이 확인된 경우에서 백신군과 대조군 사이에 유산, 사산 또는 선천성 기형의 발생의 차이가 없었다. 백신이 투여된 수유부의 경우도 백신과 관련된 부작용 발생의 증가가 없었다.

■ 치료약제

인유두종바이러스(HPV) 백신은 백신으로 인해 유도된 항 HPV 항체가 혈청에서 자궁경부점막으로 전달되어 HPV의 지속적 감염을 예방하는 기전으로 현재 HPV 백신은 세 종류가 있다. 이 약제들은 근본적으로 동일한 기전으로서 HPV 바이러스 외피의 L1 단백질을 제조하여 VLP로 만든 백신이다.

1. Gardasil®(가다실)

Gardasil®은 4가 백신으로 2007년 국내에서 '9~26세 여성을 대상으로 HPV 6, 11, 16, 18형에 의해 유발되는 자궁경부암과 생식기 사마귀 등의 예방'에 승인되었다. 이 약제는 4개의 단백질을 항원으로 하고 있으며 보강제(adjuvant)로 Aluminium(amorphous aluminum hydroxyphosphate sulfate)를 함유하고 있다. 이 약제는 자궁경부암 외음부암, 질암, 남녀 항문암을 함께 예방할 수 있다는 장점을 가지고 있다.

2. Cervarix®(서바릭스)

Cervarix®는 4가 백신으로 2008년 국내에서 'HPV 16형과 18형에 의한 자궁경부암과 일시적·지속적 감염과 자궁경부 상피내종양 등을 예방'에 승인되었다. 이 약제는 4개의 단백질을 항원으로 하고 있으며 보강제로 ASO4(aluminium hydroxide monophospholyl lipid A)를 함유하고 있다. 이 약제는 지속적으로 9.4년 간 16, 18형 HPV 면역원성을 유지할 수 있다는 장점을 가지고 있다.

3. Gardasil®9(가다실 9)

Gardasil®9은 기존의 자궁경부암백신 가다실(4가)에 5가지(31, 33, 45, 52, 58형) 인유두종바이러스 유형을 추가한 9가 백신으로 2016년 1월 국내에서 승인되었다. 이 약제는 9~26세 여성에서 자궁경부암, 외음부암, 질암, 항문암, 생식기 사마귀(침형콘딜로마), 자궁경부 상피내 선암, 자궁경부 상피내 종양1기, 2기 및 3기, 외음부 상피내 종양2기 및 3기, 질 상피내 종양 2기 및 3기, 항문 상피내 종양 1기, 2기 및 3기를 예방할 수 있다. 또한 9~15세 남성에서 인유두종바이러스에 의한 항문암, 생식기 사마귀(첨형콘딜로마) 및 항문 상피내 종양(Anal intraepithelial neoplasia, AIN) 1기, 2기 및 3기를 예방한다.

인유두종바이러스 16, 18형은 자궁경부암 발생 원인의 70%를 차지하며 6, 11형은 곤지름으로 알려진 콘딜로마를 유발한다.

Table 31. Gardasil®과 Cervarix®

항목	Gardasil®	Cervarix®
미 FDA 승인	2006 년 6 월	2009 년 10 월
국내 승인	2007 년 9 월	2008 년 7 월
적응증	자궁경부암, 생식기 사마귀, 질암	자궁경부암
HPV 유전형	4 가 (6, 11. 16, 18 형)	2 가 (16, 18 형)
기질 (Substrate)	Yeast	Baculovirus expression system
항원 보강제 (Adjuvant)	Aluminium(amorphous aluminum hydroxyphosphate sulfate)	ASO4 (aluminium hydroxide monophospholyl lipid A)
접종년령	여성 (9-26 세) 남성 (9-15 세)	10-25 세 여성
접종가능연령	27-45 세	26-55 세
접종횟수 (6 개월간 3 회)	0-2-6 개월	0-1-6 개월
지속시간 (수학적 통계모델)	약 30 년	약 50 년

S1 치료용 항체
Therapeutic Antibody

■ 약제에 대한 전반적인 이해

▣ 치료용 항체(Therapeutic Antibody)

수동면역 기전을 이용하여 항체(antibody)를 치료제로 처음 사용한 것은 1920년대인데, 그 당시는 항혈청(antiserum)을 사람 또는 말 등으로 부터 직접 채취하여 사용하였다. 그러나 항체 정제 기술이 발달한 이후에는 혈청으로부터 면역글로불린을 분리·정제하여 치료제로 사용하게 되었다. 이 치료제들은 소분자(small molecule) 화학물질과는 달리 분자량이 큰 단백질로 세포 내로 진입이 불가능하지만, 세포 표면에 있는 분자 단위의 물질을 정확히 인지하는 특이성과 친화력을 갖기 때문에 치료제로 가능하게 되었다.

▣ 항체(Antibody)

■ 항체의 구조

항체는 항원(antigen)과 결합하여 항원의 작용을 방해하거나 항원을 제거하는 면역 단백질이다. 항체에는 5가지 종류(IgG, IgA, IgM, IgD, IgE)가 있고, 항체 제조에는 주로 IgG를 사용한다. IgG는 다시 4가지 종류(IgG1, IgG2, IgG3, IgG4)의 isotype이 있으며 이들은 각각 구조 및 기능적 특성이 다르다.

IgG는 중쇄(heavy chain) 단백질 2개와 경쇄(light chain) 단백질 2개로 만들어진 Y자 모양의 매우 안정된 구조를 형성하고 있다. 중쇄와 경쇄는 아미노산 서열이 서로 다른 가변 영역(variable region)과 아미노산 서열이 같은 불변 영역(constant region)으로 나누어 지고 두 가변 영역이 합쳐져 항원 결합부위(antigen binding site)가 된다. Fab(antibody binding fragment)는 항원과 결합하는 부분이고 Fc(fragment crystallizable region)는 항원과 결합하지 못하는 부분이며, Fab과 Fc은 유연한 hinge region으로 연결되어 있다.

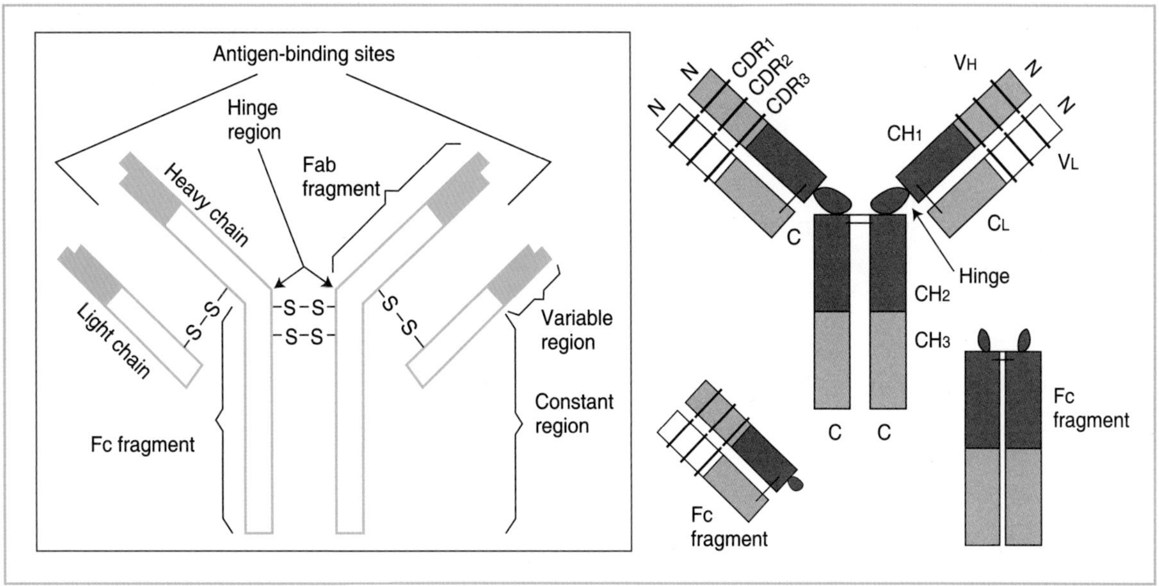

Figure S1-1. Structure of Antibody

항체의 중쇄 및 경쇄 가변 영역 안에는 항체마다 아미노산 서열이 특히 다른 부분이 있는데 이를 극가변 부위(hypervariable region)이라 하며, 항원과 결합하는 부위를 구성하고 있기 때문에 상보적 결정 부위(complementarity determining region, CDR)라고도 한다. 항체는 가변 영역의 CDR을 통하여 항원과 결합하여 항원의 작용을 방해하거나 Fc를 통하여 항원을 제거하는 기능을 가지고 있다.

■ 항체의 세포독성(cytotoxicity) 기전

암이나 비정상 세포는 정상세포에는 없는 특이한 표면항원(surface antigen)을 발현하는데, 이 항원에 치료적 항체가 결합하면 이 항체는 세포독성을 일으킨다. 이러한 세포독성은 보체-의존성 세포독성(complement-dependent cytotoxicity, CDC)과 항체-의존성 세포 매개성 세포독성(antibody-dependent cell-mediated cytotoxicity, ADCC) 및 항체-의존성 세포성 식균작용(antibody-dependent cellular phagocytosis, ADCP)으로 구분할 수 있다.

1. CDC

Target cell의 항원과 항체의 결합체가 형성되면 보체계 연쇄반응을 일으키고 세포의 세포막에 구멍(pore)을 형성함으로써 세포용해(lysis)을 일으킨다. 즉 항체의 Fc 부위에는 보체분자(C1q)가 결합할 수 있는 부위가 있는데, 이 부위에 C1q가 결합되면 연속적으로 보체체계가 활성화(complement cascade activation)되어 궁극적으로 세균 또는 암 세포 표면에 구멍(pore)을 만들어 세포독성을 나타낸다.

2. ADCC와 ADCP

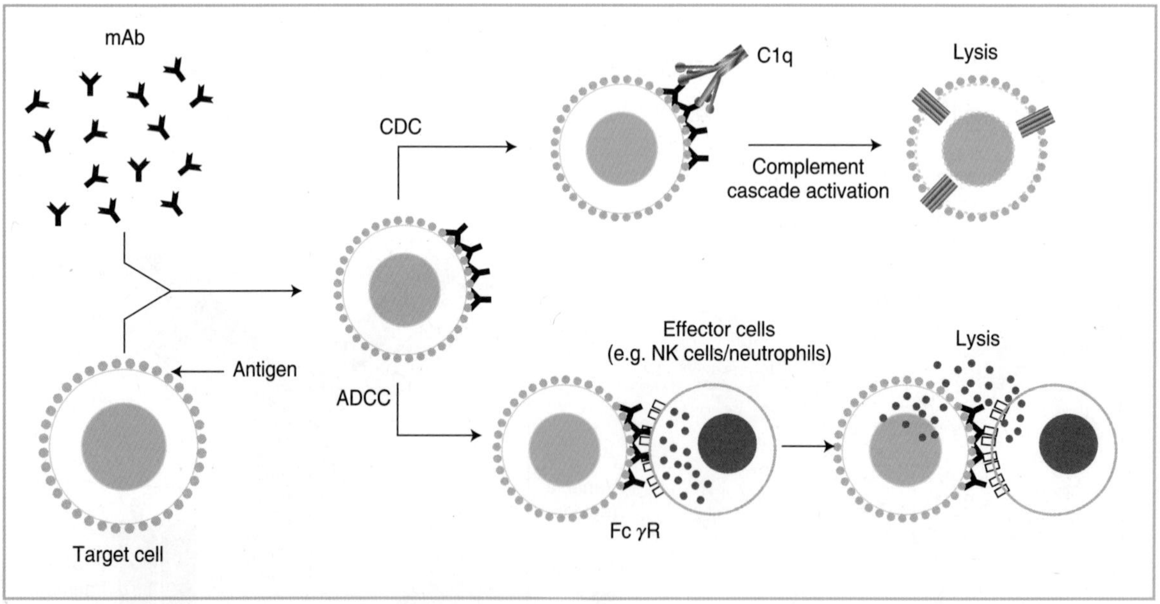

Figure S1-2. ADCC and CDC

Target cell의 항원과 항체의 결합체가 형성되면 면역세포(T 세포 또는 B 세포)가 활성화되면서 세포용해(lysis)을 일으킨다. 즉 effector cells(NK cell 등)은 Fc receptor(Fcγ RIII)를 통해 세포 표면의 항체를 인식하여 활성화되면서 perforin과 granzyme 같은 단백질을 분비시켜 세포 자멸사(apoptosis)를 유도하는 세포독성을 나타낸다.

항체의 IgG isotype 중 IgG1과 IgG3는 ADCC, CDC의 기능이 강하고, IgG2는 ADCC의 기능이 없고 CDC의 기능이 약하며, IgG4는 ADCC의 기능이 약하나 CDC의 기능은 없다. IgG3의 경우 생체내 반감기가 IgG1에 비하여 훨씬 짧으므로 ADCC, CDC 기능이 강하다하더라도 치료제에서는 잘 사용하지 않는다. 따라서 IgG1를 가장 많이 사용한다.

▣ 단클론항체(Monoclonal Antibody, mAB)

단클론항체(mAB)는 면역세포 신호전달체계에 관여하는 단백질 항원이나 암세포 표면에서 발현되는 표지인자를 표적으로 하는 치료용 항체로써 인체에 적용 시 부작용을 최소화하면서 질병의 개선 및 치료 효과를 발휘하는 재조합 바이오의약품이다. 단클론항체는 세포 융합기술에 의해 융합세포주(hybridoma)를 확립하고, 이를 배양하여 대량 생산하는 기술이 개발되면서 각광을 받기 시작하였다.

처음에는 여러 종류의 형질세포로부터 유래된 다클론항체(polyclonal antibody)로 면역억제제 ATG(antithymocyte globulin)가 개발되었고, 1986년 미 FDA 승인을 받은 최초의 단클론항체는 이식거부반응 치료제인 OKT3(muromonab)이였다. 이후 단클론항체는 면역체계 표적세포의 표면(예를 들면, cytokine 수용체), 종양 특이 항원 또는 interferon, cytokines와 같은 가용성 매개체와 특이적인 상호작용을 통하여 효과를 나타내므로 진단 및 치료 목적으로 암, 자가면역 질환 및 다양한 염증 질환 등의 치료에 사용되고 있다.

■ 제조방법

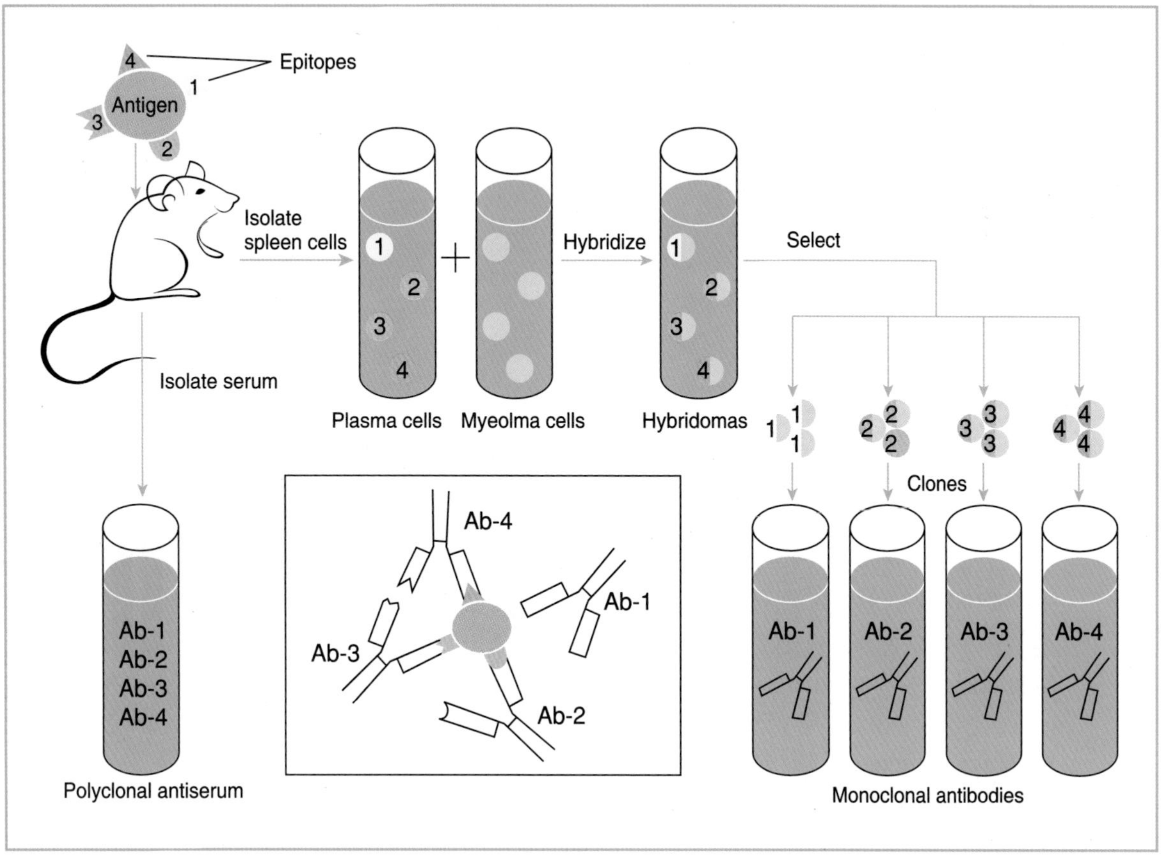

Figure S1-3. Mouse Monoclonal Antibody

항원의 표면에 있는 epitope(항원 결정기)는 B 세포의 항원 수용체와 결합하면서 B 세포를 활성화시킨다. B 세포는 동일 항원에 반응할 수 있는 유전자만 재배열 시키고 한 가지 항체만을 대량 생산하는 plasma cell(형질세포)로 분화한다.

항체를 만드는 유전자 자체가 각각 다른 여러 종류의 plasma cell에서 분비된 여러 종류의 항체 전체 집합을 다클론 항체(polyclonal antibody)라하며 한 종류의 plasma cell에서 만들어진 한 종류의 항체를 단클론 항체(mAB)라 한다.

1975년, 무한하게 증식하는 성질을 가진 myeloma cells(골수종세포)와 항체 생산 능력을 가진 plasma cells를 융합하여 만들어진 hybridomas(융합종양세포)로부터 mAB를 만들어 내는 기술을 개발되었다. Hybridomas는 시험실 배양기구 내에서 영구적으로 배양할 수 있고 특정 항체만을 계속 만들어낼 수 있으며 항원의 특정부위를 특이적으로 인식하는 능력을 가지고 있다.

■ 종류

치료용 항체는 키메라 단클론항체(chimeric monoclonal antibody), 인간화 단클론항체(humanized monoclonal antibody), 인간 단클론항체(human monoclonal antibody), 항체 절편(antibody frgament), 항체-약물 복합체(antibody-drug conjugate, ADC), 면역접합체(immunoconjugate) 등이 있다. 이 약제들은 주로 암 치료제, 자가 면역 질환을 비롯한 면역억제제 등에 사용하고 있다.

전통적으로 단클론항체는 암세포와의 융합을 통하여 불멸화된(immortalized) hybridoma cell line(세포주)에 의해서 생산되었으나 최근에는 유전자 재조합(recombinant) 단클론항체로 진화되었다.

1. 단클론항체(mAB)

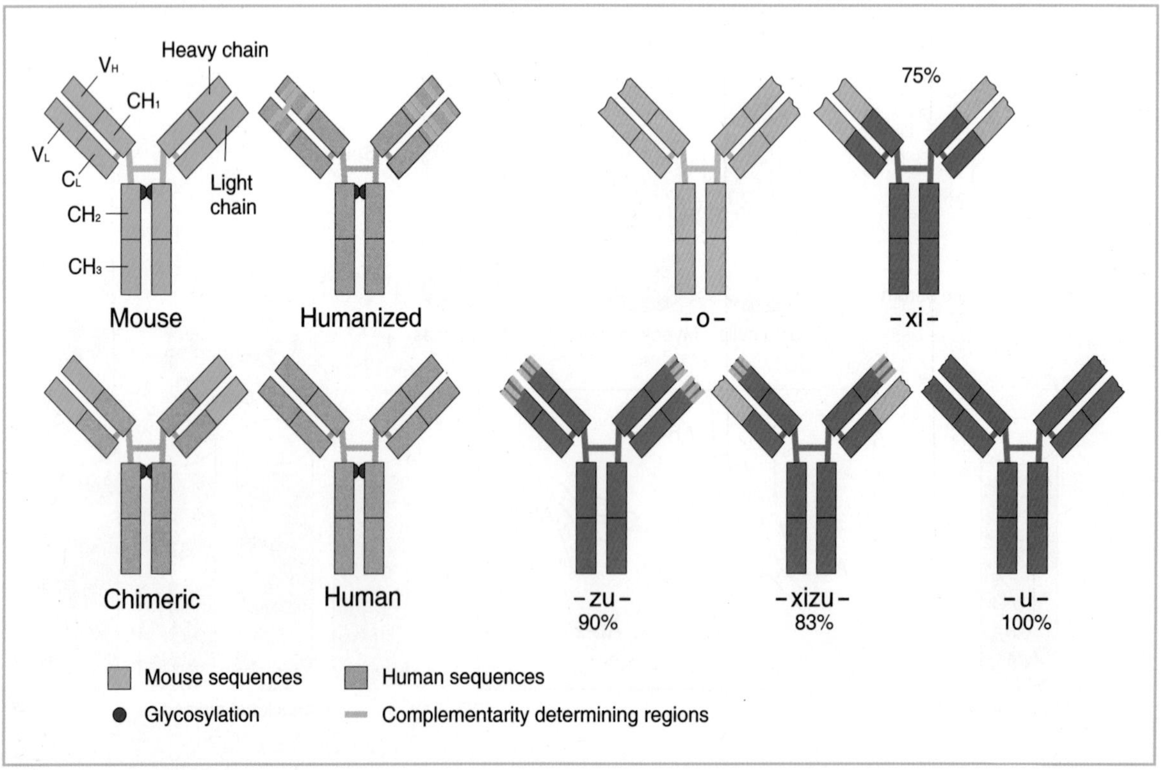

Figure S1-4. Therapeutic Antibodies

1) 마우스 단클론항체(Mouse monoclonal antibody)

마우스 단클론항체는 표적항원을 주입하여 면역반응이 유발된 마우스의 비장으로부터 얻어진 B 세포를 보통 전기장을 가하는 방법으로 myeloma cell(골수종 세포)와 융합하여 제조한다. 이 약제들은 성분명 증간에 –o–가 들어가 있다. Muromonab(OKT3, 신장이식 시 급성 동종이식 거부증)는 T 세포 표면에 있는 CD3 수용체를 표적으로 결합하는 최초의 면역억제제로 현재는 임상에서 사용하지 않고 있다.

2) 키메라 단클론항체(Chimeric monoclonal antibody)

Hybridoma 기술은 마우스 단클론항체의 대량 생산을 가능하게 하였다. 그러나 마우스 단클론항체는 Fc 기능이 기대에 못 미치고, 반복적으로 사용할 경우 인체 내 면역반응이 유발되어 중화(neutralization)되어 버리는 등의 문제점이 발견되었다. 이를 해결하기 위해 인간 항체와 유사한 인간화 단클론 항체의 필요성이 제기되었다.

이에 따라 DNA 재조합기술을 도입하여 마우스 항체의 가변 영역과 인간 항체의 불변 영역을 재조합시킨 hybrid antibody를 제조하게 되었다. 이 약제들은 인간 항체가 75% 차지하고 있으며, 성분명 증간에 –xi–가 들어가 있다.

현재 B 세포에서 발현하는 CD20 항원 결합항체인 rituximab(림프암 등), TNF–α 중화항체인 infliximab(류마티스관절염 등) 등이 임상에서 사용되고 있다.

3) 인간화 단클론항체(Humanized monoclonal antibody)

키메라 단클론항체의 경우 마우스 항체 부분에 가변 영역이 존재하므로 반복적으로 투여하면 면역반응을 유발한다는 단점이 여전히 존재하였다. 1986년 단백질 공학기술이 개발됨에 따라 마우스 단클론항체의 CDR을 인간 항체에 이식시키는 CDR–grafting 방법이 개발되었다.

이는 마우스유래 CDR을 인간 유래 프레임 워크영역(framework region, FR)과 재조합시켜 인간화 가변 영역을 제조하고 이를 인간 항체의 불변 영역과 재조합시켜 인간화 단클론항체를 제조하는 방법이다. 이 약제들은 인간 항체가 90% 또는 83% 차지하며, 각각 항체 성분명 중간에 –zu– 또는 –xizu–가 들어가 있다.

현재 HER2 결합 항체인 trastuzumab(유방암 등)과 VEGF 중화 항체인 bevaxizumab(대장암 등) 등이 임상에서 사용되고 있다.

4) 인간 단클론항체(Human monoclonal antibody)

인간화 단클론항체의 경우 단순히 CDRs 이식만으로는 친화도가 떨어진다는 문제점이 발견되었다. 이에 인간 항체 라이브러리(library)의 파지 디스플레이(phage display) 기술과 인간 항체 유전자를 포함하는 형질전환 마우스(transgenic mice)를 이용하여 인간 단클론항체가 제조되게 되었다. 이 약제들은 인간 항체가 100% 차지하며 성분명 중간에 –u–가 들어가 있다.

현재 TNF–α 항체인 adalimumab(류마티스관절염 등) 및 golimumab(류마티스관절염 등) 등이 임상에서 사용되고 있다.

2. 항체절편(Antibody fragment)

항체절편은 항체에서 항원 결합부위 Fab만 남겨 두고 Fc 부위를 제외한 조각이다. 즉 항원 결합능력만 있고 항체 효능은 없다. 항체절편은 Fab, single–chain antibody fragment(scFv) 및 3세대 항체절편(예, single domain, minibody 등) 등이 있다.

항체절편은 주로 인간화 단클론항체나 인간 단클론항체의 서열을 갖는데, IgG에 비하여 크기가 작기 때문에 조직이나 종양으로의 침투율이 좋고 세균에서 생산할 수 있으므로 생산 비용이 적게 드는 장점이 있다. 또한 Fc가 없기 때문에 면역기능을 원하지 않는 경우에 사용이 가능하고 반감기가 짧아 PEGylation으로 반감기를 늘려 치료용 항체로도 사용한다.

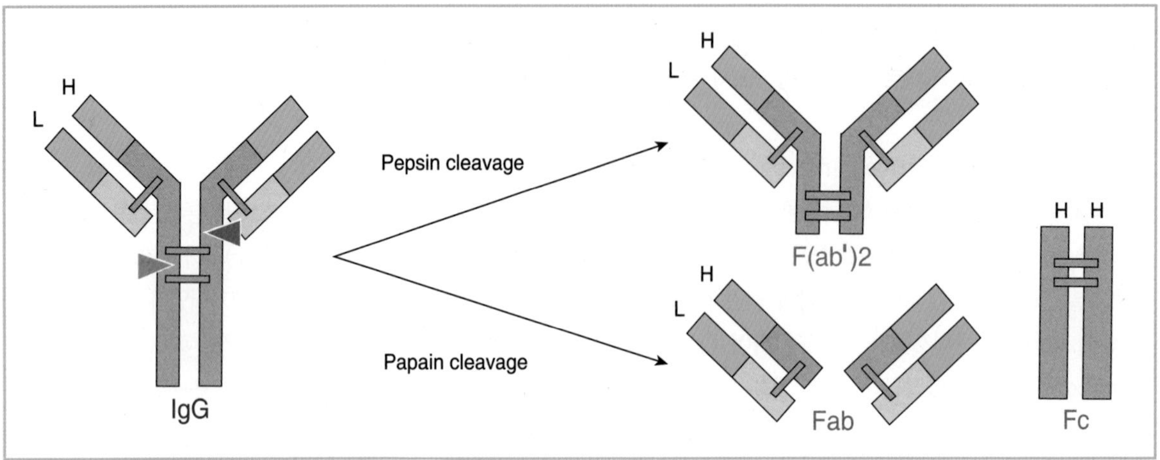

Figure S1-5. Antibody Fragment

현재 혈소판 당단백질인 GPIIb/IIIa에 대한 키메라 Fab abciximab(항응고제), VEGF에 대한 인간화 Fab ranibizumab(황반변성) 및 TNF-α 에 대한 PEGylated 인간화 Fab certolizumab(류마티스관절염 등) 등이 임상에서 사용되고 있다.

3. 항체-약물 복합체(Antibody-Drug Conjugate, ADC)

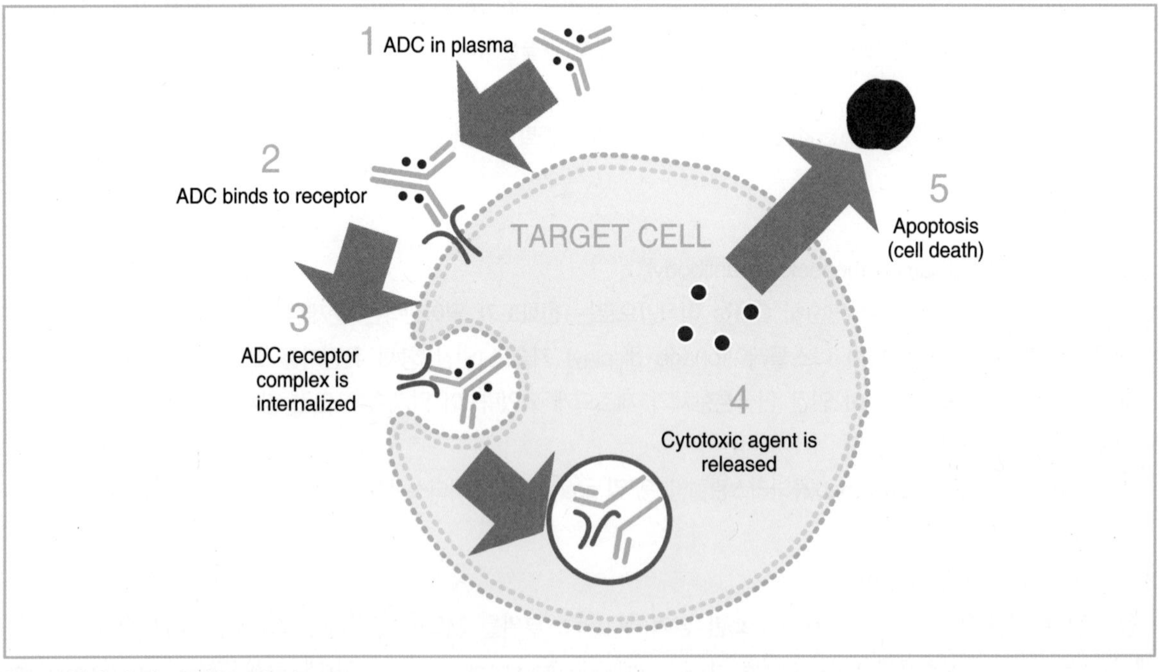

Figure S1-6. Antibody-Drug Conjugate

항체-약물 복합체(ADC)는 항체의 특이성과 약물의 독성을 조합하여 만든 신개념 치료제의 일종이다. ADC는 항체가 갖는 특이성을 통해 표적하는 특정 세포에만 약물효과를 미칠 수 있어 특히 항암치료제로 개발되었다. 2001년 gemtuzumab ozogamicin(현재 시판중지)이 최초의 약제이다. 독성물질로는 tiuxetan, maytansine 등을 사용한다.

현재 정상 또는 종양 B 세포 표면에 있는 CD20 항원과 결합화는 항체인 ibritumomab tiuxetan(비호지킨 림프종), 특정 암세포의 표면에 존재하는 HER2(human epidermal growth fctor receptor 2)을 표적으로 하는 항체인 trastuzumab-myatansine(유방암) 등이 임상에서 사용되고 있다.

4. 면역접합체(Immunoconjugate)

면역접합체는 IgG의 Fc 부위에 약품, 독성물질, 방사성핵종(radionuclides) 등을 결합시킨 단클론 항체이다. 즉 폴리펩타이드 체인 내에 비면역글로불린과 면역글로불린 서열을 포함하고 있는 키메라 재조합 단백질의 형태이다. 이 약제들은 성분명 뒷부분에 -cept가 붙어져 있다.

현재 TLA-4(human cytotoxic T-lymphocyte-associated antigen 4)과 연결된 가용성 융합 단백(fusion protein)인 atacept(류마티스관절염), human VEGF receptors 1 and 2 와 연결된 융합 단백인 aflibercept(황반 변성), human leukocyte function antigen-3(LFA-3)이 연결된 융합 단백인 alefacept(판상 건선), TNF-α 수용체와 연결된 융합 단백인 etanercept(류마티스관절염 등) 등이 임상에서 사용되고 있다.

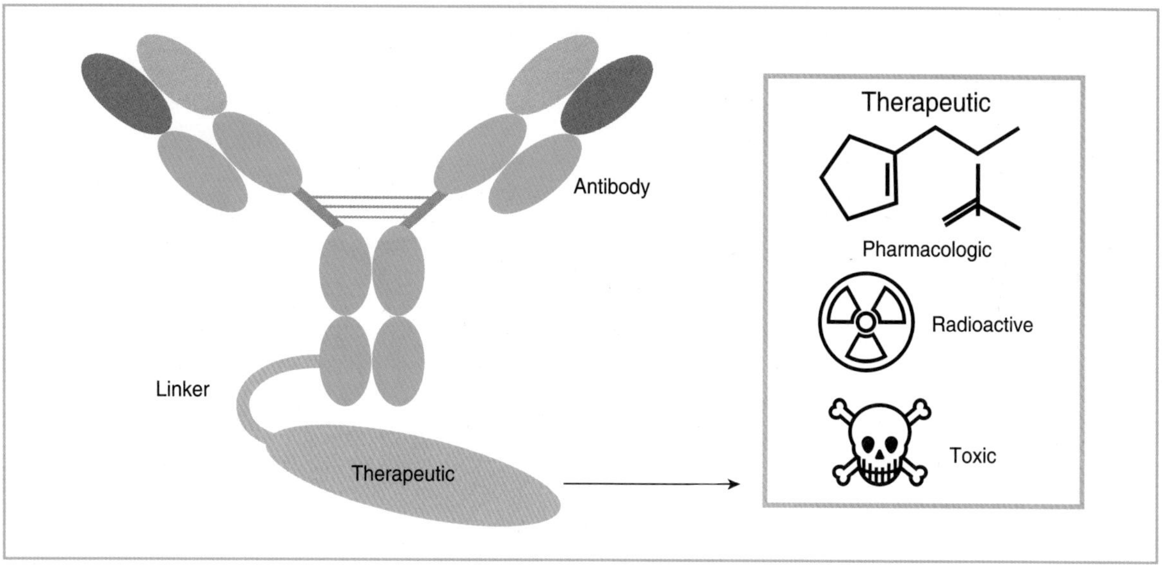

Figure S1-7. Iummunoconjugate

■ 항암제

▣ HER2 억제제

■ HER2(Human epidermal growth factor receptor 2 protein, 또는 Neu, ErbB-2)

HER2는 세포 성장에 관여하는 단백질로 암세포가 빠르게 성장하도록 신호를 보낸다. 따라서 상피성장인자(epidermal growth factor, EGF)의 신호전달경로(EGF signalling pathway)에 핵심적인 역할을 한다. HER2가 정상세포에 비해 암세포 표면에 많은 수가 존재하므로 암세포가 비정상적으로 빨리 자랄 수 있게 한다. 특히 HER2 과발현 유방암의 경우 재발이 많으며 예후가 좋지 않은 것이 특징이다.

■ 작용기전

HER2 항체는 암세포 표면의 HER2 수용체와 결합하여 HER2의 세포 내 신호전달경로를 억제하여 세포 내 G1/S 세포주기를 억제하는데, 이로 인해 암세포에서만 세포 자멸사(apoptosis)가 발생하며 세포독성 항암제와 병용 투여할 경우 세포 자멸사가 크게 증가한다.

■ 치료약제

1. Trastuzumab(트라스투맙, 제품명: 허셉틴 주, Herceptin®)

Trastuzumab은 항원 결합에 핵심적인 부분인 CDR(complementaritry determining region) 부위만 마우스에서 유래하고 나머지 부분은 인간 항체로 부터 제조하였다. 이 약제는 HER2 단백의 extracelluar domain 부위에 결합하는 인간화 단클론항체이다.

이 약제는 1998년 미 FDA에서 처음으로 'HER2 과발현 전이성 유방암' 에 승인되었으며, 국내에서는 2003년부터 사용해오고 있다. 2006년에는 'HER2 과발현 조기 유방암' 으로 적응증이 확대되었다. 그 후 2010년 미 FDA와 국내에서 'HER2 양성 전이성 위선암이나 위식도 접합부 선암' 에도 추가로 승인되었다.

2. Pertuzumab(퍼투주맙, 제품명: 퍼제타 주, Perjeta®)

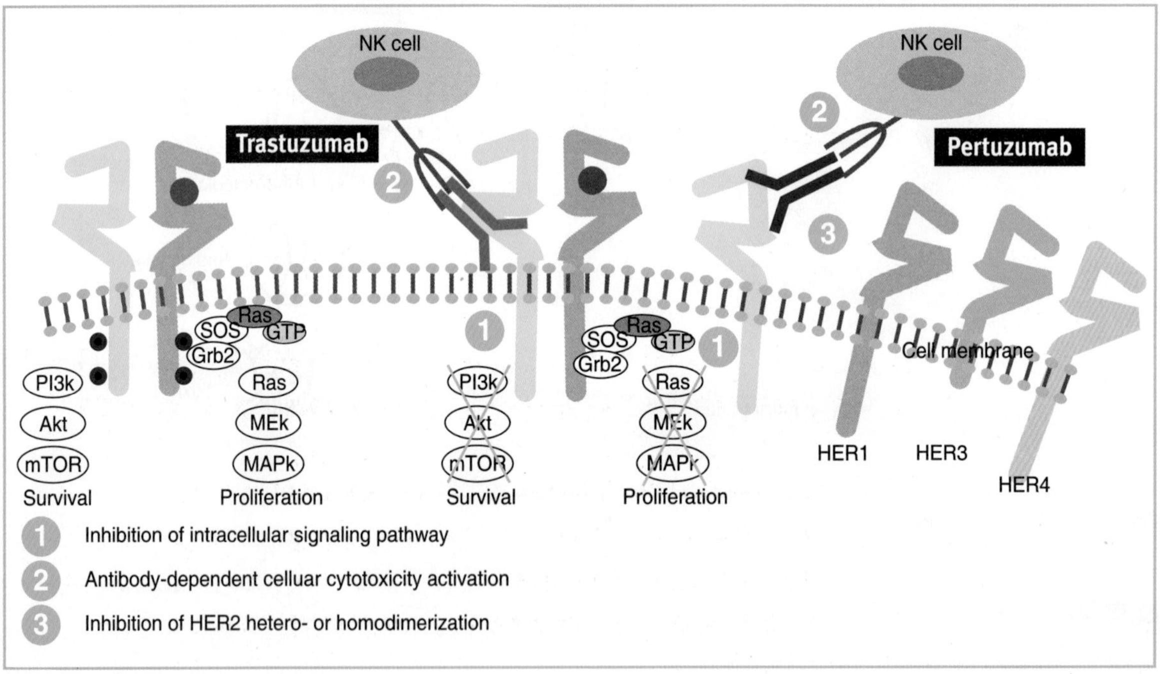

Figure S1-8. Trastuzumab and Pertuzumab

Pertuzumab은 HER2에 결합하는 인간화 단클론항체로 HER family 수용체의 이합체화 과정에서 HER2 수용체를 표적하여 이합체화를 억제하는 HDI(HER2 dimerization inhibitor, HER2 이합체화 억제제)이다.

이 약제는 최초의 유방암에 대한 HDI 약제로 2014년 미 FDA와 국내에서 '전이성 또는 절제 불가능한 국소 재발성 유방암' 과 '국소 진행성, 염증성 또는 초기 단계인 HER2 양성 유방암' 에 승인되었다.

3. Trastuzumab-emtansine(트라스투주맙-엠탄신, 제품명: 캐싸일라 주, Kadcyla®)

Trastuzumab-emtansine은 HER2 표적 치료제(trastuzumab)에 세포독성 항암제(emtansine)를 결합시켜 제조한 항체-약물 접합체(ADC)이다. 즉 trastuzumab은 HER2 수용체를 표적으로 작용하고, emtansine은 세포 내부에서 독성물질을 방출해 암세포를 사멸시킨다. 하지만 세포 이입 전에는 emtansine이 분비되지 않아 전신 부작용을 감소시킨다.

이 약제는 유방암에 대한 최초의 ADC약제로서, 2014년 미 FDA와 국내에서 'HER2 양성, 국소진행성 또는 전이성 유방암 치료' 에 승인되었다.

EGFR 억제제

■ EGFR(Epidermal growth factor receptor)

EGFR는 세포 내 티로신키나제 영역(intracellular tyrosine-kinase domain)을 갖고 있는 세포막 당단백질 수용체로 정상 상피에서 발현되고 두경부암, 유방암, 대장암, 폐암, 신장암, 전립선암, 뇌종양, 방광암 및 췌장암 등 대부분의 상피 세포암에서 발현된다. 특히 대장암의 25-77%에서 발현된다. EGFR 발현은 세포 주기의 진행, 세포 사멸의 억제, 신생 혈관의 생성 및 암세포 전이를 통하여 암의 성장과 전이에 있어서 중요한 기능을 한다.

■ 작용기전

EGFR 항체는 EGFR와 결합하여 암세포 증식을 유도하는 세포질 내 신호 전달 체계인 MAPK(mitogen activated protein kinase) 경로를 차단하여 암세포의 성장을 억제하고 세포 자멸사를 유도하며 matrix metalloproteinase(MMP)와 EGF의 생산을 감소시킨다. 또한 특정 인간 종양 유형에 대하여 ADCC(antibody dependent cellular cytotoxicity)을 매개한다.

■ 치료약제

Cetuximab(세툭시맙, 제품명: 얼비툭스 주, Erbitux®)

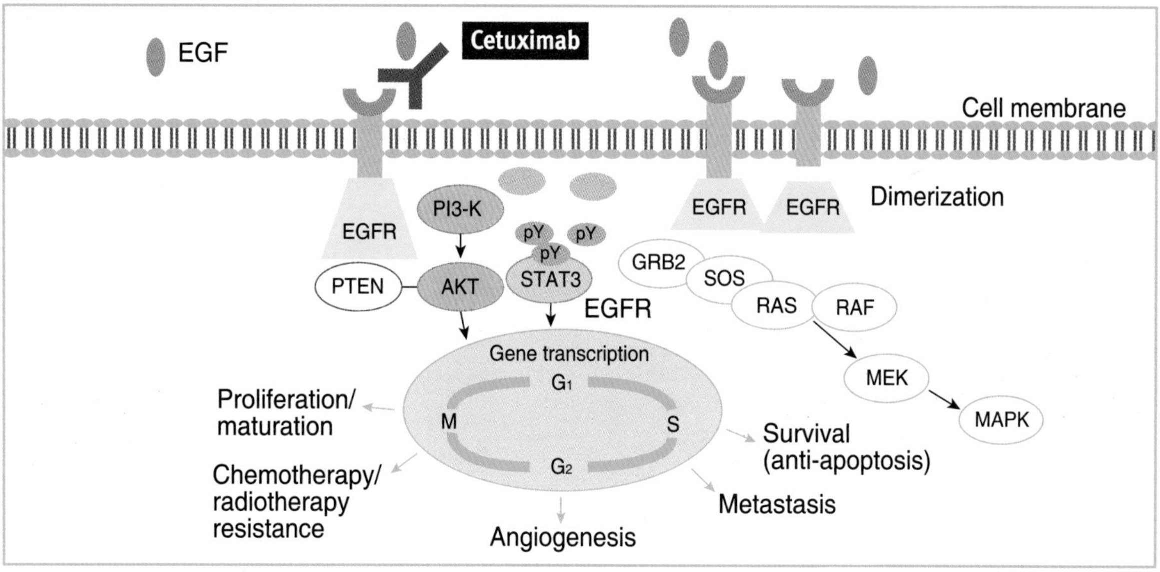

Figure S1-9. Cetuximab

Cetuximab은 EGFR-1(HER-1, c-ErbB-1)의 아미노산 말단 부위에 특이성을 지닌 마우스 단클론항체와 인체 IgG1을 결합한 키메라 단클론항체이다. 이 약제는 'EGFR-양성, RAS 정상형(wild-type)인 전이성 직결장암 치료'와 '두경부 편평세포암 치료'에 승인되었다.

▣ VEGF 억제제

■ VEGF(Vascular endothelial growth factor)

VEGF는 혈관내피 성장인자로 암의 신생혈관생성(angiogenesis)을 야기하는 가장 중요한 매개체로 알려져 있으며 혈관 내피세포의 증식과 이주뿐만 아니라 혈관의 투과성을 증가시켜 암의 침윤, 전이, 재발에 핵심적인 역할을 한다.

VEGF에는 5가지의 아형(VEGF A, B, C, D, F)이 있고 각각의 아형과 반응하는 수용체는 3가지(VEGFR 1, 2, 3)가 존재한다. VEGF A는 VEGFR 1, 2를 통해서 혈관 내피세포의 증식, 이동, 생존을 촉진시킨다. 또한 VEGF C와 D는 VEGFR 2, 3를 통해 신생 림프관 및 혈관형성을 유도한다.

암세포가 원격전이를 하려면 암세포의 유리, 국소 침습, 이동, 신생혈관생성, 혈관 침습, 혈관 내 상피세포의 유착, 다른 장기 내에서의 성장 등 여러 단계를 거쳐야 하는데, 이 중 신생혈관생성은 2-3 mm 이상의 암이 성장을 하기 위해서는 반드시 필요하다. 신생혈관은 이미 만들어져 있는 혈관에서부터 새로운 모세혈관이 만들어진다. 이 과정은 신생혈관생성 유도 인자(angiogenesis inducing agent)의 영향을 받고 이렇게 만들어진 혈관은 암세포의 성장, 암세포의 혈관 침습과 전이 등에 중요한 영향을 준다. 특히 VEGF는 대장암에서 높게 나타나는데, 이 중 VEGF A가 다른 아형에 비해 더 높게 나타나며 대장암의 침윤성이나 진행 정도에 큰 영향을 미친다.

■ 작용기전

VEGF 항체는 체내 신생혈관을 만들어내는 신호 중 가장 강력한 인자인 VEGF에 미리 결합하여 세포 표면에 존재하는 VEGFR에 VEGF가 부착하지 못하도록 방해한다. 결국 암세포로 가는 혈액 공급을 차단하게 되므로 직접 암세포를 죽이는 것은 아니지만 간접적으로 암세포 성장을 차단한다.

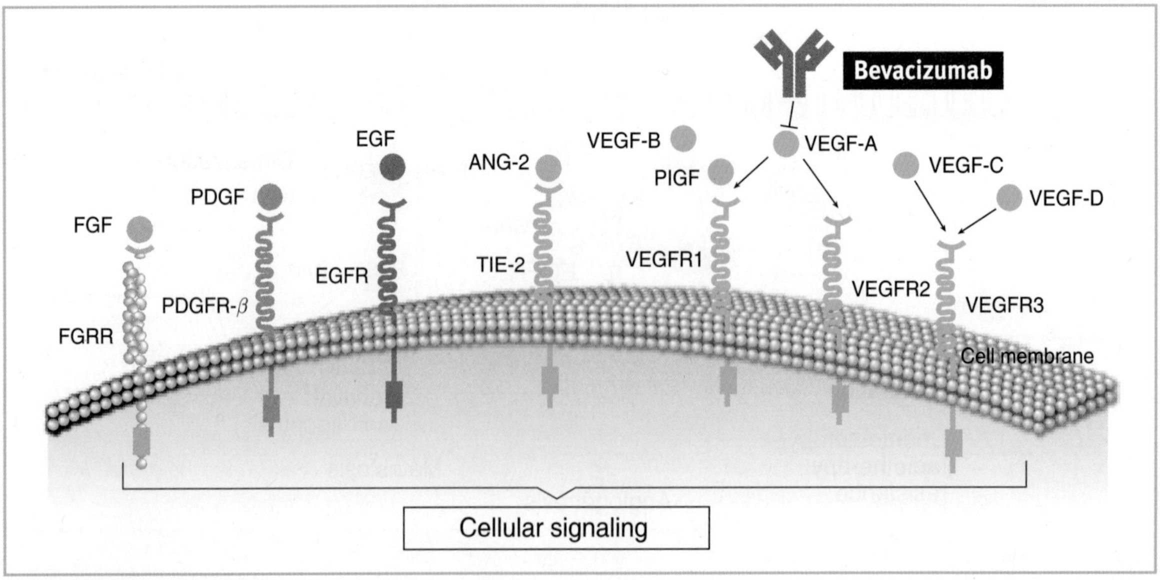

Figure S1-10. Bevacizumab

■ 치료약제

1. Bevacizumab(베바시주맙, 제품명: 아바스틴 주, Avastin®)

Bevacizumab은 VEGF와 선택적으로 결합하는 재조합 인간화 단클론항체로 VEGF와 결합하여 VEGFR인 Fit-1과 kinase insert domain receptor(KDR)가 결합하지 못하게 함으로써 신생혈관생성을 억제한다.

이 약제는 2004년 미 FDA에서 '전이성 대장암(직결장암)' 의 1차 치료 약제로 승인되었고, 그 후 '전이성 유방암, 비소세포폐암, 진행성 또는 전이성 신세포암, 교모세포종' 에도 승인되었다.

2. Ramucirumab(라무시루맙, 제품명: 사이람자 주, Cyramza®)

Ramucirumab은 VEGFR 2에 결합하는 완전 인간 단클론항체로 VEGFR 2에 특이적으로 결합하여 암세포의 혈관생성과 관련된 신호 전달 과정을 저해하는 작용을 한다. Bevacizumab은 VEGF를 억제하지만 ramucirumab은 VEGF 2를 억제한다.

이 약제는 '진행성 전이성 위암' 의 2차 치료제로 승인되었음, 그 후 '진행성 또는 전이성의 위 또는 위식도 접합부 선암 치료' 에도 승인되었다.

CD20 억제제

■ CD20(Cluster of differentiation 20)

CD20은 B 세포 표면에 존재하는 단백질로 B 세포가 세포주기에 들어가거나 분화하는데 관여한다. CD20 항원은 세포 표면으로 부터 쉽게 탈각되거나 변형 혹은 함입되지 않는 특성을 지니고 있어 표적 분자로서 활용하기에 적당한 특징을 갖고 있다.

CD20 항원의 분포는 정상세포의 경우 pre-B 세포 단계에서 활성화된 B 세포 단계까지 광범위하게 분포하지만 조혈모세포, 형질세포 등에는 분포하지 않는다. B 세포 림프종과 만성 림프구성 백혈병의 대부분과 pre-B cell 급성 림프구성 백혈병의 50%에서 CD20 항원이 발현되어 있다.

■ 작용기전

CD20 항체는 B 세포 표면에 있는 CD20 항원과 결합하여 CDC와 ADCC으로 세포 용해(lysis)를 일으킨다.

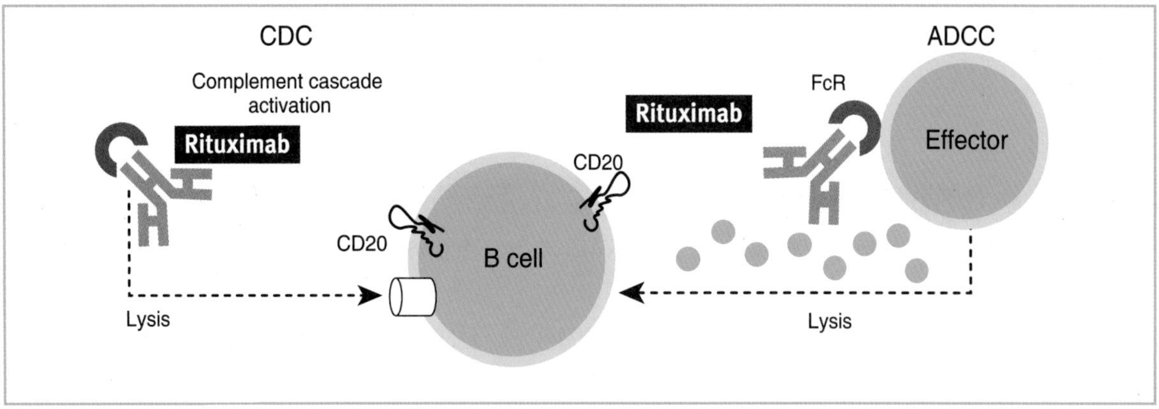

Figure S1-11. Rituximab

■ 치료약제

1. Rituximab(리툭시맙, 제품명: 맙테라 주, Mabthera®)

Rituximab은 마우스 단클론항체의 결점을 보완하고 생물학적 효과를 높이기 위하여 항원인식이 이루어지는 가변 부위(variable region)는 마우스 항체로 하고 불변 부위(constant region)에는 인간 항체인 CD20로 결합시킨 키메라 단클론항체이다.

이 약제는 1998년 미 FDA로 부터 최초로 승인된 약제로 '림프종' 을 비롯하여 '만성 림프구성 백혈병, 류마티스관절염 베게너육아종증 및 현미경적 다발혈관염' 에 승인되었다.

2. Ibritumomab tiuxetan(이브리투모맙 튜세탄, 제품명: 제바린 키트 주, Zevalin Kit®)

Ibritumomab tiuxetan은 CD20 항원에 특이적인 마우스 단클론항체에 방사성 동위원소인 90Y(Yttrium-90)이 표지된 항체-약물 접합체(ADC)이다. 이 약제는 정상 세포에는 상대적으로 영향을 적게 주면서 암세포에 특이적으로 방사선이 작용할 수 있다.

이 약제는 pre-B 및 성숙된 B 세포 및 non-Hodgkin's lymphoma(NHL) 종양 세포의 90% 이상에서 발현되는 CD20 항원과 특이적으로 결합하여 I^{131}에서 γ선 방출하여 자유기 의 생성 및 세포 손상을 유도하여 CD20+ B 세포의 세포 자멸사를 유도하며 'CD20+ 여포형 B 세포 비호지킨 림프종(NHL)과 여포형 림프종 치료' 에 승인되었다.

▣ CD30 억제제

■ CD30(Cluster of differentiation 30)

CD30는 TNFR(tumor necrosis factor receptor)의 세포막 단백질로 종양 표지자(tumor marker)이다. 이 수용체는 T와 B 세포가 활성화될 때만 나타나는데, TRAF(TNF receptor-associated factor)-2와 5와 관여하여 NF-kappaB의 활성화시키는 신호전달체계를 매개하여 세포 자멸사을 조절하고 세포 증식에 유도한다.

■ 작용기전

CD30 항체는 림프종세포는 표면에 CD30 단백질과 특이적으로 결합하여 CD30의 활성을 억제한다. 또한 brentuximab는 세포독성제인 vedotin(monomethyl auristatin E, MMAE)을 세포로 운반하고 세포 표면에 결합된 복합체는 세포 내 섭취(endocytosis)에 의해 세포내로 들어간 후 lysosome의 단백질 분해 효소의 작용에 의해 vedotin이 분리되어 이중분열 억제제(antimitotic agent)로 작용하여 세포독성을 일으킨다.

■ 치료약제

Brentuximab-vedotin(브렌툭시맙-베도틴, 제품명: 애드세트리스 주, Adcetris®)

Brentuximab-vedotin는 키메라 단클론항체인 brentuximab과 세포독성제인 vedotin을 결합시킨 항체-약물 복합체(ADC)이다.

이 약제는 2011년 미 FDA와 2014년 국내에서 '호지킨림프종' 과 '전신역형성 대세포림프종 치요' 에 승인되었으며, 그 후 '호지킨림프종 치료' 에도 승인되었다.

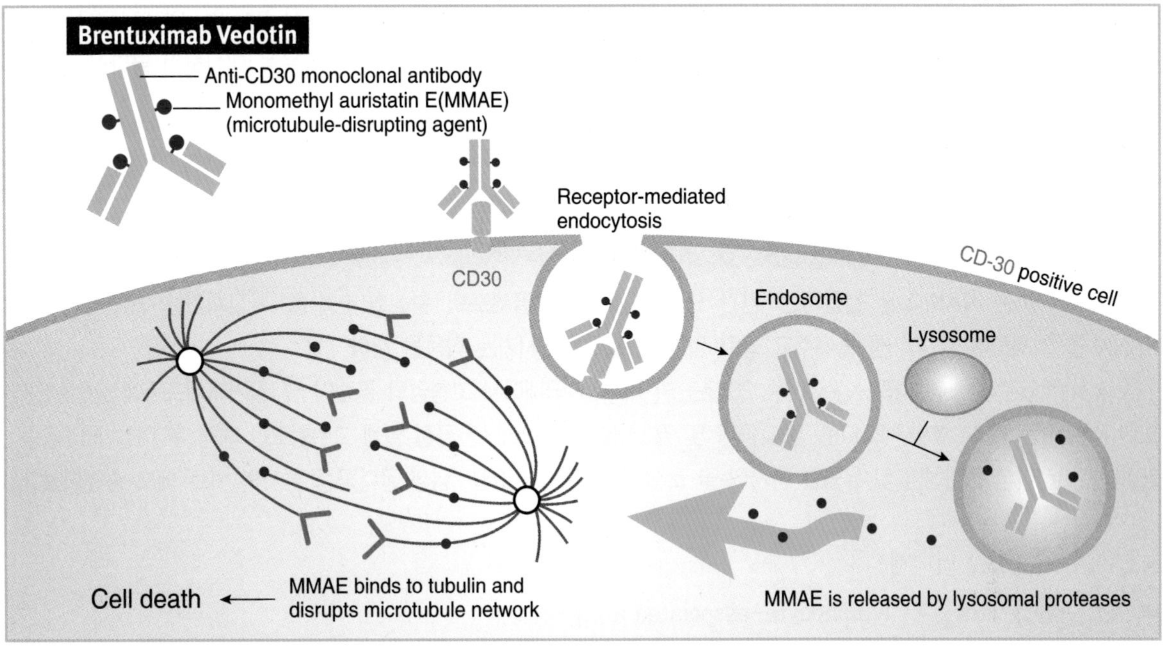

Figure S1-12. Brentuximab-vedotin

▣ RANKL 억제제

■ RANKL(Receptor activator of nuclear factor kappa B ligand)

골재형성(Bone remodeling)은 파골세포(osteoclast)와 조골세포(osteoblast)의 계속적인 교체 작업이라 할 수 있다. RANKL은 파골세포 및 파골전구세포(pre-osteoclast) 표면에 존재하는데, RANK(receptor activator of nuclear factor-kappa B)와 결합하여 파골세포의 형성과 활성을 촉진시켜 뼈의 파괴 작용이 증가된다.

■ 작용기전

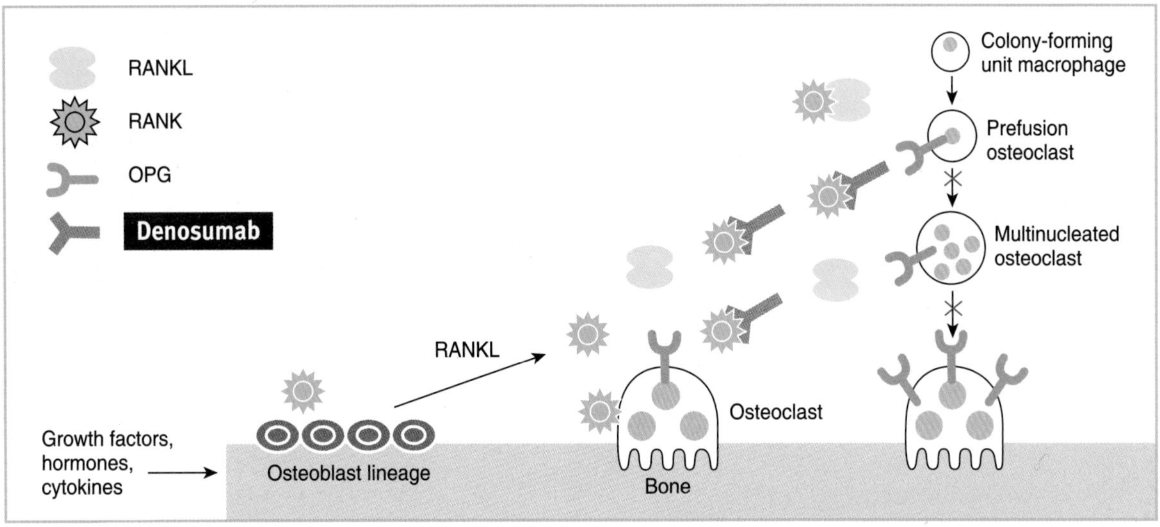

Figure S1-13. Denosumab

RANKL 항체가 RANKL에 결합하면 파골세포의 성숙 과정이 차단되는데, 이는 체내에서 RANKL 억제제로 작용하는 osteoprotegerin(OPG)의 고유의 작용과 유사하다. 즉 RANKL 억제제는 체내 OPG의 작용을 대신하여 골다공증 등 파골세포 작용을 차단한다.

■ 치료약제

Denosumab(데노수맙 120mg, 제품명: 엑스지바 주, Xgeva®, 60mg, 제품명: 프롤리아 주, Prolia®)

Denosumab은 RANKL에 결합하는 인간 단클론항체로 파골세포의 활성화(분화)를 촉진시키는 세포막 단백질 RANKL을 억제하여 골 파괴를 줄여주고 골량 및 골강도를 증가시키는 작용을 한다.

Denosumab은 용량에 따라 Xgeva®는 2013년 미 FDA와 국내에서 고형암의 골전이 및 골거대세포종에 승인되었다. 또한 Prolia®는 미 FDA에서 2010년 '골다공증 및 골 소실 치료, 2010년 골절 발생 고위험도인 폐경 후 여성 골다공증', 2011년 '비전이성 전립선암 및 유방암 환자의 골 소실 치료' 2012년 9월 '남성 골다공증 환자의 치료' 에도 승인되었다.

▣ CTLA-4(CD152) 억제제

■ CTLA-4(Cytotoxic T- lymphocyte-associated antigen-4)

CTLA-4는 CD28과 유사한 구조를 가지고 있는 항원으로 T 세포가 활성화되었을 때 일과성으로 발현되는 T 세포 활성 항원의 일종이다. T 세포가 활성하되어 면역반응을 나타내기 위해서는 항원 제시 세포(APC)가 T 세포에 주요 조직 적합 유전자 복합체(MHC)와 CD80 또는 CD86(B7-1 또는 B7-2)와 같은 두 신호를 보내 결합하여야 한다. 결국 CTLA-4는 T 세포의 기능을 차단하여 T 세포의 암세포를 인지하고 파괴하는 기능을 차단한다.

■ 작용기전

CTLA-4 항체는 CTLA-4 수용체와 결합하여 T 세포가 무력화되는 것을 막고 T 세포의 증식을 증가시킨다.

■ 치료약제

Ipilimumab(이필리무맙, 제품명: 여보이 주, Yervoy®)

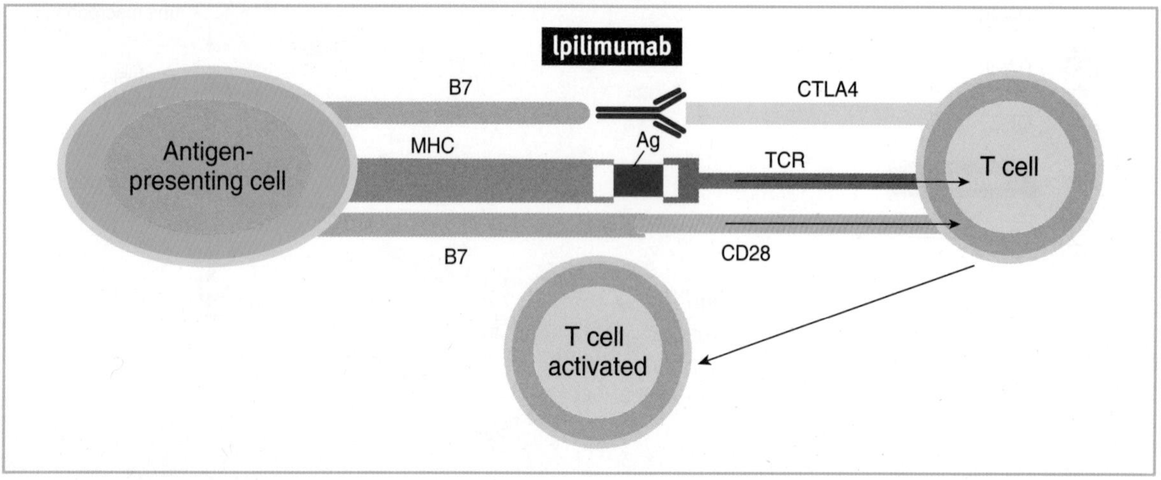

Figure S1-14. Iplimumab

Ipilimumab은 CTLA-4에 결합하는 인간 단클론항체로 면역관문억제제(immune checkpoint inhibitor)라고도 하며 2015년 12월 국내에서 '수술이 불가능하거나 전이성인 흑색종의 치료' 에 승인되었다.

▣ PD-1 억제제

■ PD-1(Programmed cell death-1)

PD-1는 세포 표면 수용체로 T 세포 표면에 발현되어 있으며 두 개의 리간드(PD-L1와 PD-L2)가 있다. PD-1는 면역검문소(immune checkpoint)로서의 기능을 하여 T 세포 활성을 차단하고 면역 체계를 하향 조정하는 역할을 한다. 따라서 암세포의 PD-L1과 PD-L2 단백질은 면역계 T세포의 PD-1과 결합하여 암세포를 인식해공격하는 T 세포를 무력화시킨다.

■ 작용기전

PD-1 항체는 PD-1 수용체에 결합하여 암 세포에서 분비되는 특정 단백질(PD-L1)과 면역세포의 단백질(PD-1)과의 상호작용을 차단함으로써 다시 T 세포를 활성화시킨다.

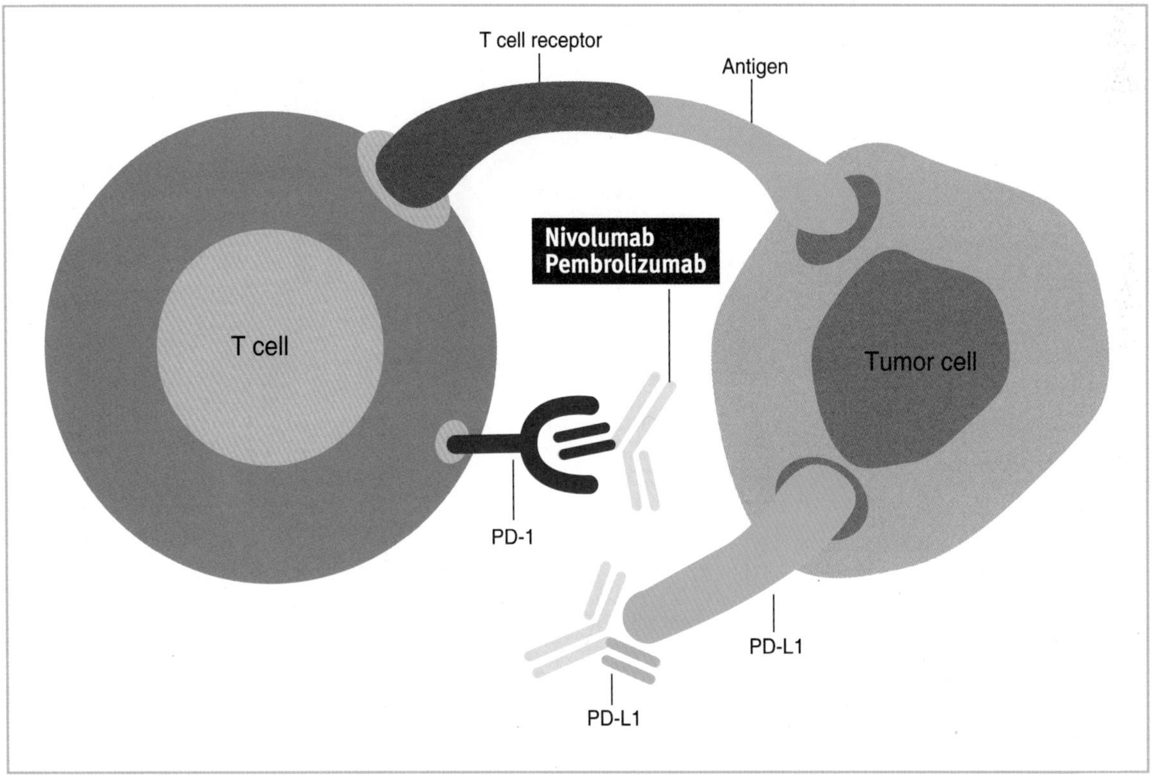

Figure S1-15. PD-1 Inhibitors(Nivolumab and Pembrolizumab)

■ 치료약제

Nivolumab(니볼루주맙, 옵디보 주, Opdivo®)/ Pembrolizumab(펨브롤리주맙, 제품명: 키트루다 주, Keytruda®)

Nivolumab은 PD-1에 결합하는 인간 단클론항체로 2014년 미 FDA와 2015년 국내에서 '전이성 흑색종 치료' 에 승인된 세계 최초 PD-1 표적 면역항암제이다. 2015년 미 FDA에서 '전이성 비소세포폐암의 치료' 에도 승인되었다.

Pembrolizumab은 면역력을 증강시켜 암세포를 이물질로 인식해 이를 제거하는 작용기전을 가지고 있으며 2016년 미 FDA와 국내에서 '전이성인 흑색종 및 국소 진행성 또는 전이성 비소세포폐암의 치료' 에 승인되었다.

■ 면역조절제

▣ TNF α 억제제

■ TNF－α (Tumor necrosis factor－α)

세균 감염이 있는 환자에서 발견되는 세균 배양액을 암환자에게 주사하여 종양 괴사가 일어나는 것을 확인하여 이 cytokine를 TNF라 하였다. TNF에는 대식세포가 분비하는 TNF－α 와 T 세포에서 분비하는 TNF－β 가 있다. TNF는 암세포를 죽일 뿐만 아니라 정상세포에도 작용하여 식균작용, T 세포의 활성 또한 B 세포의 항체 생산을 위한 보조인자로도 작용한다. 하지만 TNF의 과잉 등 이상 현상은 염증이나 알레르기, 암 발생을 초래한다.

■ 작용기전

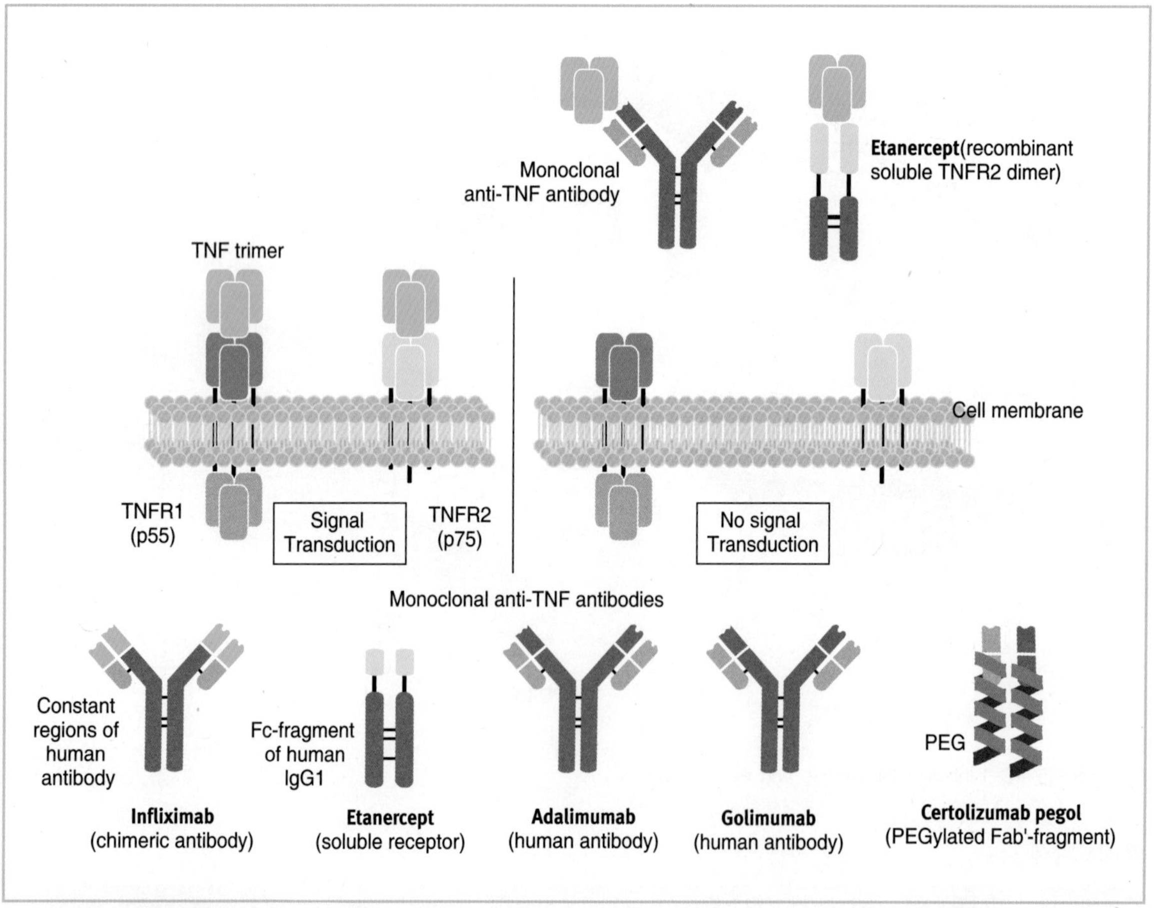

Figure S1-16. TNF Inhibitors

TNF-α 항체는 TNF-α와 결합하여 TNF-α의 생물활성(전염증성 cytokines의 유도, 백혈구 이주의 증가, 중성구 및 호산구 기능의 활성화, 간에서 급성 반응물질 유도 등)을 중화(neutralization)시킨다. 따라서, TNF-α와 p55 및 p75 TNF 수용체와의 결합을 저해하고 보체 존재 하에서 surface TNF-α 발현 세포를 용해시켜 류마티스관절염의 활액에서 염증 유발 및 관절 파괴를 억제한다.

■ 치료약제

류마티스관절염, 강직성 척추염, 크론병 등은 면역체계에 이상이 생겨 면역 체계가 스스로를 적으로 인식해 공격하는 자가 면역질환이며 TNF-α 등과 같은 cytokines가 체내에서 과다하게 생성되어 발병하는 것으로 알려져 있다. 이런 연구를 바탕으로 1998년 최초로 TNF-α 억제제 etanercept가 개발되었으며 이 후 infliximab, adalimuma 등이 뒤를 이어 개발되었다.

1. Etanercept(에타너셉트, 제품명: 엔브렐 주, Enbrel®)

Etanercept는 IgG1의 Fc 가변 부위에 soluble TNF receptor 2를 결합한 융합 단백질(fusion protein)로 TNF 수용체와 형태가 유사한 물질을 몸 안으로 공급함으로써 TNF가 수용체에 결합하기 전에 soluble TNF receptor와 먼저 결합해 염증 신호를 차단한다. 즉 다른 TNF-α 억제제가 항원-항체 반응에 따라 TNF 자체를 없애는 방식이라면 etanercept는 TNF가 수용체에 도달하는 것만을 차단하는 특징이 있다.

이 약제는 TNF-α 억제제들 중 용량 증가가 필요하지 않은 유일한 제제로, 류마티스관절염, 강직성 척추염, 건선성 관절염, 건선 등에 사용되고 있다. 특히 소아 특발성 관절염, 소아 건선, 활동성 소아 특발성 관절염에 대한 적응증도 가지고 있다.

2. Infliximab(인플릭시맙, 제품명: 레미케이드 주, Remicade®)

Infliximab은 항원 결합 부위가 있는 가변 부위는 마우스 항체, 불변 부위는 인간 항체로 부터 유래된 키메라 단클론 항체이다.

이 약제는 1998년 미 FDA에서 크론병치료제로 승인 받았으며, 그 후 적응증이 지속적으로 확대되어 현재에는 류마티스관절염, 강직성 척추염, 건선성 관절염, 궤양성 대장염 등의 치료에 사용되고 있다. 2013년에 특허가 만료됨에 따라 국내에서 세계 최초의 바이오시밀러인 램시마(Remsima®)를 비롯하여 렌플렉시스(Renflexis®) 등이 개발되었다.

3. Adalimumab(아달리무맙, 제품명: 휴미라 주, Humira®)

Adalimumab은 최초의 완전 인간 단클론항체로 phage display 기술을 적용하여 개발되었고 CDR에 돌연변이를 일으켜 친화력을 증강시키는 전략이 사용되었다.

이 약제는 2002년 미 FDA에서 류마티스관절염 치료제로 승인 받았으며 이 후 적응증이 지속적으로 확대되어 infliximab과 유사하게 크론병, 강직성 척추염, 건성성 관절염, 궤양성 대장염 등의 치료에 사용되고 있다.

4. Golimumab(골리무맙, 제품명: 심퍼니 주, Simponi®)

Golimumab은 완전 인간 단클론항체로 2009년 미 FDA와 2015년 국내에서 류마티스관절염 치료로 승인되었고, 이

후 건선성 관절염, 축성 척추관절염 및 궤양성 대장염에도 승인되었다.

▣ IL-6 억제제

■ IL-6

IL-6는 류마티스관절염 환자에서 관절 및 주변 조직을 손상시키는 염증반응을 일으킬 수 있는 항체 생산에 관여하는 호르몬 유사 단백질이다. 따라서 류마티스관절염의 대표적인 병리학적 변화는 활막에서 관찰 할 수 있는데 활막이 비후되면서 융모성 형태로 관절 내로 돌출되는 양상을 보인다.

■ 작용기전

IL-6 항체는 soluble IL-6 수용체과 막결합(membrane-bound) IL-6 수용에 결합하여 IL-6의 막통과(transmembrane) 신호전달을 차단한다.

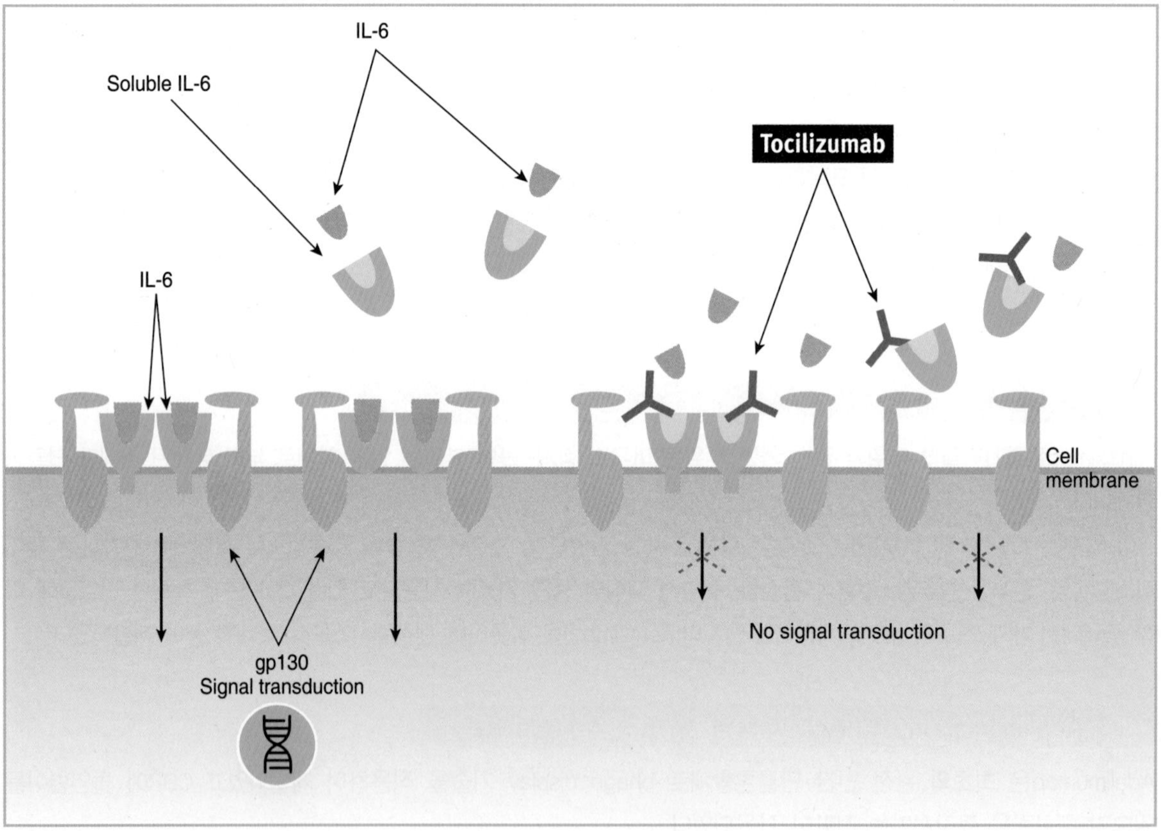

Figure S1-17. Tocilizumab

■ 치료약제

Tocilizumab(토실리주맙, 제품명: 악템라 주, Actemra®)

Tocilizumab은 IL-6 수용체에 결합하는 인간화 단클론항체로 2010년 미 FDA와 2012년 국내에서 류마티스관절염이 승인되었고 그 후 전신형 소아 특발성 관절염 및 다관절형 소아 특발성 관절염 등에도 승인되었다.

▣ CTLA-4 억제제

■ CTLA-4(Cytotoxic T- lymphocyte-associated antigen-4)

CTLA-4는 CD28과 유사한 구조를 가지고 있는 항원으로 T 세포가가 활성화되었을 때 일과성으로 발현되는 T 세포 활성 항원의 일종이다. T 세포가 활성하되어 면역반응을 나타내기 위해서는 항원 제시 세포(antigen presenting cell, APC)가 T 세포에 주요 조직 적합 유전자 복합체(major histocompatibility complex, MHC)와 CD80 또는 CD86(B7-1 또는 B7-2)와 같은 두 신호를 보내 결합하여야 한다.

■ 작용기전

CTLA-4 항체는 CD80 또는 CD86와 결합하여 T 세포를 활성화시키는 2차 전령을 차단하여 T 세포 활성화를 억제하여 TNF α, interferon α, IL-2 등 cytokine 생산을 저해함으로서 류마티스관절염의 활액 내 염증 경감시킨다.

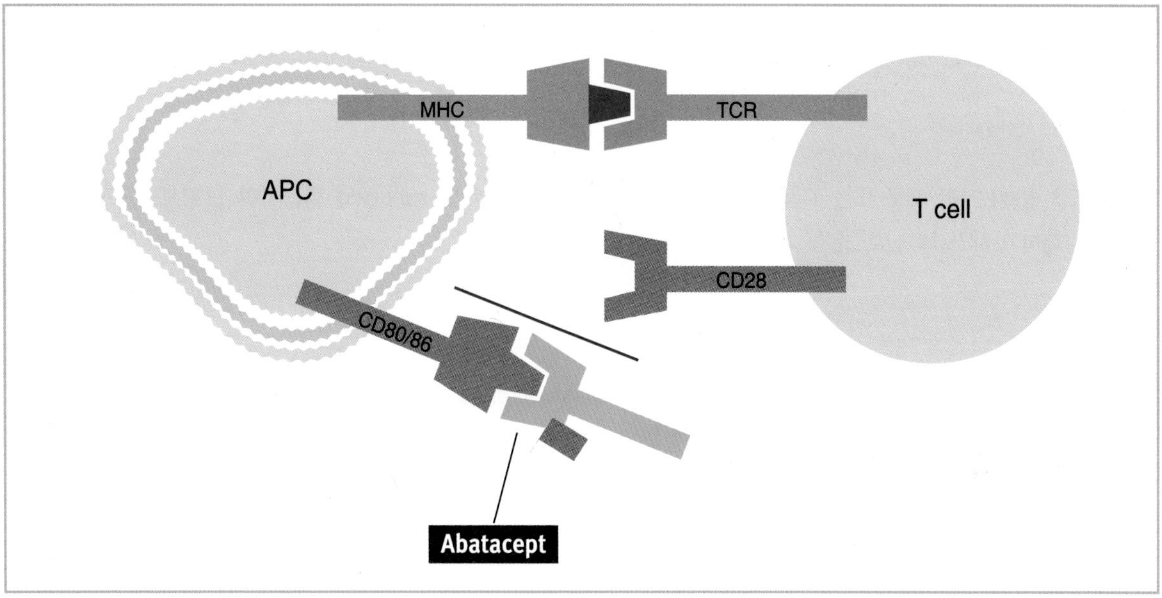

Figure S1-18. Abatacept

■ 치료약제

Abatacept(아바타셉트, 제품명: 오렌시아 주, Orencia®)

Abatacept는 인간 IgG1 항체의 변형된 Fc 영역에 CTLA-4의 extracellular polypeptide 영역을 융합(CTLA-4-Ig)시킨 fusion protein(융합단백질)으로 '중등증에서 중증의 활동성 류마티스관절염 치료' 에 승인되었다.

▣ IL-12/IL-23 억제제

■ IL-12/IL-23

IL-12는 T 세포를 활성화시켜 체내 염증 반응을 일으키는 cytokine이다. IL-12는 항원제시세포(수지상 세포, 대식세포)에서 생산되어 Th1 세포 반응을 증진시키며 NK 세포 또는 T 세포에 의한 IFNγ 생산을 유도한다. 또한 IL-23은 IL-12에 합쳐진 이형이량체(heterodimeric) cytokine이다.

■ 작용기전

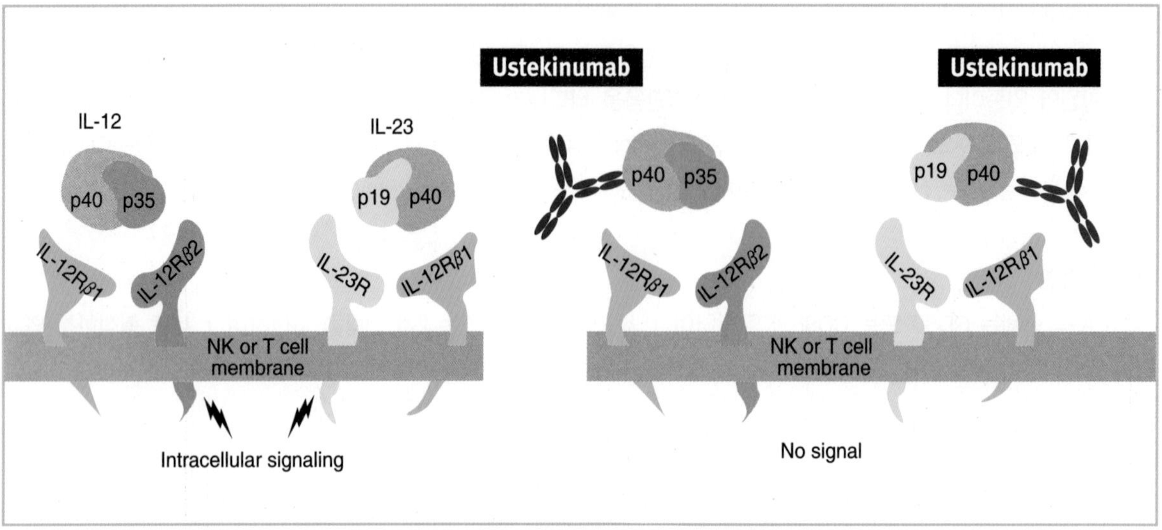

Figure S-19. Ustekinumab

IL-12/IL-23 항체는 NK 세포 또는 T 세포 세포막에 있는 IL-12/IL-23 p40 subunit와 결합하여 IL-12/IL-23이 수용체에 결합을 방해하고 세포 내 신호전달을 차단하여 염증의 진행을 막는다.

■ 치료약제

Ustekinumab(우스테키누맙, 제품명: 스텔라라 주, Stellara®)

Ustekinumab은 IL-12/IL-23 p40 subunit에 결합하는 인간 단클론항체로 Th1 림프구와 Th17 림프구의 분화에 작용하여 cytokine에 의해 진행되는 '중증의 판상 건선, 건선성 관절염 치료' 에 승인되었다. 2016년 9월 미 FDA에서 '크론병 치료' 에도 승인되었다.

▣ IL-17A 억제제

■ IL-17A

IL-17은 염증반응과 세포분화에 관여하는 cytokine으로 IL-17A부터 IL-17F까지 6가지 종류가 있으며 IL-17A은 T 세포에서 분화된 Th17에서 생성된다. IL-17A는 IL-17A 수용체에 결합하여 각질형성세포(keratinocyte)의 과분화시키고 건선 병변을 두껍게 한다.

■ 작용기전

IL-17A 항체는 염증서 IL-17A에 선택적으로 결합하여 중화시켜 병변의 각질화를 억제하는 작용을 한다.

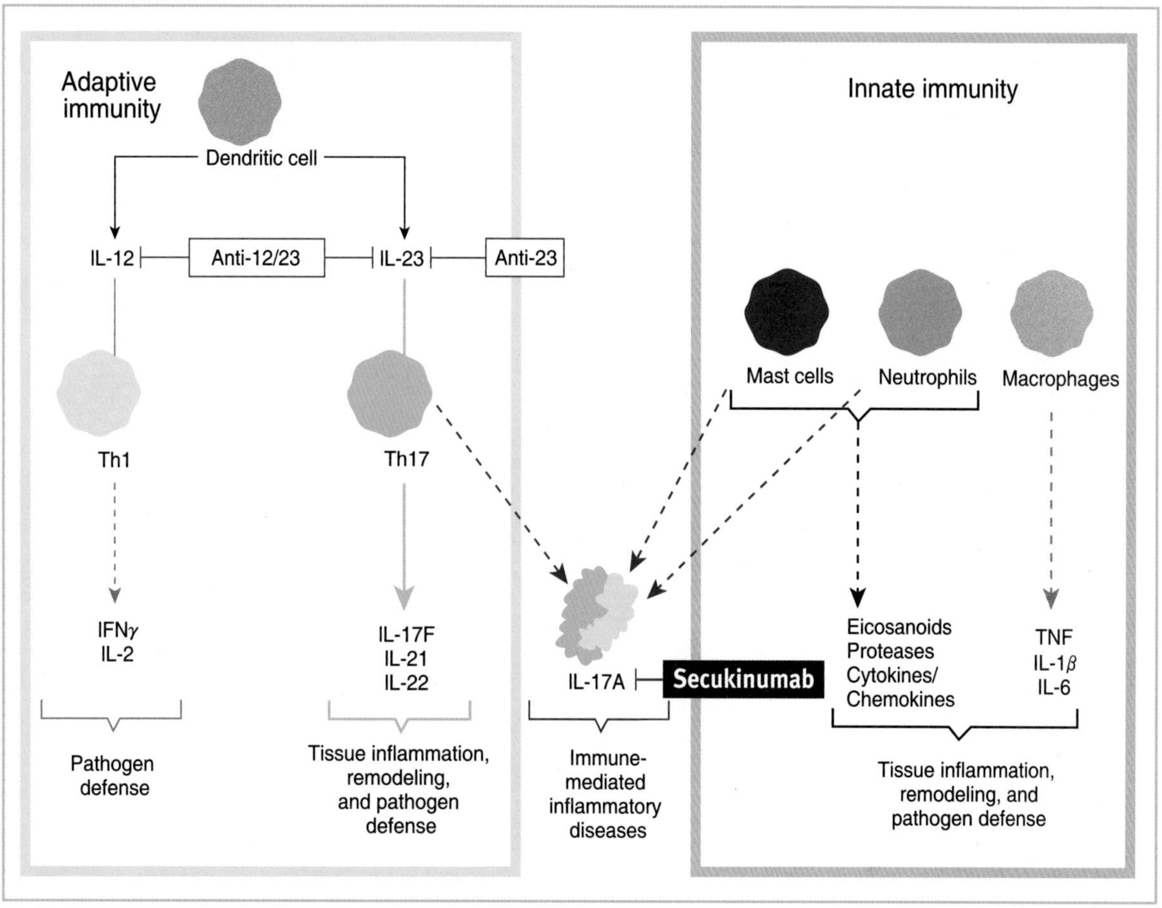

Figure S1-20. Secukinumab

■ 치료약제

Secukinumab(세쿠키누맙, 제품명: 코센틱스 주, Cosentyx®)

Secukinumab는 IL-17A에 결합하는 완전 인간 단클론항체로 2015년 1월 미 FDA에서 '중등도에서 중증의 판상 건선 치료', 11월 유럽 EMA에서 '건선성 관절염과 강직성 척추염'에 승인되었다. 그 후 2016년 미 FDA에서 '건선성 관절염과 강직성 척추염치료'에도 승인되었다. 국내에서는 2015년 '중등도에서 중증의 판상 건선'에 승인되었고 2016년 2월 '활동성 건선성 관절염과 강직성 척추염'에도 승인되었다.

IL-2 억제제

■ IL-2

IL-2는 백혈구(림프구)의 활동을 조절하는 cytokine으로 신호를 전달하는 분자 단백질의 한 종류이다. IL-2는 T 세포 표면의 IL-2 수용체에 결합하여 면역을 활성화시켜 미생물 감염에 대한 인체의 자연적인 방어를 담당하고 외부 친입 물질을 구분한다.

■ 작용기전

IL-2 항체는 T 세포의 IL-2 수용체 α 사슬(CD25)과 결합하여 IL-2에 의한 림프구 활성화 억제하여 면역 활성을 억제한다.

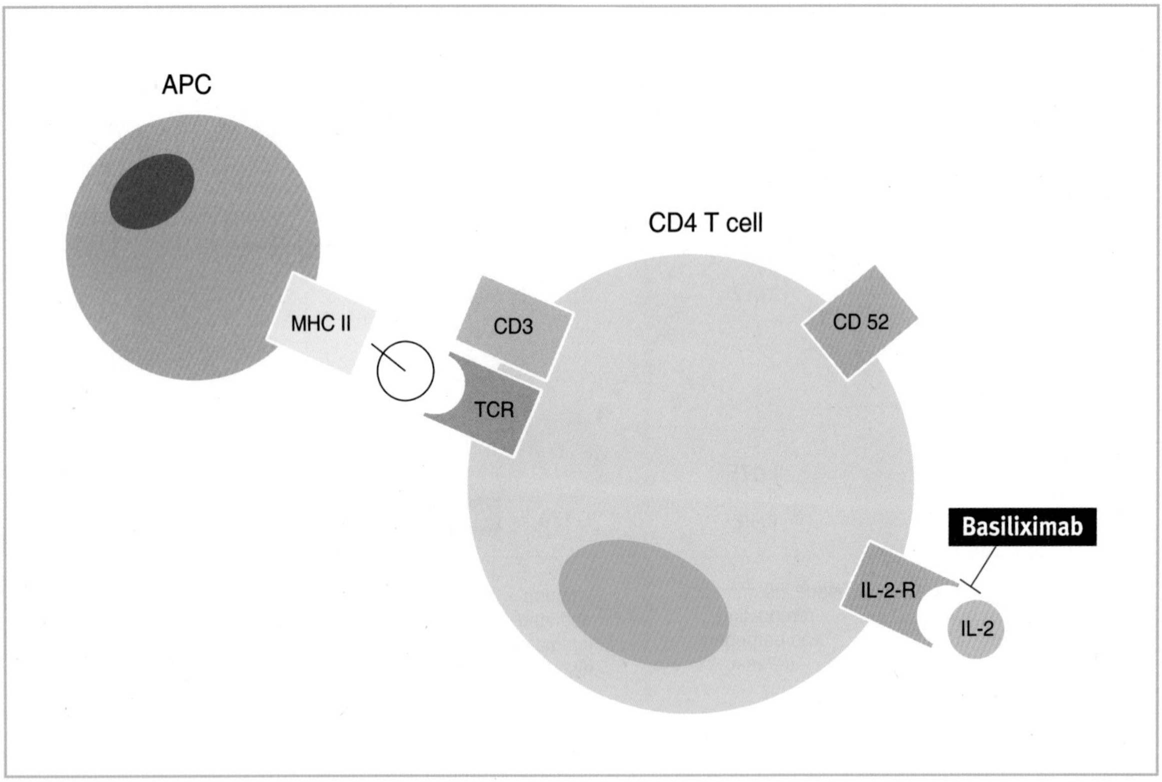

Figure S1-21. Basiliximab

■ 치료약제

Basiliximab(바실릭시맙, 제품명: 씨뮬렉트 주, Simulect®)

Basiliximab은 활성화된 림프구의 IL-2 수용체 α 사슬(CD25)에 으로 결합하는 키메라 단클론항체로 '급성 장기 거부반응 예방' 에 승인되었다.

▣ BLys(BAFF) 억제제

■ BLys(BAFF)

BLyS(B-lymphocyte stimulator) 또는 BAFF(B-cell activating factor)는 B 세포를 활성화시켜 정상적인 면역반응을 유지하는 역할을 한다. 하지만 과도발현(overexpression)은 자가면역 B 세포의 증식과 생존을 일으켜 전신 홍반성 낭창(systemic lupus erythematosus) 같은 자가면역질환을 일으킨다.

■ 작용기전

BLys 항체는 B 세포 표면에 있는 soluble BLys와 결합하여 BLys의 세포 자멸사를 유도한다.

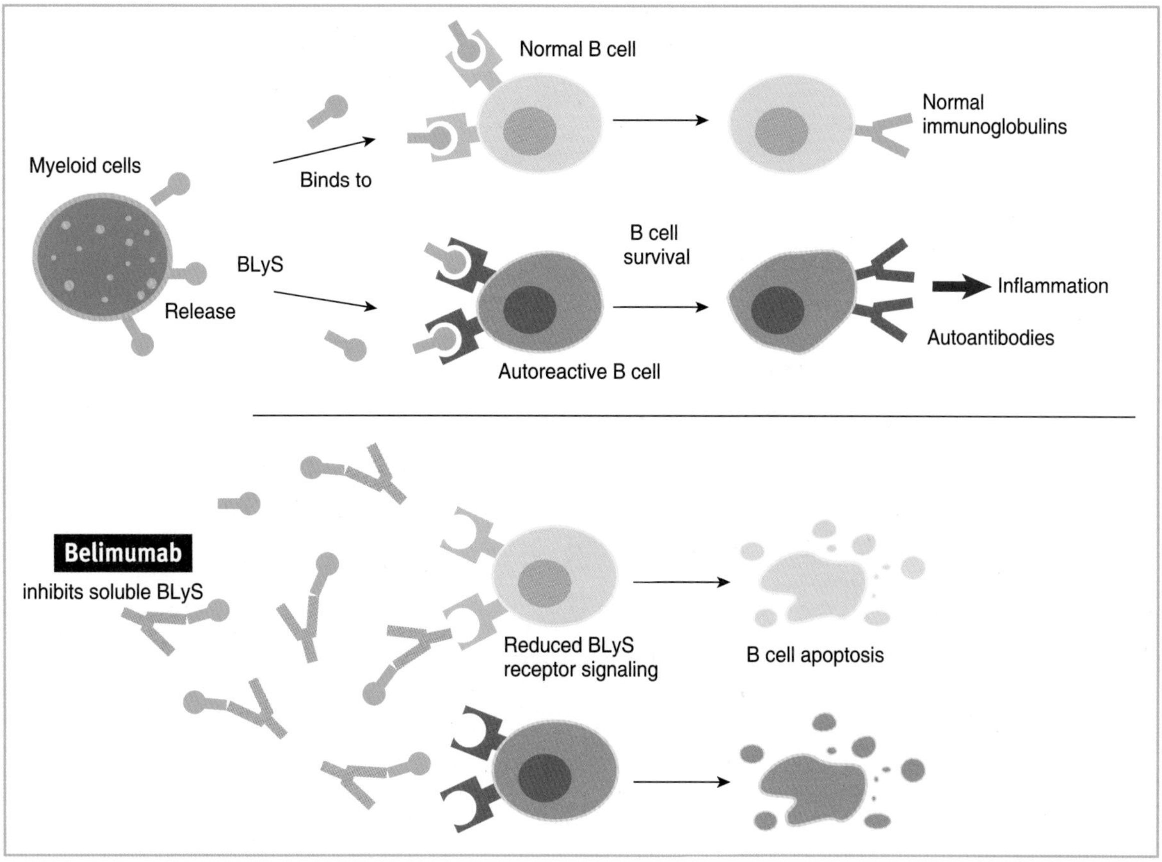

Figure S1-22. Belimumab

■ 치료약제

Belimumab(벨리무맙, 제품명: 벤리스타 주, Benlysta®)

Belimumab은 BLys에 결합하는 완전 인간 단클론항체로 '자가 항체 양성인 활동성 전신홍반루푸스 성인 환자의 치료' 에 승인되었다.

Integrin 억제제

■ Integrin

Integrin은 세포접착 및 세포와 세포의 상호작용에 관여하는 세포막 수용체의 총칭이다. 처음에는 닭의 섬유아세포 복합체를 integrin이라 명명하였지만 점차 유사한 수용체군을 총칭하여 integrin family이라고 하였다. Integrin은 세포 밖의 기질이나 다른 세포에서 가지고 있는 정보를 세포 내로 전달하는 작용 또는 그 반대 작용을 하는데 중요한 역할을 한다. 이는 생물학적 기능면에서는 창상의 치유, 지혈, 식작용, 생체 방어, 분화, 세포골격의 구축에 관여하는 것으로 알려져 있다.

장내 염증의 경우, 염증의 발생과 유지를 위해서는 먼저 혈중의 백혈구가 장점막의 염증부위로 모이게 하고 부착분자(adhesion molecule)에 의해 내피세포에 부착한 후 내피세포 내로 들어오는 과정이 필요하다. 이 때 부착분자로는 E-selectin, inter-cellular adhesion molecule(ICAM)-1, ICAM-2, 혈관세포 접착분자-1(vascular cell adhesion molecule-1, VCAM-1), 점막단백질세포 접착분자-1(mucosal addressin cell adhesion molecule-1, MAdCAM-1) 등이 있다.

■ 작용기전

$\alpha 4\beta 7$-integrin 항체는 백혈구 표면에 있는 $\alpha 4\beta 7$-integrin과 결합하여 백혈구가 장관의 내피세포막에 부착을 못하게 한다.

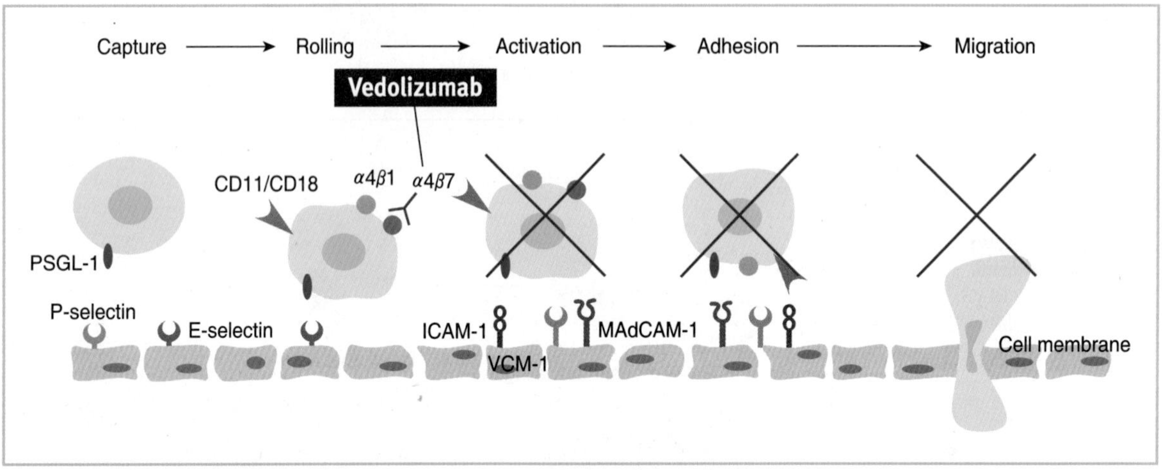

Figure S1-23. Vedolizumab

■ 치료약제

Vedolizumab(베돌리주맙, 제품명: 킨텔레스 주, Kynteles®)

Vedolizumab은 $\alpha 4\beta 7$-integrin에 결합하는 인간화 단클론항체로 장관 선택적 항염작용(gut-selective anti-inflammatory activity)을 가지고 있다. 이 약제는 2014년 5월 미 FDA와 2016년 6월 국내에서 '중증의 활성 궤양성 대장염, 활성 크론병의 치료'에 승인되었다.

■ 기타

◉ IgE 억제제

■ IgE(Immunoglobulin E)

IgE는 제1형 과민반응에서 필수적인 역할을 하고 다양한 알레르기 질환(알레르기 천식, 부비동염, 알레르기 비염, 아토피성 피부염, 식품 알레르기 등)을 일으킨다. IgE의 IgE 합성경로와 IgE-매개성 알레르기/염증 경로(IgE-mediated allergic/inflammatory pathway)는 알레르기 천식의 중요한 발병경로이다.

■ 작용기전

IgE 항체는 mast cell 및 basophil 표면의 Fcε RI 수용체에 결합하여 혈중 내 IgE의 수치를 낮추며 IgE와 IgG 수용체의 결합을 차단하여 염증세포의 탈과립(degranulation)을 억제한다.

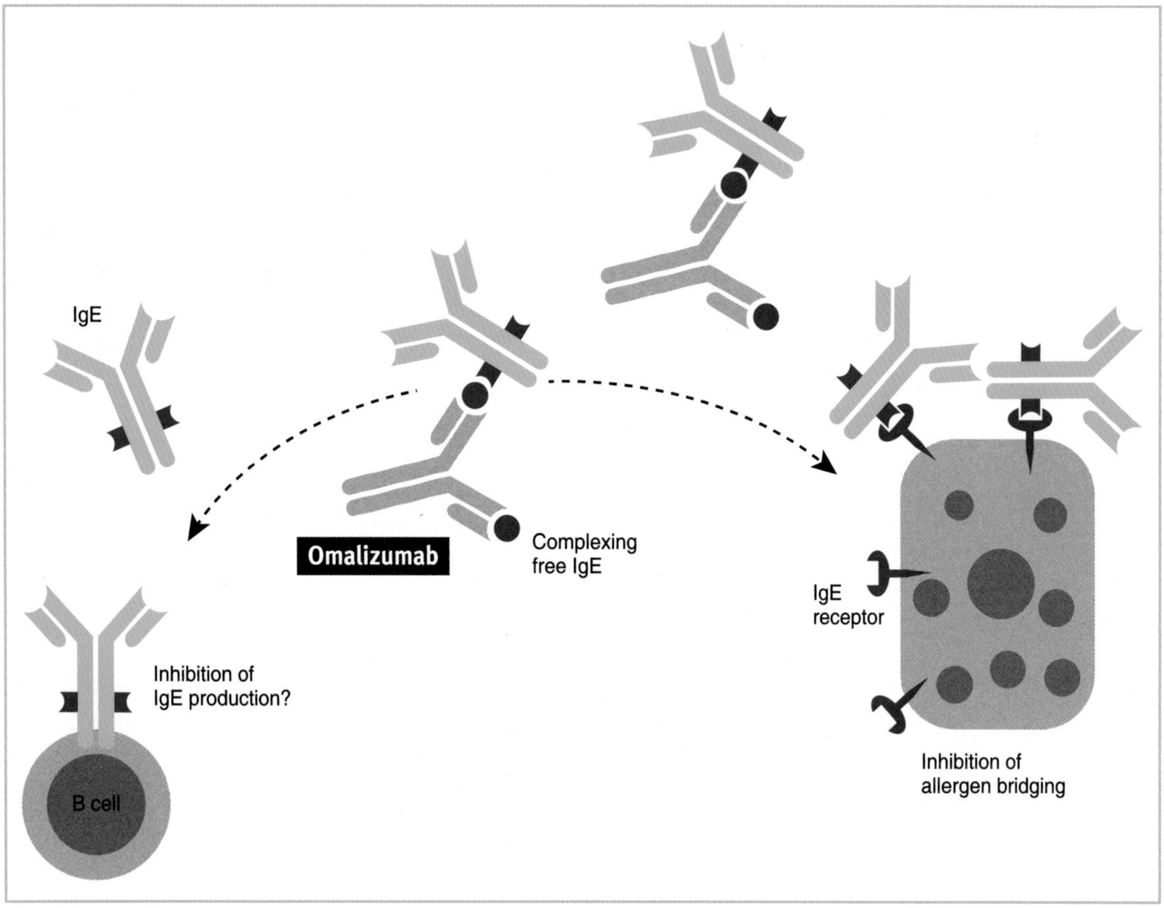

Figure S1-24. Omalizumab

■ 치료약제

Omalizumab(오말리주맙, 제품명: 졸레어 주, Xolair®)

Omalizumab은 IgE에 결합하는 인간화 단클론 항체로 혈청 IgE 농도가 상승한 환자에서 제한적으로 사용할 수 있는 최초의 항 IgE 항체이다. 이 약제는 혈청 IgE가 상승되어 있는 심한 알레르기성 천식 환자에 사용할 수 있으며, 증상 악화, 증상완화제 사용 횟수 및 스테로이드의 용량을 감소시킨다.

▣ IL-5 억제제

■ IL-5

기도의 호산구성(eosinophilic) 염증은 천식의 병인의 중요한 역할을 하며 천식 악화의 발생 빈도에 밀접한 관계가 있다. IL-5는 골수에서 호산구의 분화와 활성화 및 생존을 촉진하는 주요인자로 화학주성(chemotaxis), 독성 과립구 단백질과 매개물질의 방출, cytokines 합성 등에 관여한다.

■ 작용기전

IL5 항체는 호산구 세포 표면에 있는 IL-5 수용체와 높은 특이성과 친화성으로 결합하여 IL-5 신호전달과 말초혈액 및 조직 호산구의 과발현을 차단한다. 따라서 IL-5가 중화되면 호산구성 염증을 감소시켜 천식의 악화를 감소시키고 천식의 조절을 개선시킨다.

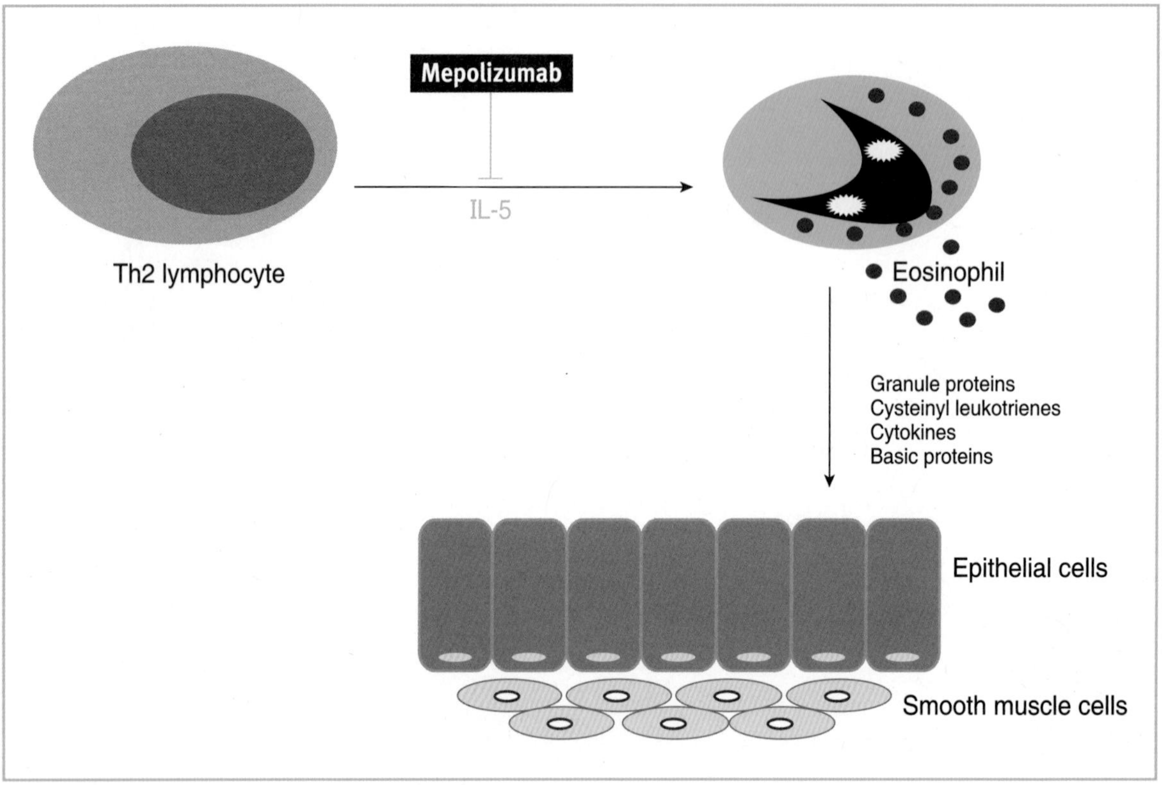

Figure S1-25. Mepolizumab

■ 치료약제

Mepolizumab(메폴리주맙, 제품명: 누칼라 주, Nucala®)

Mepolizumab은 IL-5에 결합하는 인간화 단클론항체로 IL-5를 표적으로 하는 생물학제제로서는 유일하게 승인받은 약제이다.

이 약제는 2015년 11월 미 FDA로 부터 '호산구 표현형(eosinophilic phenotype)을 가지고 있는 12세 이상의 중증 천식 치료'에 승인되었으며, 국내에는 2016년 4월 성인의 중증 호산구성 천식(severe eosinophilic asthma, SEA) 치료제로 '치료 시작 시 혈중 호산구 150 cells/μℓ 이상 또는 치료 시작 전 12개월 이내에 혈중 호산구 300 cells/μℓ 이상의 중증 호산구성 천식을 앓고 있는 성인 환자에게 천식치료의 추가 유지요법'으로 승인되었다.

▣ VEGF 억제제

■ VEGF(Vascular endothelial growth factor)

VEGF는 혈관 내피세포 표면의 VEGF 수용체 1(VEGFR1)와 VEGF 수용체 2(VEGFR2)와 결합하여 혈관 내피세포의 증식, 이주(migration) 및 관(tubular)의 형성을 일으켜 기존의 혈관(pre-existing vessel)으로 부터 새로운 혈관을 만드는 혈관신생(angiogenesis)을 유도한다.

■ 작용기전

VEGF 항체는 VEGF-1과 VEGF-2 수용체에 결합하여 VEGF-매개 혈관 내피세포의 증식을 억제함으로써 망막 내 혈관신생을 차단한다.

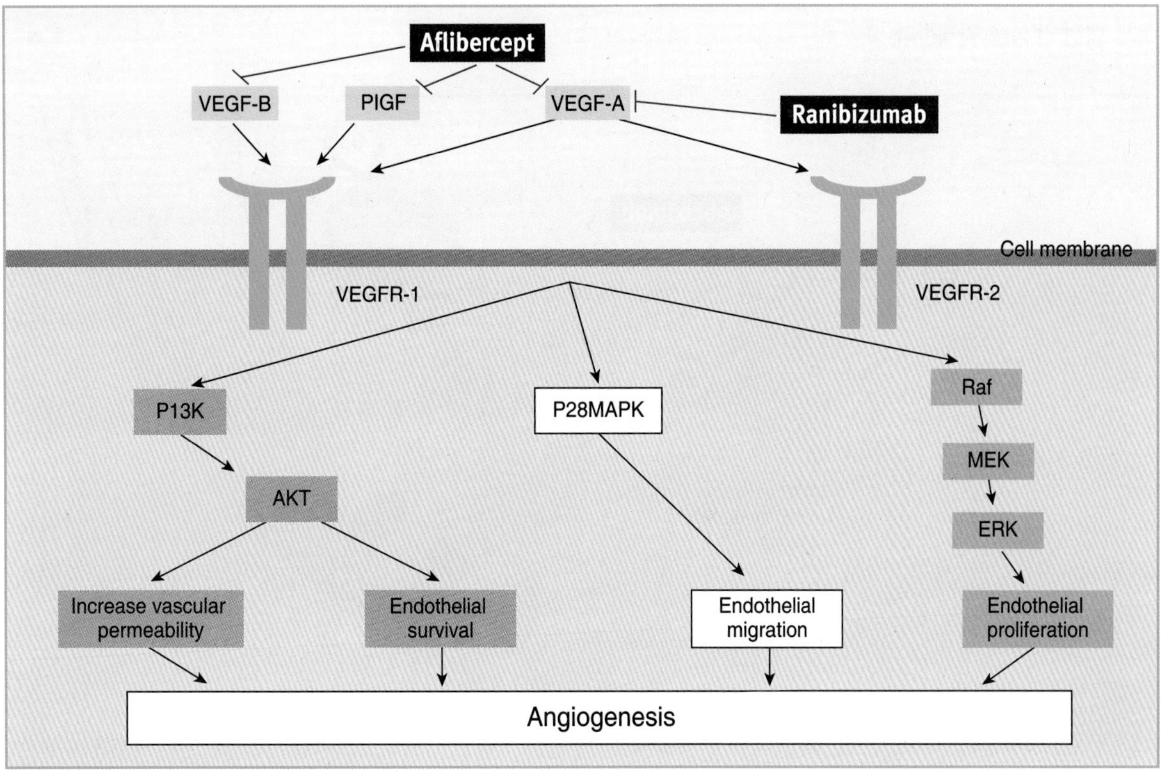

Figure S1-26. Ranibizumab and Aflibercept

■ 치료약제

Ranibizumab(라니비주맙, 제품명: 루센티스 주, Lucentis®) / Aflibercept(애플리버셉트, 제품명: 아일리아 주, Eylea®)

Ranibizumab은 VEGF-A에 결합하는 인간화 단클론항체의 Fab 절편이며, aflibercept는 VEGF-A, VEGF-B 및 PGF(placental growth factor)에 결합하는 항체의 fusion protein이다. 두 약제는 안구 유리체내에 직접 투여하는 유리체강내 주사제(intravitreal injection)이다.

두 약제는 VEGF-A와 선택적으로 결합하여 망막 내 비정상적인 신생혈관의 형성을 차단하고 삼출물 누출을 막는다. 두 약제는 '혈관신생에 따른 노화 관련 습성 황반 변성(age-related wet macular degeneration, AMD)과 망막 중심 정맥 폐쇄성(central retinal vein occlusion, CRVO) 및 망막 분지 정맥 폐쇄성(branch retinal vein occlusion에 의한 황반 부종'에 승인되었다. Aflibercept는 '전이성 결장직장암'에도 승인되었다.

Receptor GpIIb/IIIa 억제제

■ Receptor GpIIb/IIIa(Glycoprotein IIb/IIIa)

GpIIb/IIIa(또는 integrin α IIbβ 3) 수용체는 세포접착에 관여하는 수용체(integrin)로 혈소판 표면에 존재하는데, 세포 밖의 fibronectin과 세포안의 세포골격에 결합하여 세포 안팎을 연결 통합하여 혈소판을 응집시킨다.

■ 작용기전

GpIIb/IIIa 수용체 항체는 GpIIb/IIIa 수용체에 결합하여 aspirin과 유사하게 혈소판 응집을 억제하고 heparin과 유사하게 혈전 생성을 억제한다.

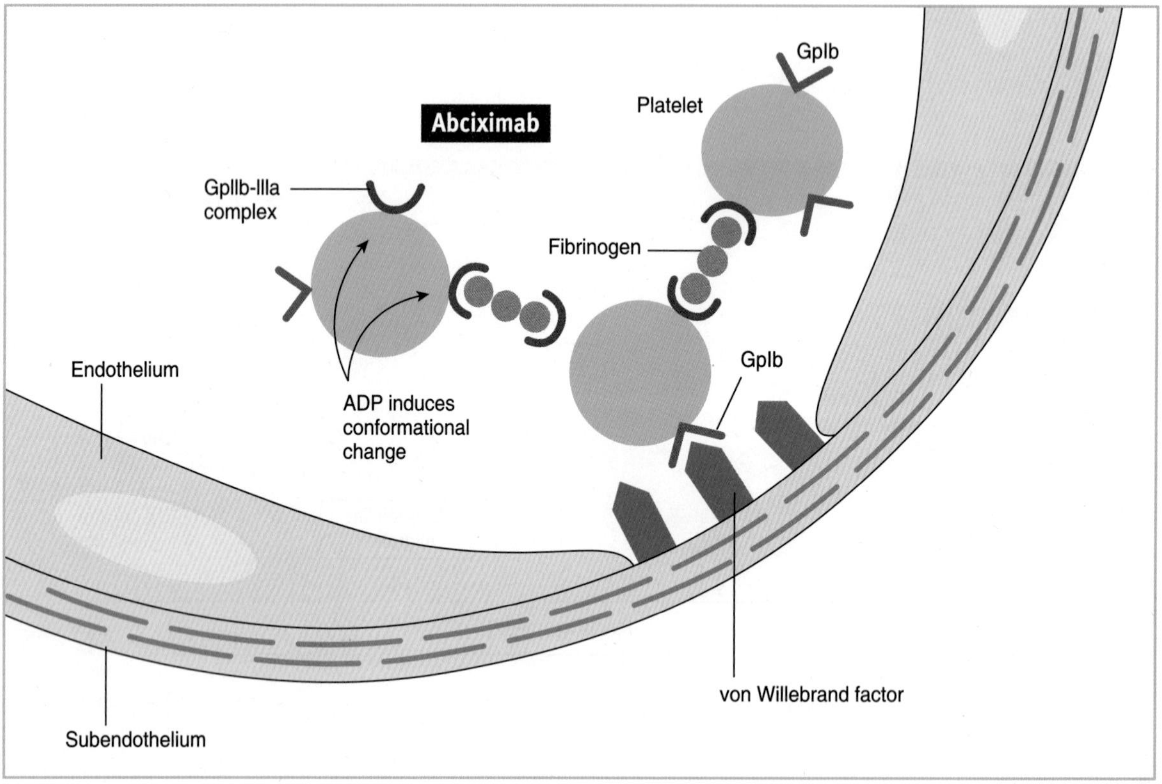

Figure S1-27. Abciximab

■ 치료약제

Abciximab(압식시맙, 제품명: 리오프로 주, Reopro®)

Abciximab은 혈소판 표면에 있는 GpIIb/IIIa 수용체에 대한 Ig의 Fab 절편으로 주로 관상동맥내 생성된 혈전 방지에 사용하는 혈소판 응집 억제제이다.

▣ RSV 억제제

■ RSV(Respiratory syncytial virus)

RSV는 paramyxoviridae에 속하는 호흡기 세포융합 바이러스로 만 2세까지 소아에서 감염이 잘 되며, 주로 모세기관지염과 폐렴으로 진행된다. 유아가 RSV에 감염되면 사망 위험률이 증가하고, 미숙아와 만성폐질환, 선천성 심장질환을 보유한 고위험군 유아가 RSV에 감염되면 심각한 합병증을 유발할 수 있다. 매년 가을부터 초봄 사이에 가장 많이 발생하며 놀이방, 사람들이 많은 환경에 노출될 경우 감염율은 더 높다.

■ 작용기전

RSV 항체는 RSV 융합 단백질에 있는 항원 결정기(epitope)에 결합하여 RSV의 증식을 억제한다.

■ 치료약제

Palivizumab(팔리비주맙, 제품명: 시나지스 주, Synagis®)

Palivizumab은 RSV 융합단백질 항원성 부위에 결합하는 인간화 단클론항체로 'RSV질환에 대한 위험이 높은 소아에서 RSV로 인해 입원이 필요한 심각한 하기도 질환의 예방' 에 승인되었으며, 특히 재태 기간 35주 이하로 태어나고 RSV 계절 시작시점에 생후 6개월 이하인 소아, 최근 6개월 이내에 기관지폐 이형성증(bronchopulmonary dysplasia) 치료가 필요했던 만 2세 이하의 소아 및 혈류역학적으로(haemodynamically) 유의한 선천성 심장 질환이 있는 만 2세 이하의 소아에 사용한다.

Complement C5α 억제제

■ Complement C5α

Complement C5a는 anaphylaxis 활성의 유발하여 염증을 일으키고 C5b는 막 공격 복합체(membrane attack complex)를 형성한다. Complement system(보체체계)가 활성화되면 C5는 강력한 전혈전성(prothrombotic)과 전염증성(proinflammatory)의 강력한 anaphylaxis 독소(anaphylatoxin)인 C5a로 되면 용혈현상을 일으킨다.

■ 작용기전

Complement C5α 항체는 특이적으로 C5 말단 부위에 결합하여 후기 단계의 보체 연쇄증폭반응(comlement cascade)의 활성화를 억제시켜 C5a에 의한 염증 효과 완화와 C5b에 의한 MAC 생성 방해로 인한 용혈 억제을 억제한다. 하지만 C3 보체와는 결합하지 않으므로 opsonization 작용, 항감염력 및 면역복합체 청소 기능은 유지된다.

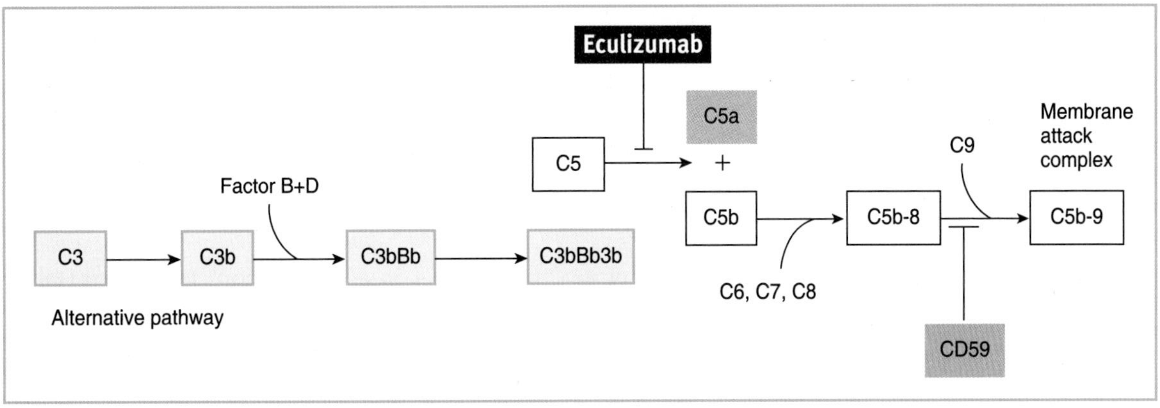

Figure S1-28. Eculizumab

■ 치료약제

Eculizumab(에클리주맙, 제품명: 솔리리스 주, Soliris®)

Eculizumab은 complement C5α-chain에 결합하는 인간화 단클론항체로 '발작성 야간 혈색소뇨증(paroxysmal nocturnal hemoglobulinemia PNH) 환자의 용혈 감소' 와 2016년 4월 '보체 매개성 혈전성 미세혈관병증을 억제하기 위한 비정형 용혈성 요독 증후군(atypical Hemolytic Uremic Syndrome, aHUS)의 치료' 에 승인되었다.

Integrin-α4 억제제

■ Integrin-α4(Very late antigen-4, VLA-4)

Integrin-α4는 T 세포 표면의 integrin-$\alpha 4\beta 1$와 결합하고 혈관세포접착분자-1(vascular cell adhesion molecule-1, VCAM-1)에 부착하여 혈관 내피세포 내로 침투한 후 중추신경계의 희소돌기아교세포(oligodendroglial cell)로 이동하여 염증반응 및 신경손상을 일으킨다.

■ 작용기전

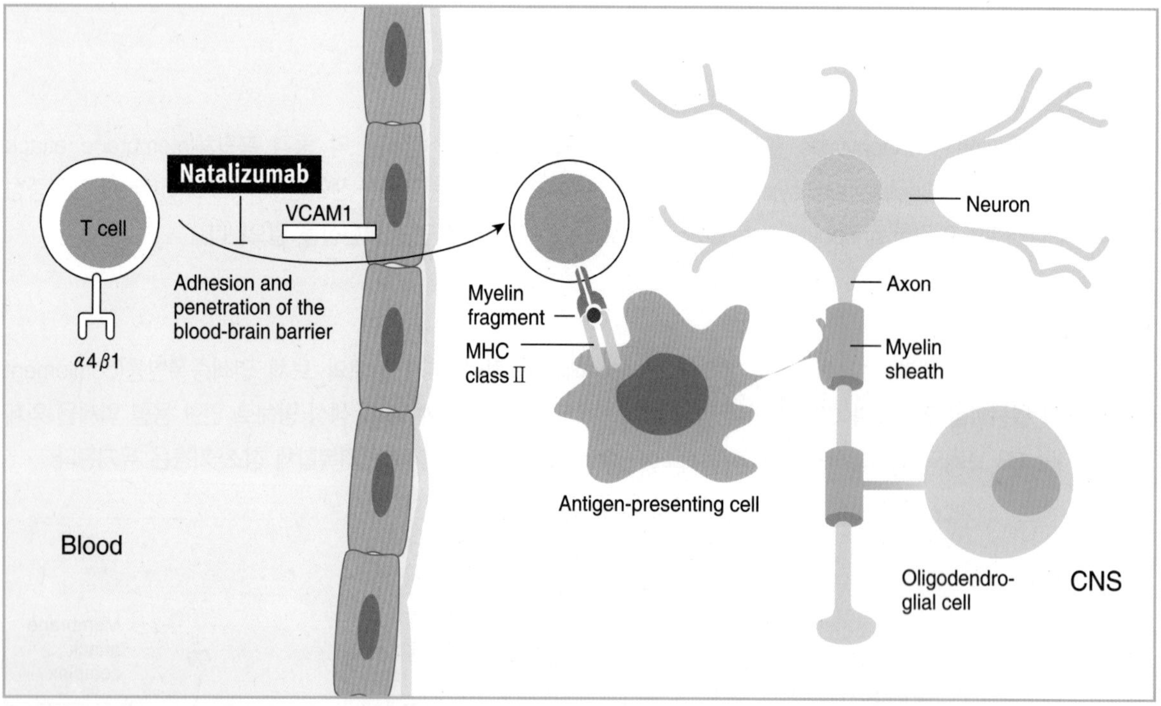

Figure S1-29. Natalizumab

Integrin-α4 항체는 integrin--α4와 결합하여 T 세포의 혈액-뇌장벽(blood-brain barrier, BBB) 통과를 억제시켜 중추신경계로 들어가지 못하게 차단한다.

■ 치료약제

Natalizumab(나탈리주맙, 제품명: 티사브리 주, Tysabri®)

Natalizumab은 단구나 CD4+ T 세포 등에 존재하는 $\alpha 4\beta 1$ 및 $\alpha 4\beta 7$ integrin에 결합하는 인간화 단클론항체로 진행성 다병소성 백질뇌증(progressive multifocal leukoencephalopathy, PML) 발생으로 시판 중지 되었다. 그 후 2008년 미 FDA는 크론병에 승인한 바 있으나 2015년 국내에는 다발성 경화증(multiple sclerosis)에만 승인되었다.

▣ CD52 억제제

■ CD52

CD52는 성숙된 B 세포와 T 세포, NK 세포, 단구, 대식세포 및 남성 생식계 조직의 표면에 존재하는 세포막 비면역 조절 항원으로 세포들이 자유롭게 순환할 수 있도록 항부착작용(anti-adhesion)을 한다.

■ 작용기전

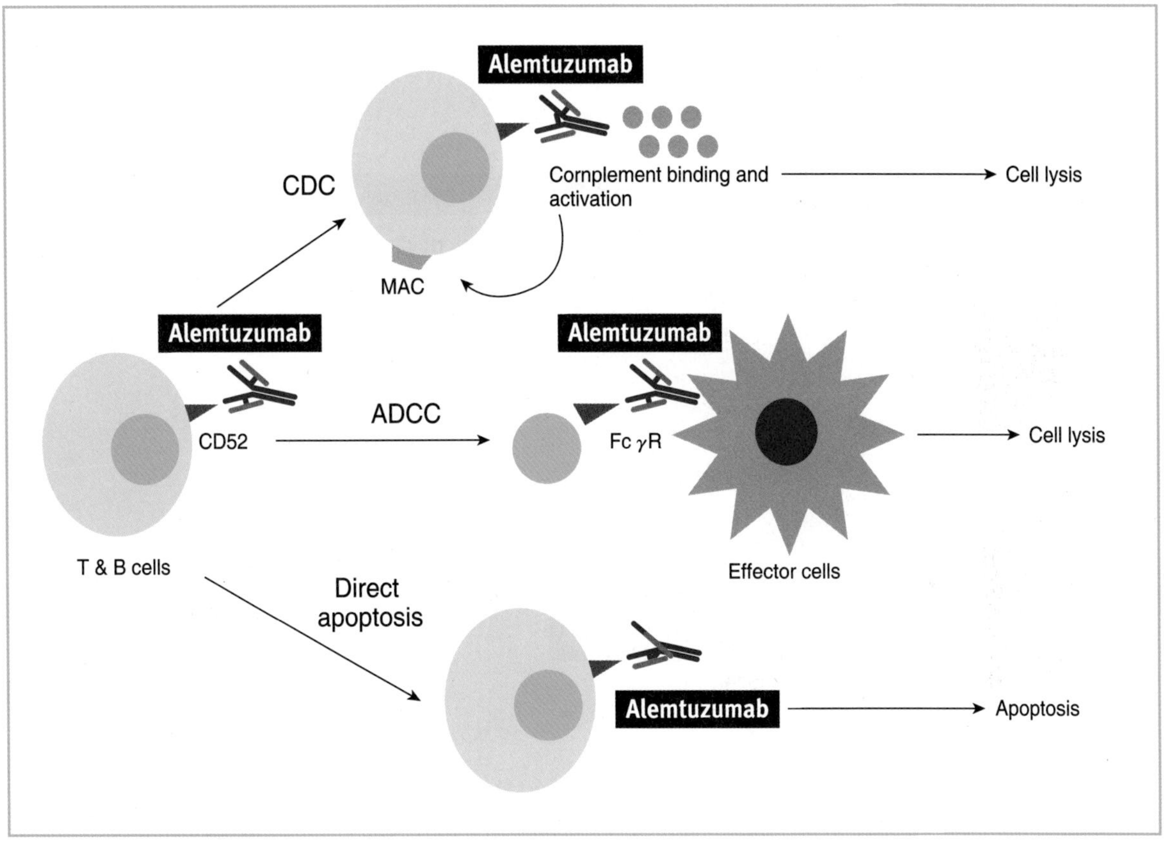

Figure S1-30. Alemtuzumab

CD52 항체는 T 세포와 B 세포 표면의 CD52와 결합하여 CDC, ADCC 및 세포 자멸사를 유도한다. 다발성 경화증에서 손상된 염증과정을 일으키는 것으로 추정되는 T 세포와 B 세포의 순환을 대폭 감소시키므로 다른 면역세포에 끼치는 영향은 매우 적다.

■ 치료약제

Alemtuzumab(알렘투주맙, 제품명: 렘트라다 주, Lemtrada®)

Alemtuzumab은 주로 T 세포와 B 세포 표면에 있는 CD52에 선택적으로 결합하는 인간화 단클론항체로 2014년 11월 미 FDA와 2014년 10월 국내에서 '임상 또는 영상적 특징으로 정의된 활성 상태의 재발 완화형 다발성 경화증 성인 환자의 치료' 에 승인되었다.

▣ Dabigatran 역전제

■ Dabigatran

Dabigatran(제품명: 프라닥사, Pradaxa®)은 새로운 경구 항응고제(new oral anticoagulant, NOAC)로 thrombin(Factor IIa)를 직접 억제하여 fibrin의 생성을 억제하는 thrombin 억제제(direct thrombin inhibitor, DTI)이다.

■ 작용기전

Dabigatran 항체는 dabigatran과 결합하여 dabigatran의 항응고작용을 역전시켜 dabigatran 복용 환자가 응급 수술 및 긴급 처치 시 dabigatran에 의해 생명을 위협하거나 조절되지 않는 출혈의 발생을 사전에 차단한다.

■ 치료약제

Idarucizumab(이다루시주맙, 제품명: 프락스바인드 주, Praxbind®)

Idarucizumab은 dabigatran에 결합하는 인간화 단클론 항체로 2015년 미 FDA와 2016년 3월 국내에서 'dabigatran의 항응고작용의 역전(reversal)제' 에 승인되었다.

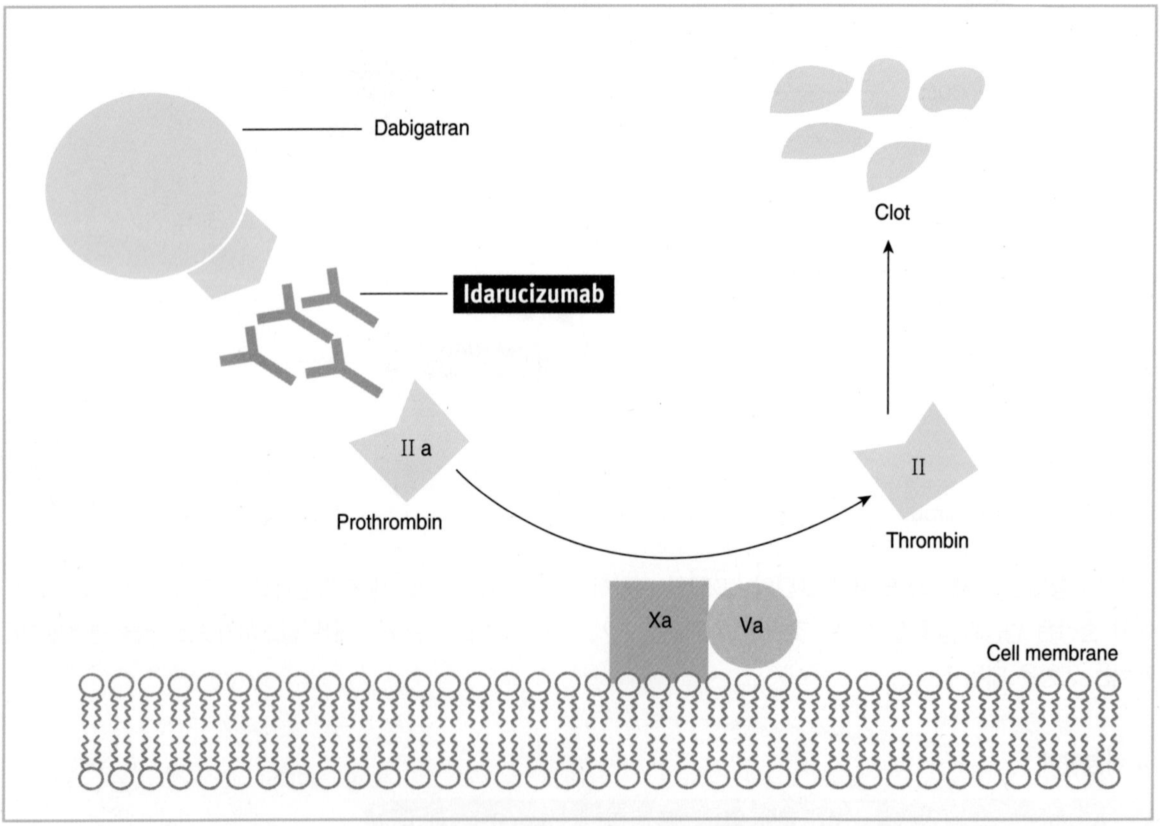

Figure S1-31. Idarucizumab

이 약제는 응급 상황에서는 12시간보다 더 빠른 시간 내에 수술을 해야 하는 점을 고려할 때 즉각적인 역전 효과를 바탕으로 혈액 응고 수준을 빠르게 정상화하여 필요한 경우 수술을 빠르게 받을 수 있다.

■ 국내 치료용 항체 정리

순서	분류	표적	항체 종류	성분명	제품명	제조사	주요 적응증	기타
1	항암제	HER2	mAb	트라스투주맙	허셉틴	로슈	유방암	국내: 허쥬마(셀트리온)
2		HER2	mAb	퍼투주맙	퍼제타	로슈	유방암	
3		HER2	ADC	트라스투주맙-엠탄신	캐싸일라	로슈	유방암	
4		EGFR	mAb	세툭시맙	얼비툭스	머크	직결장암	
5		VEGF	mAb	베바시주맙	아바스틴	로슈	전이성 암	
6		VEGFR-2	mAb	라무시루맙	사이람자	릴리	위암	
7		CD20	mAb	리툭시맙	맙테라	로슈	림프종, 류마티스관절염	
8		CD20	ADC	이브리투모맙-튜세탄	제바린키트	먼디파마	비호지킨림프종(NHL)	희귀
9		CD30	ADC	브렌툭시맙-베도틴	애드세트리스	다케다	호지킨림프종	희귀
10		RANKL	mAb	데노수맙	엑스지바 / 프롤리아	글락소스미스클라인	고형암의 골전이 환자에서 골격계 증상 발생 위험 감소 / 골다공증	
11		CTLA-4(CD152)	mAb	이필리무맙	여보이	비엠에스	전이성 흑색종	희귀
12		PD-1	mAb	니볼루맙	옵디보	오노	전이성 흑색종	희귀
13		PD-1	mAb	펨브롤리주맙	키트루다	엠에스디	전이성 흑색종	희귀
15	면역조절제	TNF-α	TNFR2/p75 + Fc	에타너셉트	엔브렐	화이자	류마티스관절염	동등:다빅트렐(한화케미칼)
16		TNF-a	mAb	인플릭시맙	레미케이드	얀센	크론병, 류마티스 관절염 등	동등:램시마(셀트리온)/렌플렉시스(삼성바이오에피스)
17		TNF-α	mAb	아달리무맙	휴미라	애보트	크론병, 류마티스 관절염 등 치료	
18		TNF-α	PEG-Fab	서톨리주맙	퍼스티맙 페골	오츠카	성인 류마티스관절염	
29		TNF-α	mAb	골리무맙	심퍼니	얀센	성인 류마티스관절염 등 치료	
20		IL-6R	mAb	토실리주맙	악템라	JW 중외	성인 류마티스관절염	
21		CD80(B7-1)/CD86(B7-2)	CTLA4 + Fc	아바타셉트	오렌시아	비엠에스	류마티스관절염	
22		IL-12/IL-23 p40	mAb	우스테키누맙	스텔라라	얀센	중증의판상건선, 건선성관절염	
31		IL-17A	mAB	세쿠키누맙	코센틱스	노바티스	건선, 건선성 과절염, 강직성 척추렴	희귀
14		IL-2	mAb	바실릭시맙	씨뮬렉트	노바티스	신장이식시 병용 면역억제제	
24		BLys (=BAFF)	mAb	벨리무맙	벤리스타	글락소스미스클라인	성인 전신홍반루푸스 치료	
25		integrin α4β7	mAb	베돌리주맙	킨텔레스	다케다	궤양성대장염, 크론병	희귀, 동등:브렌시스(삼성바이오에피스)

순서	분류	표적	항체 종류	성분명	제품명	제조사	주요 적응증	기타
23	기타	IgE	mAb	오말리주맙	졸레어	노바티스	알레르기성천식	희귀
34		IL-5	mAB	메폴리주맙	누칼라	글락소스미스클라인	호산구성 천식	
26		VEGF	Fab	라니비주맙	루센티스	노바티스	황반변성	
27		VEGF	VEGFR 1 & 2 + Fc	애플리버셉트	아일리아	바이엘	황반변성	
28		Receptor GpIIb/IIIa	Fab	압식시맙	리오프로	릴리	허혈성 심합병증 예방	희귀, 동등: 클로티냅(이수앱지스)
29		Epitope in the F protein of RSV	mAb	팔리비주맙	시나지스	애비브	소아환자의 하기도 질환 예방	
30		Complement C5 α −chain	mAb	에쿨리주맙	솔리리스	한독	야간혈색소뇨증에서 용혈감소	희귀
32		integrin α 4	mAb	나탈리주맙	티사브리	유씨비	다발성 경화증	희귀
33		CD52	mAB	알렘투주맙	렘트라다	젠자임	다발성 경화증	희귀
35		Dabigatran.	mAB	이다루시주맙	프락스바인드	베링거인겔하임	프라닥사 역전제	

S2 소분자 표적치료제
Small Molecule Targeted Agent

■ 약제에 대한 전반적인 이해

소분자 표적치료제(Small molecule targeted agent)는 신호전달경로(signal transduction pathway)을 표적으로 하므로 넓은 의미로는 신호전달경로 억제제라고도 한다. 소분자 표적치료제는 2001년 최초로 승인된 BCR-ABL 티로신 키나제 억제제(tyrosine kinase inhibitor)인 imatinib(글리벡, Gleevec®)이 만성 골수성 백혈병 환자에게 탁월한 임상 효과를 보이면서 시작되었다. 이어 2003년 암세포 성장에 필요한 상피 성장인자 수용체(epidermal growth factor receptor, EGFR)의 티로신 키나제 억제제인 gefinib(이레사, Iressa®)이 비소세포 폐암에 승인되었다. 이후 계속적으로 개발되면서 현재 약 30여종의 약제가 임상에서 주로 항암제로 사용되고 있다.

▣ 소분자(Small Molecule)

소분자는 분자량이 900daltons 이하(임상적으로는 600daltons 이하)인 유기 화합물로 세포막을 쉽게 통과하여 세포 내 작용 부위에 도달할 수 있다. 약리적으로 소분자는 생물학적 표적(단백질 또는 핵산 등)과 결합하여 세포 내 신호전달(cell signaling) 등 표적의 활동 또는 기능을 변화시키는 effector(작용인자)로서의 역할이 가능해진다.

▣ Kinase(인산화효소)

Kinase는 ATP와 같은 고에너지 분자의 인산화반응(phosphorylation)을 촉매하는 인산전달효소(phosphotransferase)로 인산기를 추가하는 반응을 매개하는 phosphorylase(가인산분해효소)와 인산기를 제거하는 반응을 매개하는 phosphatase(인산가수분해효소)의 역할을 한다.

단백질, 지질 또는 탄수화물은 인산화 과정에 따라 활성, 반응성 또는 다른 분자와의 결합능력 등이 달라진다. 따라서 kinase는 물질 대사, 세포간 신호 전달, 단백질 조절, 세포 수송, 분비 및 그 밖에 수많은 세포 반응 경로에 매우 중요한 역할을 하는데, kinase의 대부분은 protein kinse(단백질 인산화효소)이다.

■ Protein Kinase(단백질 인산화효소)

Protein kinase는 단백질의 인산화를 통하여 단백질의 다양한 기능적 변화를 일으킨다. 예를 들어 단백질의 활성을 증가 또는 감소시키고 안정화 또는 분해시키기도 하며, 특정한 세포 구획에 위치시키기도 하고 다른 단백질과의 상호작용을 개시 또는 교란시킬 수 있다.

인간 유전자중 500여종의 protein kinase가 있는데, 이는 전체 유전자의 약 2%에 해당한다.

이러한 kinase는 전체 인간의 단백질의 30%이상을 변화시키고 세포 내 신호전달경로(intracellular signal transduction pathway)에 핵심적으로 관여한다.

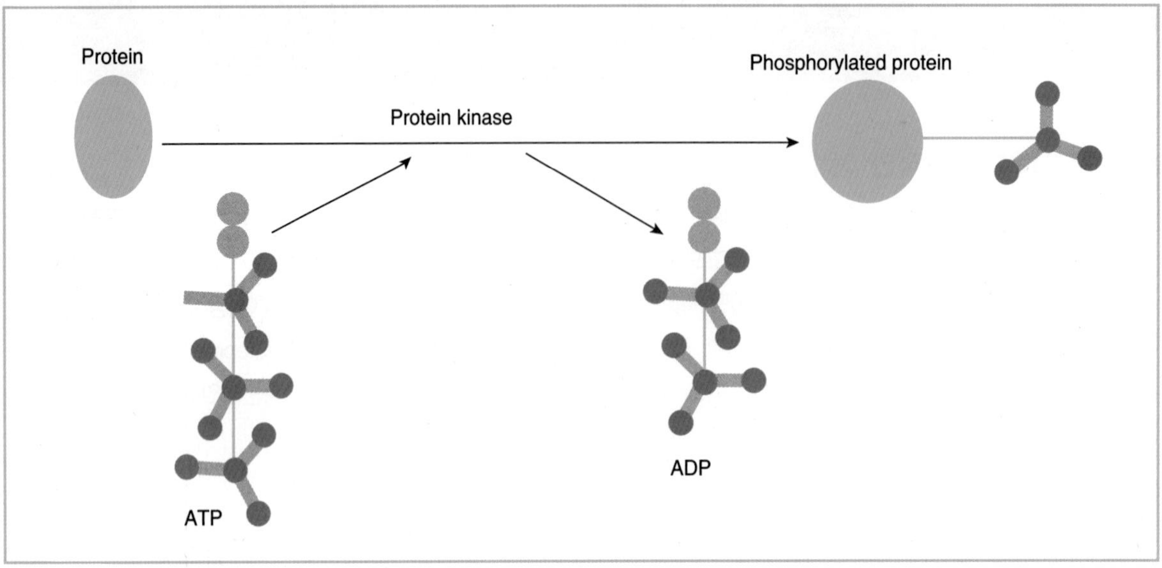

Figure S2-1. Protein Kinase

■ Tyrosine Kinase(TyK, 티로신 키나제)

Protein kinase의 한 종류인 tyrosine kinase는 세포 내 ATP로부터 한 개의 인산기를 tyrosine에 전달하여 세포 기능을 'on' 또는 'off' 한다. 즉 한 개의 인산기가 tyrosine과 결합하는 것을 단백질의 인산화라 하는데, 이는 세포 내 신호 전달과 세포 활동을 조절하여 정상 세포의 성장 등에 중요한 역할을 한다. 그러나 과도한 tyrosine kinase 활성은 암 및 자가면역 질환 등을 일으킨다.

▣ Receptor Tyrosine Kinase(RTK)

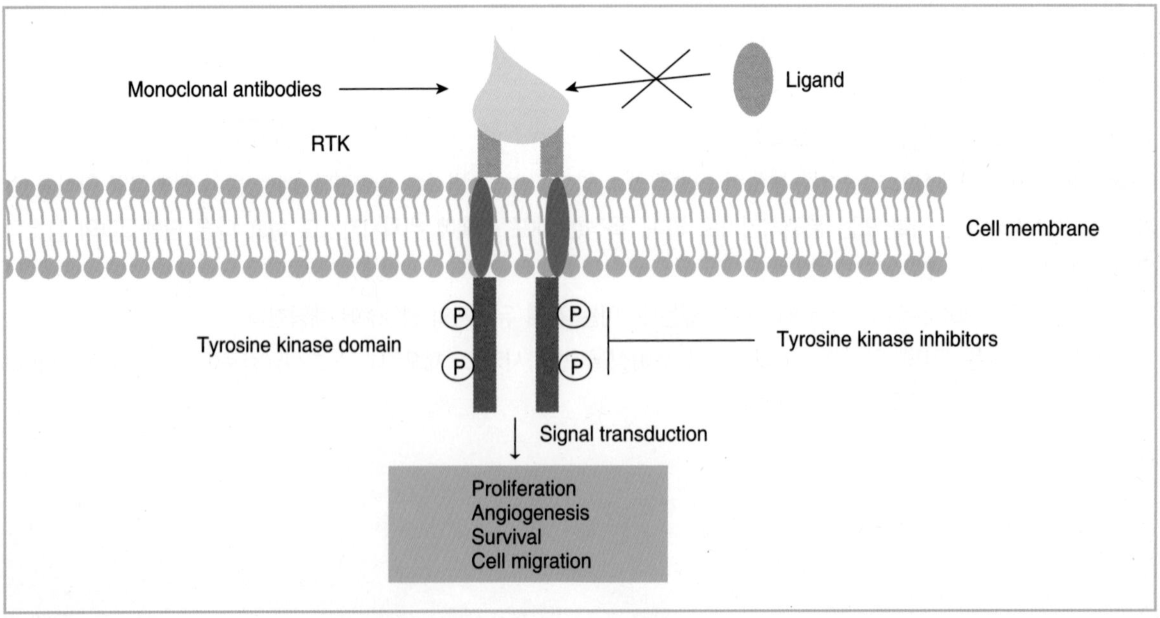

Figure S2-2. Receptor Tyrosine Kinase(RTK)

인체는 외부에서 자극이 발생하면 세포막에 있는 수용체를 통해 이를 인지한다. 이 수용체는 크게 세포 밖으로 노출된 세포 외 부분, 세포막 통과 부분, 세포 내 부분으로 나누는데, 이를 모두 합쳐 수용체 티로신 키나제(receptor tyrosine kinase, RTK)라 한다. RTK의 세포 외 부분은 특정 ligand가 결합하는 부분이며, 세포 내 부분은 ligand에 의하여 활성화된 신호를 세포 내로 전달하는 기능을 한다.

RTK에는 EGFR, VEGFR, PDGFR 등이 있다. 대부분의 악성 종양은 이러한 세포의 정상적인 신호전달체계가 유지되지 못하고 과활성화되는 상황을 맞이하면서 발생하게 되는데, 이러한 상황은 몇 가지 경우에 의해 유발된다. 첫째 수용체 자체나 혹은 수용체에 결합하는 ligand의 과발현하는 경우, 둘째 RTK 염기 서열의 돌연변이(mutation)로 ligand-수용체 결합이 이루어지지 않더라도 자체적인 활성으로 세포 내 성장신호가 전달되는 경우, 셋째 tyrosine kinase가 세포의 다양한 기능을 담당하는 최종 단백과의 관계에서 비정상적인 활성을 유발하는 경우이다.

또한 non-receptor tyrosine kinase(nRTK)는 세포질 내에서 인산화 과정을 촉매하는 효소로 ATP을 단백질의 tyrosine 잔유기(residue)로 이동시킨다. nRTK는 세포내 기능을 'on' 또는 'off' 작용하면서 세포의 성장, 증식, 분화, 부착, 이주, 세포 자멸사(apoptosis) 등 세포 내 기능을 조절한다.

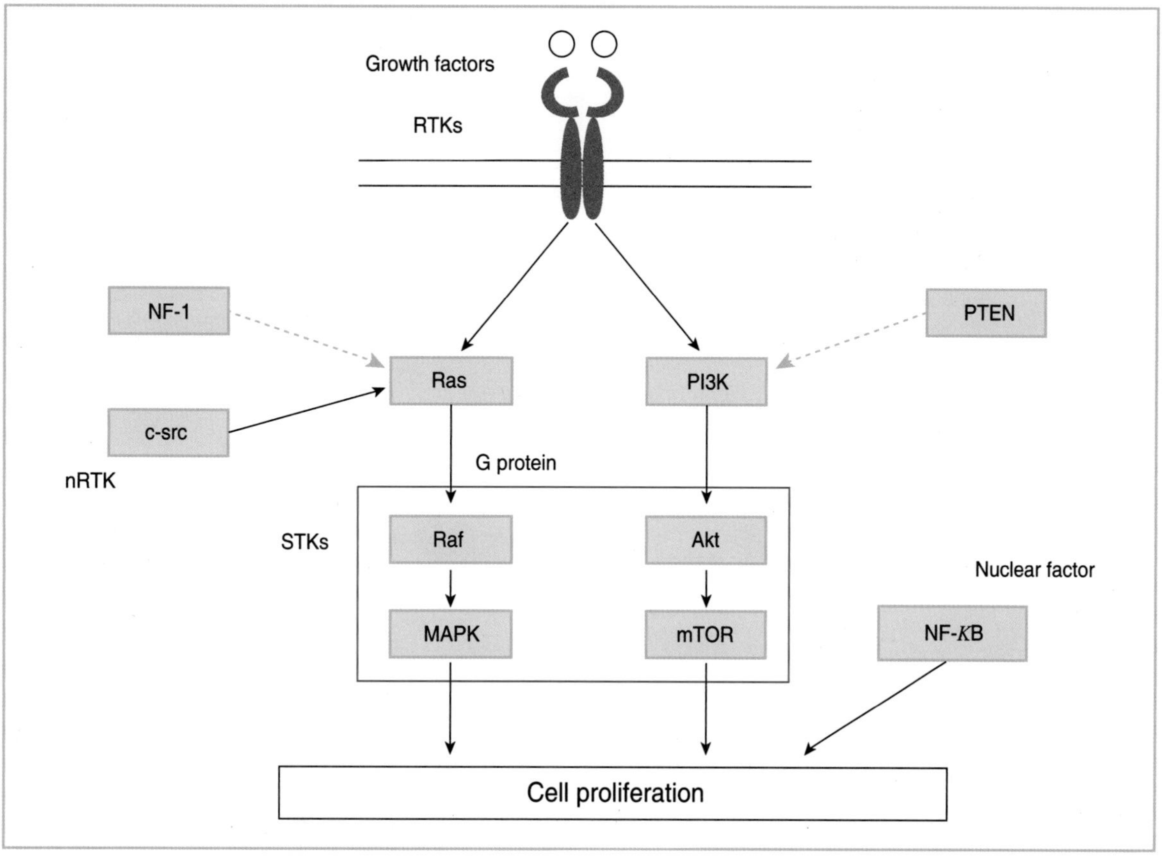

Figure S2-3. Non-Receptor Tyrosine Kinase(nRTK)

■ 주요 RTK의 종류

인체 성장인자(EGF, VEGF, PDGF, FGF 등)가 RTK(EGFR, VEGFR, PDGFR, FGFR 등)와 결합하여 활성화되면 정상 세포의 성장과 분화에 중요한 역할을 한다.

1. 상피성장인자 수용체(Epidermal growth factor receptor, EGFR)

EGFR는 RTK 중 가장 먼저 밝혀진 성장인자 수용체로 상피 세포의 표면에 발현되고 세포주기 조절 분자들의 부류(class)인 단백질 tyrosine kinase의 성장 인자 수용체 군(family)에 속한다. EGFR는 HER(human epidermal growth factor receptor)-1, HER-2, HER-3, HER-4 등 네 가지가 있으며, 이들이 세포 외 domain에 ligand가 결합하여 tyrosine kinase가 활성화되면 세포 내로 세포성장신호를 PI3K/AKT/mTOR 경로 및 RAS/RAF/MEK/MAPK 경로를 통해 핵으로 전달되어 암세포의 생존, 증식, 침습, 전이 및 암세포에 의해 유도된 혈관신생 등을 유도한다.

따라서 암세포의 표면에 EGFR이 발현되면 암세포의 성장과 분화 등 생존에 관여하는데, 간세포암의 경우 암조직 중 66%에서 EGF 수용체가 과발현된다. 이외에 여러 고형암에서도 동일 수용체의 발현이 증가가 보고되었다. 또한 EGFR은 비소세포폐암(non small cell lung carcinoma, NSCLC)의 약 50-80%에서 과발현하며 과발현이 있는 경우 예후가 불량하다.

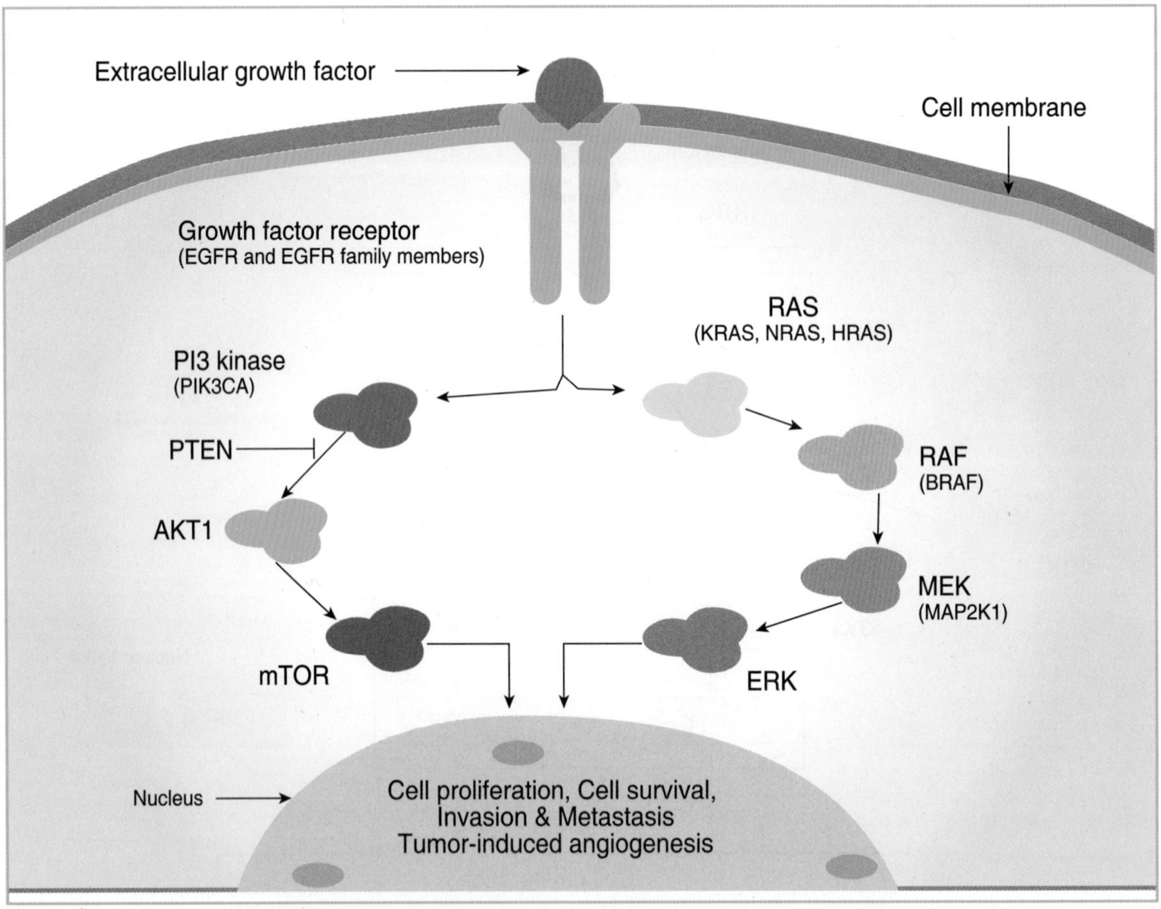

Figure S2-4. Epidermal Growth Factor Receptor(EGFR)

2. 혈관내피성장인자 수용체(Vascular endothelial growth factor receptor, VEGFR)

VEGF에는 5가지의 아형(VEGF-A, -B, -C, -D, and F)이 밝혀져 있고, 각각의 아형과 반응하는 수용체는 3가지(VEGF-1, -2, -3)가 존재한다고 알려져 있다. VEGF-A는 VEGFR-1, -2를 통해서 신호전달체계를 활성화시키는데, 이는 혈관 내피세포의 증식, 이동, 생존을 촉진시킨다. 또 VEGF-C와 D는 VEGFR-2, VEGFR-3와 결합하여 신생 림프관 및 혈관신생을 유도한다. 그리고 VEGF는 대장암에서 높게 나타나고 이 중 VEGF-A는 다른 아형에 비해 특히 더 높게 나타나며, 이렇게 높은 VEGF-A는 대장암의 침윤성이나 진행 정도에 큰 영향을 미친다. 이에 최근에는 재발성 또는 4기 결장직장암 환자에서 항암치료와 더불어 VEGF의 억제를 목적으로 하는 표적치료가 사용되고 있으며 생존율에서 향상도 보고되고 있다.

VEGF는 혈관신생에 가장 중요한 역할을 하며, VEGF 이외에도 FGF, PDGF, PlGF(placenta growth factor) 등도 관련된다. VEGF의 신호 전달 경로도 EGFR 경로와 비슷하게 PI3K/AKT/mTOR 경로 및 RAS/RAF/MEK/MAPK 경로를 통해 이루어진다.

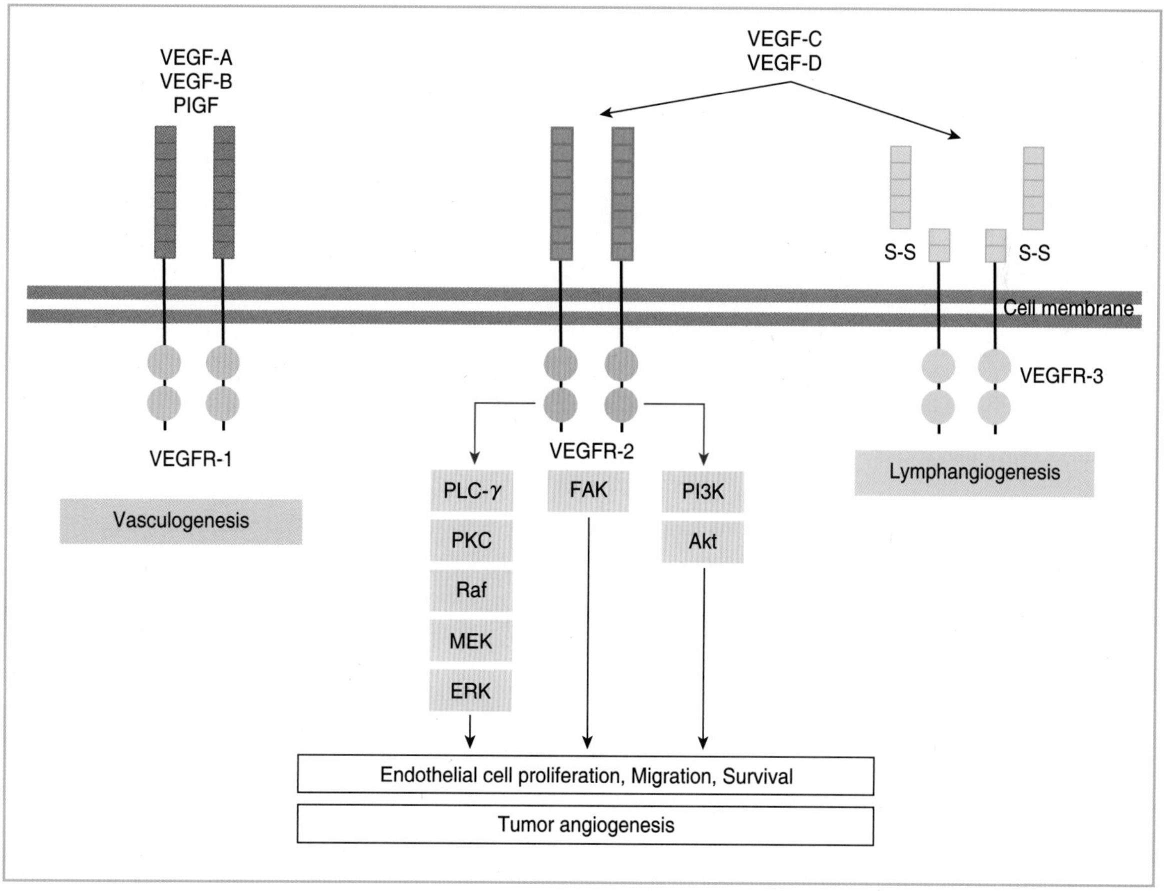

Figure S2-5. Vascular Endothelial Growth Factor Receptor(VEGFR)

▣ 신호전달(Signal Transduction)

일반적으로 세포들 간의 정보 교환은 외부 인자(성장 인자, 신경 전달 물질, 호르몬 등)의 신호가 세포막에 존재하는 수용체에 인식되면서 세포 내로 전달되고 다양한 경로를 통해 신호를 핵 내로 전달한다. 이로 인해 세포막의 투과성, 운반성 또는 전기적 상태와 세포의 대사, 분비, 증식, 분화, 수축작용 등이 일어난다.

외부의 신호분자(ligand)인 성장인자가 RTK의 세포 외 부분에 있는 수용체에 결합하여 세포질(cytoplasm) 내 RTK의 tyrosine kinase가 활성화되면 이중체(dimer) 상에서 서로의 tyrosine을 인산화 시킨다. 이와 같은 tyrosine의 인산화는 세포 외의 자극에 대한 반응(cellular response)을 세포 내로 전달하는 가장 중요한 과정이 된다.

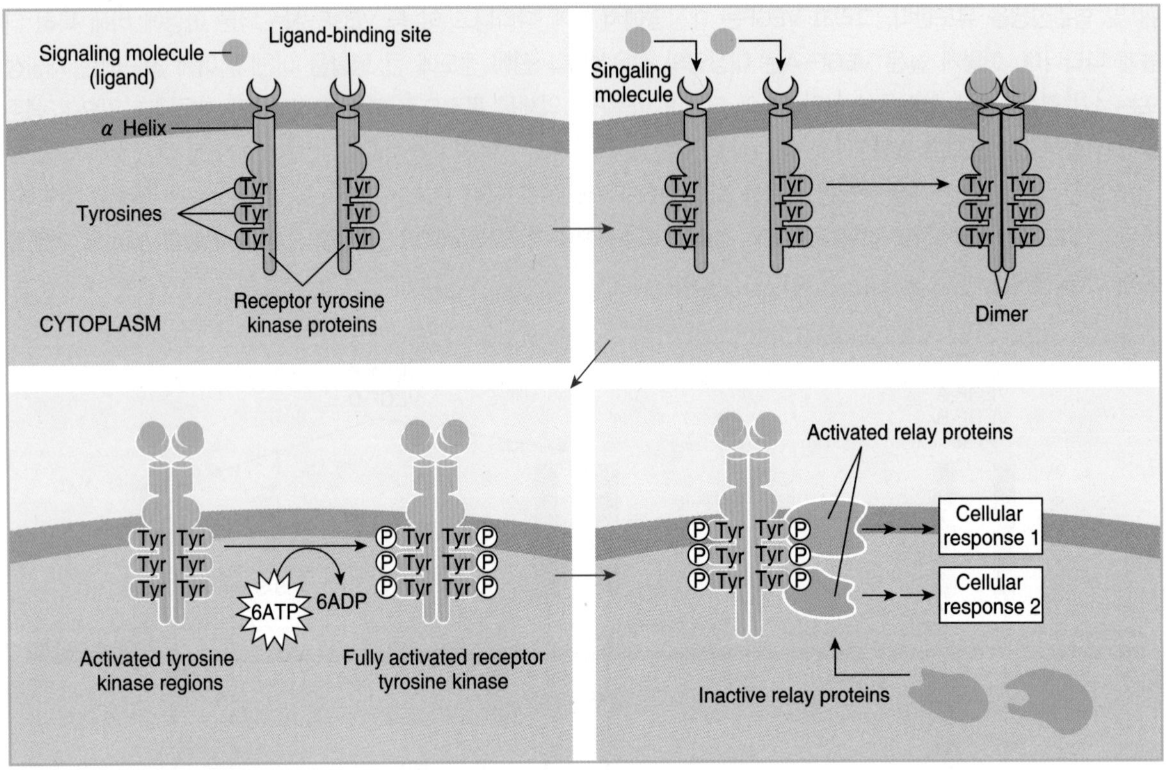

Figure S2-6. Signal Transduction

▣ 신호전달경로(Signal TransDuction Pathway)

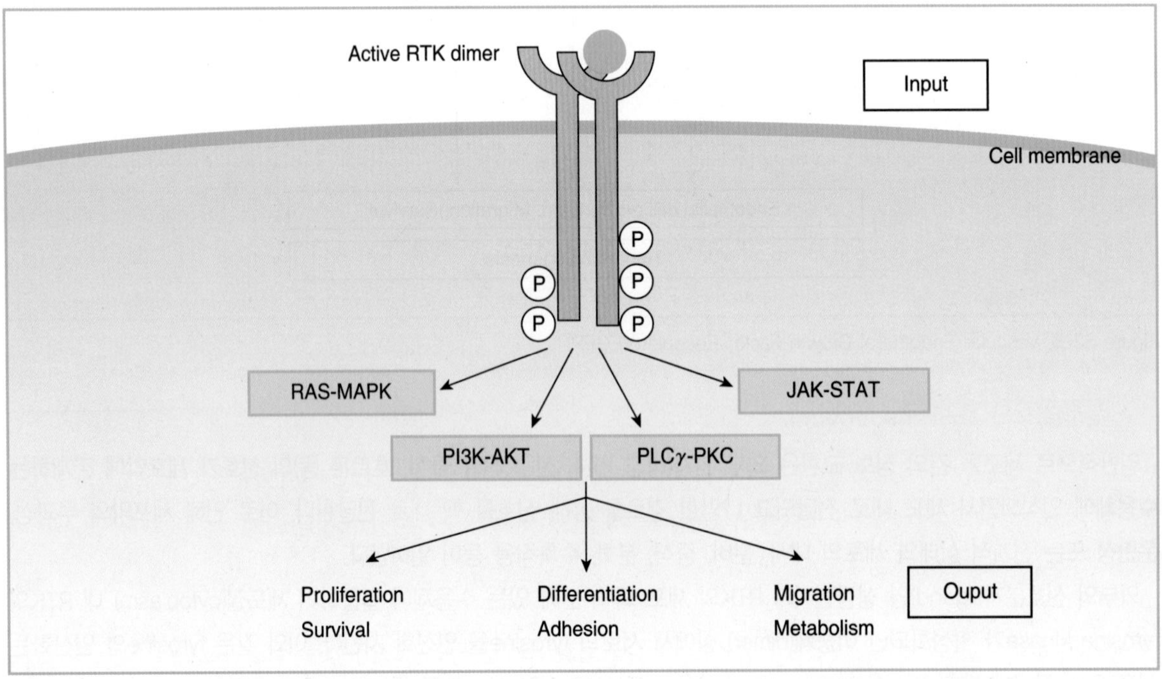

Figure S2-7. Signal Transduction Pathway

신호전달경로는 궁극적으로 신호를 핵 내로 전달하여 세포의 증식, 분화, 이주, 생존, 부착 및 대사를 돕기 위함이다. 신호전달경로는 세포 내부의 매우 다양한 신호전달체계와 서로 연결되어 상호 작용하기 때문에 단순하게 효소나 단백질의 작용과는 다르다. 그러나 어떤 상황에서는 tyrosine kinase가 돌연변이되거나 과발현되어 신호전달경로의 조절 기능이 저하되면 무한 성장하는 암을 일으킬 수 있다.

주요 신호전달경로는 JAK/STAT 경로, MAPK/ERK 경로 등이 있다. JAK/STAT 경로는 protein-tyrosine kinase와 전사 인자 사이를 직접 연결시켜 protein-tyrosine 인산화는 전사 인자의 위치와 기능에 영향을 준다. 반면 MAPK/ERK 경로는 세포표면과 핵 사이를 간접적으로 해주며 최종적으로 protein-kinase 연쇄 반응에 의해서 핵에서 전사인자의 인산화가 일어나도록 한다.

1. JAK/STAT 경로

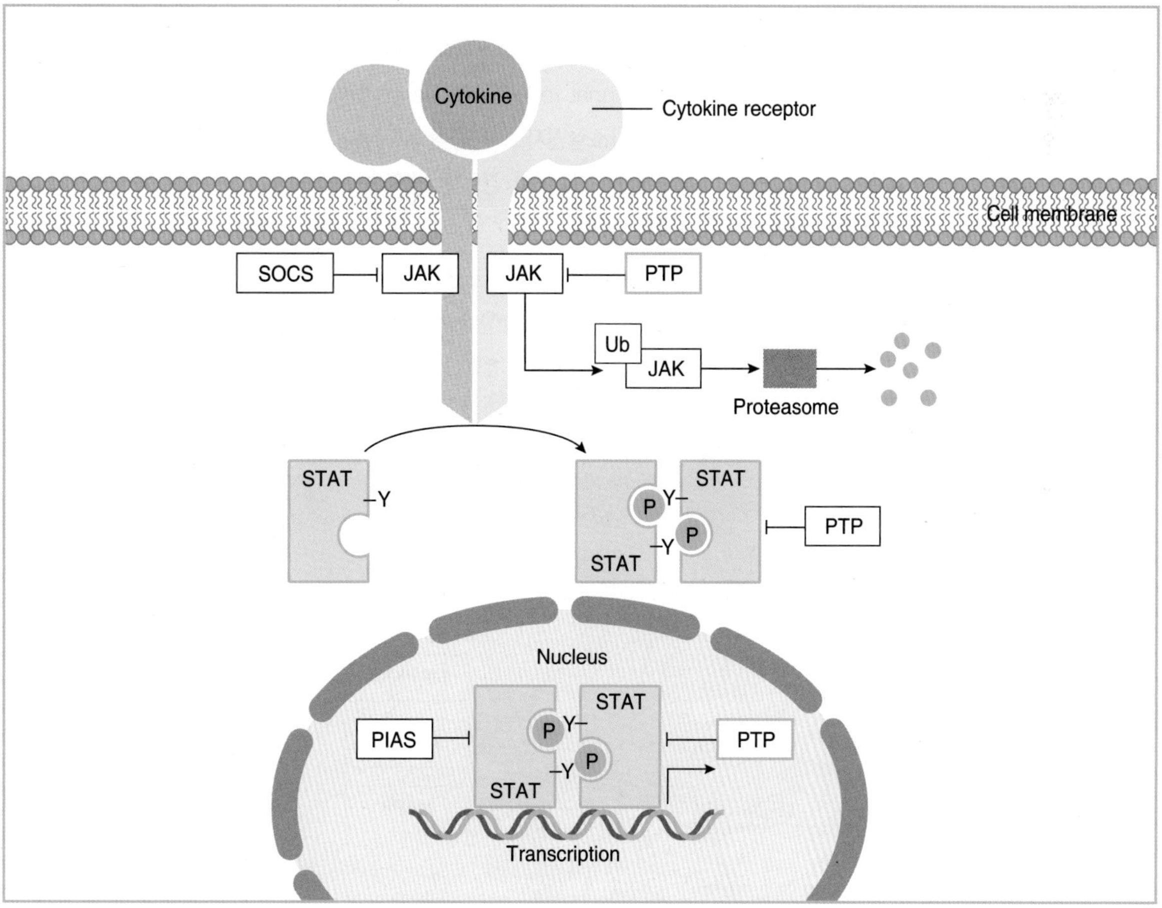

Figure S2-8. JAK/STAT Pathway

JAK/STAT 경로의 핵심인자는 STAT(signal transducer and activator of transcription) 단백질이며 SH2((Src homology 2) 도메인을 갖는 전사인자의 일종이다.

JAK(Janus kinase) 수용체는 이량체(dimer)로 되어 있으며, 평상시 ligand가 없을 때는 서로 떨어져 있다가 외부의 cytokine 등과 같은 ligand가 결합하게 되면 이량체가 서로 붙게 된다. JAK가 활성화되고 이를 인식하여 STAT 단백질이 유도되어 마찬가지로 인산화된다. 인산화된 STAT은 이량체를 형성하고 핵으로 이동할 수 있게 되어 핵으로 이동한 STAT은 DNA에 결합하여 전사를 조절한다.

JAK/STAT 경로는 종종 SOCS(suppressor of cytokine signaling)나 PTP(protein tyrosine phosphatase)와 같은 억제인자들에 의해 조절되며, 극단적인 경우는 ubiquitin(Ub)에 의해 JAK가 분해되어버리기도 한다. 특히 이 중에서 PTP는 상당히 광범위한 억제 효과를 갖고 있어서 JAK 말고도 STAT의 활성 역시 억제할 수 있다.

2. MAPK/ERK 경로

MAPK/ERK 경로는 JAK/STAT 경로와 마찬가지로 평소에는 ligand가 서로 떨어져 있다가 수용체에 ligand가 결합하면 이량체를 형성하는데, 이렇게 이량체가 형성되면 수용체의 세포 내부 domain이 인산화된다. 그러면 GRB2(growth factor receptor-bound protein 2), SOS(son of sevenless)와 같은 단백질들이 이것을 인식하여 RAS와 상호작용을 하게 된다. 이 과정에서 RAS는 GTP(guanosine triphosphate)를 소모하며 활성화된다.

활성화된 RAS는 RAF(rapidly accelerated fibrosarcoma) 및 MAPK(mitogen activated protein kinase) 단백질들을 단계적으로 활성화시켜 최종적으로 ERK(extracellular signal regulated kinase) 단백질을 활성화(인산화)하여 핵 내부로 진입할 수 있게 한다. 핵 내부로 들어간 ERK는 전사조절인자로 작용할 수 있다. 그러나 이러한 세포 내 신호조절 기전 외에도 다른 요인에 의해 전사조절인자가 조절될 수 있다. 이 경로는 세포의 증식, 생존 및 분화 등 성장 발달과 큰 관계를 보이며 암 발생과도 연관되는 것으로 알려져 있다.

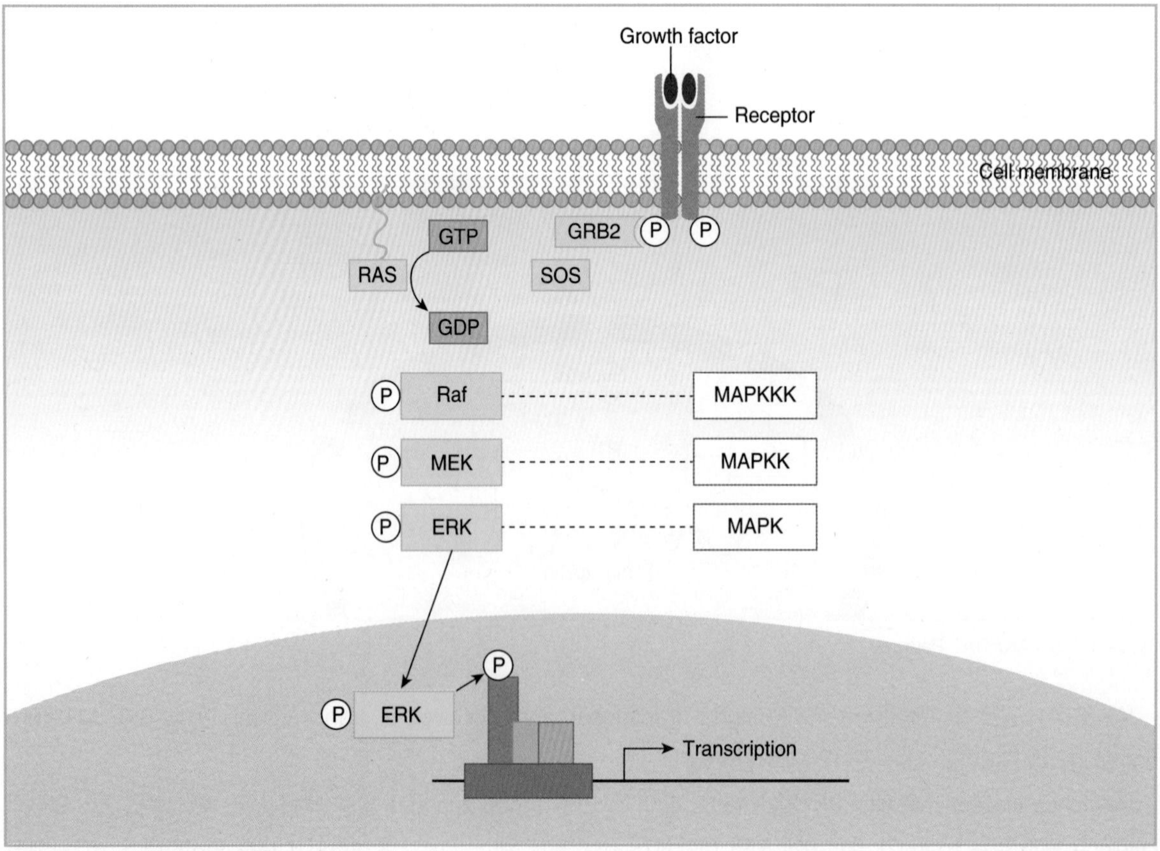

Figure S2-9. MAPK/ERK Pathway

3. PI3K/AKT/mTOR 경로

성장인자가 세포 표면에 발현된 다양한 수용체와 결합 후 세포 내부의 tyrosine kinase가 활성화되어 발생한 신호 PI3K(phosphoinositide 3-kinase) 효소를 활성화하여 세포 내로 전달된다. 전달된 신호에 의해 세포막으로 소집되어 활성화된 PI3K는 Akt(protein kinase B), mTOR(mammalian target of rapamycin)를 순차적으로 활성화시키며, 암세포의 증식, 분화, 생존, 이동 및 대사에 관여하는 단백의 조절을 담당한다.

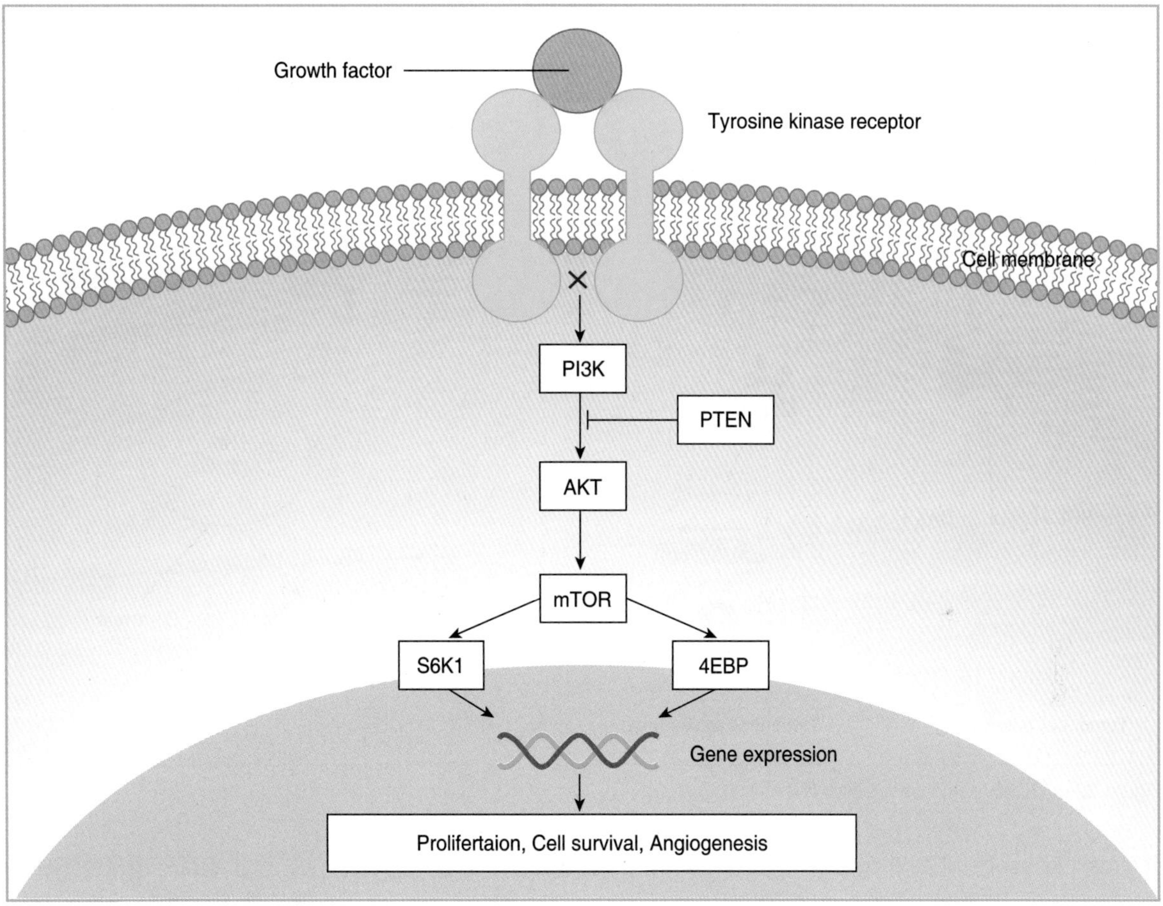

Figure S2-10. PI3K/AKT/mTOR Pathway

▣ 소분자 표적치료제의 종류

암세포의 성장, 분화 및 생존에 있어 신호 전달 경로의 활성화가 중요한 역할을 한다. 이 경로를 활성화 시키는 중요한 매개 효소들로는 티로신 키나제(tyrosine kinase), 프로테인 키나제 C(protein kinase C) 및 Farnesyl transferase 등이 있으며, 이러한 효소들의 활성을 억제하는 표적치료제들이 개발되어 사용되고 있다.

1. 티로신 키나제 억제제(Tyrosine kinase inhibitors, TKIs)

암세포의 성장에는 세포 표면에 존재하는 성장인자 수용체가 매우 중요한 역할을 하는 것으로 알려져 있다. 성장 인자가 암세포 표면의 수용체에 결합하면 수용체가 활성화되면서 세포 내부의 신호전달체계를 활성화시켜 종양이 성장하고 침습하며 전이를 일으킨다. 표적치료제의 일종인 신호전달경로 억제제는 성장인자가 수용체에 결합하는 것을 방해하거나 수용체의 활성화를 차단함으로써 암세포의 암의 성장과 진행을 억제한다.

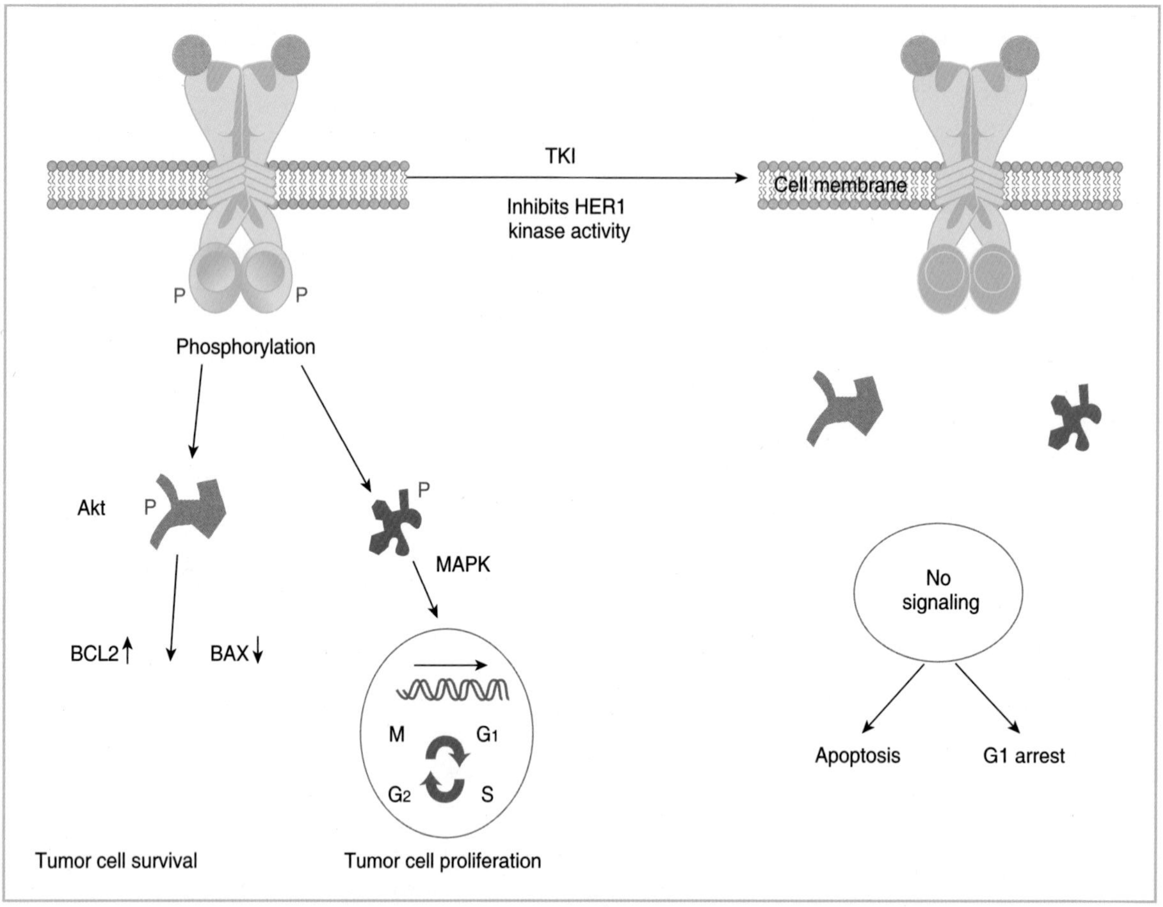

Figure S2-11. Tyrosine Kinase Inhibitor(TKI)

Tyrosin kinase는 세포 외 ligand가 세포질로부터 핵으로 중요한 정보를 운반하는 신호 전달 경로의 중요한 요소이다. EGFR는 tyrosin kinase의 군에 속하는 대표적 성장인자 수용체이며, 비정상적으로 활성화 되면 많은 종류의 암이 유발된다. 따라서 tyrosine kinase를 차단하면 항암제로 작용하게 된다. TKI는 single-targeted TKI와 multi-targeted TKI로 구분한다.

2. 다중 표적 티로신 키나제 억제제(Multiple-targeted tyrosine kinase inhibitor)

TKI는 잠재적인 내성 기전, 약동학적 선택성, 종양 환경에 따라 장점과 단점을 가지고 있다. 그중 다중 TKI는 대개 암은 여러 신호전달에 의해 발생하므로 다양한 표적을 억제하는 것이 임상적으로 효과적일 수 있고 약제 내성에 대해서도 단일표적 TKI에 비해 더 적을 수 있다. 다. 그러나 다중 TKI는 다양한 경로를 차단하므로 선택성이 떨어질 수 있다.

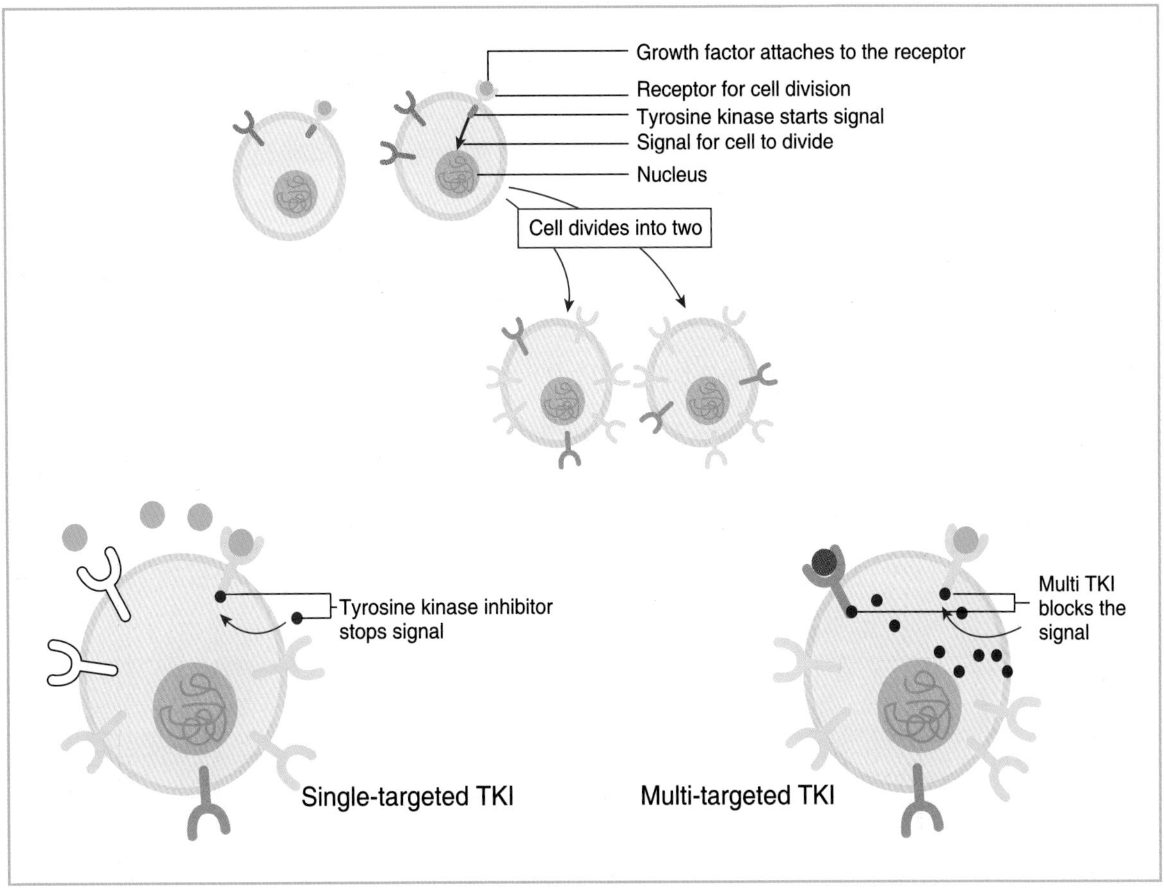

Figure S2-12. Single-Targeted TKI and Multiple-Targeted TKI

3. 혈관신생 억제제(Angiogenesis Inhibitor)

1) 혈관신생(Angiogenesis)

혈관신생은 기존의 미세혈관으로부터 새로운 모세혈관이 형성되는 과정으로 정상적으로는 배아의 발달(embryonic development)시, 상처의 치유, 주기적인 여성의 생식기 계통의 변화가 있을 때만 일어나며 그 외의 정상적인 조건에서는 거의 일어나지 않는다. 그러나 혈관신생이 자율적으로 조절되지 못하고 병적으로 계속 성장하게 되면 여러 질환을 일으킨다. 혈관신생에 관련된 질환으로는 혈관종, 혈관 섬유종, 혈관 기형 및 심혈관질환인 동맥경화, 혈관 유착, 부종성 경화증이 있다. 혈관신생에 의한 안과 질환으로는 각막 이식성 혈관신생, 혈관신생성 녹내장, 당뇨병성 망막증, 신생혈관에 의한 각막 질환, 황반 변성, 익상편, 망막 변성, 후수정체 섬유증식증, 과립성 결막염 등이 있다. 또한 류마티스관절염과 같은 만성 염증성 질환, 건선, 모세관 확장증, 화농성 육아종, 지루성 피부염, 여드름과 같은 피부과 질환이 있으며, 암세포의 성장과 전이는 반드시 혈관신생에 의존한다.

2) 혈관신생을 억제할 수 있는 방법

첫째, 특정한 혈관신생 촉진인자의 활성을 감소시키는 방법이다. 대표적으로 VEGF는 강력한 혈관신생 촉진인자이며 여러 가지 암세포에서 발현이 증가된다. 둘째, 혈관 내피세포의 성장 억제 또는 세포 자멸사를 유도하는 방법이다. 암조직은 저산소증이나 산도의 감소 등으로 쉽게 세포 파괴가 일어날 수 있는 환경이 만들어지기 때문에 내피세포의 생존인자(survival factor)가 필요하다. 따라서 내피세포를 안정화시키는 pericytes, 세포-세포간 결합에 관여하는 integrin, 혹은 VEGF, Ang-1 등을 억제하면 된다. 셋째, 혈관신생 촉진인자나 내피세포 생존인자들을 조절하는 간접인자들의 작용을 억제하는 방법이다. 예를 들어, VEGF는 EGF, IGF 등으로 발현이 증가되기 때문에 이들의 작용을 억제하여 VEGF 발현을 억제할 수 있다. 넷째, 체내에 존재하는 혈관신생 억제제인 angiostatin, endostatin, thrombospondin, interferon 등의 활성을 증가시키는 방법이다.

Vascular endothelial growth factor(VEGF)는 혈관내피세포 표면에 있는 VEGF 수용체에 결합하면서 tyrosine kinase를 활성화시켜 혈관신생을 유도하여 암세포의 성장 및 전이에 중요한 역할을 한다. 그러므로 VEGF 억제제는 혈관 신생을 차단하여 각종 암과 황반 변성 등에 사용하고 있다. 현재 치료용 항체로 항암제 bevacizumab이 있고 황반 변성 치료제 ranibizumab과 aflibercept 등이 있으며 TKI로는 sunitinib, sorafenib 등이 있다.

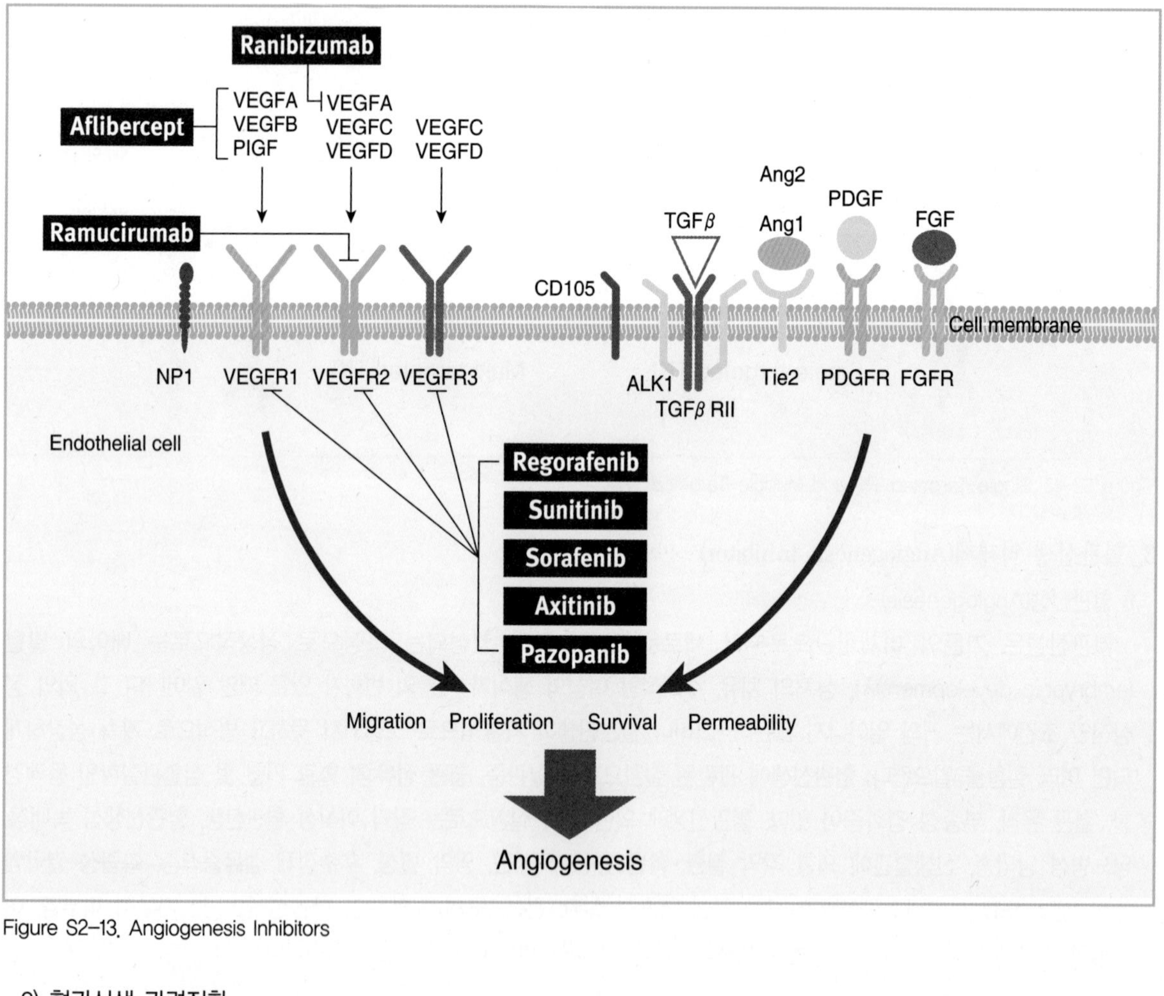

Figure S2-13. Angiogenesis Inhibitors

3) 혈관신생 관련질환

① 암

암의 혈관신생은 기존의 혈관들로부터 모세혈관이 뻗어나가는 과정을 통하여 일어난다. 이는 전자 현미경으로 관찰하면 일정한 패턴을 볼 수 있는데, 암으로부터의 혈관신생 자극에 대한 반응으로 기존의 혈관, 특히 모세혈관 후의 세정맥 주위의 기저막이 분해되고, 그 다음은 혈관 내피세포가 혈관으로부터 떨어져 나와 암을 향해 이동한다. 이때 뒤에 따르는 세포는 DNA 합성과 세포분화를 하여 일단 미성숙한 새로운 혈관이 연장되면 가지(branch)를 만들고, 혈관의 계제(loop)를 형성하면서 관형성(vasculonenesis)의 과정을 거쳐 완전한 혈관조직망을 형성한다. 마지막으로 모세혈관이 기저막 또는 혈관주위 세포층에 의해 둘러 싸여져서 성숙한 모세혈관망(capillary network)을 형성한다.

혈관신생은 종양에 두 가지 중요한 역할을 하는데, 먼저 일차 종양과 전이된 이차 종양의 성장과 증식에 필요한 영양과 산소를 공급하는 것이고, 다음 종양까지 침투한 신생 모세혈관들은 전이하는 암세포가 혈액순환계로 들어갈 수 있는 기회를 주어 암세포가 온몸에 퍼져 전이(metastasis)가 되게 한다.

전이는 암세포가 일차 종양괴로부터 분리되어 해부학적으로 먼 곳에 있는 조직이나 장기에 착상하여 성장하는 현상이다. 현재 임상에서는 암의 치료성적을 향상시키기 위하여 화학요법이나 면역요법들을 이용하고 있는데, 이러한 치료방법이 일부 암에서 어느 정도 효과를 거두고는 있지만 암환자의 생존율을 높이는데 기여하지 못하고 있는 것은 바로 암의 전이 때문이다. 암환자 사망의 주 원인은 전이이며, 혈관신생에 의해 암조직까지 침투한 혈관을 따라 전이가 일어나므로 혈관신생은 암의 성장과 전이에 필수적이다. 따라서 혈관신생을 억제하면 전이를 막을 수 있다.

② 안과질환

노인성 황반 변성(macular degeneration), 당뇨병성 망막증(diabetic retinopathy), 조숙아의 망막증, 신생 혈관성 녹내장 등은 주로 혈관신생이 원인이 된다. 그 중 당뇨병성 망막증은 당뇨병의 합병증으로 망막에 있는 모세혈관이 초자체를 침습하여 결국 실명이 되는데, 눈은 가장 혈관이 없는 조직이어서 혈관이 성장하게 된다. 혈관신생에 의한 안과질환은 혈관 증식을 막지 못하므로 재발하므로 혈관신생을 막아야 근본적인 치료를 할 수 있다.

■ Sinle-targeted tyrosine kinase inhibitors

◉ BCR-ABL 억제제

■ BCR-ABL

만성 골수성백혈병(Chronic myelogenous leukemia, CML)의 90% 이상은 소위 필라델피아 염색체(Philadelphia chromosome)라 불리는 염색체의 비정상에 의해 발생한다. 이 염색체의 비정상은 9번 염색체에 있는 ABL(Abelson) tyrosine kinase 유전자와 22번 염색체에 있는 BCR(break point cluster) 유전자 사이의 융합으로 키메라 종양 유전자(chimeric oncogen)인 BCR-ABL이 만들어지면서 CML의 병인이 된다.

■ 작용기전

BCR-ABL 억제제는 BCR-ABL tyrosine kinase를 억제하여 BCR/ABL 경로를 차단한다. BCR/ABL 경로를 차단하면 성장 인자-비의존적 세포 성장(growth factor-independent cell growth)에 의한 세포의 증식을 유도하는 RAS/MAPK 경로, 세포의 운동을 증가시키고 세포의 부착을 감소시키는 세포골격(cytoskeleton)작용에 영향을 미치는 Src/Pax/Fak/Rac 경로, 미토콘드리아 안정성을 유지하고 세포 자멸사(apoptosis)에 의한 세포 파괴를 억제하고 세포의 생존을 증가시키는데 영향을 미치는 PI-PI3K/AKT/BCL-2 경로, 세포의 증식에 중요한 역할을 하는 JAK/STAT 경로를 차단하여 암을 억제한다.

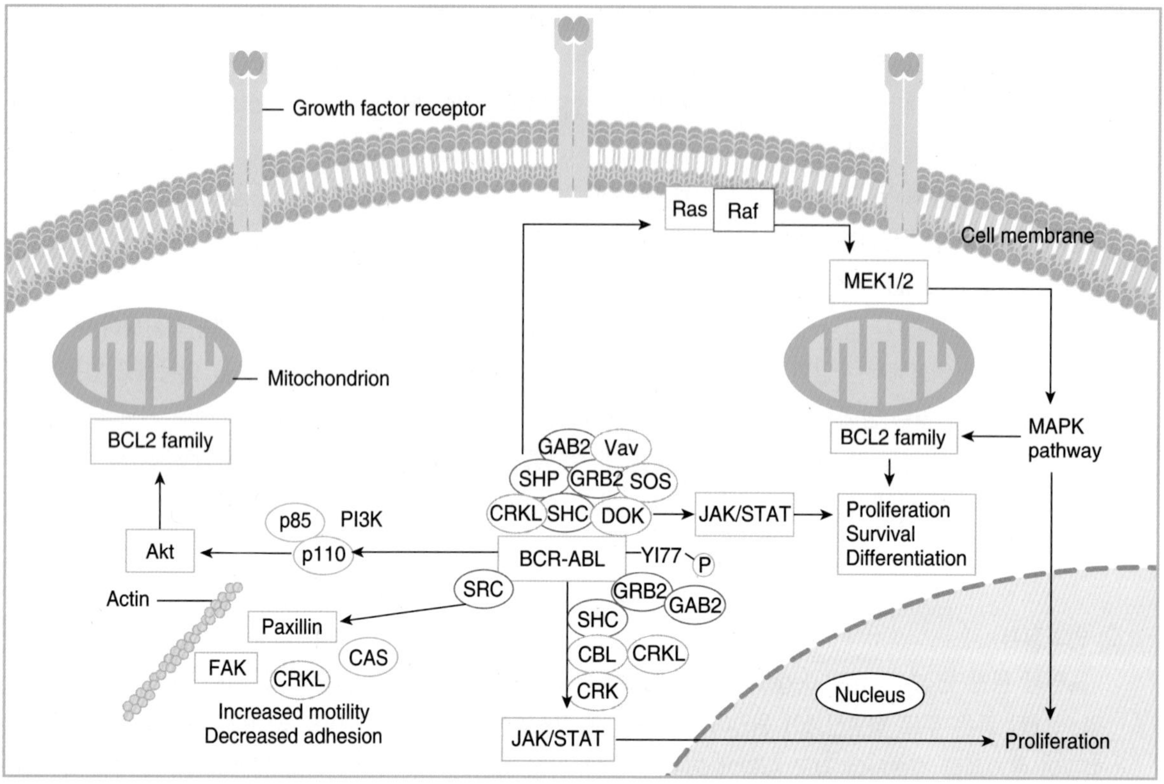

Figure S2-14. BCR-ABL

■ 치료약제

1. Imatinib(이메티닙, 제품명: 글리벡 정, Gleevec®)

Imatinib은 처음 1998년 임상 시험을 시도하여 2001년 미 FDA와 국내에서 만성 골수성백혈병(CML)의 치표제로 승인된 최초의 경구용 소분자 표적치료제이다. CML의 원인인 필라델피아 염색체에 의해 형성된 BCR-ABL tyrosine kinase를 억제하고 암세포의 증식과 분화 및 생존에 필요한 신호전달을 차단하여 효과를 나타낸다. 또한 '수술이 불가능한 간질종양이나 전이성 위장관 간질 종양(gastrointestinal stromal tumor, GIST)의 치료' 에도 승인되었다.

2. Nilotinib(닐로티닙, 제품명: 타시그나 캡슐, Tasigna®)

Nilotinib은 2007년 미 FDA와 국내에서 승인받은 2세대 selective BCR-ABL TKI이다. 이 약제는 imatinib 치료에 불응성인 CML 환자에서의 사용 성적뿐만 아니라 새로 진단된 CML 환자에서 imatinib 보다 우월성이 입증된 바 있어 NCCN 가이드라인에서 dasatinib과 더불어 1차 치료로 권장하고 있다.

3. Radotinib(라도티닙, 제품명: 슈펙트 캡슐, Supect®)

Radotinib은 2012년 1월 국내 일양약품이 개발한 국내 제18번째 신약으로 2세대 BCR-ABL TKI이다. 1세대인 imatinib은 결합 부위의 점 돌연변이에 의해 내성이 발생하는데, 이 약제는 imatinib에 내성이 생기거나 imatinib에 부작용이 있는 경우에 2차 치료제로 승인되었다가 2015년 1차 치료제로 변경 승인되었다.

■ EGFR 억제제

■ EGFR(Epidermal growth factor receptor)

암세포의 성장, 분화 및 생존은 신호전달 경로의 활성화가 중요한 역할을 하는데, tyrosine kinase는 이 신호 전달 경로를 활성화시키는 중요한 매개 효소이다. EGF에 의해 EGFR이 ligand와 결합하면서 세포내 tyrosine kinase 영역의 활성화 고리(activation loop)가 자가인산화(autophosphrylation)되어 MAPK와 Akt 등의 신호 경로를 통해 세포의 증식, 생존, 혈관신생 및 전이 등의 암 유전자의 핵심적인 신호 전달 체계를 활성화 시키게 된다.

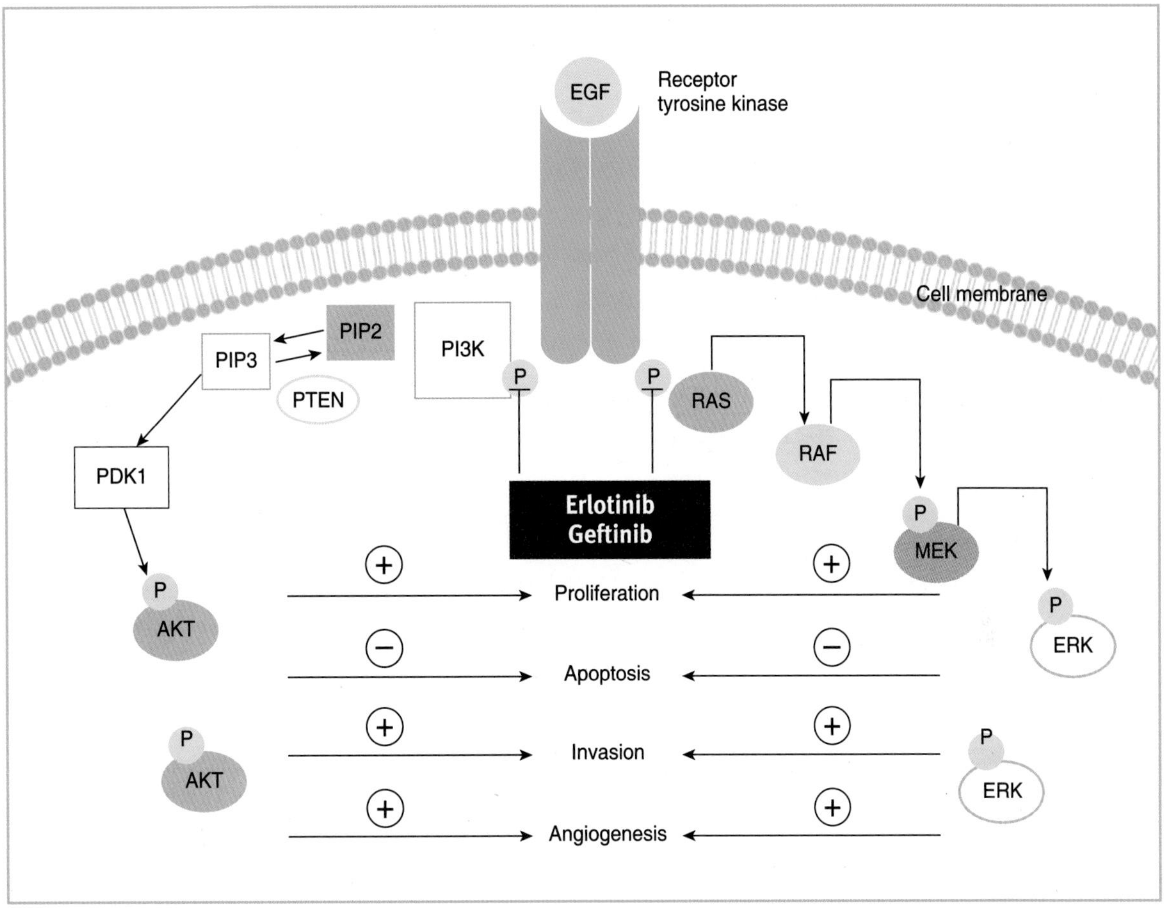

Figure S2-15. Gefitinib and Erlotinib

■ 작용기전

EGFR은 EGF이나 TGF 등 ligand와 결합하게 되면 homo 또는 heterodimerization이 되어 그 하위의 신호전달체계를 활성화시켜 PI3K/AKT/mTOR 경로 및 RAS/RAF/MEK/MAPK 경로를 통해 활성화 시킨다. EFGR 억제제는 세포 내에서 EGFR tyrosine kinase 영역의 자가인산화 과정에서 ATP와 경쟁적으로 방해하여 암세포의 성장을 억제한다.

■ 치료약제

폐암에서 활성화되는 암 유전자에는 EGFR, ALK, RAS, ROS1, MET, RET 등이 있고, 이러한 핵심 종양유전자를 표적으로 하는 치료제가 암세포를 선택적으로 제거할 수 있다.

EGFR과 관련하여, tyrosine kinase라는 세포 내부 단백질을 차단하면 암세포의 성장을 억제할 수 있는 사실이 밝혀지면서 다양한 EGFR-TKI가 개발되기 시작하였다. 현재 임상에서 EGFR 돌연변이에 비소세포폐암(non-small cell lung carcinoma, NSCLC) 환자에게 투여할 수 있는 약제는 gefinib, erlotinib, afatinib 등이 있다. 특히 EGFR 돌연 변이에 의한 폐암 유형은 비소세포폐암 중 선암이 10-40%를 차지하는데, 서양인에 비해 동양인이 더 높게 보고되고 된다는 점에서 EGFR-TKI는 우리나라 환자에게 중요한 역할을 한다.

1세대 EGFR-TKI(gefitinib, erlotinib)는 EGFR중 ErB1만을 차단하기 때문에 이차 돌연 변이로 인한 획득 내성이 생길 수 있다는 문제점을 가지고 있다. 2세대 EGFR-TKI(afatinib)는 가역적 EGFR-TKI인 1세대와는 달리, EGFR ATP 결합 부위에 공유결합하는 비가역적 TKI이다.

1. Gefitinib(제피티닙, 제품명: 이레사 정, Iressa®)

Gefitinib은 2003년 미 FDA와 국내에서 최초로 '진행성 비소세포암 치료' 의 EGFR-TKI로 승인되었으며, 예후가 좋지 않은 대표적인 암종인 폐암에서의 항암화학요법의 한계를 극복한 첫 번째 표적치료제라 할 수 있다.

Gefitinib은 EGFR 유전자 돌연 변이가 있는 폐암환자에서 높게 반응한다는 점이 밝혀지고, EGFR 유전자 중 exon 19 deletion과 exon 21의 L858R의 유전자 돌연변이가 EGFR-TKI에 민감하다는 점을 알게 되었다. 특히 이러한 돌연변이는 서양인 에서 10-15%, 아시아인에서 30-40%의 빈도를 보인다고 보고되고 있고 특히 여성, 비흡연자, 선암 폐암 환자에서 이런 변이의 빈도가 높다고 알려져 있다.

2. Erlotinib(얼로티닙, 제품명: 타세바 정, Tarceva®)

Erlotinib은 2004년 미 FDA와 2005년 국내에서 '1차 항암제의 치료에 실패한 진행성 혹은 전이성 비소세포암 치료' 의 EGFR-TKI로 승인되었으며, gefitinib과 대사 과정이 다르지만 작용기전이 같고 비슷한 구조를 가지고 있어서 비슷한 효능과 부작용을 나타내는 것으로 알려져 있다.

3. Afatinib(아파티닙, 제품명: 지오트립 정, Giotrif®)

Afatinib은 2013년 미 FDA와 2014년 국내에서 'EGFR 활성변이가 있는 국소 진행성 또는 전이성 비소세포폐암 환자의 1차 치료' 의 EGFR-TKI로 승인되었으며 1차 치료에 대해 최초의 비가역적 ErbB family 차단제로는 첫 번째 표적치료제이다. Afatinib은 Erb family 모두를 차단하여 신호 전달을 비가역적으로 완전히 억제함으로써 내성 위험을 줄였지만 기존 치료제의 내성을 극복하지는 못하였다.

4. Olmutinib(올무티닙, 제품명: 올리타 정, Olita®), Osimertinib(오시메르티닙, 제품명: 타그리소 정, Tagrisso®)

Olmutinib은 2016년 국내 한미약품에서 개발한 27번째 국산 신약이자 첫 국산 폐암 표적항암제이고, osimertinib은 2015년 미 FDA와 2016년 국내에서 승인된 세계 최초의 EGFR 돌연 변이 표적치료제로 글로벌 신약이다. 이 두 약제들은 '티로신 키나제 저해제(EGFR-TKI)로 치료받은 적이 있는 T790M 변이 양성 국소 진행성 또는 전이성 비소세포폐암 환자의 치료' 에 승인되었다.

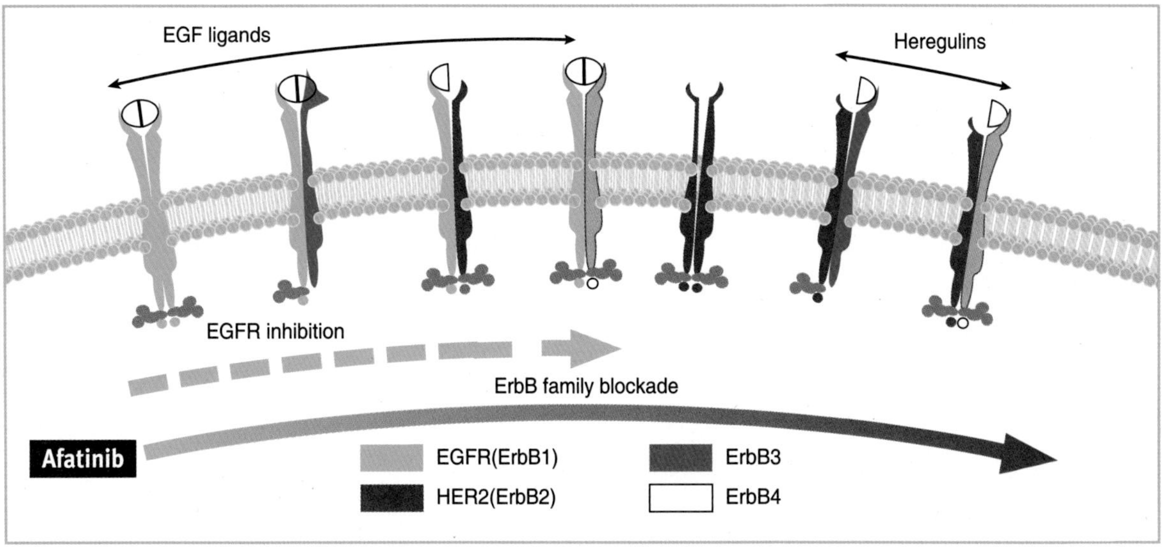

Figure S2-16. Afatinib

▣ ALK kinase 억제제

■ ALK(Anaplastic lymphoma kinase, 역형성 림프종 인산효소)

비소세포폐암(NSCLC) 환자에서 2번 염색체에 위치한 EML4(echinoderm microtubule-associated protein-like 4, exon 1-13)와 ALK 유전자(exon 20-29)가 translocation되는데. 이는 EGFR 유전자 돌연변이와 같은 종양 유전자(oncogene)로 알려졌다. 따라서 EML4-ALK 돌연변이가 활성화되면 여러 신호 경로를 통하여 세포 증식을 증가시키고 세포 자멸사를 억제한다. EML4-ALK는 NSCLC의 약 2-7%에서 발견되며 특히 비흡연자 및 주로 선암에서 빈도가 높게 나타난다.

■ 작용기전

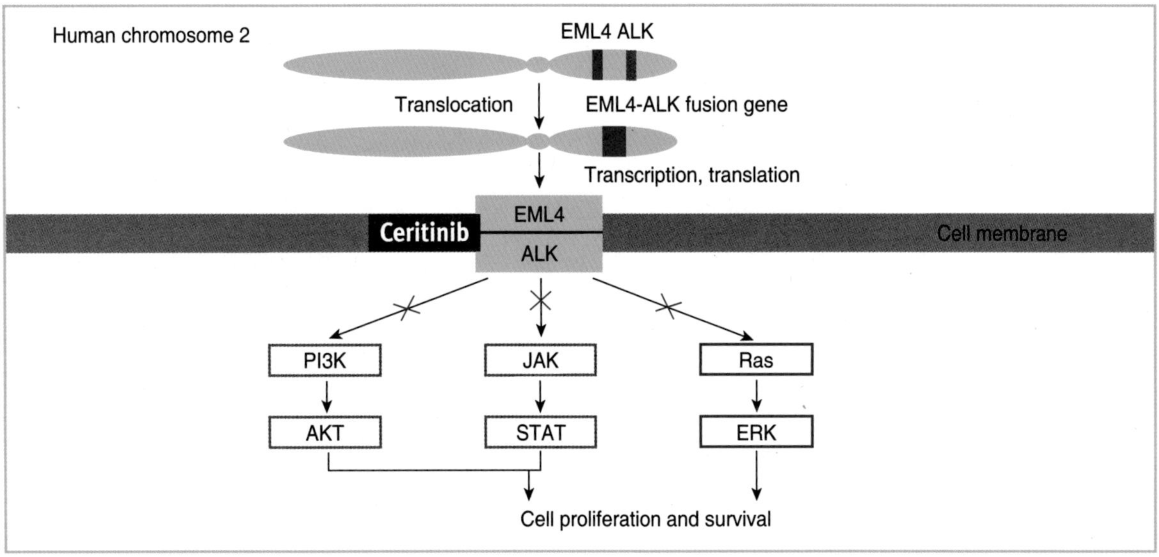

Figure S2-17. Ceritinib

ALK 억제제는 암 발생과 성장에 중요한 역할을 하는 EML4-ALK 융합 유전자에 의해 형성된 ML4-ALK 융합 단백질 중 ALK kinase 영역를 억제하여 항암효과를 나타낸다.

■ 치료약제

전체 NSCLC의 3~5%, 선암의 5~10% 비율로 발견되는 ALK 유전자 변이는 EGFR과 함께 표적치료의 효과를 예측하는 데 있어 중요한 의미를 갖는다. 선암 환자들 가운데 젊거나 비흡연자일 때 더 많이 나타나는 표현형으로써 남성보다 여성에서 발생률이 높다고 알려졌다. 또한 ALK 양성이 확인된 환자는 ALK 음성 환자에 비해 진단 후 5년 내 진행 또는 재발률이 2배 높고 뇌나 간전이 위험이 더욱 높다는 보고가 있다. ALK 억제제는 1세대 crizotinib, 2세대 ceritinib이 있으며 seritinib은 ALK 인산화 효소 돌연변이와의 강력한 결합력을 기반으로 1세대 약제의 내성을 극복하였다.

Ceritinib(세리티닙, 제품명: 자이카디아 캡슐, Zykadia®)

Ceritinib은 2014년 미 FDA는 'crizotinib 치료 이후 진행되었거나 이 약제에 대한 내약성이 없는 ALK 양성 전이성 NSCLC 환자를 위한 2차 치료제' 로 신속 승인되었으며 국내는 2015년 1월 승인되었다.

▣ EGFR(Erb 1, 2) 억제제

■ EGFR(Erb 1, 2)

EGFR(Erb 1, 2)는 암세포의 확산 및 종양의 성장, 침투 및 전이에 관여한다. 유방암 환자들 중에서 특히 ErbB2가 과발현된 환자는 질병의 예후가 좋지 않아 암의 진행이 빠르고, 수술 후에도 재발하거나 전이될 위험이 높아 전반적으로 생존율을 감소시키는 주요 원인이 되고 있다

■ 작용기전

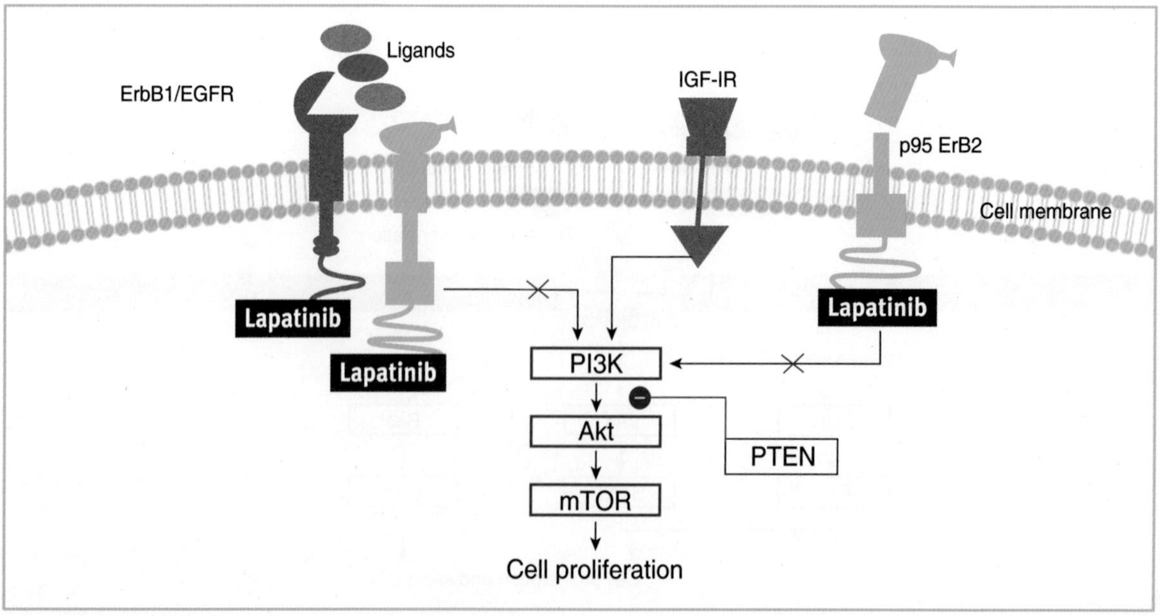

Figure S2-18. Lafatinib

EGFR 억제제는 암세포의 세포막에 특징적으로 과발현된 EGFR과 human EGFR type 2(HER2/neu)의 tyrosine kinase를 억제하여 암세포의 증식과 분화 및 생존에 필요한 신호전달을 차단하여 항암효과를 나타낸다. 즉 EGFR(Erb 1, 2)에 모두 작용하여 PI3K/Akt/mTOR 경로를 차단한다. 특히 세포 내로 침투하여 작용하고 혈액-뇌-장벽(brain blood barrier, BBB)을 침투하여 중추신경계에도 작용하는 것으로 나타나, 기존 치료제의 한계로 지적되고 있는 유방암의 뇌전이 치료에도 효과가 있을 것으로 기대되고 있다.

■ 치료약제

Lafatinib(라파티닙, 제품명: 타이커브 정, Tykerb®)

Lafatinib은 2006년 미 FDA와 2007년 국내에서 'ErbB2(HER2)가 과발현되어 있는 진행성 또는 전이성 유방암 환자의 치료' 에 승인되었다.

JAK 억제제

■ JAK(Janus kinase)

JAK는 염증성 cytokines이 수용체와 결합하면서 인산화된 후 STAT와 결합하여 이 신호를 세포 내로 전달하는 역할을 한다. 즉, 정상적으로 JAK/STAT 경로는 cytokines이 수용체와 결합하면서 수용체와 결합해 있던 JAK들이 활성화되면서 STAT가 인산화된다. 인산화된 STAT이 수용체에서 떨어져 나오면서 이량체(dimer)를 이루어 핵 내로 이동되고 유전자 전사가 활성화된다.

JAK/STAT 경로를 이용하는 cytokines은 40여종이며, class I/II cytokines와 growth factors들이 주로 이 경로를 이용한다. JAK family에는 4종의 tyrosine kinase(JAK1, JAK2, JAK3, TYK2)가 있고 이들은 적어도 2개 이상씩 짝을 이루어 작용한다.

■ 작용기전

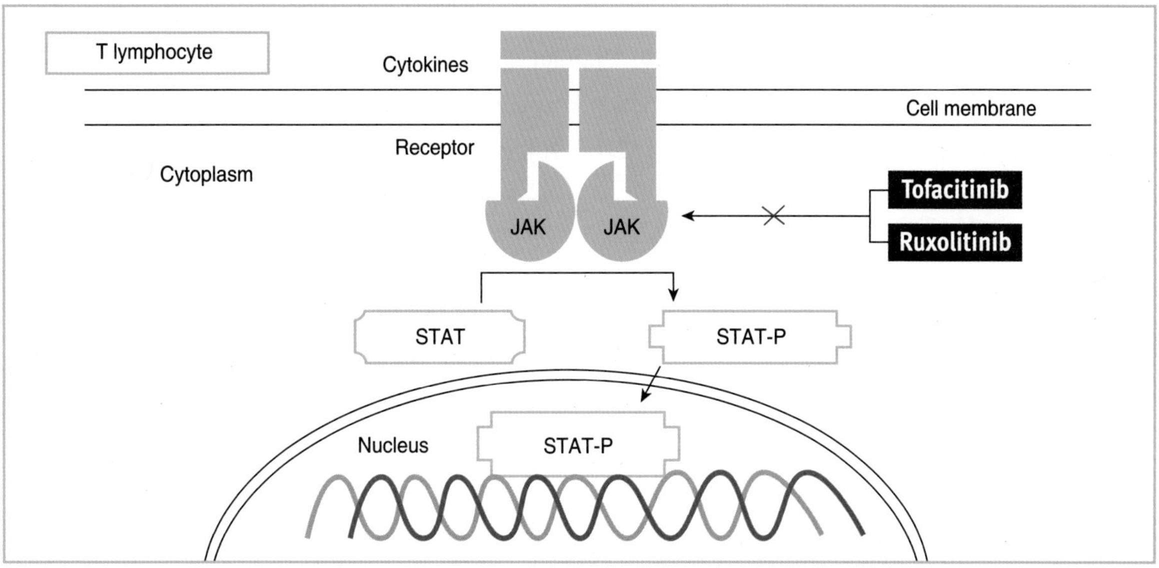

Figure S2-19. Tofacitinib and Ruxolitinib

JAK 억제제는 JAK의 ATP 결합 부위에 가역적과 경쟁적으로 결합하면서 STAT의 인산화를 차단하여 핵 안으로 STAT 이동과 유전자 전사의 활성을 차단하는 작용을 한다.

■ 치료약제

1. Tofacitinib(토파시티닙, 제품명: 젤잔즈 정, Xeljanz®)

Tofacitinib는 2012년 미 FDA와 2014년 국내에서 '성인의 중등증 내지 중증의 활동성 류마티스관절염 치료' 에 승인 받은 최초의 TKI이다. 특히 JAK 경로(JAK1, JAK2, JAK3와 소량의 TyK2)를 억제하여 염증성 cytokines를 억제하는데, JAK1은 IL6와 interferon-γ의 신호 전달에 관여하며 JAK3는 γ사슬을 공통적으로 갖는 염증성 cytokines(IL2, IL4, IL7, IL9, IL15, IL21)의 신호전달을 차단한다.

2. Ruxolitinib(룩소리티닙, 제품명: 자카비 정, Jakavi®)

Ruxolitinib은 2011년 미 FDA와 2013년 국내에서 최초의 골수섬유증(myelofibrosis) 치료제로 승인된 JAK2 억제제이다. 이 약제는 JAK2 단백과 에너지를 생산하는 단백과의 결합을 차단하여 골수의 섬유화 증식을 억제하며 비장이 혈액 생성 역할을 쉴 수 있게 해줌으로써 비장의 크기를 감소시킨다. 또한 IL-6, TNF-a 등과 같은 혈중 염증성 cytokines 농도를 낮추어 준다.

■ Multi-Targeted Tyrosine Kinase Inhibitors

▣ BCR-ABL, SRC kinase 억제제

■ Src

1911년 최초로 발견하여 가장 오랜 역사를 갖는 v-Src(Rous sarcomavirus) 암 유전자에 대한 상응 유전자인 c-Src는 그 산물이 세포막이 아닌 세포내부에 존재하며 여러 신호체계와 연결되어 신호를 중개하는 효소 역할을 담당하여 세포의 증식, 분화, 사멸, 생존 및 혈관신생 등에 영향을 미치는 광범위한 신호전달경로의 중심 역할을 한다.

Src는 Src family kinase(SFK) 중에서 가장 많이 연구되어 잘 알려진 효소로 EGFR, HER2, PDGFR, FGFR, VEGFR 등의 세포막 수용체와 결합하거나 focal adhesion kinase(FAK), Crk-associated substrate(CAS) 등의 단백질에 의해 활성화되며, 활성화된 Src는 분자 내 구조의 변화를 통하여 다른 신호 전달 단백질과 반응하게 된다.

■ 작용기전

BCR-ABL, SRC kinase 억제제는 세포의 성장과 생존, 혈관 신생, 세포의 이동 및 암 전이 등의 효과를 기대 할 수 있다.

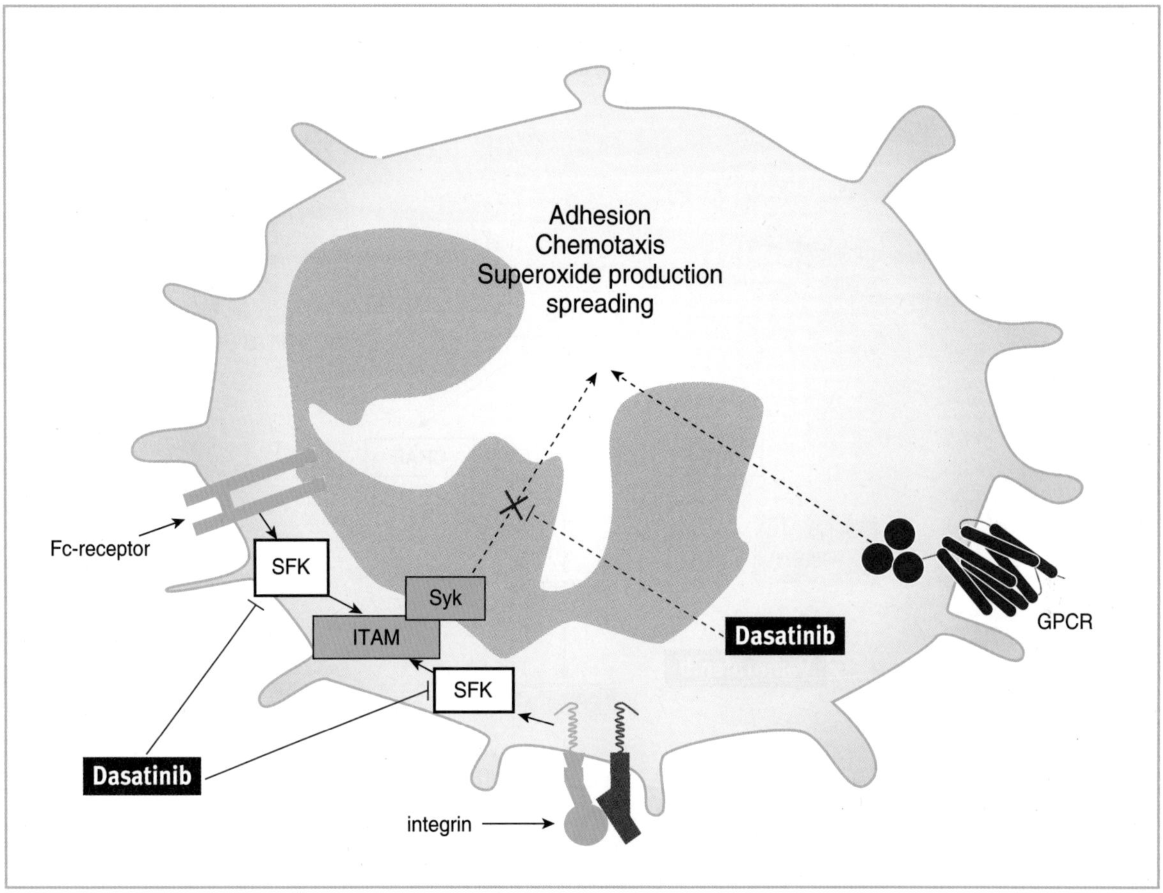

Figure S2-20. Dasatinib

■ 치료약제

Dasatinib(다사티닙, 제품명: 스프라이셀 정, Sprycel®)

Dasatinib은 2006년 미 FDA와 2011년 국내에서 'imatinib를 포함한 1차 치료에 실패한 만성 골수성백혈병(CML) 치료'에 승인되었다. Imatinib과는 달리 활성화된 ABL tyrosine kinase 뿐만 아니라 비활성화된 구조까지 억제하고, 다른 형태의 Src tyrosine kinase도 억제한다.

이 약제는 '새로 진단받은 만성기 필라델피아 염색체 양성 CML과 imatinib을 포함한 선행요법에 저항성 또는 불내성을 보이는 만성기, 가속기, 또는 골수성이나 림프구성 모구성발증기(blast crisis)의 CML 및 선행요법에 저항성 또는 불내성을 보이는 필라델피아 염색체 양성 급성 림프구성백혈병(ALL)의 치료'에도 승인되었다.

▣ BRAF serine-threonine kinase 억제제

■ BRAF serine-threonine kinase

BRAF는 B-Raf 단백질을 만드는 인간 암 유전자로 proto-oncogene B-Raf와 또는 murine sarcoma virus oncogene homolog 라 하고 serine/threonine-protein kinase B-Raf 라고도 한다. B-Raf 단백질에 돌연 변이(V600E muatation)가 생기면 암이 발생한다.

■작용기전

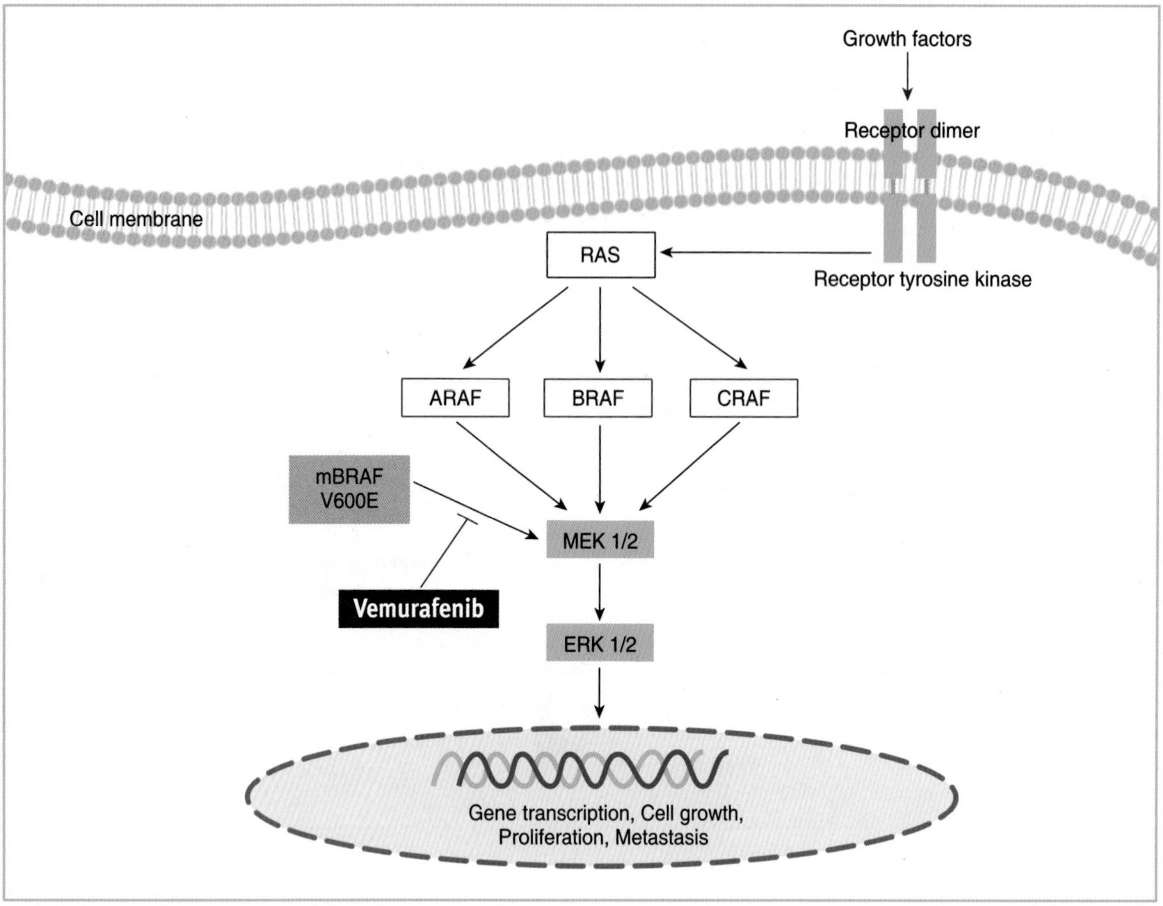

Figure S2-21. Vemurafenib

BRAF serine-threonine kinase 억제제는 B-Raf가 V600E 돌연 변이를 일으킨 B-Raf/MEK/ERK 경로에서 B-Raf/MEK 단계를 차단한다. 특히 B-Raf 단백질 600번째 아미노산 위치가 valine이 glutamic acid로 대체된 V600E BRAF 돌연 변이를 가진 흑색종(melanoma)에서만 세포 자멸사를 유도한다.

■치료약제

Vemurafenib(베무라페닙, 제품명: 젤보라프 정, Zelboraf®)

Vemurafenib는 2012년 미 FDA와 국내에서 V600 mutant B-Raf inhibitor로 '전이성 흑색종 환자' 에 승인된 최초의 표적치료제이다. 특히 치료에 적합한 환자를 판별하기 위해 개발된 BRAF V600 진단검사와 함께 동시에 승인 받은 최초의 사례이다.

Tyrosine kinase와 serine/threonine kinase 억제제

■Tyrosine kinase와 serine/threonine kinase

Tyrosine kinase(VEGFR-2, VEGFR-3, PDGFR-B, Flt3, c-KIT, p38-alpha)와 serine/threonine kinase(Ras/Raf/

MEK/ERK 경로)는 암세포에서 증식과 생존에 관여하고 내피세포 또는 혈관주위 세포에서는 세포사멸, 신생 혈관형성을 유도하여 암세포를 성장시키고 암세포의 전이를 돕는다.

■ 작용기전

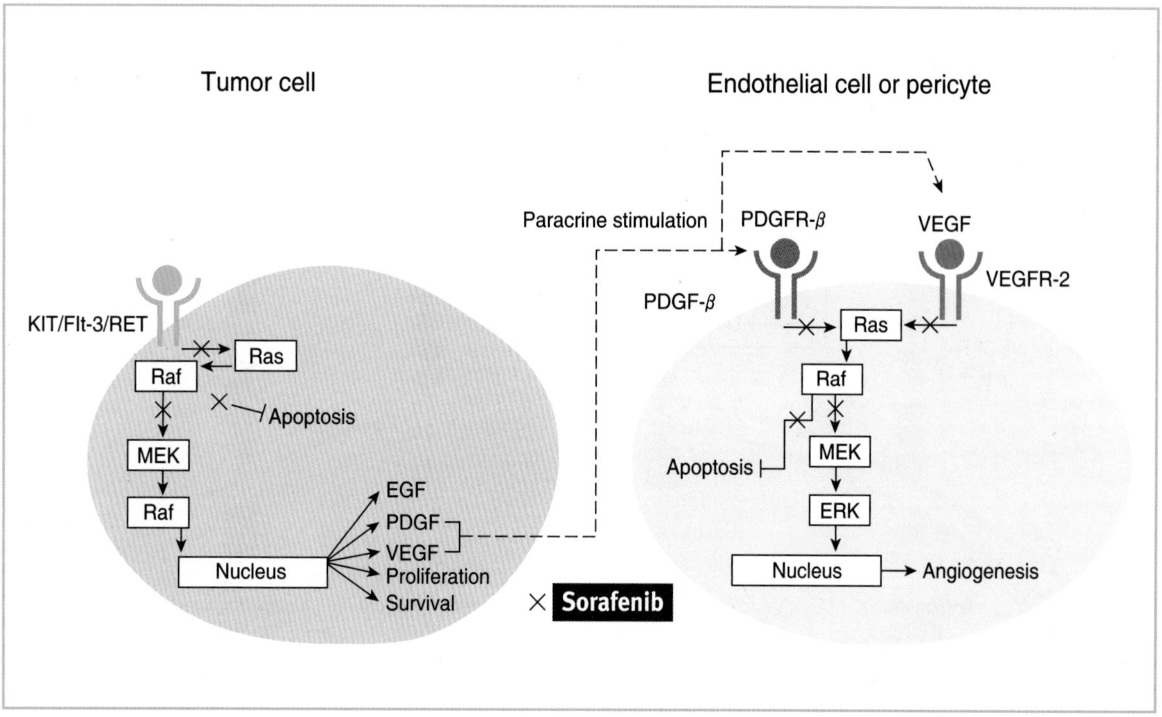

Figure S2-22. Sorafenib

Tyrosine kinase와 serine/threonine kinase 억제제는 VEGF와 PDGF 등 수용체의 tyrosine kinase와 동시에 RAF/MEK/ERK 경로의 RAF serine/threonine kinase의 활성을 특이적으로 차단함으로써 신생혈관 형성을 막고, 세포증식을 억제함과 동시에 세포자멸사에 대한 저항을 무력화시킨다.

■ 치료약제

Sorafenib(소라티닙, 제품명: 넥사바 정, Nexavar®)

Sorafenib은 2005년 미 FDA와 2006년 국내에서 최초의 경구용 진행성신장 세포암(renal cell carcinoma, RCC) 치료제로 승인되었다. 2007년 미 FDA와 2008년 국내에서 '절제가 불가능한 간세포암 및 간암치료' 에도 승인되면서 간세포암에서 표적치료제의 시발점이 되었다. 또한 2013년 미 FDA와 2014년 국내에서 '방사성 요오드에 불응한 국소재발성 또는 전이성의 진행성 분화 갑상선암 치료제' 로 추가 승인되었다.

◙ VEGF(1, 2, 3), c-KIT, PDGFR 억제제

■ VEGF(1, 2)

VEGF(1, 2) 는 악성 종양의 성장과 전이에 필수적인 신생혈관형성에 가장 중요한 성장인자이다

■ 작용기전

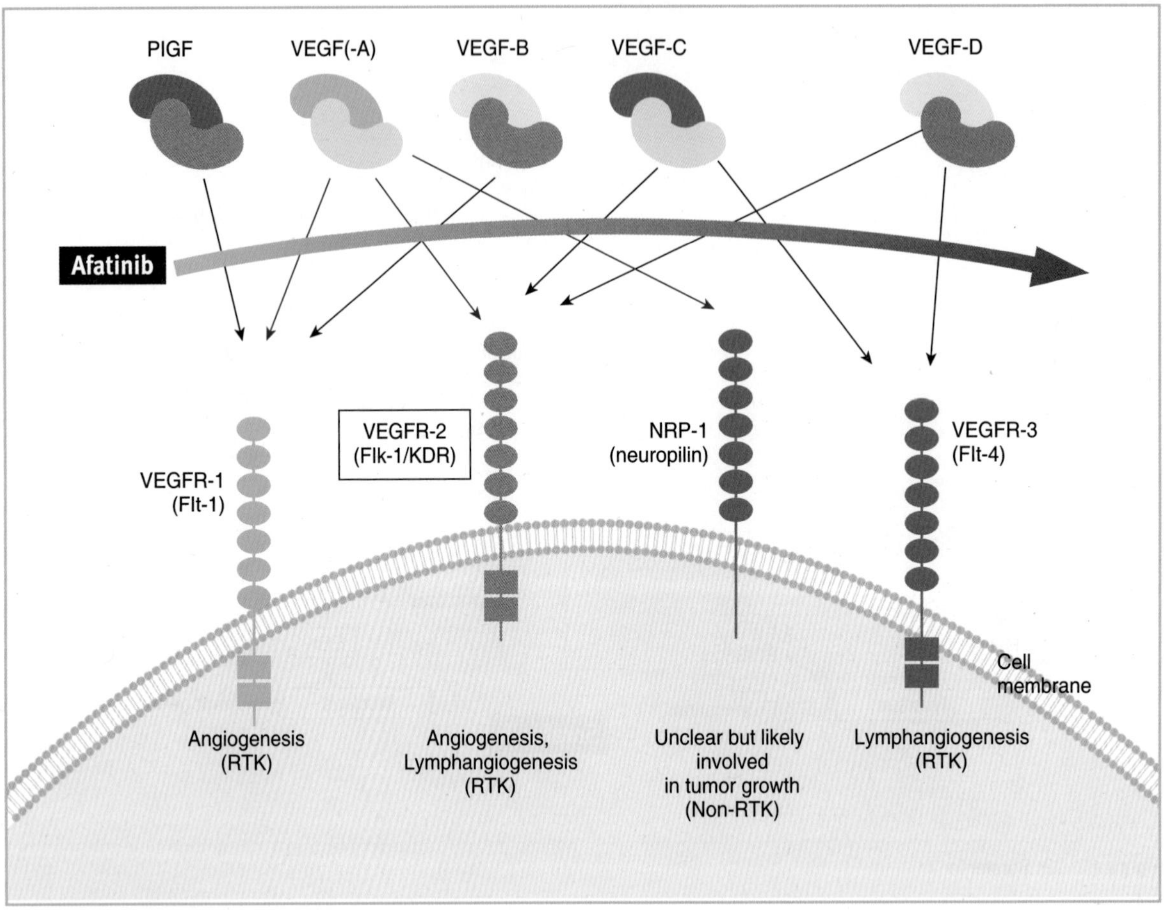

Figure S2-23. Axitinib

VEGF(1, 2, 3), c-KIT, PDGFR 억제제는 주로 VEGF를 억제하여 신생혈관형성을 억제하여 암의 성장을 차단한다.

■ 치료약제

Axitinib(액시티닙, 제품명: 인라이타 정, Inlyta®)

Axitinib은 2012년 미 FDA와 국내에서 '이전 한 가지 전신요법 치료에 실패한 진행성 신세포암(metastatic renal cell carcinoma, mRCC) 치료' 에 승인되었다.

▣ EGFR, VEGF(2, 3), RET(rearranged during transfection), BRK(protein tyrosine linase 6), TIE2, EPH kinase receptor, Src kinase receptor 억제제

■ EGFR, VEGF(2, 3)

EGF는 암세포의 친습, 전이, 생존 및 증식에 관여하고, 내피 세포에서 VEGF 2는 내피 세포의 이주, 생존, 혈관 투과성 및 내피 세포 증식에 관여하고 VEGF 3는 림프구혈관생성(lymphangiogenesis)에 관여한다.

■ 작용기전

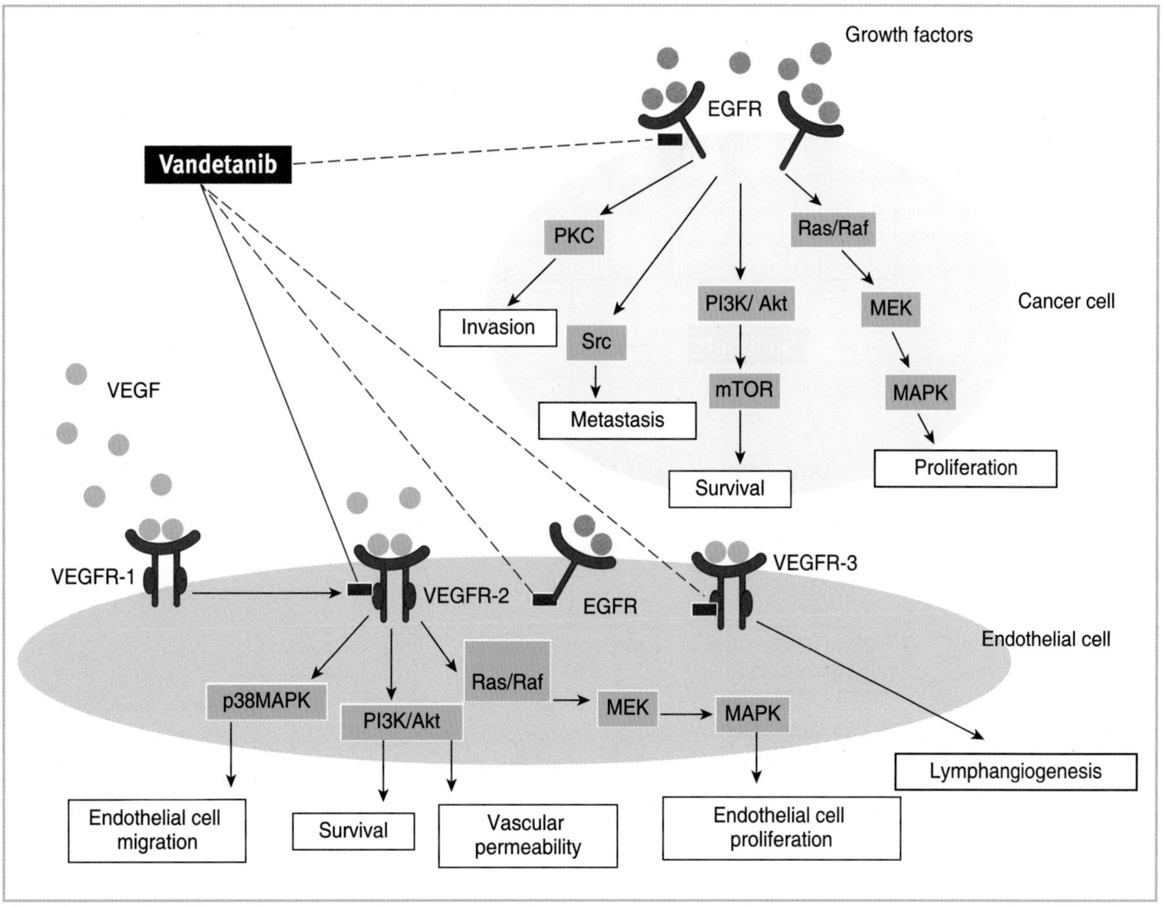

Figure S2-24. Vandetanib

EGFR, VEGF(2, 3) 등의 억제는 세포 내로 신호 전달, 혈관 신생, 증식 과정을 차단한다.

■ 치료약제

Vandetanib(반데타닙, 제품명: 카프렐사 정, Caprelsa®)

Vandetanib은 2011년 미 FDA와 2013년 국내에서 '절제 불가능한 국소 진행성 또는 전이성 갑상선 수질암(metastatic medullary thyroid cancer) 치료' 에 승인되었다.

PDGFR(α, β), VEGFR1(1, 2, 3), KIT, FLT3, RET 억제제

■ PDGFR(α, β), VEGFR1(1, 2, 3), KIT, FLT3, RET

PDGFR, VEGFR, KIT, Fms related tyrosine kinase(FLT-3), FGFR1, RET 수용체를 통해 PI3K/AKT/mTOR 경로, RAS/MAPK/MAPKK 경로, PKCs 경로를 활성화시켜 암세포 및 혈관내피 세포에 작용하여 암세포의 성장에 관여하고에 혈관신생을 유도한다.

■ 작용기전

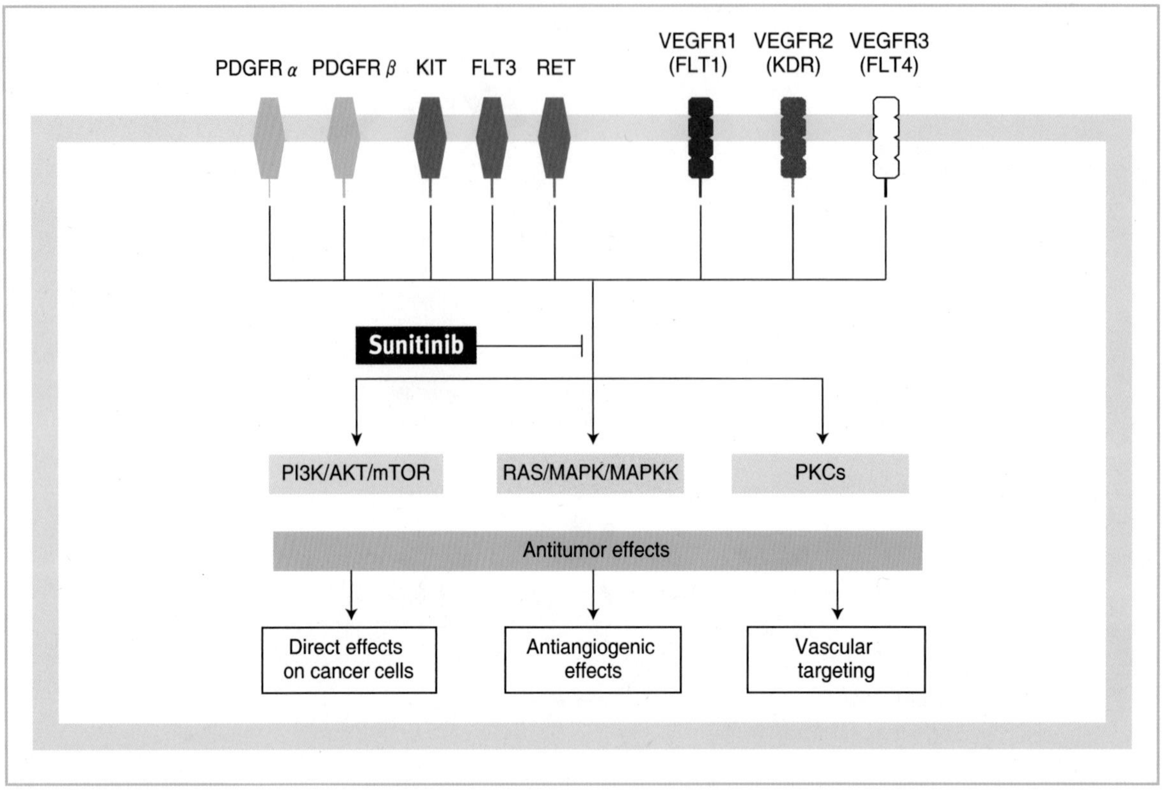

Figure S2-25. Sunitinib

PDGFR(α, β), VEGFR1(1, 2, 3), KIT, FLT3, CSF-1R), RET 억제제는 암세포의 성장을 위해 필요한 신생 혈관 형성과 암세포의 분화에 필요한 PDGFR과 VEGFR을 억제하며 또한 CD117로 알려진 C-kit을 억제하는 것으로 알려져 있다. 따라서 암세포가 특징적으로 발현하는 다양한 수용체의 tyrosine kinase를 억제하고 결국 신호 전달 체제를 방해해 항암 효과를 나타낸다.

■ 치료약제

Sunitinib(수니티닙, 제품명: 수텐 캡슐, Sutene®)

Sunitinib은 2006년 미 FDA와 국내에서 '진행성 신세포암과 위장관기저종양(GIST) 치료' 에 승인되었다. 2010년 '진행성 및/또는 전이성 췌장 내분비종양 치료' 에도 승인되었다.

▣ ALK kinase, ROS1 억제제

■ ROS(c-ros oncogen1)

ROS1은 insulin receptor family의 일종의 receptor tyrosine kinase(RTK)로 PI3K/AKT/mTOR 및 RAS/RAF/MEK 경로를 통해 암세포의 성장을 유도한다. ROS1 translocation은 이미 뇌암, 담도암 등 다른 암에서 알려져 있었으나 비소세포폐암(NSCLC)에서도 ROS1 translocation이 세포주 및 환자의 암 조직에서 발견되었다.

■ 작용기전

ROS1 유전자는 ALK 유전자와 homology(상동)가 있어 ALK kinase, ROS1 억제제는 두 유전자를 억제하여 암의 성장을 억제한다.

■ 치료약제

Crizotinib(크리조티닙, 제품명: 잴코리 캡슐, Xalkori®)

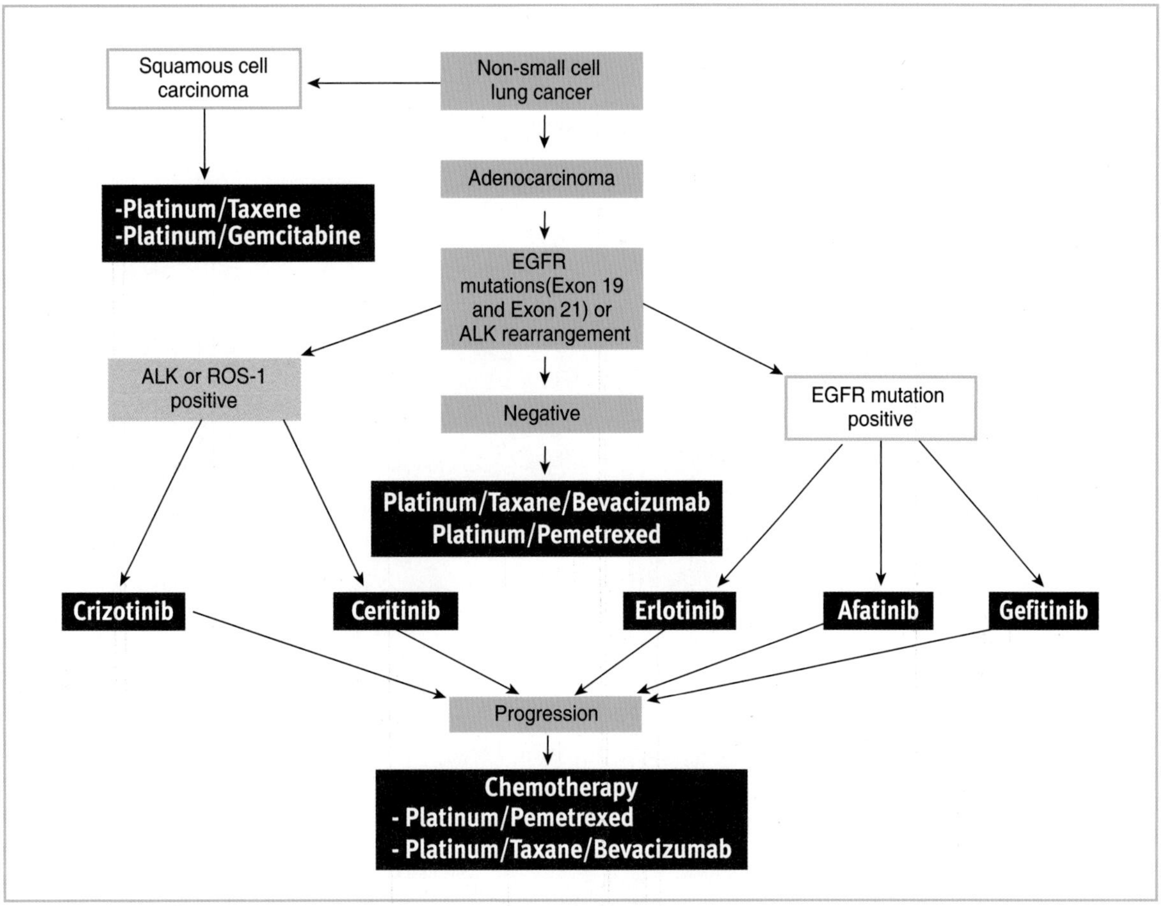

Figure S2-26. Treatment Algorithm of Non-Small Cell Lung Cancer

Crizotinib는 2007년 폐암에서의 ALK 재배열(rearrangement)이 처음 보고된 이후, ALK 양성인 환자에서 높은 반응률을 보이는 ALK kinase 억제제로 개발되었다. 이 약제는 2011년 미 FDA와 2012년 국내에서 'ALK 양성을 나타내는 국소 진행성 또는 전이성 비소세포폐암 치료' 에 승인되었다.

이 약제는 ALK 수용체 RTK와 이들의 종양원성 변이를 선택적으로 억제하는 최초의 약제로서 ALK 유전자의 비정상적 융합으로 인해 발생하는 NSCLC 치료에서 효과를 나타내므로 ALK 유전자 변이 여부를 미리 진단한 후, 그 결과가 양성일 경우 사용할 수 있다.

▣ VEGFR(1, 2), VEGFR-3, PDGFR(α, β), c-kit 억제제

■ VEGFR(1, 2), VEGFR-3, PDGFR(α, β), c-kit

내피세포에서 VEGFR(1, 2)는 혈관형성(vasculogenesis) 및 혈관신생, VEGFR-3는 림프관 신생(lymphangiogenesis)을 유도하고, 암세포에서 PDGFR는 자가 분비(autocrine) 촉진, 신생 혈관 형성, 종양 간질 압(tumor interstitial pressure)을 유도하며, Kit는 증식, 생존, 전이를 유도하고, 기질 세포(stroaml cell)에서 PDGFR은 신생 혈관 형성에 관여하여 암세포 성장 및 전이를 유도한다.

■ 작용기전

VEGFR(1, 2), VEGFR-3, PDGFR(α, β), c-kit 억제제는암세포 주변의 신생 혈관 형성과 밀접한 관계가 있는 VEGFR-1, VEGFR-2, VEGFR-3, PDGFR-a/β의 tyrosine kinase와 c-kit을 억제하여 암세포의 성장을 억제한다.

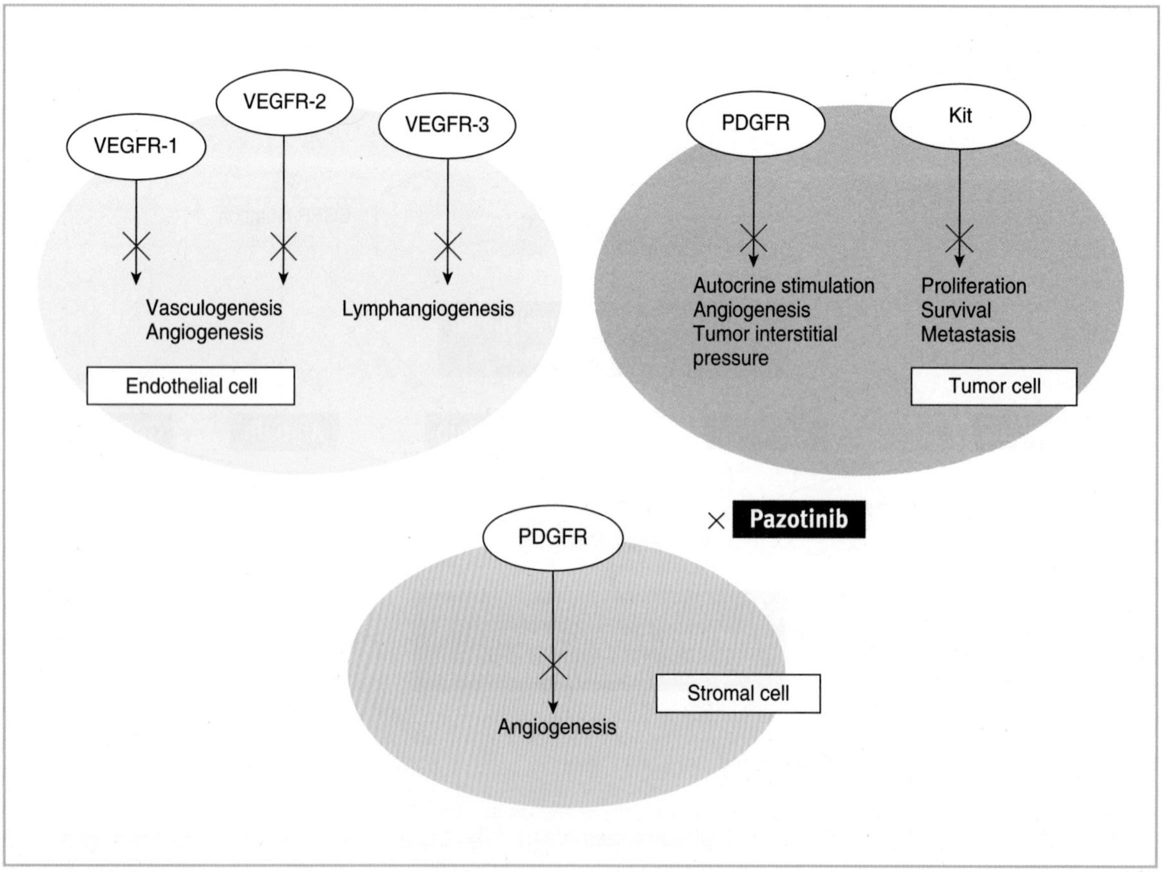

Figure S2-27. Pazotinib

■ 치료약제

Pazopanib(파조페닙, 제품명: 보트리엔트 정, Votrient®)

Pazopanib은 2009년 미 FDA와 2011년 국내에서 '신세포암의 치료' 에 승인되었으며 이어 '연부조직육종 치료' 에도 승인되었다.

■ VEGFR 1–3, KIT, PDGFR(α, β), RET, FGFR, TIE2, DDR2, Trk2A, Eph2A, RAF–1, BRAF, SAPK2, PTK5, Abl

이들은 막–결합(membrane–bound)과 세포 내에 있는 kinases로 정상 세포와 발암 생성, 신생 혈관 생성과 암 미세 환경의 유지 같은 병적 과정에 관여한다.

■ 작용기전

VEGF1–3 등의 억제는 혈관신생, 기질(stromal)과 발암원 receptor tyrosine kinase(RTK)를 표적으로 신생혈관생성과 암 미세 환경을 변화시킨다.

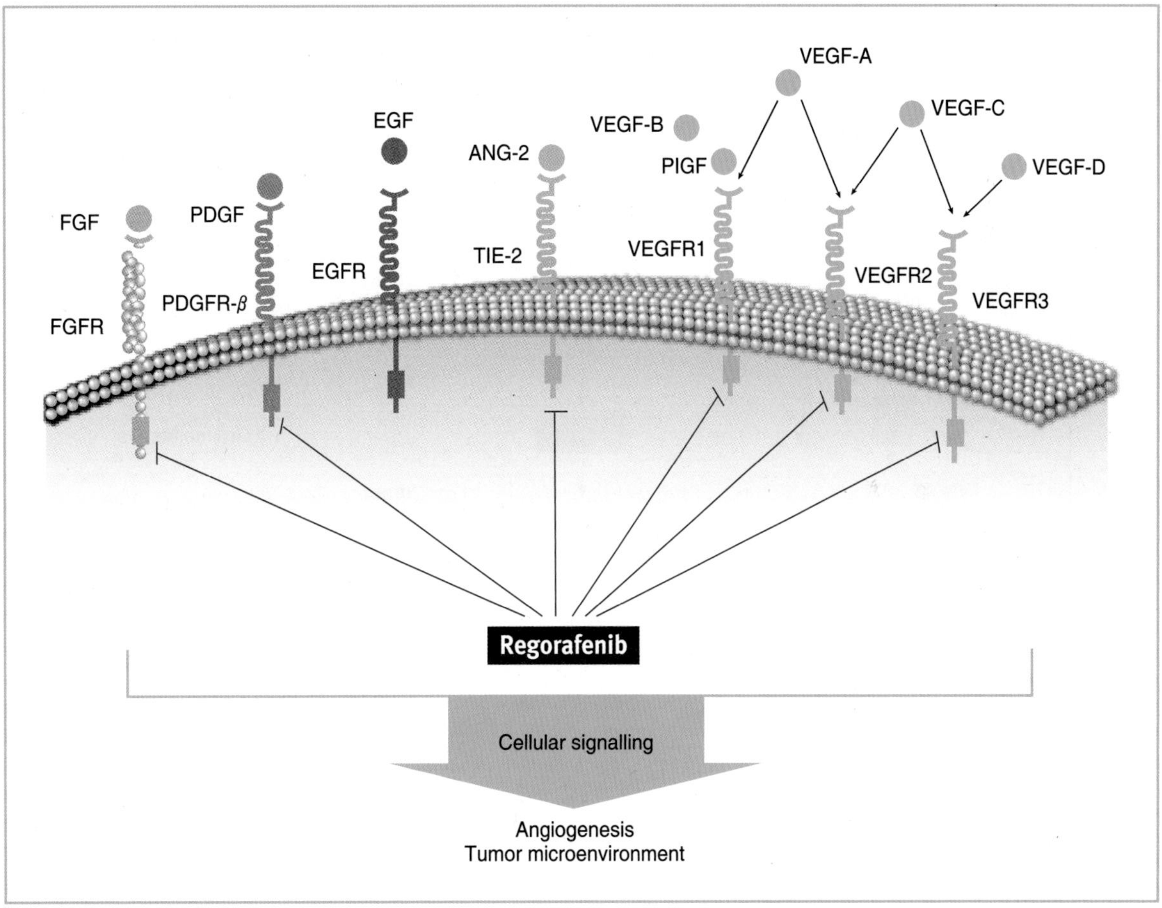

Figure S2–28. Regorafenib

■ 치료약제

Regorafenib(레고라페닙, 제품명: 스티바가 정, Stivarga®)

Regorafenib은 2012년 미 FDA와 2013년 국내에서 '기존 치료요법으로 치료를 받은 경험이 있는 전이성 직장결장암 환자에 대한 치료' 에 승인되었다. 또한 2013년 미 FDA 및 국내에서 '전이성 또는 절제 불가능한 국소진행성 위장관기질종양(GIST) 환자의 치료' 와 '이전에 소라페닙으로 치료받은 적이 있는 간세포암환자의 치료' 에도 승인되었다.

■ 기타

▣ mTOR 억제제

■ mTOR(mammalian target of rapamycin)

mTOR은 일종의 serine-threonine kinase로 mTORC1(mTOR complex 1)과 mTORC2 (mTOR complex 2)로 구분한다.

mTORC1은 mTOR, Gβ L(G protein β-subunitlike protein), Raptor(regulatoryassociated protein of mTOR)와 함께 구성되며 성장인자, 체내 에너지 및 영양 상태, 저산소증, 활성 산소, DNA 손상 등의 여러 신호에 따라 세포 내부 리보솜의 생성 및 여러 단백질의 합성 작용을 일으키고, 자가 포식 현상을 억제한다. 이러한 모든 작용은 rapamycin(sirolimus)에 의해서 억제될 수 있다.

mTORC2는 mTOR, Gβ L, Rictor(rapamycin-independent companion of mTOR)와 함께 구성되며, 아직 정확한 활성요소는 알려져 있지 않으나 여러 성장인자의 작용으로 활성화 되는 것으로 생각되며 세포 골격의 구성을 조절하고 Akt 활성화를 촉진하지만 rapamycin에는 반응하지 않는다.

■ 작용기전

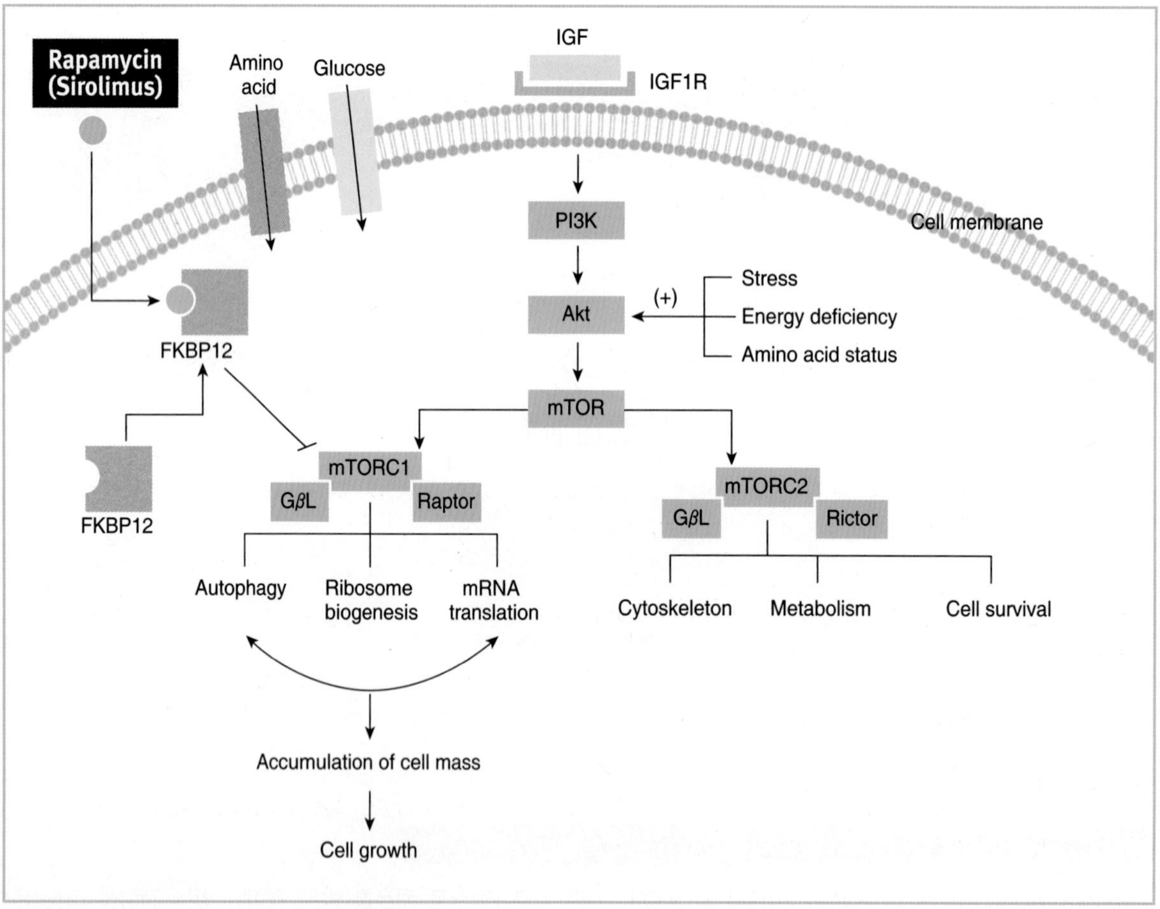

Figure S2-29. Sirolimus

mTOR 억제제들은 서로 화학적으로 유사하며, 같은 작용 기전을 가지고 있으며 세포질 내로 흡수되어 FKBP(FK binding protein)와 결합하여 mTOR를 선택적으로 억제한다. mTOR의 억제는 세포 주기의 진행과 세포의 성장을 결정하는 세포내 신호 전달 체계에 지대한 영향을 미친다. 결국 mTOR 억제제는 G1에서 S phase로 넘어가는 T 세포의 세포주기를 차단한다. 동시에 내피세포, 섬유아세포 및 평활근 세포 등의 다양한 세포의 성장을 억제한다.

■ 치료약제

1. Sirolimus(시로리무스, 제품명: 라파뮨 정, Rapamune®)

1980년대 중반 이후 칼시뉴린 억제제(calcineurin inhibitor)는 장기이식 후 기본적인 면역억제제로 사용되었다. Sirolimus는 1999년 미 FDA에서 '신장 이식수술 환자들에게서 장기 거부반응을 예방하는 면역억제제' 로 승인되었으며 '림프관 평활근종 치료' 에도 승인되었다.

2. Everolimus(에베로리무스, 제품명: 써티칸 정, Certican®, 아피니토 정, Afinitor®)

Everolimus는 sirolimus의 유도체로 0.25mg, 0.5mg 및 0.75mg은 써티칸이고 2.5mg, 5mg 및 10mg은 아피니토이다.

써티칸은 2006년 국내에서 승인되었으며 면역학적 위험이 경도 내지 중등도 신장 및 심장 동종이식수술을 받은 성인 환자에서 이식 후 장기 거부반응 예방을 위한 새로운 증식신호억제제(proliferation signal inhibitor)이다.

아피니토는 '진행성 호르몬 수용체 양성, 상피세포 성장인자(HER2) 음성인 폐경 후 진행성 유방암 환자를 위한 치료제' 로 승인되었고 '췌장에서 기원한 진행성 신경 내분비 종양(pancreas neuroendocrine tumor, pNET) 1차 치료' 에도 승인되었다.

3. Temsilorimus(테미시로리무스, 제품명: 토리셀 주, Torisel®)

Temsilorimus는 2007년 미 FDA와 2008년 국내에서 '신세포암(RCC)치료제' 로 sorafenib와 sunitinib에 이어 세 번째로 승인되었다.

▣ Proteasome 억제제

■ Proteasome

Proteasome은 다촉매 단백분해효소 복합체(multicatalytic protease complex)로 세포가 ubiquitin과 ATP에 의존하여 신속하게 단백을 분해할 때 사용하는 lysosome을 통하지 않는 세포의 기본적인 장치이다. 다양한 단백들 특히 cyclin, cyclin-dependent kinase inhibitor와 myc, p53, NF-κB, IκB, c-fos, c-jun 등과 같은 각종 전사인자들이 proteasome을 통해 분해되며, 이러한 조절 단백들의 분해 과정은 세포주기 조절, 신호전달 전사조절, 수용체들의 하위 조절(down-regulation), endocytosis 등에 매우 중요한 역할을 하고 있다. 한편 proteasome을 통해 분해되는 많은 단백이 세포 자멸사 과정에 관련된 물질들임이 밝혀지면서 ubiquitin-proteasome system이 세포 사멸의 조절에 중요한 역할을 할 것이라는 가설이 제시되었다.

■ 작용기전

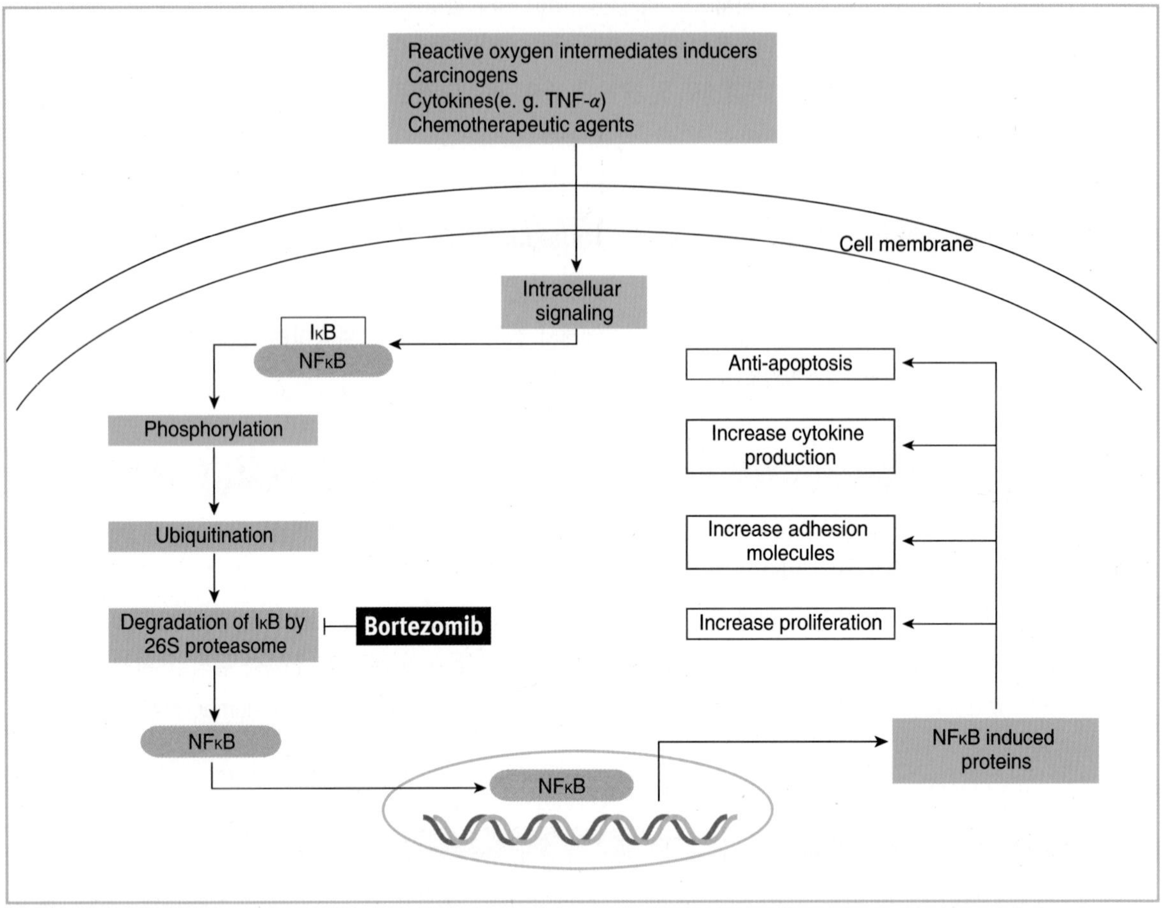

Figure S2-30. Bortezomib

Proteasome 억제제는 proteasome의 catalytic 20S core를 억제하여 proteasome의 고유 기능을 억제한다. 즉 ubiquitine/proteasome 경로를 억제하여 대사작용이 빠른 암세포에서 NF-κ B(nuclear factor kappa-light-chain-enhancer of activated B cells)의 활성을 차단하면 세포 자멸사가 유도된다.

■ 치료약제

Bortezomib(보르테조밉, 제품명: 벨케이드 주, Velcade®)

Bortezomib은 2003년 미 FDA에서 최초의 proteasome 억제제로 승인되었으며 국내에는 2011년부터 '골수이식이 불가능한 다발성 골수종(multiple myeloma) 환자의 1차 치료제' 로 사용되고 있다.

Histone Deacetylase 억제제

■ Histone deacetylase(HDAC)

인체의 유전 정보는 DNA, histone 단백 등으로 구성되어 있는 chromatin에 저장되어 있으며 nucleosome은

chromatin 구성의 기본 단위로 DNA와 4개의 histone 단백질로 이루어져 있다. HAT(histone acetyltransferase)는 chromatin을 열게 하여 유전자 발현을 증가시키는 반면, HDAC는 chromatin이 닫히게 하여 유전자 발현을 억제시킨다.

■ 작용기전

Histone deacetylase 억제제는 histone의 deacetylation을 억제하여 histone acetylation을 촉진하는데, 이는 chromatin의 uncoiling을 촉진하고 세포 주기의 정지, 분화 유도를 포함한 여러 세포 대사 과정에 관여하는 유전자의 복제를 촉진한다. 결국 암세포 특히 백혈병 세포에서 p21을 유도하고 reactive oxygen species(ROS)를 생산하여 세포 자멸사를 유도한다.

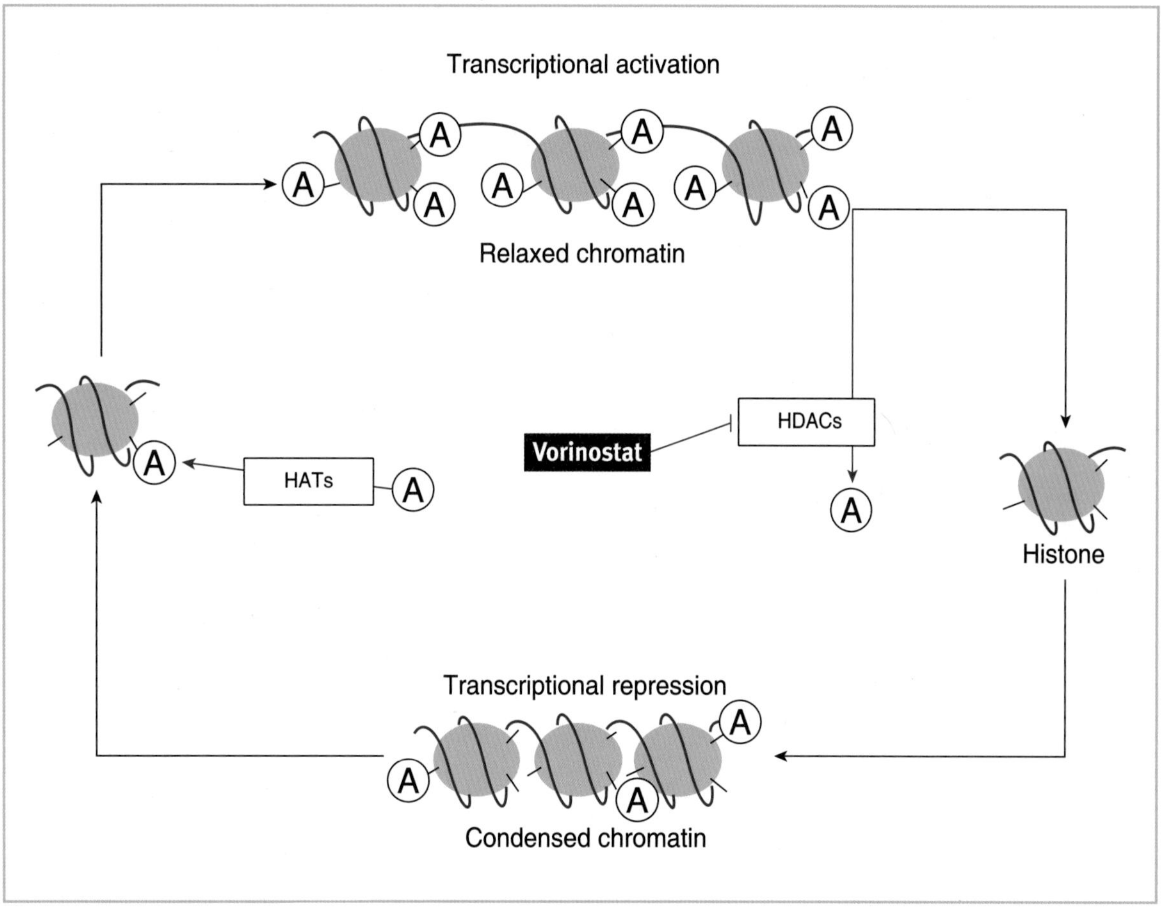

Figure S2-31. Vorinostat

■ 치료약제

Vorinostat(보리노스테이트, 제품명: 졸린자 캡슐, Zolinza®)

Vorinostat는 2006년 미 FDA와 2012년 국내에서 HDAC 억제제 중 최초로 '진행성이거나 지속성 또는 재발성인 피부 T 세포 림프종(cutaneous T cell lymphoma, CTCL)의 환자의 피부 병변의 치료' 에 승인되었다.

■ 국내 소분자 표적치료제 현황

분류	표적	성분명	제품명	제조사	주요 적응증
단일	Bcr-Abl	이매티닙	글리벡	노바티스	만성골수성백혈병, 위장관 기질종양(GIST), 재발성 또는 전이성 융기성 피부섬유육종
		닐로티닙	타시그나	노바티스	만성골수성백혈병
		라도티닙	슈펙트	대웅(일양)	만성골수성백혈병
	EGFR	제피티닙	이레사	아스트라제네카	비소세포성 폐암
	EGFR(Erb1)	얼로티닙	타쎄바	로슈	비소세포폐암, 췌장암
	EGFR(Erb family)	아파티닙	지오트립	베링거인겔하임	비소세포폐암
	EGFR T790M 돌연변이	올리무티닙	올리타	한미약품	비소세포폐암
		오시메리티닙	타그리소	젠자임	비소세포폐암
	ALK	세리티닙	자이카디아	노바티스	비소세포폐암
	EGFR(Erb1/Erb2)	라파티닙	타이커브정	노바티스	급위장관 기저종양, 진행성 신세포암
	JAK 1, 2	룩소리티닙	자카비	노바티스	골수섬유화증
	JAK	토파시티닙	젤잔즈	화이자	류마티스관절염
다중	BRAF serine-threonine kinase	베무라티닙	젤보라프	로슈	흑색종
	PDGFR(α, β), VEGFR1(1, 2, 3), KIT, FLT3, CSF-1R), RET	수니티닙	수텐	화이자	위장관 기저종양, 진행성 신세포암
	Raf kinase(c-Raf, mutant B-Raf, wild type B-Raf), VEGFR-2, VEGFR-3, PDGFR-B, Flt3, c-KIT, p38-alpha)	소라티닙	넥사바	바이엘	신세포암, 간세포성 암
	VEGFR 1, 2, 3	액시티닙	인라이타	화이자	신세포암
	VEGF, RET, BRK, TIE2, EPH kinase receptor, SRC kinase receptor	반데타닙	카프렐사	젠자임	갑상선 수질암
	BCR-ABL, SRC	다사티닙	스프라이셀	비엠에스	만성 림프성 백혈병
	RTK, ALK, HGFR, c-Met, d' origine nantais receptor	크리조티닙	잴코리	화이자	비소세포폐암
	VEGFR(1, 2, 3)/PDGFR((α, β), FGFR 1, 3), Kit ltk, Lck), c-Fms	파조페닙	보트리엔트	노바티스	신세포암
	VEGFR 1-3, KIT, PDGFR((α, β), RET, FGFR, TIE2, DDR2, Trk2A, Eph2A, RAF-1, BRAF, SAPK2, PTK5, Abl	레고라페닙	스티바가	바이엘	직장결장암, 위장관 기질종양
기타	mTOR	에베로리무스	써티칸, 아피니토	노바티스	써티칸(장기이식부반응), 아피니토(유방암, 신세포암 등)
		시로리무스	라파뮨	아스텔라스	장기이식부반응
		테미시로리무스	토리셀	아스텔라스	신세포암
	Proteasome	보르테조밉	벨케이드	얀센	다발성 골수종, 조혈모 이식
	Histone Deacetylase	보리노스테이트	졸린자	엠에스디	희귀, 피부 T세포 림프종

색인 Index

성분명

6-mercaptopurine 110, 111

A

abatacept 160, 161, 253
abciximab 41, 43, 240, 262
abiraterone 221, 222, 223
aceclofenac 183
acetazolamide 142
acitretin 167
aclidinium 57, 61, 65, 66
aclidinium/formoterol 57, 66
activated eptacog alfa 49
adalimumab 113, 156, 161, 166, 169, 170, 239, 250, 251
afatinib 227, 228, 284, 285, 286, 287, 292, 295
aflibercept 241, 261, 280
agomelatine 138, 140
AICC(anti-inhibitor coagulant complex) 49
alacepril 7, 8
albiglutide 121
alemtuzumab 150, 151, 153, 256, 265
alendronate 176
alfuzosin 199
alirocumab 31
aliskiren 5
allopurinol 182, 183, 184, 185
alogliptin 122
alteplase 37, 43, 44
amantadine 71
ambrisentan 74, 75, 77
amikacin 211
aminoglutethimide 218
aminoglycosides 208, 209, 211
amisulpride 127, 128, 129
amitriptyline 133, 135, 139, 196
amlodipine 9, 75, 185
amoxapine 139
anagliptin 122
anastrozole 218
anthralin 165, 167
aPCC(activated prothrombin complex concentrate) 49
apixaban 38, 39, 40
argatroban 38, 40
aripiprazole 127, 128, 129, 130, 131
aspirin 33, 36, 37, 40, 41, 42, 184, 262
asunaprevir 96, 97, 98
atenolol 3
atorvastatin 25, 27, 28, 185
axitinib 280, 292
azathioprine 110, 111, 112, 158
azithromycin 193, 212

B

balsalazide 112
barbiturates 144
barnidipine 9
basiliximab 256
bazedoxifen 176
beclomethasone/formoterol 52
belimumab 257
benidipine 9
benzodiazepines 144, 145, 146
beraprost 74, 75, 76
berotocog alfa 48
besifovir dipivoxil maleate 92
bethanechol 199
bevacizumab 218, 227, 229, 244, 245, 280, 295
bicalutamide 221, 223, 224
bisacodyl 82
bisoprolol 14
blonanserin 127, 130
boceprevir 96, 97, 98
bortezomib 300
bosentan 74, 77, 77
botulinum A toxin 198
brentuximab-vedotin 246, 247
budesonide(micronized) 57
bupropion 138, 140

C
cabazitaxel 221
calcipotriol 165, 167
calcitonin 172, 176
calcitriol 167
canaflozin 125
candesartan 8
captopril 4, 7, 8
carbamazepine 143, 144
carbapenems 212
carboplati 226, 227
carvedilol 3
celecoxib 183
cephalosporin 193, 210
cephalosporins 210
ceritinib 285, 286, 295
certolizumab 161, 240, 250
cetuximab 243
chloramphenicol 208, 209, 212
chlorpromazine 126, 130
ciclesonide 57
cilazapril 7
cilnidipine 9
cilostazole 43, 190
ciprofloxacin 210
cisplatin 226, 227
citalopram 136, 140
clarithromycin 193, 212
clevudine 88, 90, 91
clindamycin 212
clobazam 145
clodronate 176
clomipramine 133, 135, 139
clopidogrel 37, 40, 41, 42
clozapine 126, 127, 128, 130, 133
colchicine 180, 181, 182, 183
crisaborole 193
crizotinib 229, 286, 295
cyclosporine 28, 110, 112, 158, 165, 166, 168, 184, 202, 203, 204
cyproterone 221, 223
D
dabigatran 38, 40, 266, 268
daclatasvir 96, 97, 98
dalteparin 39
dapagliflozin 118, 122
daptomycin 209, 210
dasatinib 282, 289
degarelix 224
denosumab 177, 247, 248
denosumab 120mg 177
denosumab 60mg 177
desvenlafaxine 140
diazepam 142, 144
digoxin 6, 13
diltiazem 6, 9, 75
dimethyl fumarate 150, 154
diphenhydramine 193
dobutamine 13, 14
docetaxel 221, 226
docusate 82
dothiepin 139
doxazosin 150, 199
doxepin 139
doxetaxel 226
doxycycline 213, 212
dried human fibrinogen 49
dulaglutide 121
duloxetine 129, 137, 138, 140
dupilumab 193
E
eculizumab 263
edoxaban 39, 40
efonidipine 9
elbasvir+grazoprevir 99
empagliflozine 122
enalapril 7, 8
enoxaparin 38, 39
entecavir 88, 90, 91
enzalutamide 221, 222, 223, 224
eprosartan 8
erlotinib 227, 228, 229, 283, 284, 295
erythromycin 193, 208, 212
escitalopram 136, 140
etanercep 156, 161, 166, 169, 170, 241, 250, 251
ethosuximide 144, 145
etidronate 176
etoposide 226
etretinate 167
everolimus 299
evogliptin 122
evolocumab 31
exemestane 217, 218
exenatide 117, 118, 121
ezetimibe 25, 28, 29, 31

F

fadrozole	218
febuxostat	182, 183, 184, 185
felodipine	9
fesoterodine	197
fibrates	24, 30
fimasartan	8
fingolimod	150, 151, 153
flavoxate	198
fluoxetine	134, 135, 136, 137, 140
fluphenazine	128, 130, 131
fluphenazine enanthate	131
flutamide	221, 223
fluticasone	57, 66
fluticasone/salmeterol	58, 66
fluvastatin	25, 28, 28
fluvoxamine	134, 135, 136, 138, 140
fondaparinux	38, 40
formestane	218
fosinopril	7, 8
fosphenytoin	142
freeze-dried human blood coagulation factor VIII	48
fulvestrant	217, 218, 219
furosemide	13

G

gabapentin	142, 143, 144, 145
gefitinib	228, 283, 284
gemcitabine	226, 227, 295
gemifloxacin	210
gemigliptin	122
gentamicin	211
glatiramer acetate	150, 151, 152
glycopeptides	209, 210, 213
glycopyrrolate	197
glycopyrronium	57. 61, 66
glycopyrronium/indacaterol	57, 66
golimumab	113, 161, 166, 169, 170, 239, 250, 251
goserelin	218, 221, 222
guanethidine	3, 4

H

haloperidol	126, 128, 130, 131
haloperidol decanoate	131
heparin	33, 37, 18, 39, 40, 262
human blood coagulation factor VIII	48
hydralazine	3, 4
hydroxychloroquine	159, 160
hydroxyzine	193

I

ibandronate	176
ibritumomab tiuxetan	241, 246
ibuprofen	183
Idarucizumab	266
IFN-β 1a	151, 152
IFN-β 1b	151, 152
ifosfamide	226
iloprost	75, 76
imatinib	269, 282, 289
imidafenacin	197
imidapril	7
imipramine	135, 139, 196, 198
indecaterol	57
indomethacin	182
infliximab	110, 113, 114, 156, 163, 166, 169
interferon beta(IFN-β)	150, 151
ipilimumab	248, 249
ipragliflozin	122
ipratropium	57
irbesartan	8
irinotecan	226
isotretinoin	167
isradipine	9
itraconazole	28

K

kanamycin	211

L

labetalol	3
lacidipine	9
lacosamide	142, 144
lactitol	82
lactulose	82
lafatinib	286, 287
lamivudine	88, 90, 91
lamotrigine	142, 144, 145
leflunomide	154, 159, 166, 168
lercardipine	9
lesinurad	185
letrozole	217, 218, 219
leuprolide	221, 222
levetiracetam	142, 143, 144, 145
levofloxacin	210
linagliptin	122
lincosamides	209, 212
linezolid	208, 212, 213

liraglutide 121
lisinopril 7, 8
lixisenatide 121
losartan 4, 8, 182, 184, 185
lovastatin 25, 27, 28, 31

M

macitentan 74, 77
macrogol 82
macrolides 208, 209, 212
magnesium hydroxide 82
manidipine 9
maprotiline 139
meloxicam 183
mepolizumab 56, 260
mesalamine 112
metformin 118, 119, 121, 122
methotrexate 159, 167, 166, 168
methylcellulose 유도체 81
methyldopa 3, 4
metoprolol 3, 14
metronidazole 209, 210
mianserin 140
micronized budesonide/formoterol 57, 66
micronized fluticasone/micronized vilanterol 57, 66
milnacipran 134, 137, 138
milrinone 13, 14, 190
minocycline 211, 212
mirabegron 199
mirtazapine 134, 136, 140
mitoxantrone 150, 152
mizoribine 158
moclobemide 139
monobactams 210
montelukast 54
moxifloxacin 210
mupirocin 193, 212

N

nabumetone 183
nadroparin 39
naproxen 182
natalizumab 114, 150, 151, 153, 264
nebivolol 3, 14
nefazodone 139
netilmicin 211
nicardipine 9
nicotinic acid 24, 31
nifedipine 3, 4, 6, 9, 75
nilotinib 282
nivolumab 249
norfloxacin 210
nortriptyline 139

O

obeticholic acid 105
ocrelizumab 151, 153
olanzapine 126, 127, 128, 130, 133
olmersartan 8
olmutinib 229, 284
olsalazine 112
omalizumab 52, 55, 159
ombitasvir/paritaptrvir/ritonavir 99
omega-3 fatty acid 24, 29
oseltamivir 71
osimertinib 229, 284
oxazolidinones 209, 212, 213
oxcarbazepine 142, 144
oxybutynin 197, 198

P

paclitaxel 226, 227
palbociclib 219
paliperidone 127, 129, 130, 131
palivizumab 263
pamidronate 176
parnaparin 39
paroxetine 135, 140
pazopanib 280, 296
peginterferon 88, 90, 93, 96, 98, 99
pembrolizumab 249, 250
pemetrexed 226, 295
peramivir 71
perampanel 144, 146
perindopril 7, 8
pertuzumab 217, 218, 242
phenobarbital 142, 143, 145, 146
phenytoin 142, 143, 144
pimecrolimus 192
pindolol 3, 135
pitavastatin 27
plecanatide 83
polycarbophil 81
polyethyleneglycol 82
polymyxins 209, 210
pranlukast 54
prasugrel 37, 40, 41, 42, 43

pravastatin 25, 27, 28
prednisolone 52, 110, 183
pregabalin 142, 143, 144
primidione 142
procaterol 57
propiverine 198
propranolol 3, 4
prucalopride 83
psyllium 81

Q

quetiapine 127, 128, 129, 130, 133
quinolones 209, 210

R

radotinib 282
raloxifen 176, 217
raloxifene 217
ramipril 7, 8
ramucirumab 245, 280
ranibizumab 240, 261, 280
rasburicase 182, 185
recombinant blood coagulation factor IX 48
recombinant blood coagulation factor IX (nonacog gamma) 48
recombinant blood coagulation factor VIII 48
recombinant FVII(rFVIIa) 49
regorafenib 280, 297
reserpine 3, 4
retinoid 165, 167, 168
ribavirin 96, 98, 99
rifabutin 210
rifampin 209, 210
riociguat 74, 76
risedronate 176
risperidone 126, 127, 128, 129, 130, 131, 133
rituximab 49, 151, 160, 161
rivaroxaban 39, 40
roflumilast 66, 189, 190
rosuvatatin 27
roxithromycin 212
rufinamide 142
ruxolitinib 287, 288

S

sacubitril/valsartan 15
salbutamol 57, 64
saxagliptin 122
secukinumab 169, 170, 255
selegiline 139
selexipag 74, 75, 76
senna 82
sertraline 136, 140
sildenafil 74, 75, 190
silodisin 199
simvastatin 25, 27, 28
sirolimus 298, 299
sodium phosphate 82
sofosbuvir 97, 98, 99
sofosbuvir+ledispasvir 99
solifenacin 197
sorafenib 280, 291, 299
spironolactone 14
streptokinase 44
streptomycin 211
sulfadiazine 211
sulfamethoxazole 211
sulfasalazine 112, 159, 160, 166, 168
sulfonamides 209, 211
sulfonylurea 118, 119, 121, 122
sulindac 182
sunitinib 280, 294, 299

T

tacrolimus 158, 192
tamoxifen 176, 217
tamsulosin 199
tazarotene 167
tedizolid 212, 213
teicoplanin 212, 212
telbivudine 90, 91
telmisartan 8
temsilorimus 299
tenecteplase 44
teneligliptin 122
tenofovir alafenamide 93
tenofovir disoproxil fumarate 92, 93
terazosin 199
teriflunomide 150, 151, 154
teriparatide 177
teriparatide acetate 177
tetracycline 209, 211
theophylline 52, 55, 65, 184
thiazolidinedione 118, 119, 121
thioridazine 126, 130
tianeptine 135, 139

tibolone 175
ticagrelor 37, 41, 43
ticlopidine 40, 42
tiotropium 55, 57, 59, 61, 65, 66
tiotropium/olodaterol 57
tirofiban 41, 43
tobramycin 211
tocilizumab 160, 161, 252
tofacitinib 162, 287, 288
tolterodine 197
topiramate 142, 144, 145, 146
toremifene 217
trastuzumab 217, 218, 239, 241, 242, 243, 286
trastuzumab-emtansine 243
trazodone 136, 139
trepostinil 76
trimethoprim 209, 211, 212
triptorelin 221, 222
trospium 197
tuloterol 56

U

umeclidinium 57, 66
umeclidinium/vilanterol 57, 66
urokinase 35, 37, 44
ursodeoxycholic acid(UDCA) 101, 104, 105
ustekinumab 165, 166, 169, 170, 254

V

valproate 142, 144, 146
valsartan 8, 15
vancomycin 206, 210, 212
vandetanib 293
vedolizumab 114, 258
vemurafenib 290
venlafaxine 129, 134, 135, 137, 138, 140
verapamil 4, 9
vigabatrin 142, 143, 145
vildagliptin 122
vinorelbine 226
vitamin D 172, 175
vorinostat 301
vortioxetine 139, 140

W

warfarin 37, 38, 39, 40, 42

Z

zafilukast 54
zanamivir 71
ziprasidone 128, 127, 128, 129, 130, 131
zofenopril 7
zoledronate 176
zonisamide 142, 144, 145, 146
β-lactams penicillins 210

제품명

가

가다실 234
가다실 9 234
가드렛 정 122
가브스 정 122
그린모노 주 48
그린에이트 주 49
그린에이트에스디 주 48
그린진에프 주 48
글리벡 정 282

나

네시나 정 122
넥사바 정 291
노보세븐알티 주 49
누칼라 주 56, 260

다

다클린자 정 98
닥사스 정 68
데카펩틸 데포 222
두픽센트 주 193
듀어클리어 제뉴에어400/12 57, 66

라

라파뮨 정 299
레모둘린 주 76
레미케이드 주 113, 161, 169, 251
레보비르 캡슐 91
레비프 주 152
레졸로 정 83
레파타 주 31
렐바100엘립타, 렐바200엘립타 57
렘트라다 주 513, 265
루센티스 주 261
루크린 데포 222
리렌자 로타디스크 71

리스페달 콘스타	131
리오프로 주	262
릭수미아 주	121
릭수비스 주	48
릭시아나 정	40
마	
맙테라 주	161, 246
메프친 스윙헬러	57
모노클레이트-P 주	48
미트론 주	152
바	
바라크루드 정	91
바이에타 주	121
바헬바 레스피맷	57, 66
박씨그리프 주	72
베네픽스 주	48
베믈리디 정	93
베시보 정	92
베타미가 정	199
베타페론 주	152
벤리스타 주	257
벤타비스 흡입액	76
벤토린 네뷸, 에보할러, 흡입액	57
벨케이드 주	300
보령플루 V 테트라백신 주	72
보령플루백신V주	72
보령플루백신Ⅷ주 -TF 주	72
보톡스 주	198
보트리엔트 정	296
볼리브리스 정	77
브릴린타 정	43
비리어드 정	92
비키라 정	99
빅토자 주	121
빅트렐리스 캡슐	98
사	
사이람자 주	245
서바릭스	234
세레타이드 디스커스	57
세비보 정	91
소발디 정	99
소아용아그리팔 프리필드 시린지	72
솔리리스 주	263
수텐 캡슐	294
순베프라 캡슐	98
슈가논 정	122
슈글렛 정	122
슈펙트 캡슐	282
스카이셀플루 4 가 프리필드 시린지	72
스카이셀플루 프리필드시린지	72
스텔라라 주	170, 254
스티바가 정	297
스프라이셀 정	289
스피리바 레스피맷	57, 66
스피리바 흡입용캡슐 등	57, 66
시나지스 주	263
시벡스토로 정	213
심비코트 터부헬러	57
심퍼니 주	113, 161, 251
써티칸 정	299
씨뮬렉트 주	256
씨브리 흡입용캡슐	57
아	
아노로 엘립타	57, 66
아뎀파스 정	76
아바스틴 주	227, 229, 247
아보넥스 주	152
아빌리파이 메인테나	131
아일리아 주	261
아트로벤트 흡입액 유디비	57
아피니토 정	299
악템라 주	161, 252
알베스코 흡입제	57
애드베이트 주	48
애드세트리스 주	246
얼비툭스 주	243
업트라비 정	76
에클리라 제뉴에어400	57, 66
에피언트 정	42
엑스지바 주	177, 248
엑스탄디 연질캡슐	223, 224
엔브렐 주	161, 251
엔트레스토 필름코팅 정	15
엘리델 크림	192
엘리퀴스 정	40
여보이 주	248
오렌시아 주	253
오바지오 필름코팅 정	154
오칼리바 정	105
오크레부스 주	153
온글라이자 정	123
온브리즈 흡입용캡슐	57
올리타 정	229, 284
옵디보 주	249
옵서미트 정	77

울티브로 흡입용캡슐 110/50 57, 66
유렉신 정 유크리사 연고 193
이레사 정 228, 284
이뮤네이트 주 49
이페르잔 주 121
인라이타 정 292
인베가 서스티나 131
인보카나 정 122
인크루즈 엘립타 57, 66
일양플루백신 프리필드 시린지 72
입랜스 캡슐 219
자
자디앙 정 122
자렐토 정 40
자이복스 정 213
자이카디아 캡슐 286
자이티가 정 223
자카비 정 288
잴코리 캡슐 229, 295
제미글로 정 122
제바린 키트 주 246
제브타나 주 221
제파티어 정 99
제픽스 정 91
젤보라프 정 290
젤잔즈 정 162, 288
조터나 흡입용캡슐 110/50 57, 66
졸라덱스 데포 222
졸레어 주 55, 259
졸린자 캡슐 301
주람픽 정 185
지씨플루 프리필드 시린지 72
지씨플루쿼드리 밸런트
프리필드 시린지 72
지오트립 정 228, 284
카
카소덱스 정 223
카프렐사 정 293
캐싸일라 주 243
코박스인플루 PF 주 72
코박스플루 PF 주 72
코센틱스 주 170, 255
코팍손 주 152
키트루다 주 249
킨텔레스 주 114, 258
타
타그리소 정 229, 284
타미플루 정 71
타세바 정 228, 284
타시그나 캡슐 282
타이커브 정 218, 287
테넬리아 정 122
테라텍트 프리필드 시린지 72
테리본 주 177
텍피데라 정 154
토리셀 주 299
트라젠타 정 122
트라클리어 정 77
트루랜스 정 83
트루리시티 주 121
티사브리 주 114, 153, 264
파이브리노겐 주 49
파
파이콤파 정 146
퍼마곤 주 224
퍼스티맙 주 161
퍼제타 주 218, 242
페라미플루 주 71
페브릭 정 184
포스터100/6 에이치에프에이 57
포스테오 주 177
포시가 정 122
풀미코트 레스퓰 분무용
현탁액, 터부헬러 57
프라닥사 캡슐 40
프락스바인드 주 266
프랄런트 주 31
프로토픽 연고 192
프롤리아 주 177, 248
플루아릭스테트라
프리필드 시린지 72
플루플러스 티에프 주 72
피타렉스 캡슐 153
하
하보니 정 99
허셉틴 주 218, 242
후릭소타이드 네뷸, 디스커스 57
훼이바 주 48, 49
휴미라 주 113, 161, 170, 251

책 원고를 마무리하면서

이 책을 집필하는 과정에서, 최근 신약에 대한 자료가 부족하여 충분한 내용을 담기에는 한계가 있었습니다. 이에 국내 및 해외 최근 신약의 경우에는 주로 허가사항 및 허가임상자료 등을 참고로 하였습니다. 약물요법 및 치료약제의 경우 각 질환별 학회 가이드라인, 임상논문 등을 참고로 하였으며, 부족한 부분은 각종 인터넷 사이트에 있는 내용들을 발췌하여 정리하였습니다.

아울러 국내에 아직 승인되지 않은 외국 신약의 경우는 새로운 약리기전을 소개하는 정도만으로 그 의미를 두었습니다. 이 부분은 임상연구 등 자료들이 추가되면 다시 정리하려고 합니다. 특히 이 책 원고를 마무리 하는 시점에도 새로이 소개되는 약제들이 있어 이 약제들은 포켓 의약품 인덱스에 등재하였습니다.

또한 책 내용 중 약품명은 글씨체, 색조 등으로 강조하였으며, 그 중 신약의 경우에는 성분명(영문, 한글), 제품명(한글, 영문)을 모두 열거하였지만 많이 알려진 약제의 경우에는 성분명(영문), 제픔명(한글, 영문)을 열거하였으며 제네릭이 있는 약제의 경우에는 성분명(영문)만을 기재하였습니다.

마지막으로, 그림 자료는 국내 상황에 맞게 재구성하였으나 원고가 마무리 된 후에도 수정·보완이 필요한 부분들이 계속 발견되어 좀 더 완벽하지 못한 점이 아쉬움으로 남아 있습니다. 또한 포켓 의약품 인덱스에서도 좀 더 세부적인 약리기전, 임부금기, 병용금기 등을 추가시키지 못한 점도 아쉽습니다. 이러한 여러 점을 보완하여 좀 더 완벽한 개정판이 나올수 있도록 열심히 연구·조사하겠습니다. 감사합니다.

최신

임상약리학과 치료학

Up-to-date Clinical Pharmacology & Therapeutics

초 판 인 쇄 | 2017년 12월 1일
초 판 발 행 | 2017년 12월 8일
지 은 이 | 최병철

펴 낸 이 | 정동명
펴 낸 곳 | (주)동명북미디어 도서출판 정다와
주 소 | 서울시 서초구 동광로10길2 덕원빌딩 3층
전 화 | 02) 3481-6801
팩 스 | 02) 3481-6805
인 쇄 소 | (주)재능인쇄

출판신고번호 2008-000161
ISBN 978-89-6991-016-5
가격 47,000원

최신

임상약리학과 치료학

Up-to-date Clinical Pharmacology & Therapeutics

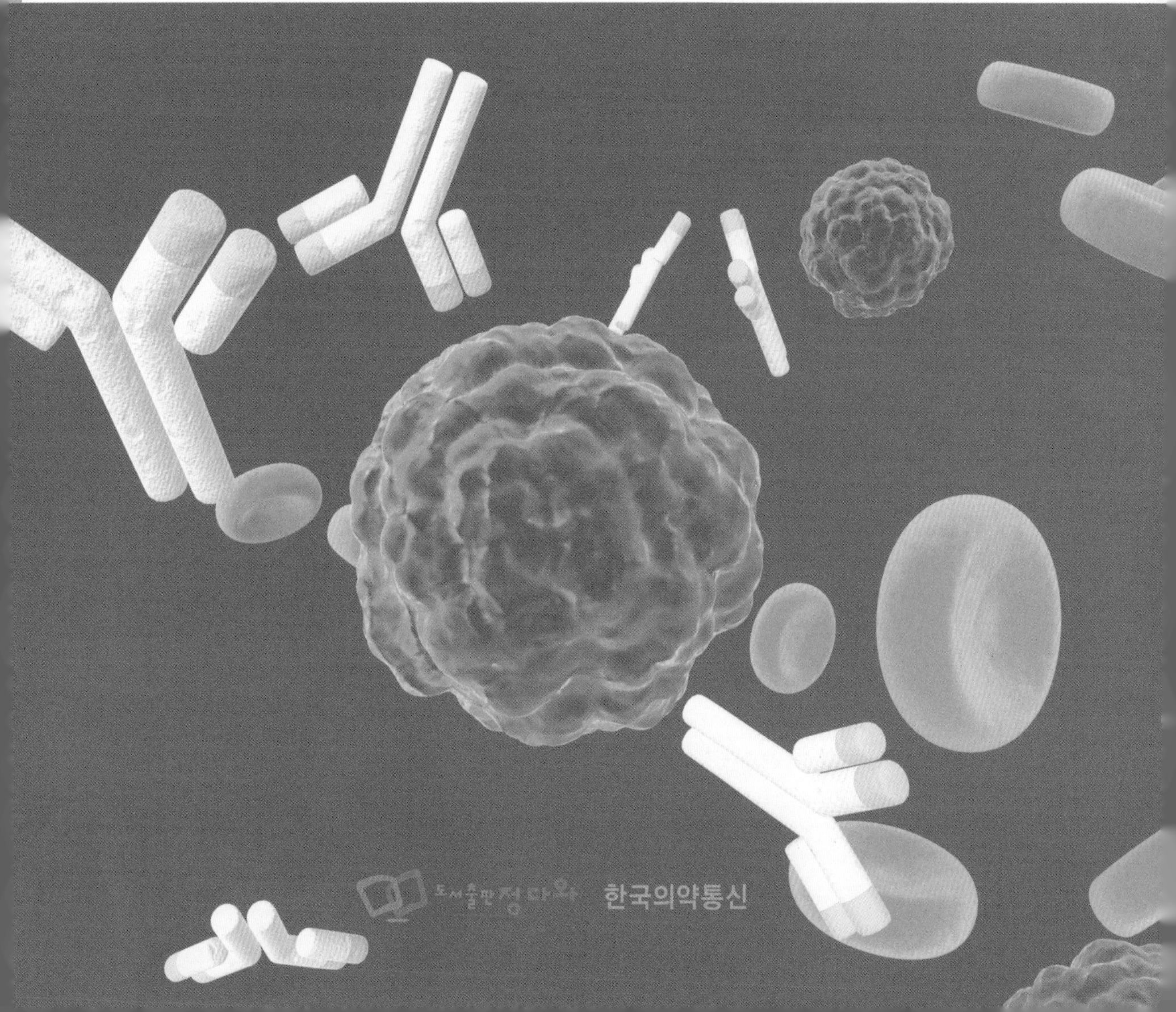

도서출판 정다와 한국의약통신

저자 소개

최 병 철

약학박사, 미국 California Pharmacist Board

중앙대 약학대학 졸업

미국 Midway Hospital Pharmacy 및 Imperial Drug 등 근무

미국 USC 약대 임상약학 및 약물치료학 과정 연수(4차례)

미국 Colorado 약대 Non-Traditional Pharm D 수학(임상약학)

현)

대한약학회 이사

미국 임상약학회(ACCP) 및 미국 약사회(APhA) 정회원

중앙대 약학대학 대학원 제약산업학과 겸임교수

건강보험심사평가원 상근심사위원

저서)

임상약학챠트(2000)

일반약임상약학(2007, 2012 개정)

임상약리학(2013)

건강전문직을 위한 약리학(공저, 2010)

임상독성학(공저, 2014)